PEDIATRIC NURSING
아동건강간호학

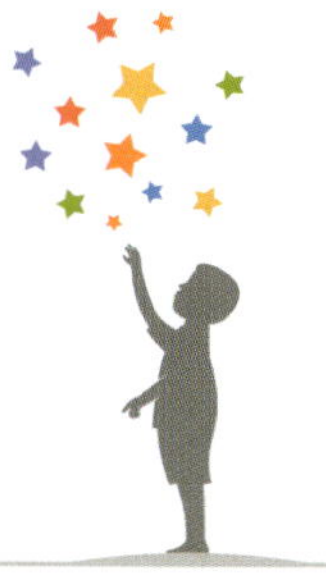

I

V·O·L·U·M·E

Pacific Books

PEDIATRIC NURSING

집필진

【편집위원】

- **박충선** 목포과학대학교 간호학과
- **김미희** 강동경희대학교병원
- **김은영** 광주대학교 간호학과
- **김은주** 전북과학대학교 간호학과
- **박수아** 두원공과대학교 간호학과
- **서지영** 강동대학교 간호학과
- **이지민** 세명대학교 간호학과
- **주현실** 대원대학교 간호학과
- **최혜미** 두원공과대학교 간호학과

【집 필 진】

- **구정아** 백석문화대학교 간호학과
- **길명숙** 강릉영동대학교 간호학과
- **김선영** 부천대학교 간호학과
- **김영순** 부산과학기술대학교 간호학과
- **도은수** 대구보건대학교 간호학과
- **박동영** 구미대학교 간호학과
- **박정혜** 경남과학기술대학교 간호학과
- **변미경** 송호대학교 간호학과
- **신화진** 포항대학교 간호학과
- **안미향** 문경대학교 간호학과
- **오수용** 송곡대학교 간호학과
- **유미옥** 세경대학교 간호학과
- **이수진** 군장대학교 간호학과
- **이윤정** 꽃동네대학교 간호학과
- **이자영** 구미대학교 간호학과
- **임수진** 인천가톨릭대학교 간호학과
- **정성원** 극동대학교 간호학과
- **조숙희** 목포대학교 간호학과
- **조인영** 동강대학교 간호학과
- **지영주** 경남대학교과 간호학과

(가나다순)

PEDIATRIC NURSING

머리말

"나는 이 세상에서 단 한명밖에 없는 소중하고 존엄한 존재이다"
"나는 남에게 소중하면서도 중요한 우산같은 존재가 되고 싶다"

아동들의 이런 바램은 우리를 설레이게 합니다. 내 아이가 질서를 지킬 줄 알고 원칙과 기준이 확실하게 균형과 조화를 잃지 않고 성공한 사람보다는 소중한 사람이 되도록 우리 모두는 기원합니다.

아동은 성장과 발달을 하면서 우리의 상상과 기대이상으로 다양하게 한 개인으로서의 역량을 발휘합니다. 그러므로 아동에게는 무궁무진한 잠재력을 최대로 발휘할 수 있는 건강한 삶과 행복한 환경이 필요합니다. 아동간호학은 신생아부터 청소년까지의 성장 발달에 대한 이해를 기본으로 하여 아동을 포함한 가족, 지역사회의 건강유지, 건강증진 및 건강회복을 위한 간호과정에 초점을 둔 학문입니다.

본 교재는 아동건강간호학이라는 제목을 근간으로 두 권으로 구성 되었습니다.
제1권에서는 아동건강증진을 위한 간호로 일반적이고 체계적인 성장 발달을 기초로 한 건강증진과 고위험 신생아를 다루었으며,
제2권에서는 아동건강회복을 위한 간호로 아동기에 흔히 발생할 수 있는 질환을 계통별로 구성하여 각 질환별로 건강회복을 위한 간호과정을 적용하여 중재간호에 중점을 두었습니다.

본교재의 특징은 각 장마다 효과적인 학습을 위하여 요약정리를 두었으며 아동간호를 위한 주요용어와 대표적인 질환의 간호진단을 넣어서 학습의 장을 넓혔습니다.
특히, 아동간호의 실무를 위하여 현장에 있는 내용을 중심으로 간호사례를 넣어서 학습자 중심의 문제해결을 할 수 있도록 교재를 집필하였습니다.

치자꽃 향기와 함께 살그머니 더위가 왔다가네요. 인생은 속도가 아니라 방향이라고 합니다. 우리들의 방향이 올바로 가고 있기를 바라면서 교재의 완성을 위하여 마지막까지 함께 애써주신 교수님들의 열정에 감사드립니다. 후학을 위하여 조언해 주시고 아낌없이 자료를 제공해 주신 분들께도 머리 숙여 감사드립니다. 여러분의 정열과 관심이 영원히 식지 않고 계속되기를 바라며 이 교재와 더불어 여러분의 지혜가 샘솟기를 기원합니다.

2018년 8월
집필진 일동

CONTENTS

VOLUME. I

CONTENTS

CONTENTS

CONTENTS

CONTENTS

CONTENTS

VOLUME. II

1 아동의 기본간호

CONTENTS

CONTENTS

CONTENTS

CONTENTS

CONTENTS

CONTENTS

4 순환계 건강문제 아동간호

CONTENTS

CONTENTS

CONTENTS

CONTENTS

8 내분비계 건강문제 아동간호

9 뇌기능장애 아동간호

CONTENTS

CONTENTS

CONTENTS

CONTENTS

12 감염병 아동간호

CONTENTS

CONTENTS

CONTENTS

CONTENTS

PEDIATRIC NURSING

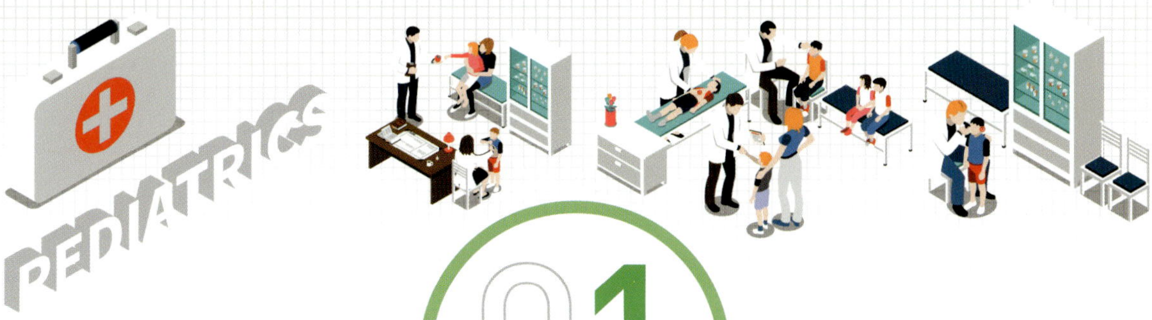

CHAPTER 01

아동간호학의 개념

Pediatric Nursing

학·습·목·표

- 아동간호의 개념을 설명한다.
- 아동간호의 역사를 설명한다.
- 철학을 설명한다.
- 아동의 권리를 설명한다.
- 아동간호의 법적, 윤리적 문제를 설명한다.
- 아동의 주요 건강 지표와 건강에 미치는 요인을 설명한다.
- 아동간호사의 역할을 설명한다.
- 학교폭력이 아동에게 미치는 영향을 설명한다.
- 대중매체가 아동에게 미치는 영향을 설명한다.

PEDIATRIC NURSING

01 CHAPTER 아동간호학의 개념

아동간호의 기본개념

1. 아동의 정의

아동은 출생 시부터 성인이 되기 전까지의 기간으로 완전히 성숙되지 않는 것을 의미하며 신생아기에서 청소년기까지를 말한다.

아동은 일정한 순서에 의해 지속적이고 꾸준히 성장 발달하는 존재로서 성인의 축소판이 아닌 어른이 되기 위한 준비기간을 가진 독특한 개체로서 존중되어야 하며 질병으로부터 보호하고 예방하여 아동의 건강을 유지 증진 시킨다.

- 아동은 아픈 동안에도 계속 성장한다.
- 아동은 성인과 다르게 성장발달단계에 따라 영구적 손상, 성격적 결함을 가져올 수 있다.
- 아동은 성인의 축소판이 아니다.

2. 아동간호의 개념

1) 아동간호의 목표

아동건강관리의 질을 높이고 아동과 가족의 건강을 최적으로 유지하고 건강을 증진하여 출생 시부터 청소년기까지의 성장발달과 건강문제를 포괄적으로 다루는 건강관리를 제공 할 수 있으며 아동간호의 구체적 목표는 다음과 같다.

- 아동간호학은 아동의 건강을 연구하는 간호학의 한 전문분야이다.
- 아동의 성장과 발달과정 중 발생하는 문제를 다룬다.
- 아동의 건강 및 발달상 최대한의 가능성을 성취할 수 있도록 한다.
- 아동으로서의 존재가치와 성장발달의 특성 및 아동의 사고, 느낌, 환경, 적응에 있어서의 개별적 차이에 대한 이해를 바탕으로 아동의 건강유지, 증진, 최적의 성장과 발달을 위한 지지 및 건강 능력에 극대화를 도모하는 것이다.

2) 아동간호의 목적

아동의 철학과 가치를 기반으로 아동의 성장발달단계와 과업을 이해하고 사정하여 아동간호에 영향을 준 역사적, 사회적, 정치적 및 전문직의 변화에 대해 인식한다.

아동과 그 가족이 신체적, 심리적, 사회적 변화를 총체적으로 이해하고 아동의 안녕을 최적으로 유지 증진하기 위하여 전인간호를 수행할 수 있도록 광범위한 실무영역을 포함한다. 즉, 주산기 아동의 간호와 영아에서 청소년에 이르는 아동의 간호, 외래 소아집중치료실과 가정에 이르기까지 다양한 환경에서의 간호를 포함한다.

아동간호의 현장에서는 가족을 간호의 기본 단위로 생각하기 때문에 가족이 함께 있을 수 있도록 배려하는 것은 아동간호는 항상 가족이 중심이 되기 때문이다.

건강한 가족은 성장하기 위한 건설적 환경과 위기상황에서 가족 구성원을 격려하는 건강증진 행위를 한다. 마찬가지로, 개개인의 건강과 기능을 위한 능력은 가족구성원의 건강과 종합적인 가족기능에 지대한 영향을 미친다. 가족중심접근법은 간호사가 개인을 더욱 이해하고 나아가 전인간호를 제공할 수 있도록 한다.

3. 아동간호의 경향

최근 모든 간호현장은 과거의 질병 중심에서 예방중심으로 변화하고 있으며, 이런 눈부신 의학기술의 발달은 아동간호의 발전에도 많은 기여를 하였다. 20세기 초 영아사망률이 100/1,000을 선회하던 것이 최근에는 10/1,000으로 감소하였다. 또한, 간호의 영역이 병원에서 지역사회로, 전통적인 의사중심에서 소비자 중심으로 변화되면서 아동간호의 영역도 많은 변화를 가져왔다.

과거에 비해 오늘날 아동에 대한 인식이 많이 바뀌었으나 아동 2명 중 1명은 편부모 슬하에서 살고 있으며 3명 중 1명은 제대로 교육받지 못하고 8명중 1명은 10대 어머니에게서 태어난다는 사실이다. 더구나 사고로 사망하는 아동의 수는 점차 증가하고 있으며, 아동학대, 살해 및 유기, 성추행, 성폭행 등 어른에 의해 피해를 입게 되는 경우도 점차 늘어나고 있다. 최근 우리나라는 아동복지법이 개정되면서 2001년 10월부터 17개 아동학대 예방센터가 설립, 운영되고 있다.

우리나라의 경우 최근 조기 유학으로 부모 중 어느 한 쪽 부모와 떨어져 사는 것이 사회적으로 유행으로 되어 있으며, 방과 후에도 여러 곳의 사교육 기관을 다녀야 하는 과중한 학업부담을 안고 있다.

요즘 학교에서의 주 5일제 수업으로 인한 아동의 가정과 지역사회에서 다양한 활동영역들이 요구되어지고 있다.

최근 아동간호의 현장이 다음과 같이 변화하면서 아동간호의 특수성을 고려한 간호행위가 많은 발전을 해왔다.

- 생애주기별 건강목표에 따른 최적의 신체, 정서, 사회적인 성장발달
- 사회적인 경향이 질병중심에서 예방중심으로의 변화
- 간호의 영역이 병원에서 지역사회로의 변화
- 간호 환경이 좋아지면서 영아사망률의 감소
- 여러 사고의 급증으로 인한 아동의 사망률 증가로 예방대책 마련
- 가족중심의 간호제공
- 만성질환과 호흡기 질환 같은 급성질환 증가로 진단검사의 신속
- 건강을 바탕으로 한 건강생활습관 확보
- 기술과 정보는 진보하고 있지만 인적·물적 자원의 감소화 문제로 대두되고 있음
- 여성의 사회진출 증가 및 과중한 학업 부담으로 인한 정서적 문제 증가
- 아동의 건강 및 발달문제의 해결을 위하여 과학적, 체계적인 지식요구

4. 아동간호의 역사

1) 원시시대

원시사회의 아동은 방랑과 이동생활이 주를 이룬 현대 문명과의 접촉이 거의 없이 생활하는 문화집단들로서 아동을 경제적 수단으로 보며 건강한 아동을 선호하고 그렇지 못한 병들고 허약한 아동은 유기해 버렸다. 아동은 아동 자신의 가치보다는 미래의 성인이었다.

2) 고대 문명사회

고대 문명사회에서는 정착과 농경생활의 시작으로 사회집단에서 아동의 중요성에 대한 인식이 부각되어 아동은 이롭지 못한 존재가 아니라, 사회의 자산으로써 인정하기 시작했다.

(1) 이집트(Egypt)

나일강 유역에 정착한 고대 이집트 부족은 그들의 자녀에게 알맞은 의복을 만들어 입히고, 모유 영양을 권장하였다. 그들은 아동이 야외활동에 참여하고 활동하도록 격려하며 아동이 밖에서 다치는 것을 치료하면서 아동의 독특성을 인식하고 성인의 질병과 아동의 질병을 구분하여 처방하였다.

(2) 희랍과 로마(Greece & Rome)

초기 희랍인들은 미를 중요시하여 육체의 아름다움을 위하여 몸매 관리를 했으며 아동에게도 훌륭하게 균형잡힌 체구를 요구하였다. 로마에서는 국가에 이바지할 수 있는 훌륭한 투사가 될 수 있도록 건강한 아들을 양육하는 것이 가족의 기능이었으며 가족의 중요성이 강조되었다.

히포크라테스(hippocrates B.C. 460~B.C. 377)는 그의 저서에서 아동질병의 특성에 대해 자주 언급하였다. A.D. 1세기에 살았던 켈수스(celsus)도 성인 질병과 아동 질병에 있어서는 각각 다른 특별한 치료를 권장하였다.

(3) 이스라엘(Israel)

고대 유대민족 사이에는 모세의 계율(mosaic law)에 의해 처방된 위생법이 산모와 아동간호에 커다란 영향을 주었다. 히브루인(hebrew)은 청결과 영양의 중요성을 인식하였다. 그들은 또한 전염성 질병을 알고 있었고, 그 질병을 통제하려고 노력하였다. 그들은 남아에게 실시하였던 종교적 의식인 포경수술이 건강을 위한 한 방편이라고 믿었다. 히브루인은 부모됨을 큰 영광으로 생각하였고 대가족은 그 부모에게 부여된 신의 축복의 표시로 생각했다. 따라서 히브루인에게 자식이 없는 것은 가장 큰 실망이었다.

3) 중세와 근대

산업화와 도시화의 발달로 전염성 질환이 유행하여 유럽대륙 전체를 휩쓸기도 했고, 전쟁터에서, 또는 노동하다가 입은 상처 때문에 죽어간 젊은이도 많았다. 조혼하는 여성이 많았으며 그로 인해 대부분의 가정이 대가족을 이루었으며, 임산부의 사망률이 높았다. 전체 인구에 대한 사망률은 대도시의 빈민에서 가장 높았다.

도시의 빈민층에서는 많은 고아들이 발생하여 많은 아동이 탁아소나 육아원으로 보내어졌다. 이러한 아동은 대부분 사생아였다. 그리고

BOX 1-1 아동간호의 역사

- **원시시대**
  - 아동은 경제적인 수단이며, 기형아 출생은 죄를 범한 부모에 대한 벌이라고 생각함, 미래의 성인, 영아살해 유기
- **고려시대**
  - 아동은 농경사업을 위한 자산으로 인식됨(정착생활 → 사회의 자산)
- **17~18세기**
  - 산업화·도시화의 발달로 전염성 질환이 빈발하며 고아원·탁아소 설립
  - 아동은 업무의 분담을 위한 공동체의 자산으로 인식됨
  - 아동을 미성년으로 보호하기 시작함
  - 신상아에게 모유수유를 권장함
- **19세기**
  - 아동간호의 암흑기 : 산업혁명으로 인한 아동의 혹독한 노동력 착취
- **20세기**
  - 아동의 보호를 위한 기구 창설
  - 민주주의 영향으로 성인과 차별되는 아동의 중요성을 인식하며 아동의 기본권 인정
- **국내**
  - 신라시대부터 고아양육사업을 시작
  - 근대에 천주교와 기독교 단체를 중심으로 육아구호 및 아동의료 사업이 전개

흔히 한차례의 양육비를 낸 뒤에는 위탁자의 소식이 끊어져서, 육아원의 운영자는 아동을 학대함으로써 아동의 죽음을 재촉하였다.

서기 787년에 최초로 무의탁 아동을 위한 고아원이 설립되었고, 이러한 기구에 대한 요망은 계속해서 증대하여 그 수가 급증했다. 아동간호의 암흑기는 1800년대 초 산업혁명이 시작된 해로서 6세 된 아동에서 12세 된 아동이 하루에 10시간 이상을 방직공장 등에서 노동을 하고 있었다. 아동들은 수면이 부족하여 작업 중에 졸다가 사고발생이 빈번했다(Box 1-1).

- 산업혁명의 발달로 아동의 노동력 착취로 인한 아동의 암흑기를 거치면서 아동의 노동금지법 통과
- 민주주의의 영향으로 아동이 하나의 독립체로 간주되며 아동의 기본권 인정
- 백악관 회의(1909, 루즈벨트 대통령)와 아동국(1912, 아동, 청년 그리고 가족 담당국 : ACYF)의 창설
- 미국의 어린이헌장(1930) 선포로 아동의 권리 보호 시작
- 아동 보호를 위한 국제기구 창설(세계보건기구 : WHO, 국제연합 아동구호재단 : UNICEF)
- 아동의 권리 선언(1989, UN국제협약)

아동간호의 철학

간호학은 구조적이며 생의학적인 질병위주에서 인간의 독특한 철학과 이론을 접목시킨 건강증진을 목적으로 한 고유의 학문으로서 아동간호학의 초점은 아동뿐만 아니라 가족과 아동을 둘러싼 환경과 지역사회가 포함된다. 그러므로 아동간호의 건강관리 대상은 가족 전체가 되어야 한다.

1. 가족중심 간호

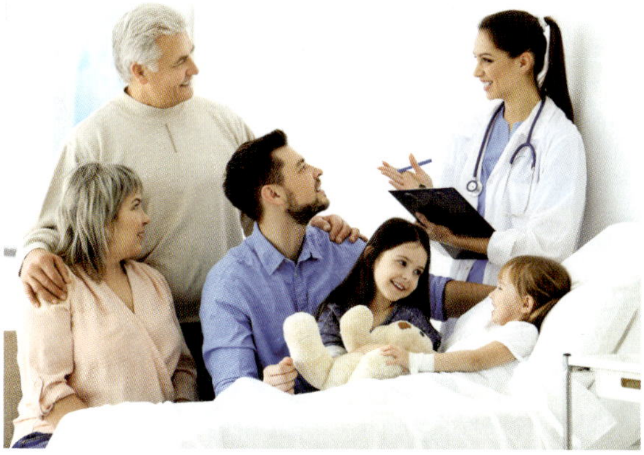

그림 1-1 가족중심 간호

가족중심 간호는 아동의 삶에서 가족의 중심적 역할과 기여, 간호에 대한 계획과 사정, 간호행위에 있어서 그 관계를 인정하는 아동간호의 철학이다. 가족중심 간호의 근본원리는 아동을 가족의 한 구성원으로 인식하며 건강관리체계를 통해 가족의 성취능력과 장점을 지지하고 존중할 뿐만 아니라 권장하고 강화하는 것이다. 또한 개인 혹은 가족으로서 그들의 독특한 장점을 살려줌으로써 자연적인 돌봄과 의사결정 능력이 유지되도록 한다. 그러므로 가족을 인정하며 가족구성원으로서 각 개인을 인식하여 개별화된 접근을 해야 하며 이는 어떤 상황에서든지 그 중심에는 가족이 있도록 하는 것이 아동간호의 본질이다.

간호사는 아동을 양육하는 동안 위기에 직면한 가족이 건강한 대응기전을 사용할 수 있도록 가족기능의 강도, 취약적인 양상 등을 고려해야 한다. 그러기 위해서는 가족구성과 배경의 다양성을 인정하는 철학 즉, 가족의 목표, 희망, 전략, 활동과 가족지지, 정보 요구 등을 고려해야 하며 모든 가족구성원의 요구가 고려되어야 한다.

가족중심의 간호에서 기본적으로 중요한 두 가지 개념은 가족이 능력을 발휘하도록 돕는 것과 힘이 되어 주는 것이다. 가족으로 하여금 능력을 발휘하도록 돕는다는 것은 아동에 대한 가족의 지지 능력을 강화해주고, 아동과 가족의 욕구를 적절히 충족시키는 것이다. 또한 힘이 되어 준다는 것은 가족과 간호사의 상호작용을 통해 가족이 삶의 과정에서 통제력을 유지하거나 혹은 얻는 방법을 익힘으로써 자신들의 장점, 능력, 활동을 강화하는 행동과 같은 긍정적인 환경을 조성하는 데 도움을 줄 수 있다. 즉 부모와 지역사회인력은 가족의 능력을 최대한 발휘하고 힘을 갖고 가족구성원들의 발달을 증진할 수 있도록 힘이 되는 것이다.

가족과 간호사의 상호협조를 통해 가족에게 이익을 주며, 그들이 지식, 기술, 자원을 공유함으로써 더 능력 있는 개인으로 발전하도록 도울 수 있다. 그러므로 아동간호에서 가족중심의 간호는 개인중심보다 더 광범위하고 복합적이다. 가족 기능이 한명의 가족구성원에 의해 결정될 수 없을 뿐 아니라, 가족이라는 상황에서 벗어나서는 아동을 완전히 이해할 수 없다는 것이 가장 중요한 요소이다(그림 1-1).

2. 비외상성 간호

건강관리 환경에서 아동과 그 가족에 대한 육체적, 정신적 고통을 최소화하거나 제거하는 간호를 제공하는 철학이다. 아동간호에서 모든 치료나 절차는 아동과 그 가족으로 하여금 심리적으로나 신체적으로 긴장과 스트레스를 경험하게 하는데, 심리적 긴장은 불안, 공포, 분노, 실망, 슬픔, 수치 또는 죄책감이 포함되며, 신체적 긴장은 불면, 부동, 통증, 체온상승, 소음, 밝은 빛 또는 어둠과 같은 감각적 자극에 대한 장애를 포함한다. 그러므로 간호사가 이런 상황을 인식하는 것은 중요하다.

비외상성 간호는 그러한 아동과 가족의 심리적, 신체적 긴장과 스트레스를 완화하거나 최소화하기 위해 간호사가 제공하는 치료적 간호중재이다. 여기서 치료적 간호중재란 치료 혹은 절차를 위해 아동을 준비하는 심리적 접근으로부터 아동과 부모가 함께 있을 수 있는 공간을 제공하는 것을 포함하며 간호가 제공되는 가정, 병원, 그 외 건강관리기관 등의 간호환경도 직접 간접으로 영향을 미친다.

비외상성 간호의 궁극적 목적은 진단이나 치료 또는 절차에서 아동에게 손상을 입히지 않도록 예방하고 아동의 상태를 완화하는 것인데 그러한 목적을 달성하는 데는 세 가지 원칙이 있다. 첫째는 가족으로부터 아동의 분리를 예방하거나 최소화하는 것, 둘째는 아동의 통제력을 증진하는 것, 셋째는 신체적 손상과 통증을 예방하거나 최소화하는 것이다(Box 1-2).

BOX 1-2 비외상성 간호중재

- 적절한 설명으로 아동을 준비시킨다.
- 수술이 계획된 아동을 위해 아동과 보호자가 병원을 방문할 수 있도록 한다.
- 아동에게 지지와 편안함을 제공하기 위해 가능한 보호자와 같이 있도록 한다.
- 진통제를 투여하여 통증을 조절한다.

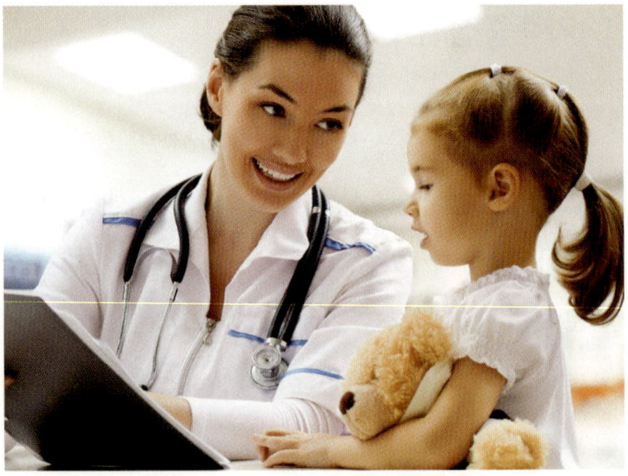

그림 1-2 비외상성 간호

예를 들면 병원에 입원해 있는 동안 부모와 아동과의 관계를 강화하고, 치료나 절차를 수행하기 전에 아동을 준비시키며, 통증을 조절하고, 아동의 사생활을 지켜줄 뿐만 아니라 공포와 적개심을 표현하도록 놀이 활동을 허용하고, 통제력의 상실을 최소화하며 문화적 차이를 고려하는 것 등을 포함한다(그림 1-2).

3. 일차간호

아동간호의 최근 경향 중의 하나는 일차 간호를 시도하는 것이다. 일차 간호란 소수의 아동을 같은 간호사가 24시간 책임지고 담당하여 간호하는 것을 말한다. 일차 간호의 철학은 아동과 간호사가 일 대 일의 관계를 통해 아동에게 지지적이고 치료적인 간호중재를 편안하고 일관성있게 제공하는데 있다. 아동을 위해 모든 책임을 지는 일차 간호사는 일관성 있고 책임있는 간호를 제공할 뿐만 아니라 아동의 간호를 계획하고 중재하는 데 있어 통합된 구성요소로서 가족단위에 초점을 맞춘 질적인 간호를 할 수 있다.

아동의 권리

아동의 권리는 아동이 한 독립된 인간으로서 최소한도의 기본적 생활을 영위할 뿐만 아니라, 아동이라도 인간다운 생활을 영위할 권리가 있는 존재로서 사회와 국가는 이러한 권리를 보장해 주어야 할 의무가 있다.

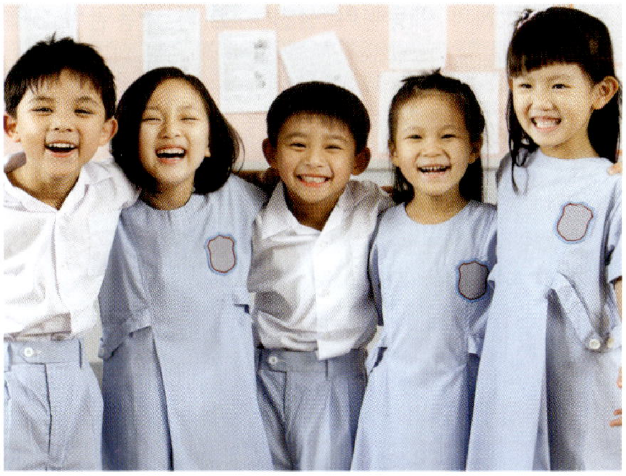

그림 1-3 아동의 권리

1. 아동권리의 개념

아동의 권리는 일반적으로 보호를 받을 권리, 의사표시권, 참여권으로 설명할 수 있다. 모든 아동은 적절한 의식주를 제공받으며 건강하고 위생적인 삶을 향유하며 문화적인 생활을 누릴 수 있는 권리를 가지며, 모든 아동은 폭력과 공포, 학대나 방임으로부터 보호받을 권리를 가지며, 자신의 의견을 주장하고 결정할 수 있는 권리와 자신이 원하는 각종 활동에 참여할 수 있는 권리를 갖는다(그림 1-3).

그러나 아동의 권리는 아동자신이 법률상의 미성년자이며 사회 관습적으로 양육의 대상이기 때문에 아동의 권리는 존재하지도 못했다. 아동관이 변화되기 시작한 20세기에 들어와서도 법은 전통적으로 아동을 보호할 대상으로 생각하고 아동의 생존, 보호, 발달을 위한 적극적인 권리의 주체로 인식하지 않았다.

산업혁명으로 봉건제도가 붕괴되고 자본주의가 탄생한 근대사회는 구빈법에 의한 아동보호에 대한 국가개입이 시작되었고 민간단체의 자발적인 참여가 또한 시작된 시기였다. 그러나 산업혁명에 따른 자본가들의 무리한 이윤추구는 임금이 싼 연소자들을 대상으로 한 아동 노동력의 착취를 초래하게 되었다. 산업사회와 도시화로 특징져지는 현대사회는 국제사회의 노력으로 수동적인 아동보호에서 능동적인 아동권리 보장이라는 적극적인 아동권리사상이 발달하게 되었다.

일반적으로 개발도상국의 아동들은 가정으로부터 거리로 쫓겨나 빈곤과 질병 그리고 성적 착취와 약물중독, 값싼 노동에 시달리고 있으며 특히, 소수민족이나 여자어린이, 장애아들은 기초교육의 기회도 제공받지 못하고 있다. 내전을 겪고 있는 분쟁중의 나라에서는 학교에 다녀야 할 어린이들이 소년병으로 전쟁에 동원되어 부당한 구금, 고문을 당하는 등 최소한의 생존의 권리마저도 보장받지 못하고 있다.

이와 같이 가장 감수성이 강한 시기에 기본적 욕구가 무시되며 기본권을 침해받는 경험을 학습한 아동들이 타인의 권리를 존중하는 민주시민으로 성숙하기를 기대할 수는 없다.

그러므로 중요한 아동의 권리는 아동의 일차적 환경인 가정에서 부모나 형제들에 의해서

표 1-1 UN의 아동권리 선언(1989)의 아동권리 3대 원칙

제공	보호	참여
• 아동이 필요한 인적·물적 지원을 받고 이를 사용할 권리 • 이름·국적·보건·교육과 여가·놀이를 즐길 권리 • 지체부자유, 유아·고아의 보호	• 아동이 위해한 행위로부터 보호받을 권리 • 부모로부터의 격리, 상업적 또는 성적 착취, 육체적·정신적 학대, 전쟁 참가 등으로부터 보호받을 권리	• 아동이 자신의 인생에 영향을 미칠 중대한 결정에 대해 알 권리 • 성장과 더불어 책임 있는 성년기에 대한 준비로 사회활동에 참여할 권리

BOX 1-3 아동의 권리에 관한 국제협약

무차별의 원칙, 아동의 최선의 이익 우선, 아동의 생존, 보호, 발달 및 아동의 참여를 중시

- **생존의 권리** : 아동이 삶에 대해 갖는 권리로서 살아가는 데 필요한 기본조건을 다룸
- **보호의 권리** : 모든 형태의 학대와 방임, 폭력으로부터 아동이 안전하게 보호 받을 수 있는 권리
- **발달의 권리** : 아동이 그들이 가진 잠재능력을 최대한 발휘하도록 하는 데 필요한 기본조건
- **참여의 권리** : 아동이 자신의 나라와 지역사회 활동에 적극적으로 참가할 수 있는 권리

학습되어야 하며 학교에서 교과과정을 통해 교사로부터 배워야 하며 사회가 아동의 권리를 지켜주고 무엇보다도 아동들 자신들이 스스로 권리의 개념을 배우고 이해하며 그 권리를 지키기 위한 힘을 길러야 한다.

2. 아동권리의 기본 원칙(UN협약)

- 아동의 연령 기준으로서, 이 협약의 대상인 어린이를 18세 이하의 자로 정의하고 있다.
- 무차별의 원칙으로, 아동의 권리는 인종, 국적, 종교를 초월하여 모든 아동에게 해당된다(정의의 원칙).
- 아동 최선의 이익 우선 원칙으로, 모든 조치, 정책들은 아동에게 가장 유익한 방향으로 결정되어야 한다(선행의 원칙)(표 1-1).

3. 아동의 기본 권리

1) 생존권

생명을 유지하며 최상의 건강과 의료 혜택을 받을 권리

2) 보호권

차별대우와 착취, 학대와 방임, 가족과의 인위적 분리 등으로부터 보호를 받을 권리

3) 발달권

육체적, 정서적, 도덕적, 사회적 성장에 필요한 정규, 비정규 교육을 포함한 모든 종류의 놀이, 여가, 정보, 문화활동, 사상, 양심, 종교의 자유를 누릴 권리, 국적과 이름을 가질 권리

4) 참여권

자신의 의사를 표현할 자유와 자기 생활에

영향을 주는 일에 대하여 말할 수 있는 권리(진단적 검사나 처치에 대해 타당한 설명을 받고 자신의 의사, 불안이나 공포 등을 표현할 수 있다) (Box 1-3).

아동과 법

전 국민의 건강유지 증진을 보장하기 위한 각종 건강 활동의 근거로서 모든 국민은 국민의 건강권을 보호받아야 할 기본권으로 가지고 있다. 오늘날 법적 및 제도적으로 아동을 보호하고 그들의 성장발달을 지지하고 건강을 유지, 증진하기 위하여 많은 노력을 하고 있다. 그러나 간호사가 간호행위를 위해서나 아동의 건강을 유지하기 위한 직접 간호제공을 할 때에도 법과 윤리적 결정에서 종종 딜레마에 빠지게 된다. 따라서 간호행위에 영향을 미칠 수 있는 법에 대한 이해와 윤리적 딜레마를 해결하기 위해 간호사의 결정과 판단은 매우 중요하다.

1. 사전동의

사람에게는 자기 신체에 대해 결정한 권리를 가진다. 의료인의 의무는 처치전에 서면으로 대상자에게 사전동의를 구하는 것이 의무이다. 서면동의(동의서)에는 시술의 목적과 위험성, 대안대체법, 효과 등을 포함해야 한다.

미성년자가 입원아동인 경우는 아동의 부모나 법적 보호자에게 동의를 받아야 한다. 일단 부모가 서면동의를 하면 아동은 그 치료에 동의하도록 요청받는다. 만일 아동이 응급상황이라면 동의 없이 치료가 허용되기도 한다. 그러나 간혹 가족의 종교적 신념에 의해서 아동의 부모는 처치나 간호를 거절하기도 한다. 만약 아동에게 최선책이 우선 치료라면 부모의 거절에도 불구하고 법적으로 치료에 대한 결정을 내릴 수 있다.

2. 비밀유지

의료법 제19조에는 의료, 조산, 또는 간호에 있어서 알게 된 타인의 비밀을 누설하거나 발표하지 못한다고 규정하고 있다(3년 이하의 징역). 그러나 본인의 승낙이나 공공의 이익, 범행의 개연성이 있으면 예외적으로 비밀유지를 불이행 할 수 있다고 인정된다.

예를 들어 전염성이 강한 질병에 감염된 아동이 다른 아동들에게 질병을 이환시킬 우려가 있는 경우는 비밀누설 금지의무가 면제된다. 또한 아동의 건강 복지를 해치거나 정상적 발달을 저해할 수 있는 신체적, 정신적, 성적 폭력 또는 가혹행위 등의 아동학대가 예측되는데도 신고하지 않고 그 이후에 아동에게 추가로 상해가 발생하였다면 건강제공자에게 민사상의 보상 책임이 있다.

3. 직무상 과실

아동간호에서 흔한 과실 문제는 아동 투약사고인데, 이를 예방하기 위해서는 정확한 대상자, 정확한 약, 정확한 용량, 정확한 시간, 정확한 투여 경로 등을 반복 확인하는 것이 매우 중요하다. 또한 침대난간 올리기 등을 실천하여 아동의 낙상사고를 줄일 수 있다. 그리고 아동은 화상의 위험에도 많이 노출되는데 뜨거운 물병, 뜨거운 패드, 그리고 열 램프 등의 사용을 제한하거나 세심한 주의를 기울여 사용한다. 이러한 일련의 간호행위에 대해서는 정확하게 기록해야 하는 것이 간호사의 의무이다.

4. 의료윤리

생명과 안전에 대한 인식이 높아지고 고도의 발달된 의학 기술의 이용가능성이 커짐에 따라서 새로운 윤리적 문제가 대두된다. 식물인간이라기보다는 안락사를 요구하는 가족, 신체적 관리능력이 없기 때문에 딸의 불임수술을 요구하는 정신지체아의 부모, 선의의 거짓말은 용납되기 때문에 위약(placebo)를 사용하는 등 윤리적 갈등으로 아동과 가족의 가치와 선택의 논란이 요구된다.

어떤 경우에 간호사는 환자에 대한 윤리의무를 가짐과 동시에 자신이 속한 기간에 대적한 의무를 가지게 되기 때문에 더욱 복합적이고 다원적인 윤리적 책임 상황에 직면하게 된다. 예를 들어 유전검사를 통한 질병 가능성의 결정으로 아동의 미래능력을 속단하여 아동의 치료를 포기하는 것도 최근에 나타나는 윤리적 문제 중 하나이다. 간호사는 이러한 윤리적 딜레마에 직면했을 때 권리와 책임을 유지하면서 도전해야 하며 스스로 의사결정을 할 수 있어야 한다.

윤리적 딜레마를 확인한 간호사는 수반된 쟁점에 관해 면밀히 조사하여 해결방안을 모색하고 모든 대안을 분석하여 윤리적 의사결정을 내리도록 한다 (Box 1-4).

윤리적 의사결정은 간호사의 개개인의 가치관과 윤리지식이 근거가 되고 체계적이고 논리

BOX 1-4 아동간호의 윤리적 딜레마

- 8세 백혈병 환아가 더 이상 항암치료를 받지 않겠다고 거부하고 있다. 보호자가 간호사에게 어떻게 하는 것이 좋을지 상담해 왔다.
- 14세 소년이 낭성 섬유종을 앓고 있다. 말기 호흡기 곤란으로 입원하여 간호사에게 집으로 보내달라고 애원한다.
- 16세 아들이 치료를 불가능한 악성뇌종양으로 진단이 내려졌다. 아버지는 진단 결과를 아들에게 비밀로 해달라고 간호사에게 부탁한다.

표 1-2 윤리적 원칙과 의사결정단계

윤리적 원칙	의사결정의 단계
• 자율성의 원칙 : 아동 스스로 결정하도록 배려하고 격려한다. • 선행의 원칙 : 아동을 위해 최선을 다해야 한다. • 정의의 원칙 : 아동과 그 가족에게 동일한 간호제공과 공정한 치료를 받도록 한다. • 정직의 원칙 : 사실만을 알리고 정보제공을 정확히 하여 기만하지 않는다. • 성실의 원칙 : 약속을 정확하게 지키며 아동과 가족에게 성설히 대한다. • 비밀유지의 원칙 • 악법금지의 원칙(무해의 원칙)	• 간호상황의 정보수집 • 갈등인식 • 해결을 위한 상황 나열 • 각 행위 외 장점과 단점 비교 분석 • 의사결정

적인 사고가 기반이 되며, 전문직 실무기준, 법, 기관의 규칙, 종교적 전통, 가족의 가치체계 및 간호사의 개인적 가치 안에서 대상자에게 가장 이익이 되도록 해로운 행위를 최소화하거나 예방하여 대상자의 안녕을 증진시킬 수 있다. 간호에서는 윤리적 원칙과 윤리적 의사결정단계를 잘 활용할 수 있다(표 1-2).

아동과 건강

건강이란 복잡한 현상으로서 세계보건기구(WHO)에서는 건강의 정의를 단순히 질병이 없는 상태가 아니라 신체적, 정신적, 사회적 안녕 상태라고 정의하였다. 단순히 건강과 질병과의 사이는 건강의 지표가 되었으며 아동의 건강지표로서 영아사망률과 이환율이 주로 사용되어 왔다.

아동기는 비교적 건강한 시기이지만 아동의 건강지표로서 이러한 정보는 아동의 사망과 질병 원인에 대한 이해, 특정 질환에 대한 고위험 연령 집단 규명, 치료와 예방 및 건강 상담에 중요한 정보를 제공한다.

1. 아동의 건강지표

1) 신생아사망률

신생아사망률(new born mortality rate)은 출생아 1,000명에 대한 생후 첫 4주 동안의 신생아 사망을 말하며 주요 원인은 미숙아, 저체중출생아, 선천적 기형 등이다. 특히, 출생시의 체중은 신생아 사망의 결정적인 요인이 된다. 신생아 사망의 감소를 위해서는 양질의 산전관리를 통한 산모의 건강이 우선적이며 이를 위해 조기분만을 예방하는 것이 필수적이다. 그림 1-4는 신생아 사망률이 2010년 1.8, 2016년 1.6으로 점차 줄어들었으며, 이에 대한 영아 사망률의 추이를 살펴 보는 것이다.

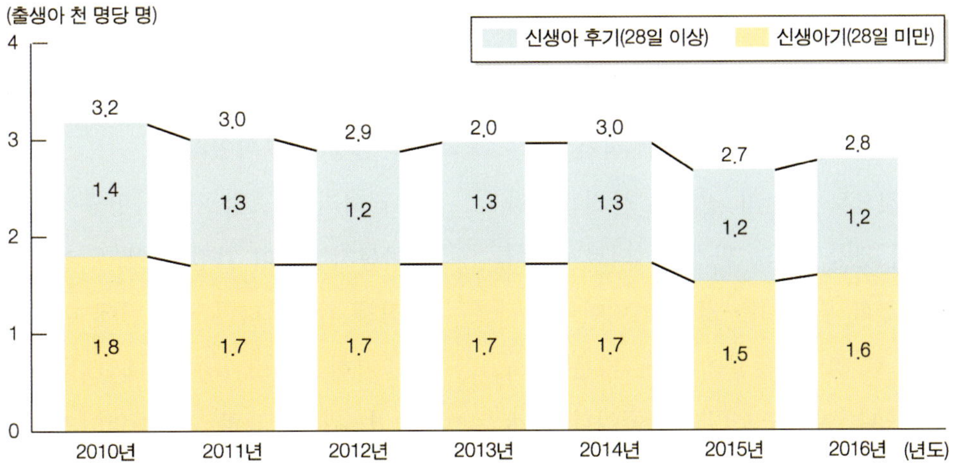

출처 : 통계포털(2018.1)

그림 1-4 생존기간별 영아사망률 추이

표 1-3 우리나라 연도별 영아사망률

사망률	2010년	2011년	2012년	2013년	2014년	2015년	2016년
남아	3.7	3.4	3.1	3.1	3.2	2.9	3.1
여아	2.7	2.7	2.7	2.9	2.8	2.5	2.6
전체	3.2	3.0	2.9	3.0	3.0	2.7	2.8

출처 : 통계포털(2018.1)

2) 영아사망률

영아사망률(infant mortality rate)은 살아서 출생한 1,000명의 영아 중에서 첫 1년 동안 사망한 영아 수를 말한다. 즉, 특정 기간 동안의 출생에 대한 사망 비를 나타내는 것으로 영아사망률은 아동 건강의 중요한 지표뿐 아니라 한 국가의 대표적인 보건복지수준을 나타내기 때문에 한나라의 건강상태 지표가 된다.

2010년의 통계청 보고에 의하면 우리나라 영아사망 률은 3.2명이었으며 최근 2018년 통계청 자료에 의하면 출생아수는 전년보다 7.3%가 감소하였으나 영아사망률이 2010년에는 3.2, 2013년부터 2014년 까지 3.0, 2016년 2.8명으로 나타나면서 계속 줄어가는 현상을 보인다. 특히, 그중 남아는 3.1, 여아는 2.6명으로 우리나라 영아사망률은 여아보다 남아에게 높았다(표 1-3). 이는 예전에 비하여 영아사망률이 점차 낮은 수치를 보인 것으로 주산기 철저한 산전관리와 출생시 아동의 건강상태와 환경 및 의료시설이나 기술이 선진화 되었다는 것을 의미한다.

전 세계적으로 영아사망률이 매우 많은 감소를 보이고 있으나, 아직도 개발도상국이나 저개발 국가에서는 전염성 질환, 영양실조, 위생상태의 불량과 적절한 의료를 제때 공급받지 못하여 영아사망률이 매우 높은 편이다. 또한 각국의 실제적인 영아 사망 실태를 파악하기가 어렵고 정확한 통계를 얻기 어려워서 대부분의 나라에서는 추정치를 사용한다.

영아사망률을 감소시키기 위해서는 첫째, 모든 임신 여성을 대상으로 철저한 산전간호로서 주산기 간호가 요구되며, 가임여성의 흡연, 약물남용, 영양결핍, 만성질환, 심리사회적인 문제 등을 발견하여 관리하도록 해야 한다. 둘째, 출생시 아동의 영양상태와 관련이 있기 때문에 영아의 양육환경 개선이 필요하다.

3) 아동사망률

아동사망률(childhood mortality rate)은 인구 100,000명당 사망한 아동의 수를 말한다. 오랜 세기 동안 아동사망률의 가장 많은 주요 원인은 감염성 질환이었다.

우리나라 연도별 아동사망률에서는 1세 미만의 아동사망률이 가장 많았고, 연령이 증가할수록 점차 감소하다가 청소년에 다시 아동사망률이 증가하였다(표 1-4). 2018년 통계청의 자료에 의하면 우리나라의 경우 영아기 사망 원인은 임신기간 및 태아발육과 관련된 장애, 자궁 내 저산소증, 출산 질식 및 신생아의 호흡곤란 등

표 1-4 우리나라 연도별 아동사망률

(연령(5세)별 10만 명당)

연령	2010년	2011년	2012년	2013년	2014년	2015년	2016년
0세	345.5	318.9	306.8	294.6	310.2	281	262
1~4세	20.9	20.9	20.2	18.3	15.4	15.4	15.2
5~9세	10.8	10.0	11.4	10.8	8.8	8.9	8.7
10~14세	12.7	12.6	10.7	9.5	8.7	5.6	8.0
15~19세	29.4	28.3	25.8	23.6	25.9	20.5	22.5

출처 : 통계포털(2018.1)

표 1-5 연령대별 주요 사망원인 및 사망률

(2018년, 10만 명당)

순위	0세		1~4세		5~9세		10~14세		15~19세	
	사망원인	사망률	사망원인	사망률	사망원인	사망률	사망원인	사망률	사망원인	사망률
1	출생전후기병태	149.1	질병이환 및 사망의 원인	4.1	질병이환 및 사망의 원인	2.7	질병이환 및 사망의 원인	3.0	운수사고	8.0
2	선천기형, 변형 및 염색체 이상	56.2	신생물	2.5	신생물	2.2	신생물	2.2	신생물	3.3
3	분류되지 않는 임상소견	35.9	선천기형, 변형 및 염색체 이상	2.0	신경계 질환	1.5	신경계 질환	1.1	질병	3.0
4	질병이환 및 사망의 원인	15.2	순환계통 질환	0.7	순환계통 질환	0.5	순환계통 질환	0.6	신경계 질환	1.5
5	순환계통 질환	5.4	분류되지 않는 임상소견	0.7	호흡기계통 질환	0.5	호흡기계통 질환	0.6	순환계통 질환	1.0

출처 : 통계포털(2018.1.)

출생전후의 기원한 병태적 원인에 의한 사망이 1위이고 선천성 기형, 변형 및 염색체 이상이 2위, 잘 알려지지 않는 증상(분류되지 않는 임상소견), 징후와 이상소견으로 인한 영아 돌연사가 3위인 것으로 확인되었다(표 1-5).

최근에는 아동의 출생 시 체중이 신생아 사망에 결정적 요인이 되고 제태 연령과 밀접한 관련이 있다는 보고가 있다. 따라서 출생 시 체중이 적을수록 사망률은 높아지며, 주요 사망원인에 저출생체중아(2,500g 미만)도 많은 빈도를 차지한다. 아동사망률은 영아보다는 낮으며 대부분의 많은 원인은 질병이환에 노출된 사망 이외는 주로 신생물이나 불의의 사고(운수 사고)에 의한 사망이 많다. 특히, 15~19세 청소년 집단에서는 자살의 사망원인이 높은 것으로 현재 학교폭력이나 우울에 의한 청소년 자살은 급증하고 있는 추세이다.

4) 이환율

이환율(morbidity rate)은 일정기간 동안 건강한 사람에 대한 질병이 있는 사람의 비율을 말한다. 간혹 유병률(prevalence rate)과 혼돈하여 사용되는데, 이환율이 특정기간 동안의 질병발생 비율이라면, 유병률은 특정시점의 질병발생 비율을 의미한다. 이환률은 일반적으로 인구 1,000명당 질병을 가진 사람의 숫자로 나타낸다. 이환율은 급·만성질환 관련 질병뿐만 아니라 장애와 관련해서도 사용된다.

과거에 아동기 이환율은 주로 감염병이 질병의 주원인을 이루었으나 예방접종으로 인해 현저한 감소를 보였다. 그러나 호흡기계 질병은 1~9세 아동 입원의 주요 원인이다. 특히 저소득층의 아동이 더 많은 건강문제를 갖고 있어 그들의 건강관리가 필요함을 의미한다. 또한 최근에는 저출생체중아, 만성 질환이 있는 아동, 입양아, 시설 아동들이 건강문제가 있어 고위험 집단군으로 관심이 모아지고 있다. 선진국의 경우일수록 사고 관련 이환율 중요시 되고 있으며, 우리나라는 선진 외국과 비교할 때 사고 사망은 3~4배이며 부상은 약 10배 정도로 추정되고 있어 사고 이환율이 큰 문제로 대두되고 있다. 이환율의 발생빈도가 가장 높은 문제는 호흡기질환 > 위장장애 > 상해의 순이다.

이환율의 중요한 측면은 질병으로 인한 장애 정도이며 아동이 질병과 사고로 인해 결석을 하거나 침상에 있는 날 수로 측정할 수 있다. 아동기는 비교적 건강한 시기이지만 흔한 아동기 질환의 유형과 치료가 요구되는 증상을 인식할 수 있도록 부모를 교육하여 사망률 및 이환율을 감소시키고 아동의 건강을 증진시킴으로서 아동 발달에 기여해야 한다.

2. 간호전달체제의 아동건강 변화

간호사는 전문 간호제공자로서 뿐만 아니라 부모와 지역사회의 구성원으로서도 필요한 자원이다. 아동은 성장발달 기간 동안 주로 부모로부터 안녕행동이나 질병행동을 배운다. 부모는 자녀의 건강에 항상 주 안내자이다. 부모는 자녀의 유년시절에 자녀들로 하여금 가정환경 내에서 긍정적인 개인의 건강유지에 대한 태도와 습관에 적응하게 한다. 다른 가족 구성원, 또래, 보건전문가, 대중매체의 사람도 아동에게 영향을 준다. 중요한 타인들(특히 부모)의 가치관은 안녕으로 이끄는 행위와 건강에 대한 자녀의 태도에 영향을 준다.

지역사회는 아동간호에 있어서 많은 개선점을 시사한다. 현재의 건강관리 전달체제에서는 일차적인 간호행위가 많이 제공되고 있다. 국가의 건강관리사업은 고위험, 저소득 혹은 빈곤한 상태에 있는 사람들에게도 적용된다. 개선된 영양, 예방접종 프로그램, 아동건강상담 및 다른 사업을 통한 어머니와 건강한 아동의 간호를 위해 재정이 확보되어 있다. 재정은 또한 유전적 질병에 대한 조사와 감지프로그램으로의 확대, 아픈 아동을 위한 다양한 진료소와 건강관련 사업의 지지 및 연구 사업을 위해서도 사용된다.

1989년의 7월, 국가는 전 국민 의료보험을 실시하면서 세 수준으로 된 건강관리 전달 체계를 제도화 하였다. 간호수준은 정상 혹은 복잡하지 않은 문제를 지닌 환자에 대한 일차간호, 정상과 고위험 환자에 대한 이차간호, 정상과 고위험 환자는 물론 심한 합병증이 있는 환자에 대한 삼차간호이다.

- 일차간호 : 건강관리체계로의 일반적인 시작점으로 아동의 건강 증진 및 유지, 질병의 예방을 강조하고, 아동의 단순하고 보편적인 질병을 치료해 주며, 환자의 간호를 일반화한다. 대부분이 병원의 일부에서 즉, 병의원, 보건소에서 제공된다.
- 이차간호 : 보다 급성적인 질환을 위한 것으로 대부분이 종합병원이나 지역사회병원내의 소아과에서 제공된다.
- 삼차간호 : 복잡한 기술적·지지적 설비에 의존하는 고도로 전문화된 복합적인 간호로서 의료기술뿐만 아니라 의료시설들이 대규모 종합병원이나 아동간호전문병원에서만 찾아볼 수 있다.

아동은 일차·이차 단계에서부터 삼차간호시설로 소개된다. 삼차간호는 기초·임상연구로부터 유래된 진단 및 치료의 진보에 기반을 두며 그 기준은 연구, 치료, 일상적인 아동 문제의 관리 시설이다. 아동의 매우 심각한 질병에는 진료능력, 간호능력, 기술적 능력이 집중 된다.

아동간호사의 역할

지속적인 성장발달을 하며 사회적으로 적응해 나가야 할 오늘날의 아동은 다양한 가족 구조와 문화적 배경에서 생활 해나가는 것이 매우 복잡하다. 이러한 시대적, 사회적 배경에서 볼 때 아동간호 영역에 필요한 전문적 간호를 수행하기 위한 아동 전문 간호사의 역할도 매우 강조되고 있다.

아동간호사는 아동과 가족에게 최적의 의료서비스를 제공 받을 수 있도록 아동과 가족을 돕고 중재해야 하므로 아동간호사의 역할은 매우 중요하며 다양하다.

1. 양육자(간호제공자)

양육자의 역할은 사람의 역할을 강조한다. 아동을 돕기 위해 간호과정에 근거한 아동과 가족의 직접간호수행을 한다. 아동의 존엄성을 지키면서 생리에 관한 지식, 아동질병, 성장 발달, 병리학에 관한 지식뿐만 아니라, 비판적 사고기술, 조정, 협력, 컨설팅 기술이 요구된다. 신체적, 문화적, 영적 사정으로부터 아동과 가족의 요구를 정확하게 반영하는 계획까지 요구된다. 아동에 대한 투약방법, 용법, 부작용을 포함하여 약리학에 관한 지식을 제공할 수 있다.

2. 옹호자(지지자)

간호사의 옹호역할은 간호사가 대상자 편에서서 대상자에게 건강상의 이점을 가져올 수 있도록 대상자의 권리를 보호하고 대변하는 것을 말한다. 아동과 가족의 옹호자이며, 정보제공자인 간호사는 아동과 가족이 이용 가능한 모든 의료서비스를 받을 수 있도록 정보를 제공하여야 하며, 치료적 절차 및 진단과정에 대하여 스스로 의사결정을 할 수 있도록 돕고 지지한다.

BOX 1-5 옹호자의 역할

- 아동과 가족의 권리를 보호하고 지지, 건강유지를 위해 필요한 정보를 주고 그들이 결정하도록 요구
- 아동이 가장 흥미 있어 하는 활동을 하도록 가족을 보조
- 가족이 건강 서비스에 대한 정보를 얻고 아동의 간호에 참여하도록 지지

치료와 절차에 대한 완전하고, 분명하고, 구체적으로 납득할 수 있는 정확한 정보를 제공하고, 치료, 검사절차, 약 등을 거절할 수도 있도록 지지한다. 아동과 같은 취약계층을 옹호하고 지식이 부족하여 스스로에 대해 어떻게 말해야 할지 모르는 사람들에게 개방된 의사소통을 통하여 아동과 가족의 권리를 촉진한다.

아동과 가족에게 영향을 미치는 윤리적, 사회적 딜레마로 어려움을 겪게 될 때 충분한 지식과 체계적인 방법으로 문제를 다루며 아동과 가족의 신념과 기호를 대변하고 환자와 의료팀간의 교량적 역할 담당뿐만 아니라 윤리적 문제가 발생하였을 경우 윤리이론과 원칙을 적용하여 의료팀과 협력하여 문제를 해결한다(Box 1-5).

3. 교육자

아동간호사의 가장 중요한 역할 중 하나는 교육자(educator)의 역할이다. 아동간호사는 다양한 의료환경에서 아동과 가족을 위해 직접 간접적으로 건강교육을 수행한다. 질병의 증상과 관리에 대한 정보를 제공하고 건강관리실을 운영한다.

다양한 성정발달상에 있는 아동에게 수준별 건강교육을 위해 아동의 성장발달에 대한 지식을 사용하여 연령에 맞는 건강교육을 한다. 부모에게 아동양육에 따르는 잠재적인 건강문제 예방에 대한 지침을 제공한다.

4. 지도자(관리자)

지도·관리자의 역할이란 간호조직 내에서 직원을 교육하고 관리 지도한다. 관리에는 아동에 대한 전반적인 간호에 대한 우선순위 정하기, 계획하기, 조직하기 등이 포함된다. 전문직 업무를 수행하는 데 따른 윤리적이고 법적인 표준과도 연관되며, 지도자적 역할도 요구된다.

효과적인 간호 관리를 위해서는 간호가 효율적으로 이루어지기 위해 아동과 가족의 요구에 대한 지식을 가지고 아동과 가족과 병원사이에서 의사를 전달하며 갈등을 조절한다. 간호의 표준을 적절하게 관리하여 비용효율적인 관리도 도모한다. 간호 관리자는 그 병동의 분위기를 촉진시키는 역할뿐 아니라 그러한 분위기를 이끌어서 아동과 가족에게 전달한다.

5. 연구자

최근의 간호연구에는 독특한 지식체를 확립하기 위해 노력하고 있다. 적극적, 목적적, 조직화된 인지과정 증거에 근거하여 판단을 내리고 과학적 연구에 근간을 둔 비판적 사고와 과학적인 연구는 이러한 지식체를 개발하기 위한 타당한 방법이다. 아동간호사는 이러한 지식을 발전시키는 중요한 위치에 있다.

과학적 조사를 필요로 하는 문제를 규명하고

연구결과로 개발된 지식체를 간호실무에 적용한다. 그러한 연구가 타당하게 수행되는지, 결과가 얼마나 신뢰성이 있는지를 평가할 수 있어야 한다. 자료 수집이나 대상자 관찰, 파일 분석 같은 일을 통해 서로 연구결과물을 공유하고 최신지식을 유지하며 연구의 타당성을 검토하고 평가한다.

6. 전문화된 실무역할

전문화된 간호실무영역 중 아동전문간호사(nurse practitioner, NP), 임상전문간호사(clinical nurse specialist, CNS), 대부분 석사학위가 요구되며 아동을 사정하고 관리하는 기술이 요구된다. 우리나라는 현재 아동, 보건, 마취, 정신, 가정, 감염관리, 산업, 응급, 노인, 호스피스, 중환자, 종양, 임상, 13개 전문간호사 분야가 있으며 보건복지부장관이 지정하는 기관에서 전문 간호과정 이수 후 자격시험을 합격해야 취득할 수 있도록 규정하고 있다.

학교폭력이 아동에 미치는 영향

1. 학교폭력

학교폭력은 학교 내외에서 학생 간에 발생한 상해, 폭행, 감금, 협박, 약취, 유인, 명예훼손, 모욕, 공갈, 강요, 강제적인 심부름 및 성폭력, 따돌림, 정보통신망을 이용한 음란, 폭력 정보 등에 의하여 신체, 정신 또는 재산상의 피해를 수반하는 행위를 말한다(그림 1-5).

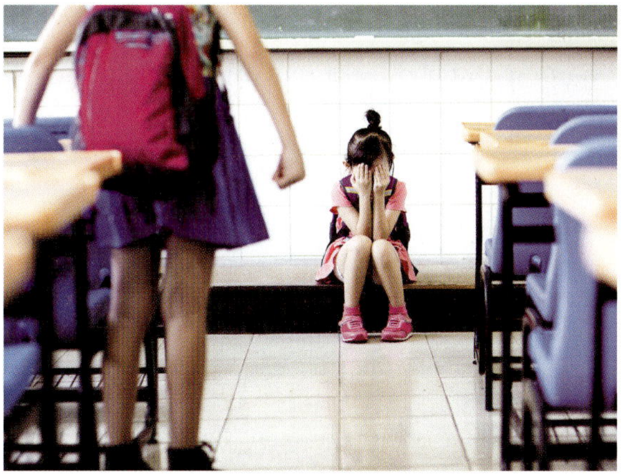

그림 1-5 학교폭력

2. 원인

가해 학생이나 피해학생들 간의 개인적 특성, 가정, 학교 및 사회 등 복합적인 사회환경적 요소에 의해 발생된다.

1) 개인적 요인

개인의 품행, 반항성 및 주의력결핍 과잉행동과 같은 정신건강 의학적 요인이 학교폭력의 발생과 연관되어 있는 경우가 많다. 대체로 가해학생들은 반사회적 경향과 신체 공격성이 매우 높고, 스스로 충동적인 행동을 통제하지 못한 반면, 피해학생들은 불안감과 우울감이 높은 경향이 있다.

2) 가정적인 요인

부모의 애정결핍, 결손가정이거나 부모의 관심이 부족한 가정환경에서 자란 경우가 많다. 자녀가 공격적인 행동을 했을 때 방임한 부모

밑에서 자란 학생이 가해자가 되는 경우가 많으며 가해학생은 부모-자녀간 갈등이 있는 경우가 많다.

3) 사회·문화적 요인

텔레비전, 인터넷 등 대중매체를 통해 폭력물에 노출된 청소년들은 폭력에 대해 호기심을 갖고, 폭력을 모방하고 싶은 경향이 생긴다. 폭력에 빈번한 노출은 청소년들에게 어떤 문제를 해결하기 위한 목적으로 폭력을 행사하는 것이 쉬워진다. 실제로 대중매체를 통해 언어적이고 신체적인 폭력을 많이 경험한 청소년일수록 학교폭력 가해 경험이 많다.

4) 관계형성

학교나, 친구도 학교폭력의 한 위험 요인이며 가해 학생은 또래에 비해 친구와 관계를 형성하는 데 문제가 있으며 원만하지 않은 친구 관계로 친구나 교사들에게도 환영받지 못하는 경우가 많다.

3. 실태

교육부(학교폭력 실태조사, 2017) 2차 학교폭력자료에 따르면 초등학교 4학년부터 고등학교 2학년 재학생 360만명을 대상으로 조사한 결과, 피해응답률은 0.8% 수준으로 집계됐다. 이는 약 2만8,000명에 달하는 수치다.

연도별 전체 피해 응답률을 살펴보면, 실태조사 결과 2013년 2차 7만7,000명, 2014년 2차 4만8,000명, 2015년 2차 3만4,000명, 2016년 2차 2만8,000명, 2017년 2차 2만8,000명 수준이다. 초등학교 1.4%(1만7,500명), 중학교 0.5%(7,100명), 고등학교 0.4%(3,500명)로 지난해 동기간 초등학교에서 0.1% 증가했다. 학교폭력을 접하는 연령이 점점 어려지고 있는 것으로 나타났다. 지난 2013년 7월, 예방 중심 현장 중심 학교폭력 대책을 추진하면서 학교폭력 피해 응답률은 크게 줄었지만 여전히 학교폭력은 존재하고 있다.

피해 유형별 순위는 언어폭력과 집단따돌림, 스토킹 등으로 나타났으며 유형별 비율도 언어폭력 35.6%, 집단따돌림 16.4%, 스토킹 11.1%, 신체폭행 11%로 나타났다. 학교폭력은 폭력 노출되는 시점이 어릴수록 그 후유증이 오래갈 뿐 아니라 학교생활에 적응이 어려워지므로 초등학교 시절부터 학교폭력에 대한 예방 교육이 필요하다.

4. 폭력의 범위

과거의 학교폭력이 주로 물리적인 신체적 폭력이었다면 최근의 학교폭력은 언어 폭력이나 사이버 폭력과 같은 신종폭력으로 범위가 커지고 있다.

학교폭력의 대표적인 유형으로는 신체에 해를 끼치거나, 옷이나 물건을 망가뜨리는 신체적 폭력, 놀리거나 모함하고 욕설 등으로 위협하여 심리적으로 괴롭히는 언어적 폭력, 그리고 무리에서 따돌리고 무시하는 관계적 폭력 등이 있다. 학교폭력에서 가장 많이 이루어지는 것은 '언어적 폭력'으로 전체 피해 유형의

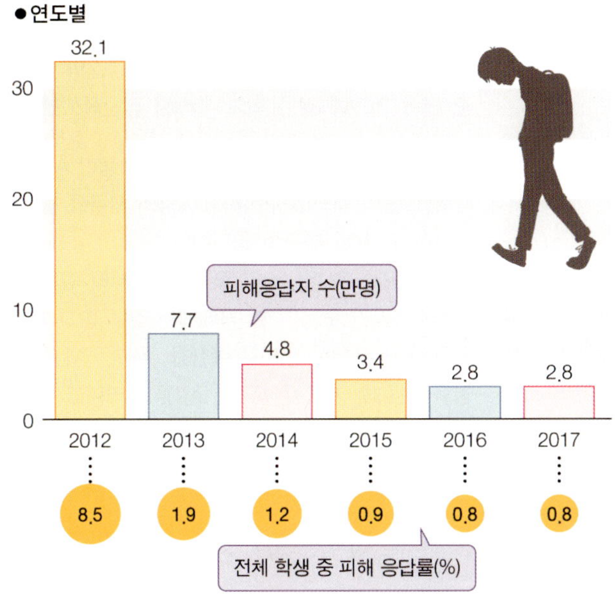

●2016년 학교급별

학교급	피해학생	피해응답률
초등학생	1만7천500명	1.4%
중학생	7천100명	0.5%
고등학생	3천500명	0.4%

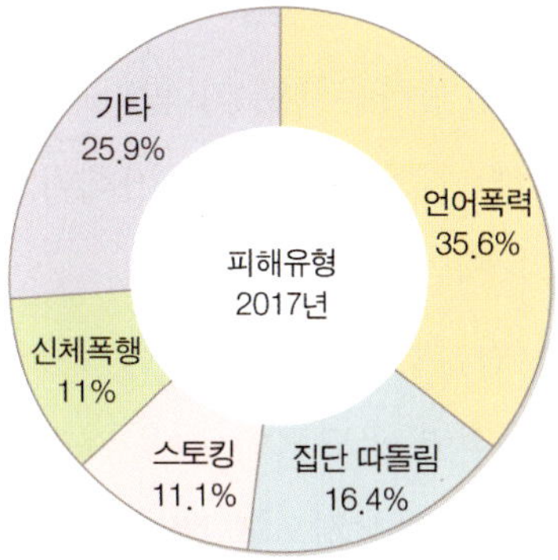

(전국 초등학교 4학년~고등학교 2학년, 학생 360만명 대상 학교폭력 실태 조사결과)

그림 1-6 학교폭력 피해현황(교육부 실태조사 2017년)

35.6%를 차지했다(그림 1-6).

최근에는 매체가 발달되면서 청소년들이 즐기는 인터넷에서 행해지는 사이버 폭력과 같은 신종폭력이 증가하고 있다. 사이버 폭력의 예로는 인터넷이나 핸드폰을 이용한 협박, 비난, 위협, 악성 댓글 달기, 원치 않는 사진이나 동영상 유포하기, 사이버 머니·아이템 훔지기 등을 들 수 있다.

이 외에도 폭력적인 강간, 성추행, 성희롱과 같은 심각한 성폭력도 심심찮게 나타나고 있어, 학교폭력의 범위가 보다 넓어지고 수법은 더욱 다양해지고 있다.

5. 폭력에 대한 도움요청

피해학생들은 학교폭력의 피해 사실에 대해 입을 다물고 도움을 별로 요청하지 않는다. 학생들은 학교, 사회나 선생님을 믿지 못하는 경우가 많아 학교보다는 가족에게 피해사실을 먼저 알린다. 피해 후 피해 사실을 알리거나 신고한 경우는 78.8%로 가족에게 45.4%, 학교 16.4%, 친구나 선배 11%로 나타났다.

즉, 10명 중 3명의 학생은 학교폭력을 당한 후에도 도움을 요청하지 않는다. 그 이유로는 '일이 커질 것 같아서' 그리고 '아무런 도움이 되지 않을 것 같아서' 등의 대답이 가장 많았다. 학교폭력의 해결에 대해 어른들에게 기대감을 갖지 못한다. 최근에는 문신을 한 건장한 청년들이 돈을 받고 가해학생을 위협해서 학교폭력을 해결해준다는 심부름센터까지 등장했다.

6. 학교폭력과 아동문제

학교 폭력 피해자는 가해자에 대한 엄청난 분노와 적개심에 시달린다. 문제는 피해자의 대부분이 이러한 감정을 제대로 자각하지 못하여 표현하지 못하는 경우가 많다. 이들은 학교폭력의 피해 원인에 대해서 가해자보다는 피해자 본인의 책임이라 생각한다.

이처럼 피해 사실에 대한 분노를 자기 자신에게 돌리면 극단적인 경우 우울증에 빠지거나 자해 또는 자살시도를 한다. 이 분노가 폭발되어 외부로 향하면 가해자를 향한 보복으로 나타나거나 '스톡홀름 신드롬'처럼 피해자가 가해자에게 좋은 감정을 느끼는 역설적인 현상도 일어난다. 더 나아가 피해자들은 자신은 행복하거나 사랑 받을만한 가치가 없는 사람이라고 생각하기도 한다. 대한소아청소년의학회가 조사한 바에 따르면 학교폭력의 피해를 받고 있는 학생들은 그렇지 않은 학생들에 비해 약 3배 정도 더 많이 자살 생각을 하고 있는 것으로 나타났다.

학교폭력으로 인한 피해는 매우 심각하다. 학교나 사회가 학교폭력에 제대로 대처하지 못하면 학교폭력에 노출되어 있는 이들은 자해, 자살, 방화 등의 범죄를 시도 하기도 하고 이들이 성인이 되었을 때는 극단적이며 반사회적인 인성이 될 수 있다.

다음은 최근에 일어난 학교폭력의 일례이다. 점점 더 성인들의 범죄를 모방하고 거침이 없는 청소년 범죄의 사회적 안전 장치가 필요하다.

사례

○○에서 보호관찰 중인 여고생이 경찰의 학교폭력 집중 단속 기간에 같은 학교 후배를 집단폭행했다.

○○에서 같은 학교 후배를 집단 폭행한 A(17)양을 공동폭행 등의 혐의로 구속하고 A양의 사주를 받고 폭행에 가담한 11명을 불구속 입건했다.

A양 등은 지난달 23일 오후 8시께부터 다음날 오전 1시까지 5시간여 동안 한 카페에서 같은 학교 후배 B(15)양을 집단 폭행한 혐의로 폭행을 주도한 A양은 친구 11명을 부른 후 카페 구석에서 B양을 둘러싸고 무릎을 꿇린 채 침을 뱉는 등 폭행했다. 폭행은 외부 골목길까지 약 5시간 이상 이어졌으며 B양은 전치 3주의 상처를 입었다. 조사 결과 A양은 B양이 자신의 남자친구와 술을 마셨다는 이유로 이 같은 일을 저지른 것으로 나타났다.

중학교 동창생을 장난으로 일년간이나 괴롭힌 10대들이 있다. C(17)군과 D(17)군은 2016년 7월부터 지난해 6월까지 모텔 · 공터 · 골목 · 놀이터 등지에서 중학교 동창생 E(17)군을 수차례 폭행 · 추행하고 금품을 빼앗았다. 또래 친구 4명과 함께 장난삼아 폭행을 일삼던 이들은 E군의 속옷을 벗긴 뒤 알몸 사진을 찍어 사회관계망 서비스(SNS)에 공유까지 하고 심지어 모텔에 E군을 감금한 뒤 머리카락을 자르고 찬물을 뿌리는 등 학대 행위도 반복했다.

또래 여중생을 폭행한 혐의로 재판에 넘겨졌던 '여중생 폭행' 사건의 가해 학생 3명이 소년원 송치 처분 결정을 선고 받았다. 이들은 지난해 9월 한 공장의 인근 골목에서 3명에 의해 집단폭행 당한 사실을 경찰에 고소했다는 이유로 피해 학생을 또 다시 의자, 유리병 등으로 폭행한 혐의를 받았다.

7. 대처방법

친구로부터 괴롭힘을 당할 때, 가만히 있거나 무조건 피하는 것은 도움이 되지 않는다. 먼저 부드럽고 단호하게 "싫다. 나에게 그러한 행동을 하지 않았으면 좋겠다"고 말하는 것이 필요하다. 또 괴롭힘이 지속될 경우 주변사람에게 알리겠다고 이야기를 하고, 그래도 지속된다면, 주변에

BOX 1-6 학교 폭력 예방 프로그램

- 모든 학생에게 집단 괴롭힘은 용인되지 않는다고 알린다.
- 교사를 비롯한 학교 관계자들이 집단 괴롭힘의 징후를 알아보도록 교육한다.
- 집단 괴롭힘이 가장 흔히 이루어지는 복도와 운동장을 성인이 감시하도록 한다.
- 집단 괴롭힘을 당하거나 목격하면 즉시 알리도록 학생들을 교육한다.
- 집단 괴롭힘 피해자가 친구들의 지원을 받도록 한다.
- 학교 소속 상담사 등의 자원을 활용해서 집단 괴롭힘 가해자를 치료한다. 부모도 치료에 참여하도록 한다.
- 집단 괴롭힘의 발생 건수를 파악하고, 정책의 결과를 살피고, 자료를 활용해서 학교 정책을 평가한다.

BOX 1-7 보건교사의 역할

- 행동이 이상한(과민성, 불안, 자아 관념에 문제가 있음) 아동을 주목한다.
- 아동이 등교를 두려워하거나 거부하면 집단 괴롭힘이 원인일 수 있음을 고려한다.
- 아동에게 다음과 같은 질문을 한다. '학교에 가기 무서웠던 적이 있니?', '학교에 갔을 때 좋은 점과 나쁜 점이 무엇이니?', '동네 아이들은 어떤 아이들이니?'
- 부모가 상황을 해결하기 위해 어떤 일을 해 봤는지 묻는다. 부모와 동반자가 되어 부모를 학교 등의 기관과 연결한다.
- 집단 괴롭힘이 발견되면 가해자와 피해자를 정신건강 전문의에게 의뢰한다.

도움을 받을 수 있는 사람에게 알려야 한다.

학교에서는 학교폭력 예방 프로그램을 활용하여 예방교육 또는 재발방지를 위해 노력해야 하며 학교보건교사의 교육을 통해서 담임선생이나 보건교사의 역할이 매우 크므로 학교에서의 노력이 필요하다(Box 1-6, Box 1-7).

1) 언어 폭력

감정적으로 흥분하거나 속상해 하지 않는다. 놀리는 말에 대해서 재미없게 만드는 것도 적절한 대처 방법이다. 흥분하기 보다는 짧은 반응과 함께 무심히 외면하는 것이 좋다. 만약 도에 지나친 욕설이나 협박이 가해질 경우에는 바로 어른의 도움을 받는다.

2) 신체 폭력

확실한 신고체계와 실질적인 도움을 줄 수 있는 지원 방안, 사회적 인식 제고 등이 필요하다. 처음 신체를 접촉할 때 "싫다"라고 단호하게 경고하고, 그래도 지속되면 강하고 단호한 태도로 부정적인 의사표현을 하는 것이 필요하다.

3) 간접 폭력

험담이나 악성소문 등에는 내용에 민감한 반응을 보이지 말고 "설마 사람들이 그걸 믿겠냐?"는 식으로 당당하게 대응하는 것이 중요하다. 소문은 영원하지 않다. 친한 다른 친구와 어울리는 것이 좋다. 특히 험담이나 소문의 진원지인 친구에게 가서 따지는 등의 행동은 좋지 않다.

4) 사이버 폭력

감정적으로 즉각 대응하여 화가 가라앉지 않은 상태에서 메시지를 보내거나 글을 올리지 말고, 일단 증거자료 확보를 위해 메시지를 보관하는 것이 중요하다. 문제가 심각할 경우에는 반드시 어른에게 도움을 요청해야 한다. 학교폭력 피해학생 치료로는 불안증과 우울을 줄이는 약물치료와 자기표현을 명확하게 할 줄 아는 자기주장 훈련, 사회기술 훈련, 상담 등이 요구된다.

앞으로 학교에서는 학교폭력을 근절 시키기 위해 청소년 유해환경 지도단속, 학교폭력 유발환경 개선 및 유관기관과 연계한 학교폭력 예방 활동, 가정과 사회의 교육적 기능 강화, 학교전담경찰관 배치 운영, 인권 존중 비폭력 학교문화 조성, 학교안전망 구축 등 다양한 프로그램으로 학교폭력대책 지역협의회의 기능을 강화하여야 한다.

다양한 학생참여활동을 통해 학생들이 자율적으로 갈등을 해결할 수 있도록 지원하고, 교육 전반에 걸쳐 인성교육을 활성화 시켜 미래의 주역인 청소년들이 마음 놓고 즐겁게 학교생활을 할 수 있도록 지역사회와 관계 기관 간 협력을 통해 학교폭력 근절과 안전하고 행복한 학교문화 조성에 힘써야 한다(Box 1-8).

대중매체가 아동에 미치는 영향

1. 대중매체(mass media)

21세기는 정보화 사회이다. 미디어와 인터넷의 세계적 확산으로 현재 우리는 대중 문화의 홍수라고 불릴 정도로 많은 활자와 영상, 인터넷, 매체들을 일상에서 무수히 맞닥뜨리며 살고 있다. 문화, 예술, 인문학, 사회과학, 자연과학, 기술분야를 망라하는 폭 넓은 범위에서 누가 더 많은 정보를 보유하고, 그것을 통해 새로운 정보를 창출해 내는가 하는 것이 이 시대에서의 능력이자 힘으로 평가된다.

더욱 다량의 정보, 더욱 양질의 정보를 확보하기 위해서 필요한 핵심적 요소는 대중매체이다. 대중매체는 신문, 잡지, 영화, 텔레비전과 같이 많은 사람에게 대량으로 정보와 사상을 전달하는 매체로 정의되고 있는 정보사회에서 중추적인 역할을 수행하고 있으며 사회체제 안에서 이루어지는 의미의 쾌락의 능동적인 창조 및 순환의 과정이며 시스템이 제공하는 것을 이용하여 만들어 내는 창작기술이다. 대중 매체가 현대인에게 미치는 영향은 개인, 가정, 학교, 직장에 그치지 않고 사회 전체의 문화, 정치, 교육,

BOX 1-8 다음 사례를 놓고 토의해보자

대구의 한 아파트 7층에 사는 중학교 2학년 이모(14)군이 스스로 뛰어내려 숨졌다. 숨진 이 군이 작성한 유서에 따르면 이 군은 "동급생인 박ㅇㅇ와 주ㅇㅇ에게 물 고문을 당하고, 전선을 목에 감아 끌고 다니며 바닥에 떨어진 과자 부스러기를 주워 먹으라고 했다"고 적혀 있었다. 심지어 이들에게 돈을 주기 위해 부모 몰래 아르바이트까지 한 것으로 나타났다. 또 유서에는 "도움을 요청하고 싶었지만 보복이 두려웠다"며 "항상 아껴주시는 아빠, 매일 불효를 저질렀지만 웃으면서 넘어가 주시는 엄마, 사랑합니다. 그리고 우리 집 도어 록 비밀번호를 바꿔주세요. 그들이 우리 집 비밀번호를 알고 있어서 언제 다시 올지도 몰라요" 라며 마지막까지 가족에 대한 걱정을 했다.

BOX 1-9 게임중독과 사고

- 20**년 12월 게임중독 20대 어머니, 두 살 난 아들 때려 숨지게 함
- 20**년 6월 초등학생이 3개월 동안 전화로 게임비를 150만원 결제한 후 꾸중을 듣고 자살함
- 20**년 9월 경북 포항에서 20세 청년이 컴퓨터를 하다 친척 동생을 목 졸라 살해함
- 20**년 5월 용인에서 자동차 게임을 즐기던 초등학생이 승용차 훔쳐 몰다가 사고를 냄
- 20**년 12월 서초구 잠원동에서 격투게임 즐기던 유학파 20대 박모씨, 묻지마 살인을 저지름
- 20**년 6월 경기도 성남시에서 게임 속의 캐릭터를 죽인 사람을 찾아가 살해함

의료, 환경 등에 이르기까지 매우 폭이 넓다.

2. 대중매체와 아동

대중매체의 사회 교육적 영향력에 대하여 그 대상으로 아동이 가장 많이 거론되는 것은 아동이 성인에 비하여 자아발달의 정도가 미숙하여 그들의 가치관, 태도, 언어발달 등에 있어서 신문, 라디오, 텔레비전, 인쇄매체, 영화 등의 각종 대중매체가 주는 영향력은 지대하기 때문이다. 대중매체나 전자기기가 아이들의 간접경험의 폭을 증진시킬 수 있기 때문에 긍정적이라는 견해도 있다.

아동은 대중매체나 전자기기를 통해 여러 컨텐츠를 접할 수 있게 되고, 이는 아이들의 간접경험의 폭을 증진시킴으로서 그들의 언어발달, 인지발달, 정서발달에 도움이 될 수 있다. 예를 들어 교육프로그램이나 다큐멘터리를 접하게 된 아이들은 프로그램을 시청함으로서 언어발달 및 인지발달을 이룰 수 있게 되고 대중 매체를 아동이 능동적으로 선택하고 해석함으로써 적극적으로 문화를 생산하고 창조할 수 있는 주체가 될 수 있는다. 반대로 일부 학자들은 대중매체의 폭력성과 선정성 그리고 전자기기의 전자파 유해성을 들어 아이들에게 있어 부정적이라 주장하기도 한다(Box 1-9).

특히 발달기에 있는 아동이나 청소년에게 있어서 대중매체의 영향은 가히 절대적이라고 할 수 있다. 게임중독 현상은 유아기의 아동은 모방성이나 동일시 현상이 강하며, 도덕적 가치판단 기준이나 현실성이 부족하여, 들어오는 모든 자극을 여과 없이 수용하고, 자기 관리 능력이 거의 가지고 있지 않다.

인간이 사회적 존재로서 사회에 참여하여 타인에 기여할 수 있는 사회적 관심은 5～6세 이전에 형성되며 주요 대상은 부부 관계, 어머니(이웃), 아버지(환경) 등 가족관계에 따라 영향을 받는다. 특히 아동의 초기 사회경험은 어머니와의 경험(협동심, 우정, 용기)을 통한다. 즉, 이런 아동에게는 대중매체가 주는 부정적인 영향이 지대한 피해를 초래할 수도 있다.

대중매체가 윤리성이 높은 내용을 전달할 때 국민 대중에게 지식, 문화의 효과적 전달과 대중문화를 형성하는데 좋은 역할을 하지만 반면에 흥미본위의 색정적, 저속적, 범죄적 내용을 전달할 때 감수성이 예민한 청소년에게 비교육적인 악영향을 주어 비행으로 유도하는 수가 많다.

표 1-6 게임중독의 증상 및 예방

<table>
<tr><th>구분</th><th>증상</th><th>예방</th></tr>
<tr><td>신체적</td><td>• 만성피로, 졸림 및 밤낮의 뒤바뀜으로 인한 수면장애, 손목의 통증, 눈의 피로, 긴장성 두통 요통, 위장장애, 개인위생 불량등으로 바깥 출입을 하지 않으며 거북목증상이나 손목터널증후군, 척추의기형을 유발 할 수 있다. 뉴스에서 "게임하다 사망"이라는 말을 종종 들을 정도로 육체적인 기운 소모가 심하므로 반드시 치료를 해야 한다.</td><td rowspan="2">• 거실 등 공개된 장소로 컴퓨터를 옮겨 놓는다.
• 되도록 자신에게 주어진 다른 일을 마친 후에 게임을 한다.
• 가급적 필요한 일이 있을 때만 인터넷을 사용한다.
• 게임하는 시간을 정해서 꼭 지키도록 하고 안 지키면 벌칙을 정한다.
• 한번에 너무 오랜 시간동안 게임을 하지 않는다.
• 신체적인 활동을 늘린다.
• 오락이나 휴식의 도구로서 게임하는 시간을 줄이고, 다른 재미있는 활동을 찾아 즐긴다.
• 불필요한 게임 CD, 게임 파일을 삭제한다.
• 역할 게임에 중독될 것으로 여겨지면 게임 캐릭터를 없앤다.
• 게임 이외에 유능하다고 느낄 수 있는 다른 활동을 찾아서 한다.
• 혼자서 게임하는 시간을 줄인다.
• PC방을 가더라도 혼자서 가지 않고 친구와 같이 어울려서 간다.
• 부모도 컴퓨터를 배우고 자녀들의 컴퓨터 활동에 참여한다.
• 부모자녀 간에 서로를 존중하며 대화를 많이 나눈다.</td></tr>
<tr><td>심리·사회적</td><td>• 게임을 하는 동안 기분이 좋고 행복하며 자기만족, 자존감을 느낀다.
• 게임을 하지 않을 때는 우울해지고, 초조하며, 불안, 공허함을 느낀다.
• 평소 생활에서 성격이 급해지거나, 게을러지고 신경질적으로 변한다.
• 게임하는 동안에는 시간의 흐름을 인식하지 못한다.
• 학업이나 일상 업무가 제대로 되지 않는다.
• 게임과 관련하여 눈치를 보거나 가족간에 거리감을 두며 혼자만 있고 싶어 한다.
• 현실의 친구들과 자연스럽게 멀어진다.
• 다른 취미생활(가족간의 여행, 영화)를 하지 않으려 한다.</td></tr>
</table>

오늘날 각종 대중매체들은 성범죄, 비행, 사치풍조, 퇴폐풍조등를 흥미위주로 꾸미거나 인간의 갈등관계, 저속한 유행어, 은어 등을 자주 취급함으로써 교육성이 고려되지 않은 경우가 많다.

특히 아동기와 청소년기의 게임중독은 여러 가지 신체적·심리사회적으로 피폐된 증상을 나타난다. 이를 위한 예방대책은 학교와 가정·지역사회에서 한목소리로 경각심을 일깨워줘야 한다 (표 1-6).

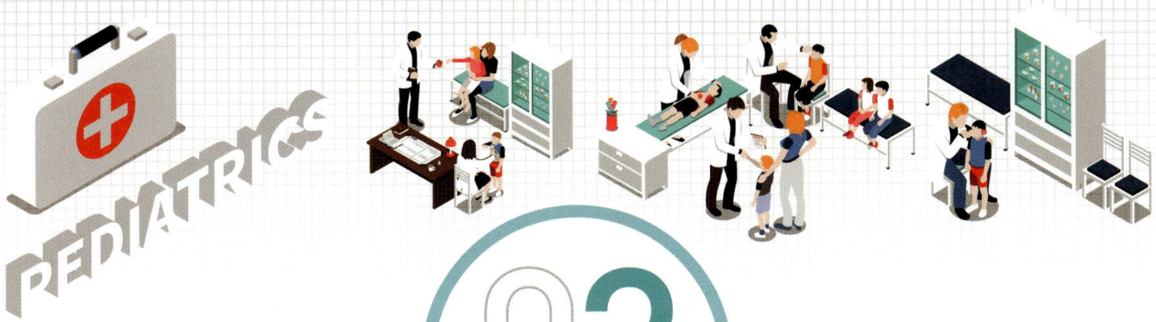

02
CHAPTER

아동과 가족

Pediatric Nursing

학·습·목·표

- 가족이 아동의 성장발달에 미치는 영향을 설명한다.
- 가족의 다양한 특성(이혼, 재혼, 미혼모, 맞벌이, 한부모, 입양, 조손, 소년소녀, 다문화 가족 등)이 아동에게 미치는 영향을 설명한다.
- 부모됨과 부모역할을 설명한다.
- 아동훈육을 설명한다.
- 아동학대를 설명한다.

PEDIATRIC NURSING

02 CHAPTER

아동과 가족

가족이 아동의 성장발달에 미치는 영향

1. 가족의 정의(Definition of family)

가족은 신체적 심리적 공간을 차지하는 개인들의 집합이며, 자연적인 사회체계로써, 고유한 체계의 특성, 성장주기, 일련의 규칙, 교유한 역할기능, 특유의 의사소통을 가지고 문제해결을 발달시켜 나가는 살아있는 체제(living system)이다.

가족은 이론이나 개인의 견해, 가치 판단 혹은 학문분야에 따라 다양한 방법으로 정의되어 왔다. 생물학에서는 종족 보존의 개념이 강조되고 있으며, 사회학에서는 가족을 함께 거주하는 사람들의 집단으로 정의하고 있다.

심리학에서는 유대관계가 매우 강한 집단으로, 전통적으로는 법률상으로 혼인을 한 남녀와 그들의 자녀로 이루어진 사회의 기본 집단으로 정의하고 있다. 이러한 정의는 오늘날 우리 사회에 현존하는 다양한 유형의 가족을 설명하는데 한계가 있다.

포괄적인 가족의 개념을 Patterson(1995)은 대상자가 스스로 가족이라고 말하면 가족이라고 정의함으로써 오늘날의 가족의 특성을 반영하고 있으며, Friedman(1998)은 두 명 이상이 서로에 대한 의무를 느끼고 정서적인 친밀감으로 이루어진 집단으로 집단 구성원들 스스로가 자신이 가족의 구성원임을 인식하고 있을 때 가족이라고 정의 하였다.

2. 가족의 역할

부모는 자녀를 성공적으로 양육하고 역할기대가 충족되도록 돕는다. 자신의 사회에서 수행하는 다른 역할들을 바탕으로, 부모는 자녀를 잘 양육하기 위해 노력함으로써 자녀가 기대에 따라 역할을 수용하도록 돕는다. 또 부모들은 가족 전체의 요구를 충족시키고 경제적으로 부양해야 한다. 자녀는 사회화 과정을 통해서도 특정한 역할들을 학습한다. 부모는 적절한 행동의 훈육과 시범 시에는 행동에 대한 기대치를 설정한다.

가족은 아동의 삶에서 매우 중요한 근원적인 강점과 지지가 된다. 가족은 아동의 신체적 및 정신적 건강과 밀접한 관련이 있고, 아동의 건강증진 및 유지에서 중요한 역할을 수행한다. 간호사는 가족의 역할, 건강성, 의료 체계 경험을 존중함으로써 아동의 건강을 증진하는 의료

BOX 2-1 가족의 역할

- 아동을 양육하고 교육
- 서로 사랑하는 관계
- 가족 구성원들의 요구를 서로 충족시켜줌
- 가족의 지식, 관습, 가치관, 신념을 아동에게 전수함
- 가족 구성원들의 이익과 요구를 해결하고 서로 옹호함

관련 결정을 내릴 때 아동 및 가족과 효과적인 동반자 관계를 수립할 수 있다. 이 동반자 관계를 가족중심간호라고 한다(Box 2-1).

3. 가족이론(Family theories)

1) 가족체계이론(Family system theory)

가족체계이론은 과학적 사고를 단순한 인간 관계에서 더 복합적이고 상호 관련된 이론으로 발전시킨 '총체성' 과학인 일반체계이론에서 도출되었다. 가족체계이론에서 가족은 그 구성원 및 환경과 끊임없이 상호작용하는 체계(system)로 간주된다.

가족체계이론에서 가족구성원들 간의 상호작용을 강조하는 것은 한명의 가족구성원이 또 다른 구성원을 변화시키고 결과적으로 가족 구성원 전체에 새로운 변화를 가져온다는 것이다. 그러므로 가족의 기능장애나 문제점은 어떤 한 구성원에게만 국한되는 것이 아니라 부모 혹은 아동과의 상호작용에 영향을 주는 외적 요소와 이들 간에 이루어지는 상호작용의 형태에 달려 있다는 것이다. 체계이론을 이해하기 위해 많은 기본 정의와 개념에 대한 지식이 필요하나 이들 중 가족의 역동을 이해하는데 중점을 둔 의미 있는 몇 가지의 일반적 개념들에 대해 살펴보고자 한다.

총체성(wholeness)은 '전체는 각 부분들의 합보다 크다'. 따라서 가족은 각 구성원들의 단순한 총합과는 다른 총체로서 간주한다. 다시 말하면, 부모와 자녀로 구성된 가족은 세 명의 가족구성원을 의미할 뿐만 아니라, 이것은 세 가지 양자관계(부부관계, 어머니와 자녀 관계, 아버지와 자녀 관계)와 하나의 삼자관계(어머니－아버지－자녀)등 네 가지의 상호작용 단위를 의미한다. 적응성(adaptability)의 개념에서 가족은 환경에 잘 적응하는 체계로서 기능한다.

가족에게 문제가 발생할 때 파괴적인 행동을 지속하는 상호작용이나 피드백을 변화시킴으로써 문제행동을 수정할 수 있다. 피드백(feedback)은 가족의 장점과 요구를 규명하도록 돕고 목표가 성취될 수 있도록 결정하는 과정을 말하며, 긍정적인 피드백은 변화를 촉진하는데 비해, 부정적인 피드백은 변화를 거부한다. 경계(boundary)는 가족과 환경 사이에 존재하는 가상적인 선(line)을 의미한다.

가족은 외부 환경과의 경계를 중심으로 개방체계와 폐쇄체계로 구분한다. 개방가족(open family)은 외부로부터의 새로운 아이디어, 정보, 자원, 수단, 기회 등의 투입을 환영하는 가족을 말한다. 이러한 유형의 가족은 도움을 추구하고, 필요한 지지체계를 이용한다(그림 2-1). 반면에 폐쇄가족(closed family)은 변화를 위협적인

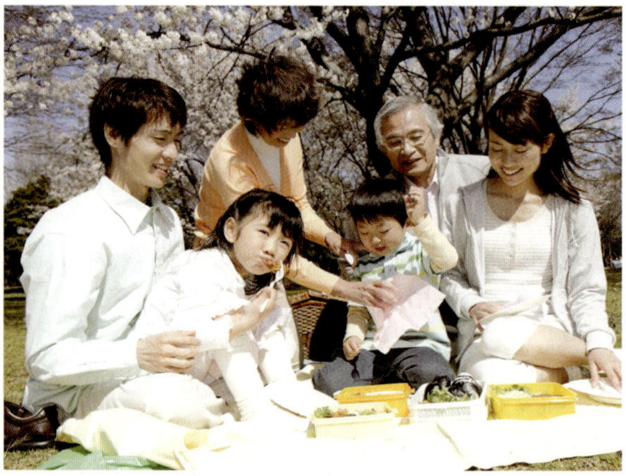

그림 2-1 건강한 가족

BOX 2-2 Duvall의 가족 발달 단계

- **1단계 결혼과 독립된 가정의 형성**
  - 부부 관계 확립
  - 기존 확대가족과의 원만한 관계 재정립
  - 자녀 계획 수립
- **2단계 영아기 가족**
  - 가족단위에 영아를 통합
  - 새로운 부모와 조부모 역할에 적응
  - 결혼 생활에의 유대감 유지
- **3단계 학령전기 가족**
  - 자녀의 사회화
  - 부모와 아동이 분리에 대한 적응
- **4단계 학령기 가족**
  - 아동은 친구 관계를 수립
  - 부모는 아동의 친구와 학교생활에 적응
- **5단계 청소년기 가족**
  - 청소년기 자녀의 자율성 증진
  - 부모는 중년의 부부관계와 직업에 대해 관심을 가짐
  - 부모는 노년기에 대한 준비
- **6단계 자녀를 떠나보내는 가족**
  - 부모와 성인이 된 자녀간의 독립적 관계 확립
  - 부모는 부부관계의 재정립
- **7단계 중년기 가족**
  - 각각 독립적인 관심사를 개발하면서 부부 정체성을 재확립
  - 사위, 며느리, 손주를 포함한 관계 재조정
  - 노인들의 죽음을 경험
- **8단계 노년기 가족**
  - 퇴직하여 여가와 은퇴시기로 전환
  - 노화과정에 적응하면서 부부관계와 개인적 기능 유지
  - 자신과 배우자 및 동료의 죽음에 대한 준비

것으로 간주하고 투입을 거부하는 가족을 말한다. 이러한 유형의 가족은 외부의 도움도 의심스럽게 생각하고 외부로부터의 영향을 차단함으로써 가족체계를 지속한다. 따라서 가족을 상담하거나 교육할 때 경계를 이해하는 것은 매우 중요하다.

2) 가족스트레스 이론 (Family stress theory)

가족스트레스 이론은 가족이 스트레스에 어떻게 반응하는지를 설명하고 스트레스 사건에 대한 적응 방법을 제시해 준다. 모든 가족은 생활 속에서 스트레스원(stressors)에 직면하게 되며, 이를 극복할 수 있는 잠재력을 가지고 있다고 가정한다.

스트레스 유발 자극에는 예측 가능한 것과 미처 예측할 수 없는 것 모두를 포함한다. 이와 같은 스트레스 유발 자극은 가족구성원이 가족, 직장, 지역사회에서 동시에 발생하는 요구와 함께 감당해야 되므로 계속 축적된다.

비교적 강도가 높은 스트레스 사건이 비교적 짧은 기간(보통 1년)에 발생할 경우 가족의 대처능력의 한계를 벗어나 그 결과 가족체계가 파괴 위험에 처하거나 가족구성원에게 육체적·정서적 건강문제가 발생할 수 있다.

가족이 지나치게 많은 스트레스를 경험하여 위기가 지속되는 경우, 가족은 위기 환경에 적응하기 위해 가족의 구조와 상호관계에 있어서의 변화가 필요하다. 위기를 극복한 가족은 성장의 기회가 되므로 간호사는 가족의 위기해결에 중재자가 되어야 한다.

3) 발달이론 (Developmental theory)

발달이론은 가족이 구성되어 자녀출산, 양육, 배우자의 죽음의 단계까지 가족발달단계가 지속된다는 가정에 기초한다.

대표적인 이론가 듀발(Duvall)은 가족의 발달

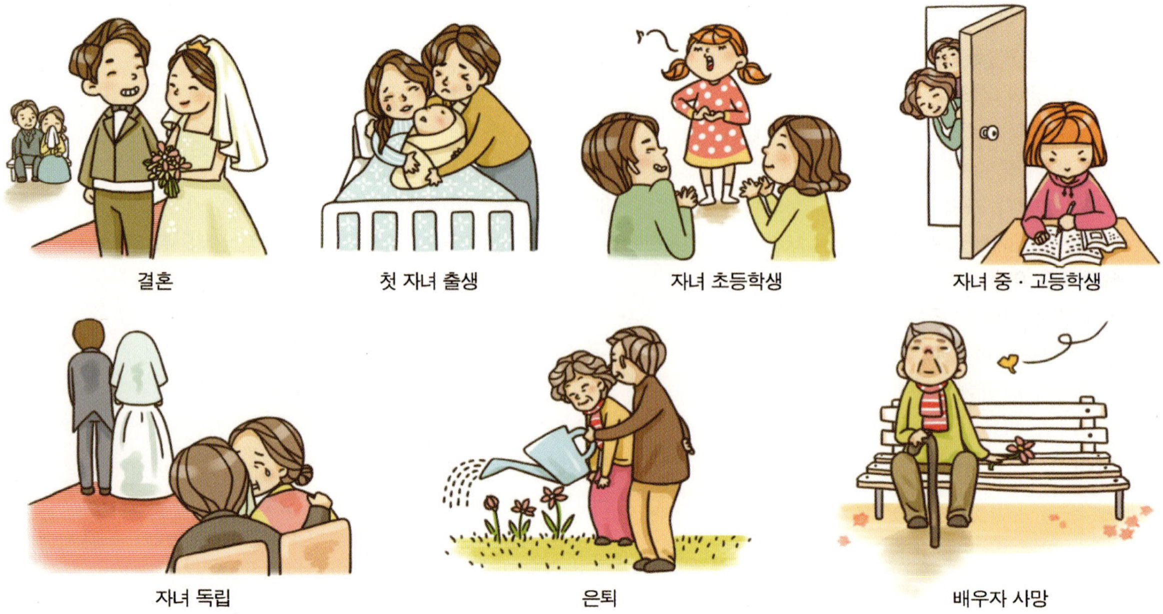

결혼
첫 자녀 출생
자녀 초등학생
자녀 중 · 고등학생
자녀 독립
은퇴
배우자 사망

그림 2-2 가족생활주기

과정을 여덟 단계로 제시하였다(Box 2-2). 발달이론에서는 발달 단계에서의 가족의 역할, 변화하는 구조, 기능을 비교하기 위해 가족의 삶의 주기 이론을 적용하고 있다. 가족은 매 발달 주기를 거치며 성장 발전해 나가고, 매 발달 주기마다 성취해야 할 발달과업이 있음을 강조하였다.

첫 아이의 연령을 각 단계 전환의 지표로 하여 시간의 경과에 따른 가족변화를 설명하고 있다. 따라서 첫 아이의 출생은 1단계에서 2단계로의 전환을 나타내며, 첫 아이가 성장 발달함에 따라 가족은 다음 단계를 거치게 된다.

모든 단계에서 가족은 특정한 발달과제에 직면하게 된다. 동시에 가족구성원은 각 가족 삶의 주기의 부분으로서 개인의 발달과제를 성취해야 한다. 이전에 발달과업이 성공적으로 성취되면 남은 과업은 만족과 성공으로 유도된다고 가정한다(그림 2-2).

4. 가족의 구성

가족이란 가족구성원들 간에 서로 어떻게 연결되어 있는가를 설명해 주는 것이다. 가족구성원들은 결혼, 이혼, 출생, 사망 등과 같은 일련의 사건을 겪으면서 가족을 얻거나 잃을 때, 가족의 구성이 변하며 이때는 가족의 역할을 재배치 또는 재정립하여야 한다.

가족의 구조는 전통적으로 핵가족이나 확대가족의 형태를 의미하며, 최근 몇 년 동안 한부모가족과 혼합가족이 현저하게 증가되고 있고, 아동은 일생 동안 여러 다른 가족 집단에 속한다.

아동의 가족구조는 간호의 방향에 영향을 주게 되며, 가족구조 내에서의 의사소통 유형과 건강과 관련된 의사결정시 유용한 정보를 제공해 준다.

BOX 2-3 가족의 크기와 구성에 따른 아동의 특성

- **핵가족 아동**
  - 발언권이 많다.
  - 민주적인 참여가 가능하다.
  - 부모와 자신을 동일시하는 경향이 있다.
  - 부모에게서 조언을 얻기도 한다.
  - 자신을 제어할 수 있는 방법을 터득한다.
- **확대가족 아동**
  - 다양한 위기에 적응한다.
  - 어른의 통제에 더 의존하는 경향이 있다.
  - 개인보다는 집단을 강조한다.
  - 강력한 조절능력을 필요로 한다.
  - 친밀한 부모와의 일 대 일 접촉은 제한된다.
  - 가족의 주목을 끌기 위해 특정한 역할을 취득하도록 자극받는다.
  - 가족의 규율은 대개 형제자매 중 가장 나이가 많은 아동이 담당한다.
  - 형제자매는 아동이 비행을 저지르는 원인을 더 잘 알고 있다.
  - 형제자매의 배척이나 비난은 아동에게 더 효과적인 훈계가 된다.
  - 부모가 세상을 뜨거나 질병으로 제 역할을 수행하지 못할 때는 가장 나이가 많은 형제나 자매가 가족에 대한 책임을 진다.
  - 가족 중심적이기 보다는 친구 중심적이다.

(1) 전통 핵가족(Traditional nuclear family)

전통 핵가족은 결혼한 부부와 이들의 생물학적인 자녀들로만 구성되며 아동은 친부모와 형제자매가 있을 경우 이들하고만 거주하고, 그 외 다른 사람과는 거주하지 않는다.

(2) 핵가족(Nuclear family)

핵가족은 현대사회의 가장 일반적인 가족형태로서 부모와 자녀로 구성되었으며, 이들의 관계는 생물학적 관계, 한 쪽만 친부모, 의붓 관계, 입양 등이다. 형제자매의 관계는 친형제자매, 의붓, 이복, 입양 등이다. 그 외 다른 사람은 가정에 동거하지 않는다.

핵가족은 아동에게 안정성을 제공하나 성인역할 모델의 결여가 있고, 부부는 재정적인 이유로 직업을 가져야 하며, 이로 인한 자녀양육, 가족구성원들의 정서적 욕구 충족 및 가정생활의 유지를 위한 여러 가지 부담을 안고 있다.

(3) 확대가족(Extended family)

확대가족은 핵가족의 구성원과 조부모, 친지와 같은 혈연관계의 사람들로 구성되며, 부모와 자녀 관계의 확장을 통해서 3대 또는 더 많은 세대 단위로 구성된다. 아동은 부모뿐 아니라 조부모, 고모, 삼촌에 의해서도 양육되고 그들이 성인역할 모델이 될 수 있다. 확대가족 내에서 조부모는 상대적인 권위를 보유하면서 젊은 부모와 함께 협조하여 의사 결정을 한다. 아동은 과업과 의무를 할당받은 것을 수행한다 (Box 2-3).

BOX 2-4 Friedman의 가족의 주요기능

- **정서적 기능(인격유지 기능)**
  - 가족구성원의 정서적인 욕구 충족
  - 신뢰, 보호, 친밀감, 소속감, 유대감, 정체감, 일체감과 분리, 욕구반응양상, 가족구성원의 치료적 역할
- **사회적 기능(사회적 위치)**
  - 자녀를 생산적인 사회 구성원으로 양육하고, 문화적 가치관을 다음 세대에게 전달함
- **생산적 기능**
  - 가족의 지속성과 사회적 생존을 보장
- **경제적 기능**
  - 경제적 자원을 제공하고 효율적으로 배분
- **건강적 기능**
  - 삶에 필요한 물리적 요소를 제공(음식, 옷, 집, 의료), 가족구성원의 질병을 인식하고 간호를 제공함
  - 예방적 건강행위를 통해 건강한 생활방식과 환경을 조성함

5. 가족의 기능(Family function)

가족기능은 가족구성원의 상호작용과 상호관계의 질을 의미한다. 특정한 가족이 잘 기능하도록 가족의 자원을 강화하는 것은 가족을 더 강화시킬 뿐만 아니라 가족구성원 개인과 가족 단위의 발달과업을 성공적으로 달성할 수 있게 한다. 간호사는 가족의 강점과 고유한 기능 양식을 바탕으로 가족구성원이 적절한 자원을 얻도록 도와줄 수 있고, 개별화된 지지를 제공할 수 있다. 다음은 Friedman의 가족의 주요 기능을 설명했다(Box 2-4).

1) 부모의 역할

부모의 역할수행은 가족의 크기에 따라 달라진다. 핵가족에서는 아동의 개별적인 발달에 중점을 두고 있으며, 부모역할은 주로 집중적으로 이루어지고, 가족의 요구에 부응해야 한다. 대가족에서는 가족이라는 집단이 개인보다 강조된다. 아동은 부모와의 친밀한 접촉이 한정될 수 있어 가족의 주목을 끌기 위해 특정한 역할을 하려고 한다.

2) 형제자매

형제자매간의 터울 역시 아동의 양육환경에 영향을 미치긴 하지만 아동의 성별에 비해서 영향의 정도가 적다. 아동에게 동생이 생기면 유아와 학령전기 아동에게 영향을 주는데, 특히 터울이 2~4세 차이일 때 영향의 강도가 가장 위협적인 것으로 알려져 있다. 또한 큰 아동이 아주 어린 경우에는 동생이 생기더라도 자아상(self image)이 확실하게 자리 잡지 못해 더욱 위협을 받게 되나, 나이가 어느 정도 성숙한 경우에는 상황에 대해 이해할 수 있기 때문에 동생의 존재에 덜 위협을 느낀다. 비록 아동은 유일한 자식이라는 위치를 상실하긴 해도 동생을 위협의 대상으로 받아들이는 확률은 적다. 일반적으로 형제자매간의 터울이 짧을수록 아동은 서로에게 더 많은 영향을 미치는 반면에 터울이 길수록 부모의 영향을 더 받게 된다(그림 2-3).

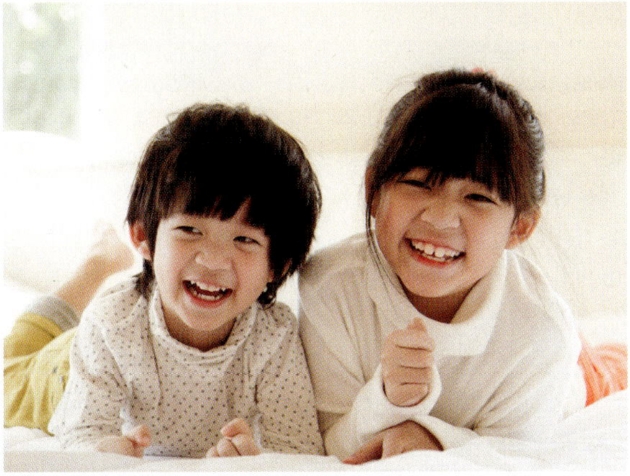

그림 2-3 형제자매의 터울

형제자매 관계의 특징은 한 사람이 살면서 가장 오래도록 유지할 수 있는 관계의 지속도(duration)이다. 이것은 형제와 자매의 관계는 50~80년까지도 유지할 수 있기 때문이다. 형제자매는 부모가 있을 때는 뚜렷이 나타나지 않지만 다양한 상호관계 속에서 서로 압력을 가하거나 돕기도 하며 감정을 상호 교류한다. 형재자매를 통해 자신의 모습을 발견하게 되고, 그들의 행동을 통해 다양한 경험을 하며 자신의 가능성을 전개해 나간다.

형제자매는 서로에게 옷이나 장난감 전수 등의 실제적인 도움을 제공하고, 서로의 문제를 도와주며, 부모나 가족 외의 다른 사람과 잘 지낼 수 있도록 서로 격려하기도 한다. 형제자매 간에도 의견충돌의 기회가 많아지며 이런 충돌을 해결하기 위한 기회 또한 많아진다.

형제자매는 이 과정에서 협상, 공유, 경쟁, 자기조절 타협하는 방법과 조작하는 방법도 배운다. 또한 부모의 부당한 억압으로부터 서로를 보호해 주며, 정서적 지지를 제공하기도 한다.

부모와 협상할 땐 혼자 보다는 형제자매와 같이 행동했을 때 더 유리하다. 형제자매는 서로를 대신해 바깥 세계를 해석해 주고 부모를 대신하여 교육적인 기능을 수행하기도 한다. 이와 관련된 기능으로 형제자매 중 한 명이 특정한 과정을 시작하면서 다른 형제자매에게도 똑같은 과정을 밟을 수 있도록 길을 열어주는 개척(pioneering)이 있다.

고자질(tattling)은 형제자매가 상호작용 시 중요한 수단이 되는 반면 형제자매끼리 공모하여 함구하는 경우 부모는 소외되고 제외된 기분을 경험하기도 한다. 형제자매간의 비밀을 지키는 것은 이들 간의 유대관계를 강화시키며, 이러한 유대감이 친구와 형제자매 사이의 관계를 구분해 주기도 한다.

3) 출생순위(Ordinal position)

아동의 출생순위가 아동의 인격형성에 영향을 준다는 사실이 알려져 있다. 부모는 아동의 출생 순위에 따라 아동을 다르게 대하고, 아동의 가족 내의 위치에 따라 형제자매의 상호작용도 달라진다. 권위에 있어서도 큰 아동이 더 많은 우위를 차지하는 경우가 많다. 또한 손아래 형제자매는 대개 사람을 대하는 실력이 좋고, 협상능력을 지니며, 결과를 수용하는 능력도 크다. 후에 태어날수록 형제자매간의 상호작용을 쉽게 받아들이고, 첫째 아동보다는 쉽게 친구와 어울리고 사귀는 경향이 있다. 다음은 출생순위에 따른 아동의 특성을 설명하였다(표 2-1).

(1) 외동(the only child)

외동이는 과거에는 부적응적이고 자기중심적

표 2-1 출생순위에 따른 아동의 특성

외동	맏이	중간	막내
• 언어능력이 뛰어나다. • 맏이와 비슷하다. • 성취와 성숙한 행동에 대하여 부모로부터 더 많은 압력을 받는다. • 자신을 개발하고 더 성숙하다. • 풍부한 상상력을 즐긴다.	• 사회적으로 더 불안해한다. • 다른 형제에 비해 더 우세하다. • 더 보수적이다. • 부모가 원하는 대로 되는 경향이 있다. • 도덕성과 자기 자제가 강하다. • 지적 성취도가 높다. • 죄의식을 많이 경험하는 경향이 있다. • 부모보다는 또래와 더 동일시한다. • 더 체벌을 많이 받는다. • 부모의 기대가 크다. • 계획성이 있어서 좌절감을 더 적게 경험하는 경향이 있다. • 다른 형제들에게 공격적인 것이 허용된다. • 말을 일찍 시작한다.	• 부모와 함께 갖는 시간이 적다. • 가족 내에서 다양한 위치로 인해 뚜렷한 성향을 나타내기가 어렵다. • 집안일을 더 많이 돕도록 요구된다. • 성취지향적인 면이 약하다. • 타협과 적응을 배운다. • 칭찬을 덜 받는 경향이 있다.	• 더 다정다감하고 좋은 성격을 갖고, 덜 긴장한다. • 맏이보다 덜 독립적이다. • 반 친구에게 인기가 많다. • 더 융통성이 있는 사고를 한다. • 집안일 부담이 적다. • 부모보다는 친구를 더 동일시한다.

이며, 의존적이고 버릇이 없는 것으로 알려졌으나, 최근의 연구결과에 의하면 인지검사에서 다른 아동보다 좋은 성적을 냈으며, 더 성숙하고 교양있고 사회적으로 예민하고 언어능력이 월등한 것으로 나타났다. 또한 외동이는 부모와 함께 많은 시간을 보낼 수 있으며 부모의 사랑을 독차지한다.

(2) 쌍둥이(Multiple births)

일란성 쌍둥이이든 이란성 쌍둥이이든 간에 이들은 공통적인 환경을 공유한다.

일란성 쌍둥이의 경우 행동 면에서는 닮은 점이 있고, 또 리더십을 발휘하는 경우 서로 양보하는 점도 있다. 그러나 비록 동성일지라도 이란성 쌍둥이에서는 동일성이 나타나지 않았다. 대체로 쌍둥이들 간에는 서로에게 의미 있는 만족을 주는 특별한 형제자매 관계가 있으며, 특히 성이 다른 이란성 쌍둥이는 더욱 더 그렇다. 쌍둥이들은 부모의 애정으로부터 독립적이고, 서로에게 매우 협조적이며 충절과 관대함을 보인다.

쌍둥이들은 가족 언어발달에 지장을 초래할 수 있는 그들만의 의사소통 기술을 개발하지만 이란성 쌍둥이는 각기 다른 나이의 형제자매처럼 행동하는 경향이 더 큰 것으로 나타났다. 쌍둥이는 짝지어 함께 있게 하는 것이 안전에 기본이며 가장 잘 지낸다. 반면에 어떤 쌍둥이의 경우에는 개별적으로, 따로 떨어져 지내는 것을 더 좋아하기도 한다. 너무 일찍 쌍둥이들을 분리시키는 것은 긴장감을 초래할 수도 있다.

표 2-2 **가족과 간호과정**

사정	간호진단과 계획	중재와 평가
• 자료 수집 • 발달단계와 과거력 • 환경적 자료 • 가족구조 • 가족기능 • 가족 스트레스, 대응, 적응	• 양육자의 역할긴장 • 가족대처 • 가족과정 장애 • 부모역할 장애 • 가족의 비효율적인 치료적 식이관리 • 사회적 고립	• 내·외적 가용자원(친적·지역사회)의 강점을 활용 • 긍정적인 의사소통 형태를 파악하여 강화 • 일관적 훈육태도와 교육 프로그램 활용 • 문화·종교적 치료자원을 가족의 공동문제 해결에 활용 • 건강문제, 쟁점에 대한 정보교환

6. 가족과 간호과정

가족건강을 사정하는데 있어 가족의 구조가 어떻게 이루어졌는지, 어떤 기능을 하는지를 알아보는 것은 매우 중요한 요소이다(표 2-2).

간호사는 아동의 간호계획 시 간호의 대상으로 가족구성원도 포함시켜야 하며 아동도 가족구성원이라는 사실을 기억해야 한다. 간호사는 가족의 강점과 약점을 파악하기 위해 체계적인 가족사정을 해야 한다. 간호사가 가족에게 제공하는 간호중재는 가족에 대한 이론적 모델에 따라 이루어져야 한다.

가족체계이론에서 간호중재는 개별적 가족구성원보다는 가족구성원들 사이의 상호작용에 초점을 둔다. 가족스트레스 이론에서는 위기 중재 전략을 사용하여 스트레스 사건에 가족구성원이 대처하도록 돕는데 초점을 맞추어야 한다. 듀발(Duvall)의 발달이론에서의 간호중재는 가족구성원으로 하여금 다가오는 가족발달단계의 변화를 예측하고 사전에 지도해 주도록 한다.

가족의 다양한 특성이 아동에 미치는 영향

최근 들어 가정의 안정성에 현저한 변화가 일어나 이혼가정, 한부모 가정, 재혼 가정 등이 증가하고 있다.

부모의 양육 기능이 아동에게 안전과 안녕을 제공하는 것이므로 이혼으로 인한 가족구성의 붕괴는 부모에게 죄의식을 가지게 한다. 별거 혹은 이혼가정에서 흔히 보이는 특성은 부모와 아동 모두 화를 잘 내는 경향이 있고, 부모로서의 자신감이 결여되고 무력감을 느끼며 아동의 훈육에 신경을 덜 쓰고 규칙적인 가사 일에도 소홀해 진다.

1. 이혼(Divorce)

부모의 이혼은 많은 연구에서 아동에게 심각한 영향을 미치는 것으로 나타났다. 이혼에 관한 사회적 오점이 과거에 비해 줄었다고 해도 이로 인해 아동의 부정적 자아상을 강화시킬 수 있다.

아동은 부모의 이혼으로 인해 친밀한 가족관계에서 한부모 가족으로 이향되는 상황에 대하여 곤혹감이나 부끄러움을 느낄지 모르며, 이런 느낌은 남과 다르고 열등하며 사랑받을 가치가 없는 존재로 느끼게 된다. 또한 주요문제점은 성인으로서의 관계 형성에 불안감이 고조된다는 것이다.

장기간의 많은 연구들은 아동이 이혼 후 계속되는 스트레스와 관련된 사회·심리적 문제점으로 오랫동안 고통을 받고 있음을 나타낸다. 이혼의 충격은 아동의 성별, 나이, 이혼 후 결과, 부모-자녀 관계 그리고 이혼 후 몇 년 동안 부모들의 질적인 보살핌에 따라 달라진다. 이혼 가족의 특성은 자녀의 나이나 성별 같은 특성보다는 아동의 안녕에 더 중요하게 작용한다.

가족의 갈등 수준이 높으면 아동의 정서적인 안정, 사회성 발달 그리고 인식기술에 문제가 발생할 수 있다. 부모의 갈등이 이혼 후에도 지속된다는 것이 가장 큰 문제 중의 하나이다. 따라서 부모, 자녀가 모두 적응하는 노력이 중요하다. 이혼은 모든 연령의 아동에게 혼란스러운 경험이고, 큰 충격을 주는 것으로 나타났다. 최근의 연구에 따르면 이혼에 따른 아동의 충격은 연령과 거의 관련이 없다고 한다.

아동은 연령과 성별에 따라 다른 감정과 행위를 나타내지만 부모의 죽음에 이은 두 번째 순위의 스트레스를 받는 것으로 나타났다. 성별의 차이는 어린 시절부터 부모와 같이 살지 않았거나 동일한 성의 부모와 살 때 더욱 확실해 진다.

부모의 이혼으로 아버지가 없는 가정에서 성장한 여아는 더욱 더 어머니에게 의존적이며, 청소년기의 이성 관계에 관해 불안을 보이는 것으로 나타났다. 대체로 여아보다는 남아가 문제되는 행동을 더 많이 하는 것으로 나타났다. 이혼으로 인해 아버지가 없는 가정의 남아는 공격성이 적고 사회적·정서적으로 문제가 있으며 여아와 유사한 인지 유형을 나타낸다. 양육의 어려움은 여아보다는 남아에게 더 많이 나타나며, 전형적으로 이혼 전부터 시작되는 사례가 많다.

부모는 이혼에 대하여 아동에게 말하는 것을 주저한다. 가능하면 부모나 형제자매 모두에게 이야기를 한 뒤에 아동과 개별적으로 대화할 수 있는 기회를 마련하는 것이 좋다. 부모가 아동을 안아 주거나 육체적으로 접촉하면 아동은 따뜻함과 편안함을 느끼고 안심하게 된다.

아동은 부모의 이혼에 대해 그들이 마치 실패한 것처럼 또한 잘못에 대한 벌을 받는다는 느낌을 가질 수 있다. 부모는 아동 앞에서 우는 것을 두려워하지 않아도 되며, 아동 역시 울도록 내버려 두어야 한다.

부모는 아동이 감정을 표출할 수 있도록 해주고 아동은 감정을 환기 할 필요가 있다. 또한 부모는 아동이 어디서 살고, 자신을 누가 돌봐주는지, 형제자매와 같이 살 수 있는지, 경제적 여유는 있는지, 부모 동참 학교행사 등 특별한 날에는 어떻게 할 것인지에 대해 알려주는 것이 좋다.

2. 재구성 가족(Reconstituted families)

의붓부모의 출현은 모든 가족구성원을 위한

새로운 조정이 필요하다. 역할 조정과 상호작용의 어려움은 이전의 생활유형과 상호작용의 유형이 단절되고 새로운 생활유형과 상호작용을 형성하는 복잡성과 지지의 부족이라고 할 수 있다.

이와 같은 문제에도 이혼한 가족 대부분의 아동은 양쪽 부모가 있는 가정에서 살고 싶어 한다. 재구성된 가족에서 언제나 문제가 되는 것은 불신과 실패에 대한 두려움이다. 가장 이상적인 것은 두 가정이 결합에 따른 갈등이 줄어들고, 가족구성원 모두의 불안과 긴장이 감소되는 것이다.

대부분의 재구성된 가족은 문제가 발생한 초기에 도움을 구하지 않고 문제가 표면으로 발생하여 더 이상 방관 할 수 없을 때 정보나 상담을 원한다. 이러한 재구성된 가족에 대해서는 치료적 접근보다 예방적 접근이 필요하다.

3. 미혼모 (Single mother, unmarried mother)

미혼모란 합법적이고 정당한 결혼절차 없이 아기를 임신 중이거나 분만한 여성을 말한다. 미혼모가 된 여성들은 입양 혹은 양육을 선택하게 된다. 신체적, 심리적 어려움 및 아동과 관련된 결정에 대한 어려움을 겪는 미혼모에게 정보제공 및 전문적인 상담이 필요하다.

4. 맞벌이 (Dual-earner)

직장을 갖는 주부가 늘어나면서 맞벌이 가정이 급속도로 증가하였다. 어머니가 직장을 다니는 것만큼 가족의 생활에 충격적인 변화를 주는 것도 없다. 대부분의 맞벌이 부부 가족은 직업이 요구하는 경쟁의 원리와 윤택한 가사생활 사이에서 심한 스트레스를 경험하게 된다.

맞벌이 부부는 직장에서의 과중한 업무와 아동 양육에 대한 스트레스로 긴장을 하게 되고, 그 스트레스는 아동에게 직·간접적으로 영향을 주는 것으로 나타났다. 그러나 어머니가 직업적·정서적으로 안정되어 있을 경우는 아동의 요구에 민감하고 수용적이다. 또한 결혼 생활의 만족도가 높은 경우에는 아동에게 긍정적 영향을 주어 아동과 더 안정된 애착을 형성한다.

5. 한부모 (Single parent)

한부모란 별거, 이혼, 배우자의 죽음 혹은 독신자에 의한 출산 및 입양을 통해 나타나는 현상이다. 양친부모와 함께 살고 있는 아동의 비율은 감소하는 반면에 어머니와 함께 살고 있는 아동의 비율은 증가하고 있다(Box 2-5).

한부모는 돈, 시간, 에너지 절약 등 경제적인 면에서 뿐만 아니라 정서적인 면에서도 아동에게 책임을 다하려고 하기 때문에 스트레스를

BOX 2-5 한부모 가족을 위한 지지와 자원 제공

- 수준 높은 보육
- 부모의 자녀돌보기 부담을 줄이기 위한 휴식을 갖게 하는 것
- 저녁 시간과 주말에 이용할 수 있는 건강관리 서비스 제공
- 자녀교육과 직업교육 제공
- 양육프로그램 및 레크레이션을 제공하는 부모교실 참여
- 편부 가족 집단과 손자녀를 돌보는 조부모

많이 받게 된다. 특히 편모인 경우 재정적 어려움을 겪고 있는 것으로 나타나고 있다.

한부모 가족은 경제적인 이유로 열악한 거주지에서 사는 경우가 흔하며, 아동에게 충분한 시간을 할애하지 못하는 것에 대한 죄책감을 갖는 경우도 있다.

어머니의 경우 이혼 후 가족을 위한 경제활동을 하는 데에 더 큰 어려움이 있는 것으로 나타났다. 특히 자녀가 정신적 혹은 육체적 장애가 있어 간호가 필요할 때 더욱 어려움이 심하게 나타난다.

6. 게이/레즈비언 가족(Gay / Lesbian family)

게이나 레즈비언 혹은 동성애 가족은 같은 성(sex)을 가진 부모가 입양을 하거나 레즈비언일 경우 인공수정을 통해, 게이는 대리모를 통해 자녀를 갖는 것이다. 자녀에게 부모가 동성애자라고 밝힐 때에는 방해를 받지 않는 조용한 장소에서 계획성 있게 해야 한다.

자녀에게는 이로 인해 부모와의 관계가 변하지 않을 것이라는 확신을 가지도록 해야 한다. 게이 / 레즈비언 가족 또한 다른 가족처럼 건강할 수 있으며, 간호사는 선입견을 버릴 필요가 있고 또한 편견보다는 차이점을 수용하는 자세가 필요하다.

7. 입양(Adopted)

입양은 출산을 하지 않은 부모일지라도 아동과 법적인 관계가 성립된다. 뿐만 아니라 친부모의 책임과 권리를 행사할 수 있게 된다. 연구결과에 따르면 실제로 입양부모는 친부모보다 강한 애착을 가진다고 한다.

아동이 어릴 때 입양될수록 더 강한 모아애착을 가지는 것으로 나타났다. 입양하기 전에 양육자가 있었던 경우 일수록 입양 후 애착형성에 어려움이 있는 것으로 나타났다.

애착 형성의 문제는 영아가 생모, 간호사, 입양기관의 간호제공자와 지내온 시간의 양에 따라 좌우되기도 한다. 최초로 양자를 접할 때 입양부모는 친부모와 비슷한 부모됨 반응을 보이며 아동에 대한 감정을 느낀다고 한다.

입양에 관해서 행복감, 설렘, 불안, 스트레스 등의 감정을 경험한다. 입양부모가 직면하는 일반적인 문제는 다른 친부모들이 느끼는 것과 별 다른 차이점이 없다고 한다.

입양 형제자매나 친형제자매 등이 이해할 정도의 나이라면 입양과정에 함께 참여시켜야 한다. 또한 본인과 입양아동이 교체되는 것이 아님을 확인시켜 주도록 한다. 뿐만 아니라 형제자매가 입양아동과 상호작용하는 기술을 가르쳐 주어야 한다.

1) 출생과 관련된 문제

입양부모의 중요한 책임 중의 하나는 아동에게 입양했다는 사실을 말하는 것이다. 아동에게 입양 했다는 사실을 알려주는 것이 쉬운 일은 아니지만 아동의 정체감 형성에 중요한 요인임을 생각하면 알려주는 것이 바람직하다.

아동이 자신의 입양 사실을 언제 받아들일 수 있을 지를 부모가 결정할 때 근거가 되는 명확한 지침이 없어 부모는 입양 사실을 알리기 어려워한다.

보통 아동이 입양 사실을 받아들일 만한 준비된 시기를 입양부모가 자연스럽게 알 수 있다. 즉 입양 아동이 아기가 어떻게 태어나는지를 물어올 때 알려주는 경우인데, 이때 입양 아동은 스스로 자연스럽게 자신을 수용할 수 있는 과정을 거치게 된다. 입양 아동의 감정을 이해하고 격려하는 것은 입양 아동의 긍정적인 자아상을 형성하는데 영향을 준다.

아동이 입양 사실을 알게 되면 아동의 감정은 상실감으로 특징지어지는 지속적인 과정을 경험하면서 입양 사실을 받아들이게 된다. 그리고 청소년기를 거치면서 자아 정체감을 형성하게 될 것이다.

그러나 대부분의 경우 입양부모가 수용적이고 편안한 가정이라면 입양 아동은 자신의 출생과 친부모에 대해 동료, 친척, 그리고 이웃과 터놓고 이야기를 하게 되고 이들로부터 지지를 받으며 성장하기도 한다. 또한 입양부모는 입양 아동 역시 애정의 욕구가 있다는 것을 이해하고 감정을 솔직하게 표현하게 하고 많은 대화를 나누는 것이 필요하다.

2) 청소년기

입양부모에게 가장 어려운 시기는 입양아동의 청소년기이다. 입양 아동이 자아 정체감을 형성하는 시기에 자신이 친부모에게 버림받았다는 감정이 더욱 심해질 수 있다.

여아의 경우 친모에 대한 부정적 감정으로 인해 성 정체감 형성에 더 많은 어려움을 겪는 경우가 있다.

입양 아동은 자신의 친부모를 찾고 싶다고 느낄 수 있다. 또한 친부모에 대한 환상을 가지고 있을 수 있다. 따라서 입양부모는 이러한 것이 청소년기의 자아 정체감 형성을 위한 지극히 정상적인 발달과제임을 이해하고 입양 아동이 입양 사실에 대해 질문할 때 정직하게 대화하는 자세가 매우 중요하다.

3) 타 인종 및 국제입양

타 인종인 아동을 입양한 경우 부모는 입양 아동의 인종적 특성을 보존하도록 해 주어야 한다. 외모가 다르거나 인종적으로 다른 특성을 갖고 있다면 자녀가 가족의 완전한 일원일지라도 가족 밖에서 문제가 발생할 수도 있다. 입양 아동이 그들의 자녀임을 명확히 알리는 것이 아주 중요하다.

국제입양에서는 여러가지 건강문제를 가지고 있는 경우가 많으며, 많은 입양 아동이 미숙아이다. 어떤 입양 아동은 매우 심각한 질환을 앓고 있으며 이것이 입양부모에게는 심한 스트레스일 수도 있다.

8. 조손 가정(Custodial grandparent)

현대사회의 다양한 가족의 한 형태 중의 하나로 조부모가 주 양육자가 되어 부모의 역할을 하는 경우인 조손 가정도 있다.

이는 맞벌이 부부인 경우 아동의 어머니는 아동 양육의 부담을 조모나 외조모가 대신하도록 하는데, 사회활동을 하지 않는 조모나 외조모에게 있어 손자녀의 양육은 소일거리를 제공하기도 하고 역할참여의 기회가 되기도 한다.

또한 자식의 이혼으로 조부모가 아동의 양육을 떠맡기도 하는 경우 조손가정은 경제적인 어려움이 같이 동반되기도 한다. 뿐만 아니라 부모와의 양육형태의 차이로 인해서 아동에게 미치는 영향도 달라질 수 있다.

9. 다문화 가정 (Multicultural family)

다문화가정이란 외국인 노동자, 국제결혼에 의한 이주여성, 탈북자 출신의 '새터민'의 증가 등으로 인해서 한국 사회 내에 한국인이 아닌 다른 문화권으로 구성된 가정의 형성을 뜻한다.

다문화 가족이란 한국인 여성과 결혼한 이주 남성 가족, 한국인 남성과 결혼한 이주여성 가족, 노동자와 유학생 등 이주민 가족을 포함해서, 결혼 이민자, 한국인과의 혼인, 혈연, 입양 등으로 결합하여 구성된 가족을 일컫는다. 국제화와 더불어 다문화 가정이 많아지면서 여러 가지 사회적인 문제가 많아졌고 다문화에서도 다음과 같은 문제점이 많아 사회적인 안전망이 필요하다 (Box 2-6).

BOX 2-6 다문화 가정의 문제점

- 언어, 의사소통의 문제
- 가정폭력 문제
- 사회 적응의 곤란
- 신분상의 불안
- 문화적 갈등
- 교육
- 경제적 문제
- 집단 따돌림

다문화 가정의 현황을 보면 농촌지역 비율이 대도시지역 보다 높고, 국제 혼인의 증가, 아시아 및 중국 여자들의 결혼알선 업체를 통한 맞선으로 입국하는 사례가 있다.

부모됨과 부모역할

아동간호는 아동과 그 가족의 건강유지, 증진 및 건강회복이 일차적인 목표이다. 따라서 아동을 양육하는 부모의 역할은 매우 중요하다.

1. 부모됨 (Parenting)

인간이 살아가면서 부모가 되는 일처럼 많은 인내와 시간, 에너지가 요구되는 경험은 거의 없다. 특히 좋은 부모가 되어 자녀를 양육한다는 것은 가족과 사회가 이루어야 할 과제 중 하나이다. 부모됨의 개인적인 목적은 아동을 통해 자신의 계획을 실현하고 자신보다 나은 후손을 남기려는 종족보존으로서 자신의 존재를 영속하고, 가족의 전통을 유지하려는 것이다 (Box 2-7).

1) 부모됨의 목적

부모됨의 사회적 목적은 아동이 성장하여 사회의 구성원으로서 역할을 할 수 있도록 기르고 지도하는 것이다. 또한 개인 각각은 독창적이고, 자신의 경험을 토대로 양육이라는 것에 접근하며 부모가 된다. 부모됨은 부모와 자녀의 인간관계에서의 강한 애착에 의해 지속되며, 부모와 자녀가 자라고 성숙해가는 발달과정을 말한다.

BOX 2-7 좋은 부모됨

- **먼저 아이들을 사랑해 주십시오.**
사랑은 아이들에게 가장 필요하며 아이를 양육하는데 있어서도 매우 중요합니다. 부모님이 아이를 안아주고 뽀뽀해 주고 사랑한다고 말해주면 아이들은 그럴만한 가치가 있다는 것을 보여주려고 할 것입니다.
- **아이들이 이야기 하는 것을 잘 들어 주십시오.**
그리고 아이들의 행동과 느낌에도 관심을 가지십시오. 이때 아이의 입장에서 사물을 보는 것은 매우 중요합니다. 아이의 입장에서 아이가 어떻게 느꼈을 지를 상상해 보는 것은 아이들의 이야기를 잘 들어주고 아이의 행동을 이해하는 데 매우 도움이 됩니다.
- **아이에게 명확한 규칙을 정해 주십시오.**
아무리 사랑하는 관계일지라도 명확한 규칙을 정해 주어야 합니다. 아이들이 때로 이러한 규칙에 불만을 이야기 하더라도 정해진 규칙이 일관적으로 지켜질 때 아이들은 보다 안전하다고 느끼게 됩니다.
- **아이들을 칭찬하고 격려해 주십시오.**
아이들의 좋은 행동에 관심을 가지고 그렇지 못한 행동은 넘어가 주려고 노력하십시오. 아이가 좋은 행동을 했을 때 관심을 가지고 격려해 주면 아이는 칭찬받았던 행동을 하고자 노력하게 됩니다.

부모가 되는 것은 매년 계속되는 24시간 노동입니다. 그래서 우리는 완벽할 수도 없고 때때로 잘못하는 것은 당연합니다. 그러나 아이에게 미안하다고 말하고, 무슨 일이 있었는지, 어떻게 느끼는지 설명하고, 대화하고, 주어진 환경에서 부모로서 최선을 다하는 것은 중요합니다. 아이를 기르는 것은 힘들지만 분명 가치 있는 일입니다.

(출처 : 중앙아동보호전문기관)

2) 발달단계에 따른 부모됨

긍정적인 양육의 목표는 긍정적인 관심과 주의를 보이고 자율성과 개성에 대한 아동의 욕구에 반응하며 적극적인 경청을 하는 것을 말한다. 이는 아동이 발달시기에 적절하게 순응하고 능력을 발휘하는 것을 부모가 격려하고 꾸준한 사랑과 애정을 보여주고 아동의 행동에 관심을 가지고 아동이 행동을 변화하고자 할 때 주목해주며 일관성 있게 지도하는 것을 의미한다.

항상 일정한 시간을 아동과 함께 보내며 자주 눈을 마주치고 신체적인 접촉을 하며 아동이 주의를 끌 때 언제나 미소로 응답해 준다. 그리고 아동이 어떤 잘못된 행동을 할 경우 항상 공평성을 유지하고 무슨 행동이 더 좋은 것인지에 대해 아동에게 말해 주어야 하며, 가장 중요한 것은 아동의 이야기를 경청하도록 한다. 이는 사견, 조언, 판단을 하지 않는 것을 뜻한다. 상호작용할 때는 아동이 느끼고 있는 것에 대해 반응을 해주며, 적절한 음성의 높낮이와 태도로 항상 같은 느낌을 갖도록 한다.

영아와 유아 시기에는 부모가 외적인 조절을 하지만 점진적으로 아동이 자신의 행동 가운데서 성인의 가치, 태도 그리고 기대치를 조절하고 통합시킬 수 있는 의무를 실행하도록 부모에 의해 지도된다. 부모가 아동을 가르침으로써 아동은 사회 구성원이 되기 위한 자기통제, 능력과 적성을 갖게 된다.

2. 부모역할 (Parental roles)

부모역할은 역할을 규정하는 사회적인 기준에 의해 형성되며, 사회적 기준은 가족 내의 전통과 가치, 개인적 견해, 문화적 신념, 법적·윤리적 구속력과 기대 등이 포함된다. 또한 부모로부터 아동은 그 문화의 고유성과 가족 내에서의 역할 구성에서 어떤 행동을 해야 하는 것을 배우게 된다.

가족 내에서 사회적으로 공인된 부모의 지위는 성별에 따른 행동양식과 아동에 대한 책임이 포함된 부모로서의 역할을 수반한다. 이러한 가족 내의 규약은 성별에 따른 충돌을 완화시켜줄 뿐만 아니라 동시에 아동의 지속적인 돌봄을 제공해 준다.

여성의 역할이 바뀌면서 남성의 역할에 대한 변화도 불가피한 것이 되었으며, 아버지가 집안일에 적극적으로 협조하고 있고 이러한 현상은 중산층에서 두드러지게 나타나고 있다. 그러나 저소득층에서는 부부의 역할이 명확하게 구분되고 있다.

1) 부모역할 이행의 영향요인

아동의 양육에 영향을 미치는 가장 중요한 요소는 부모의 연령, 출산 경험, 부부관계의 원만함, 현재 부모가 받고 있는 지원의 유무 그리고 스트레스 등이 있다(Box 2-8).

(1) 부모 연령

아동을 양육하기에 가장 적합한 연령은 18~35세 사이로 알려져 있다. 이 시기가 가장 건강하고 가족을 이끄는데 충분한 에너지와 시간을 갖는다.

BOX 2-8 부모역할 이행 과정에 미치는 영향 요소

- 아이를 낳은 적이 있는 부모
- 부모가 아동을 키우면서 받는 스트레스의 정도
- 어렵고 까다로운 기질을 가진 아동
- 특수한 아동
- 결혼생활의 스트레스
- 부부관계의 지지

(2) 출산 경험

출산 경험이 있는 부모는 더 안정되고, 아동의 훈육시에도 갈등이 덜 하며, 아동의 정상 성장발달에 관해서도 더 많은 지식과 정보를 가지고 있다.

(3) 아버지의 아동 돌보기 참여

아버지가 아동 돌보기에 참여함으로써 부모역할에 더 안정되고 성공적인 느낌을 가지게 된다(Box 2-9). 어머니는 아동을 안고 달래주고 보살펴주지만, 아버지는 활동적으로 육체놀이를 하는 경향이 많고 아동들도 이러한 것을 좋아한다. 또한 아버지는 단순한 놀이 대상이 아니라 가끔씩 아이를 달래주는 데도 중요한 역할을 한다. 나아가 아버지와의 편안하고 안정적인 부아애착은 어머니와의 불안정한 애착관계

BOX 2-9 좋은 아버지가 되는 방법

- 자녀와 여행한다.
- 자녀를 칭찬해준다.
- 자녀가 가정의 따뜻함을 느끼게 한다.
- 자녀와 함께 서점에 간다.
- 자녀의 학교에 간다.
- 가족에게 편지를 쓴다.
- 부모님의 고향을 자녀와 함께 찾아본다.
- 일주일에 한번은 가족의 날로 정한다.
- 아버지는 자녀가 성숙한 사람으로 자라는데 조력자임을 명심한다.
- 아버지도 감정을 가진 인간임을 보여준다.
- 교통신호를 지킨다.
- 약속을 지킨다.

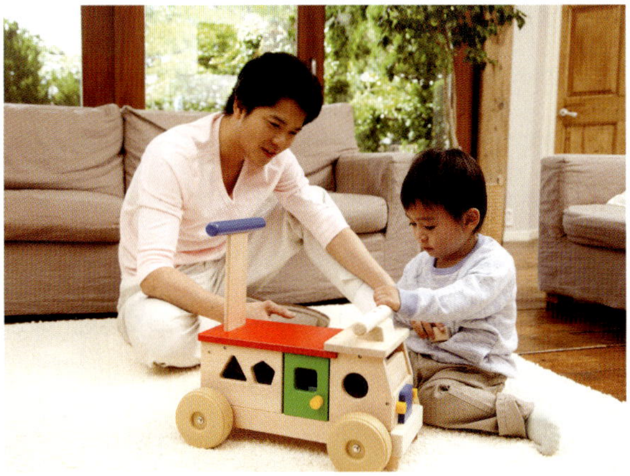

그림 2-4 아버지의 아동 돌보기 참여

에서 오는 결과들을 해결해 주는 좋은 수단이 되기도 한다(그림 2-4).

(4) 부모교육

처음 부모가 되는 과정에서 부모교육을 받은 부모는 받지 않은 부모 보다 스트레스를 덜 받는다. 또한 부모교육 과정을 아동의 출생 시점이나 직후에 받은 부모가 너무 빠른 시기에 받은 부모에 비해 훨씬 더 이행기 스트레스에 적응하는 능력이 좋다고 한다.

(5) 지지체계

부모의 역할을 받아들이는 스트레스에 대해 성공적으로 적응하기 위해서 적어도 두 가지 형태의 가족 자원이 필요하다.

첫째, 가족 내에서 요구되는 적응성과 통합성 등 내적자원(internal resource)이다. 순리적으로 예측되는 생활에서 질서가 없고 예측할 수 없는 생활의 전환은 모든 가족이 적응해 나아가야 할 숙제이다. 적응(adaptation)은 인내심을 배우고 더 체계화되고 더 융통성 있게 되는 것이다. 통합(integration)은 부부가 부모가 되기 전의 활동을 부모가 된 후에도 어느 정도 지속해 나가려는 것이다.

둘째, 스트레스에 대처하기 위한 자원은 대응전략(coping strategies)을 사용하는 것으로서 가족의 기능과 조직을 향상시키는 것이다. 이러한 대응전략에는 지역사회 자원 이용과 사회적 지지의 활용, 미래 설계를 통해 이루어진다. 그리고 친구와 친척, 이웃과 다른 사람들의 지지를 통해 양육에 관한 지식과 정보를 습득하는 것이다. 가족, 친구, 친척, 지역사회와의 관계를 유지하는 것은 필수적이다. 부모의 경우, 자신의 친구와 친교 활동을 지속하는 것 또한 중요하며 동시에 긍정적이고 지지적인 직업 관계(work relationships)가 중요하다.

2) 양육의 유형

부모의 아동 양육 유형은 매우 다양하며 사회적 지위, 경제적 자원, 문화적 요소 등과 밀접한 관계를 맺는다. 아동의 기질, 출생 순위, 성별, 성격 특성 등은 아동이 가족에게 영향을 미치는 요소이기도 하다. 양육의 유형에는 수용적, 민주적, 권위적, 무관심한 부모 등의 4가지가 있다.

(1) 수용적인(관대함) 부모

수용적이고 관대한 부모는 아동의 행동을 거의 통제하지 않는다. 부모가 지나치게 관대하기 때문에 아동은 재미있게 생활하지만 자신의 행동을 조절하지는 못하는 경향이 있다. 이런 경우 자기통제가 부족하고 아동에게 최대한의 자유를 제공한다.

아동에게 행동규범이 발달되도록 체벌을 가하는 일은 없다. 결과적으로 아동이 부모를 조절하기도 하며, 부모는 존중받지도 못하고, 권위가 서지 않는다. 유순한 부모인 경우 아동은 존경, 순종, 책임감이 결여 되고, 공격적이고 권위에 도전적인 성향을 나타낸다.

(2) 민주적인(신뢰적) 부모

민주적이고 신뢰적인 부모는 아동의 일탈에 대해 아동을 꾸짖고 정해 놓은 규칙에 대해 그 이유를 강조함으로서 아동의 행위와 태도를 안내한다. 이러한 부모는 아동에게 자율성을 발달시킬 기회를 제공하고, 아동과 그들의 결정, 규칙, 규범에 대한 근거에 대해서 이야기를 나누며 또한 아동의 행동을 지도한다. 민주적인 부모에게서 성장한 아동은 자아조절과 자아존중감이 높고 자신에 대한 확신을 갖는다. 부모의 권위가 양쪽 모두에게 배분되고, 아동의 요구에 수용적이고 독립심을 존중한다.

(3) 권위적인(전제적) 부모

권위적이고 전제적인 부모는 아동의 독립심보다는 복종에 가치를 두고, 권위에 대해 복종하지 않거나 질문을 할 때 체벌이나 거친 비난을 한다. 또한 아동과 상의하지 않고 엄격하고 완고한 규칙을 세운다. 이들 부모들은 아동으로 하여금 존경과 권위에 대한 순종을 기대한다. 부모가 권위적인 아동은 사회성과 자발성이 부족하고 자아 개념이 낮으며 수동적이고 의존적이며 매사에 지적 호기심이 낮은 경향이 있다.

(5) 무관심한(냉담함) 부모

무관심하고 냉담한 부모는 자녀의 생활에 무관심하며 아동의 생활에 최소한의 시간과 에너지를 투자한다. 부모는 특히 자기중심적인 성향이 강하며 가정생활을 자신의 요구와 패턴에 맞춰 이끌어 간다. 부모는 아동의 훈육에 대해 무책임하며 요구에 대해서도 무시하거나 늦게 반응을 한다.

아동의 대부분이 지도를 받지 못하고 있다. 무관심한 부모의 아동은 매우 충동적인 특성이 있고, 다른 사람을 배려하지 않으며, 자신이 해야 할 의무를 수행하지 않는다.

3) 발달 단계에 따른 부모역할

부모가 자녀를 보호, 훈육, 사회화시키는 것에서 부모가 자녀에게 의존, 자녀는 사회의 한 구성원으로 높은 지위를 가짐으로서 자녀의 연령변화에 따른 부모－자녀관계의 전반적인 변화과정을 겪는다.

영·유아기는 부모 특히 어머니는 자녀를 완전히 지배, 자신의 일부분으로 간주하며 아동기는 또래집단과의 접촉이 많아지면서 부모와는 다른 인간관계를 형성하고 청소년기는 사회적 경험이 풍부해지고 부모와 전혀 다른 사회환경을 접촉함으로서 청소년의 부모에 대한 불만은 자신의 결정권은 본인에게 있기를 희망(90%), 부모가 자신들에게 너무 걱정을 많이 한다(67%) (표 2-3). 그러므로 청소년기에는 부분적으로 부모의 영향권을 벗어나 결혼과 동시에 부모와 정신적, 경제적으로 분리된다(표 2-4).

표 2-3 청소년의 부모에 대한 불만

불만 요인	반응율
걱정을 많이 한다.	67%
항상 자기만 옳다고 한다.	50%
말과 행동이 다르다.	50%
우리의 인권을 인정하지 않는다.	49%
자녀들의 사생활을 보장 안 한다.	45%
자신의 일을 자녀들이 결정하고 싶다.	90%

아동훈육(Child discipline)

1. 비행의 최소화

설정된 규칙이 일관성이 없거나 명확하지 않을 때 아동은 비행을 저지를 수 있다. 아동이 비행을 저지르는 원인에는 관심 끌기, 권력, 반항 및 불

표 2-4 성장 발달 단계별 특성과 부모역할

연령별	특성	부모의 역할
태아기	• 수동적이지만은 않음(신체적 기능, 감각적 자극 반응, 태내 학습 가능) • 어머니 상태에 대한 지각(어머니 감정과 신체적 상태에 대해 지각하고 반응함) • 청취능력을 가짐	• 물질적 : 전문의 검진과 출산 진료비 마련, 거주 공간, 아기를 위한 새로운 공간 마련, 아기 양육물품 준비, 아기 양육으로 인한 소비 증가에 대한 경제적 준비 • 정서적 : 양육자로서 아기에게 관심과 애정을 주고 아기의 행동에 적절한 반응을 줄 수 있을 만큼 성숙한 성인이 되도록 준비
영아기	• 아이의 욕구에 즉각, 민감한 반응 • 아이의 신호에 일관적인 반응으로 행동하며 신뢰감 형성 • 수용적인 반응을 통한 애착 형성	• 보육자, 보호자 • 기본적 신뢰감 형성의 조력자 • 자극제공자 • 자율성발달의 조력자 • 학습경험의 제공자
유아기	• 빠른 신체적, 언어적, 인지적 발달 • 기본생활 습관 • 행동반경이 넓어져 호기심과 질문이 많아지면서 적극적 탐구 • 부모로부터 자신을 독립적인 개인으로 인식함으로서 자아 형성, 자율성 형성 • 또래와의 호의적 관계(처벌 → 양심, 도덕성 발달) • 놀이를 통해 주변 탐색, 실험, 공격	• 양육자 • 훈육자 • 자아개념 발달의 촉진자 • 주도성 발달의 조력자 • 학습경험 제공자
학령기	• 가정이라는 좁은 테두리 벗어나 학교생활을 함으로써 신체적, 지적, 사회적 기술습득 • 인간관계경험 • 지식전달, 다양한 행동을 시험할 수 있는 장 • 규칙과 논리적 결과 학습 • 성역할의 동일시	• 격려자 • 훈육자 • 근면성 발달의 조력자 • 긍정적 자아개념형성 조력자 • 학습경험 • 학령기의 제공자
청소년기	• 중·고등학교시기 이므로 신체적 성적 성숙, 불안정한 과도기(사춘기) • 자아상의 형성에 중요한 기초 • 신체적 발달로는 자아개념형성 • 외모에 관심 많아짐 • 자아정체성의 위기, 지나친 이상주의적 태도	• 정체감발달 • 학부모로서의 역할 • 상담자로서의 역할

충분함을 나타내기 위한 표현이 포함될 수 있다. 분노발작과 같은 행동은 좌절이나 분노, 우울 또는 고통을 대변하는 행위들이다. 최상의 접근 방법은 아동과의 상호작용을 통해 수용할 수 없는 행동을 최소화하는 것이다(Box 2-10, Box 2-11).

2. 일반적 훈육 지침

훈육이 적절한 시기에 이루어지고 일관적일 때는 매우 효과적인 결과를 가져올 수 있다. 반면에 훈육을 가끔 시행하거나, 지속시키지 않고 중단하거나 하면, 아동은 고집을 부리게 되고, 때로는 자신의 행동이 허용된다는 것을 배우기 때문에 올바르지 않는 행동을 지속하고 강화하는 결과를 초래한다. 또한 체벌을 연기하는 것은 비효과적일 뿐 만 아니라 상대방에 대해 부정적 인식을 심어줄 수 있다.

BOX 2-10 훈육방법에 대한 조언

- 아동의 말을 경청
- 아동의 대화를 향상
- 아동 교육에 적극적으로 관여
- 필요한 검사와 예방접종으로 아동의 건강 파악
- 최적의 영양 공급
- 아동의 안전
- 아동과 많은 시간할애
- 가족 사이의 의사소통 상태 평가

3. 훈육의 종류

1) 무시하기(Ignoring)

무시하기는 행동이론에 기초하여 어떤 행동을 무시하면 그 행동은 결국 사라진다는 행동이론에 기초하고 있다. 때로는 일관된 무시를 통해 아동의 원치 않는 행동을 멈추거나 줄일 수 있다.

2) 결과전략(Strategy of consequences)

아동에게 자신의 잘못된 행동의 결과를 직접 경험하게 하는 것이다. 결과전략의 3가지 유형은 다음과 같다.

- 자연적인 방법(natural) : 어떤 중재 없이, 식사시간에 늦으면 저녁을 늦게 주거나 굶기기 등의 방법을 사용하는 것
- 비관련성(unrelated) : 숙제를 마칠 때까지는 놀지 못하게 하는 것과 같이 고의적으로 부과

BOX 2-11 훈육의 원칙

- **일관성(consistency)** : 이행과 위반에 대해 동일한 훈육 행동을 취해야 한다.
- **계획(planning)** : 사전에 전략을 계획하여 훈육의 과정을 설명하고 아동을 준비시킨다.
- **약속(commitment)** : 훈육 시간과 형태를 설정하고 잘 지킨다.
- **일치성(unity)** : 아동을 돌보는 모든 사람이 훈육에 동조하며, 동일한 행동에 대해 동일한 훈육을 하도록 한다.
- **적절한 시간 선택(timing)** : 아동이 비행을 표출하는 초기에 훈육한다. 훈육시기를 늦추어야 하는 상황이면 옳지 않다는 것을 말로 나타내고 규칙이 적용될 것임을 미리 알린다.
- **사생활 유지(privacy)** : 타인 앞에서 수치심을 느끼기 때문에 훈육 시에는 프라이버시 보장에 유의한다.
- **행위 중심(behavior-orientation)** : 아동이 아니라 그 행위가 잘못된 것임을 분명히 알린다.
- **융통성(flexibility)** : 자녀의 나이, 비행의 정도, 기질에 따라 적절한 훈육의 방법을 사용한다.
- **종결(termination)** : 훈육이 끝난 뒤에는 같은 일에 대해서 더 이상 야단치지 않는다.

된 결과를 사용하는 방법
- 논리성(logical) : 사용했던 장난감을 치울 때까지는 다른 장난감을 가지고 놀 수 없도록 하는 등 규칙과 직접적으로 관련된 방법

3) 논리적 설명 (Reasoning)

어떤 행위가 왜 잘못되었나를 설명해 주는 것으로, 후기 아동기에 적합하다. 어린 아동은 자기중심적 사고의 특성이 있기 때문에 이 방법을 적용할 수 없다. 때로는 아동들이 이 방법을 통해 관심을 끌기 위한 수단으로 사용하기도 한다.

아동은 부모의 무관심보다는 부정적인 관심이라도 끄는 것을 택한 경우 부모가 자신에게 잘못에 대해 긴 설명을 하도록 비행을 저지르기도 한다. 이때 양육자는 "이것은 규칙이고 나는 네가 올바르게 행동하길 바란다. 더 이상은 설명을 하지 않을 거야."라고 말해 줌으로써 추후에는 같은 설명을 하지 않도록 상황을 이끌어 앞으로 그러한 행동을 하지 않도록 하는 것이 바람직하다.

4) 타임아웃 (Time-out)

이 방법은 부모가 아동을 격리하는 것을 전제로 한다. 아동을 정해진 공간이나 자신의 방으로가 있게 하는 것과 같은 흔히 사용되는 방법이다(그림 2-5). 아동을 격리된 곳에 둠으로써 아동은 곧 심심해져서 가족과 함께 어울리기 위해 올바른 행동을 한다.

격리는 꾸짖음과 추론, 물리적 체벌이 없고 벌이 가해지는 동안 부모와 격리되어 있으므로 다른 훈육방법이 갖는 여러가지 문제점이 없다.

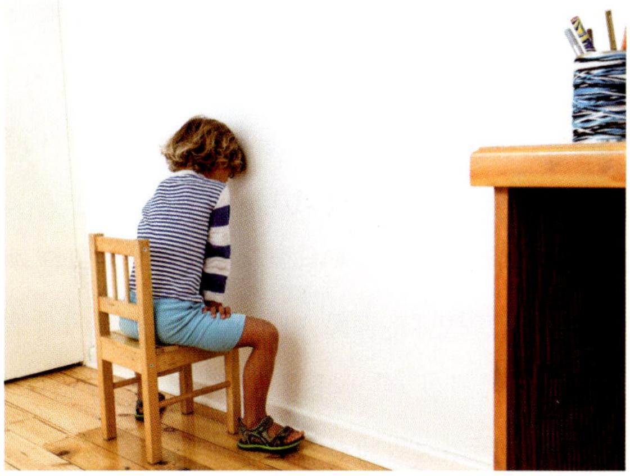

그림 2-5 타임아웃

BOX 2-12 타임아웃 적용 원칙

- 규칙을 정한다.
- 모니터가 가능한 장소를 택한다.
- 복도, 목욕탕, 자신의 방 같은 안전하고 자극이 없도록 한다.
- 옷장 같은 어두운 공간은 피한다.
- 타임아웃을 받게 되는 행동을 정한다.
- 타임아웃 시간(3~5분)은 나이별로 1분씩 증가한다.
- 소리를 들을 수 있는 타이머를 이용한다.
- 타임아웃의 진행과정을 이해시킨다.

또한 아동과 부모 모두 분노를 가라앉힐 시간을 제공해 주는 장점이 있다. 격리 기간 동안 부모가 옆에 있지 않아도 되며, 효과적으로 시행하기 위해서는 사전에 계획되어야 한다(Box 2-12).

아동학대와 방임

아동학대 사건, 뉴스에 너무 자주 등장해 경악스러울 정도이다. 아동학대와 방임은 아동의 건강한 성장과 발달을 저해하는 행위로, 사회의 다변화에 따라서 갈수록 늘어나는 추세이며 인종, 종교, 사회 경제적 위치에 무관하게 모든 가

족에게 발생할 수 있는 사회적인 위기이다. 대부분의 학대와 방임은 대물림의 현상을 가지고 있으며 학대의 유형은 아동의 성장발달과 매우 밀접한 관계를 가지고 있다.

최근 연달아 보육시설의 아동학대도 많은 이슈가 되었지만, 실제로 아동학대는 가정에서 특히 부모에게서 발생하는 경우가 가장 많다고 한다. 전국아동학대현황보고서에 따르면 아동학대의 가해자는 80% 이상이 부모라고 한다. 이는 가정에서의 아동학대가 얼마나 심각한지 알 수 있다.

우리나라 아동복지법에 제3조 7항에 의하면 "아동학대란 보호자를 포함한 성인이 아동(18세 미만)의 건강 또는 복지를 해치거나 정상적 발달을 저해할 수 있는 신체적·정신적·성적 폭력이나 가혹행위를 하는 것과 아동의 보호자가 아동을 유기하거나 방임하는 것을 말한다." 라고 명시되어있다.

이 정의에는 신체적 학대뿐만 아니라 정서적 학대나 방임, 아동의 발달을 저해하는 행위나 환경, 더 나아가 아동의 권리보호에 이르기까지 비교적 광범위한 영역을 포괄하고 있다. 이를 구체적으로 설명하면 다음과 같다.

- 아동의 신체의 건강 및 발달을 해치는 신체적 학대행위
- 아동의 정신건강 및 발달에 해를 끼치는 정서적 학대행위
- 자신의 보호·감독을 받는 아동을 유기하거나 의식주를 포함한 기본적 보호·양육·치료 및 교육을 소홀히 하는 방임행위
- 공중의 오락 또는 흥행을 목적으로 아동의 건강 또는 안전에 유해한 곡예를 시키는 행위 또는 이를 위해 아동을 제3자에게 인도하는 행위
- 아동에게 구걸을 시키거나 아동을 이용해 구걸하는 행위
- 장애를 가진 아동을 공중에 관람시키는 행위
- 아동에게 음행을 시키거나 음행을 매개하는 행위 또는 아동에게 성적 수치심을 주는 성희롱 등의 성적 학대행위
- 정당한 권한을 가진 알선기관 외의 자가 아동의 양육을 알선하고 금품을 취득하거나 금품을 요구 또는 약속하는 행위
- 아동을 위해 증여 또는 급여된 금품을 그 목적 외의 용도로 사용하는 행위를 말한다.

학대의 정도도 갈수록 심해지고 있고, 과거 신체적 학대가 대부분이었던 것에 비해 최근에는 방임이나 유기 등 학대의 유형도 다양화되고 있다. 아동학대의 문제가 심각한 것은 아동에게 가해진 모든 형태의 학대는 아동에게 신체적 손상뿐만 아니라 일생을 통해서 치료하기 힘든 마음의 상처를 남길 수 있기 때문이다.

우리나라에서는 자녀의 문제는 감정의 사사로운 일로 간주하여 타인이나 사회가 관여하지 않는 경향이 있었으나, 이제 아동학대는 더 이상 개인이나, 가정의 문제, 내 아이만의 문제가 아니라 사회적 문제로 대두되고 있다.

정부에서는 2000년 아동복지법을 개정을 시작으로 아동학대의 개념과 아동학대 신고전화 및 아동보호전문기관 설치를 위한 법적 근거를 마련하고, 누구든지 아동학대를 알게 된 때에는 아동보호 전문기관 또는 수사기관에 신고하여야 하며, 아동과 접근이 용이한 보육시설 종사

표 2-5 아동학대사례 유형 (단위 : 건)

학대사례유형	2016	2015	2014
중복학대	8,980	5,347	4,814
정서학대	3,588	2,046	1,582
방임	2,924	2,010	1,870
신체학대	2,715	1,884	1,453
성학대	493	428	308
계	18,700	11,715	10,027

출처 : KOSIS(국가통계포털), 2018

자, 유치원, 초·중등학교 교사, 의료인 등 22개 종류의 직종에 대하여는 신고의무자로 지정하였다. 또한 전국에 아동학대예방센터를 설치하여 24시간 전문상담원 이 신고, 조사, 상담과 교육, 격리 등의 서비스를 제공하고 있다.

KOSIS(2018)에 의하면 2018년에 발생한 아동학대사례는 총 18,700건으로 그 전해(11,715건)에 비해 약 1,000건이 많아졌다. 특히 중복학대가 8,980건으로 많아졌으며 정서학대, 방임, 신체, 성학대 순으로 각 유형별 아동학대는 해가 거듭될수록 더욱 급증하는 것으로 나타나 예방대책이 시급하다(표 2-5).

1. 아동학대의 유형

1) 신체적 학대(Physical abuse)

아동의 신체에 상해를 주는 학대로 양육자가 아동에게 우발적인 사고가 아닌 의도적인 상황에서 손, 발 또는 도구로 때림, 물건을 던짐, 꼬집거나 물어뜯음, 신체 일부를 강압적으로 압박하거나 아동을 던지는 행위 등이 포함된다. 심한 신체적 손상인 경우에는 아동의 사망을 야기하기도 한다.

(1) 대리인에 의한 뮌하우젠증후군 (Munchausen syndrom by proxy, MSBP)

뮌하우젠증후군은 드물지만, 아동학대의 심각한 형태로 대리인에 의한 의료적인 아동학대로서 인위적인 장애로 알려졌다. 이는 양육자가 의료진의 관심을 얻기 위해 고의적으로 병력과 증상을 만들어 질병의 징후나 증상을 조작하는 것을 의미한다. 이러한 아동학대의 경우는 양육자가 자신의 만족을 얻기 위해 육체적·정서적 및 심리적 학대를 포함한다.

대부분 가해자는 생물학적 어머니로서 건강간호지식을 가지고 있다. 아동은 양육자가 제공한 증상의 병력에 따라 불필요한 검사를 받고 고통스러운 검사의 과정을 이겨내야 한다.

예를들면, 아동의 소변에 혈액을 섞어 혈뇨가 있는 것처럼 한다. 양육자가 주장하는 일반적인 증상은 오심, 구토, 설사, 경련 및 정신상태의 변화 등이며, 이러한 상황은 언제나 가해자인 양육자만이 목격한다. 간호사는 병력과 임상적 소견이 일치하지 않을 경우는 정신적·환경적인 요인을 고려해 볼 수 있다.

(2) 흔들린 아이 증후군 (Shaken baby syndrome, SBS)

흔들린 아이 증후군은 영아나 어린아동을 매우 난폭하게 흔들어 발생되는 심각한 아동학대의 유형이다. 이와 같은 난폭한 흔들림은 대부분 양육자가 우는 아동에 대해 좌절하여 보이는 행위로서, 모든 양육자에게 우는 것과 달랠

표 2-6 흔들린 아이증후군과 뮌하우젠 증후군의 차이

흔들린 아이 증후군	뮌하우젠 증후군
• 처음에는 증상 없음 • 보채고 칭얼거리는 행동 • 구토, 경련, 발작증상 • 감기와 소화불량으로 증상 오인 • 뇌압증가로 눈이 충혈, 머리쳐짐과 비틀거리며 잘 넘어짐	• 병력과 임상소견이 일치하지 않음 • 지속적이며, 설명을 할 수 없고, 정기적으로 반복됨 • 양육자가 있을 때에만 증상과 징후가 나타남 • 치료에도 호전이 되지 않음 • 질병의 발생 과정과 치료에 대해 양육자가 알고 있음 • 건강 관리자와 상호작용함 • 아동을 혼자 두고 병원을 떠나는 것을 거부함 • 아동에 대한 집착이 매우 강함

수 없을 정도로 우는 것에 대한 대처방법을 교육함으로써 예방할 수 있다.

흔들린 아이 증후군이 아동에게 초래하는 결과를 이해하는 것은 매우 중요하다. 영아의 신체적 특성을 살펴보면, 신체적 비율에 비해 머리가 크고, 목이 가늘며, 약한 근육을 가지고 있고, 뇌에는 수분을 많이 보유하고 있다. 만약 난폭하게 흔들게 되면 두개 안에서 뇌가 움직이기 때문에 힘에 의해 혈관과 신경세포가 손상된다. 나타날 수 있는 손상의 특징은 망막출혈과 두개 내 출혈이지만 장골 및 늑골 골절도 유발될 수 있다. 대부분의 경우 외적손상은 없다.

흔들린 아이 증후군의 아동은 독감증상에서 사망하기 직전까지도 아무런 반응이 없는 증상까지 다양하다. 경한 증상으로 불안정, 구토, 저조한 식사, 나른함 등의 증상을 보이고, 좀 더 심각한 경우는 무호흡, 발작, 의식수준의 변화, 서맥, 죽음 등이 나타난다.

흔들린 아이 증후군의 장기적인 결과로는 청각장애, 시각손상, 실명, 발작장애, 두개마비, 발달지연, 가볍거나 심각한 운동 및 인지·정신손상 등이 있다. 간호시 주의사항은 부모에게 영아를 흔드는 것은 흔들린 아이 증후군을 초래할 수 있다는 위험성을 강조해야 한다(표 2-6).

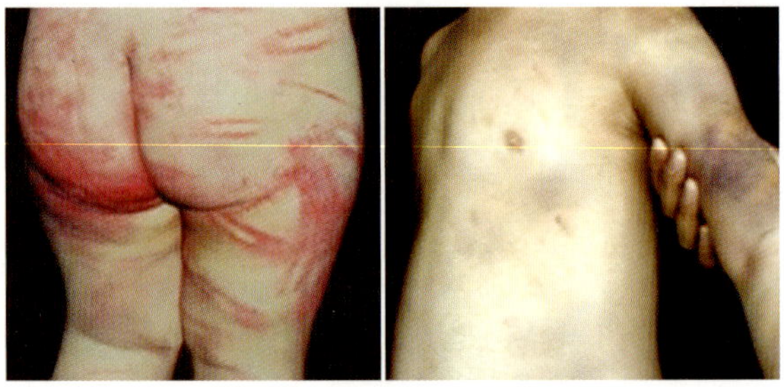

그림 2-6 아동의 신체적 학대의 예

(3) 신체적 학대 원인

신체적 학대의 정확한 원인은 알려져 있지 않지만, 아동학대에 영향을 미치는 위험 요소는 부모의 특성, 아동의 특성 그리고 환경적 특성이다. 그러나 어느 한 요소만이 학대의 전조가 되지 않으며, 이러한 요소들 간의 상호작용이 특별한 가정 내에서 발생하는 학대의 위험을 증가시킨다(그림 2-6).

① 부모의 특성

어린 시절 심하게 벌을 받고 자란 부모들은 그들의 아동에게 아주 쉽게 신체적 손상을 가하는 성향이 있다. 또한 그들의 부모와의 관계가 대체로 부정적이다. 10대의 젊은 부모의 아동이 나이든 부모의 아동보다 학대의 위험성이 더 높으며, 편모 가정은 관련이 없는 배우자를 포함하여 학대의 위험성이 더 높다.

부모역할 모델이 좋지 않은 가정에서 자란 부모는 자신의 자녀에게 좋은 부모가 되는 것이 어려운 일이며, 일반적으로 어린 시절 학대를 받은 부모의 경우 1/3은 자신의 자녀에게도 비슷한 학대를 가한다.

② 아동의 특성

아동의 특성이 신체적 학대를 더 증가 시킬 수 있다. 출생에서 3세까지의 아동은 지속적인 관심이 필요하며, 이들의 모든 요구는 다른 사람들에 의해 해결되기 때문에 학대를 받을 위험성이 가장 높다. 가정 내에서 두 명 이상의 아동이 있는 경우 학대를 받던 한 아동이 집에서 나오게 되면 다른 형제자매로 학대의 위험성이 옮겨간다. 만약 부모가 새로운 부모의 자질을 배우지 못하면 학대하는 환경을 떠나지 않는 한 어느 아동도 안전하지 못하다.

③ 환경적 특성

환경은 잠재적으로 학대 상황에서 심각한 영향을 미친다. 대부분의 학대는 사회경제적으로 지위가 낮은 계층에서 나타나는 것으로 보고되지만 어느 한 사회적 집단의 문제를 의미하는 것은 아니다. 상류층에서도 양육자를 고용하는 가정에서 양육자를 충분히 평가하지 않았을 경우 학대의 위험이 있을 수 있다. 또한 아동학대는 사회경제적 수준에서만 나타나는 것이 아니라 교육적 수준 등 전반에 걸쳐 나타나는 문제이다(표 2-7).

2) 정서적 학대(Emotional abuse)

정서적 학대는 보호자를 포함한 성인이 아동의 건강·복지를 해치거나 정상적 발달을 저해할 수 있는 정신적 폭력 또는 가혹행위로서 의도적으로 아동의 자존심이나 능력을 파괴하거나 손상시키는 것을 말한다. 정서학대의 종류에는 소리 지름, 무시 또는 모욕, 가정폭력에 노출, 아동에 대한 비현실적 기대 또는 강요하는 행위 등이 포함된다.

표 2-7 아동학대의 위험요인

부모	아동	환경
• 사회적 고립 • 낮은 교육수준 • 물질남용 • 지속적인 스트레스로 인한 위기 상황 대처 능력 취약 • 좌절과 불안을 해소시키는 방법으로 사용 • 낮은 자존감 • 부모 역할기능에 대한 지식 부족	• 선천성 기형을 갖고 태어난 아동 • 어려운 심신, 진통 혹은 분만인 경우 • 아동의 기질이나 태도 • 질병이나 신체적 불구로 인해 신체적 요구가 더 필요한 경우 • 부모가 받아들일 수 없는 정신지체 아동 • 사생아거나 원하지 않는 아동 • 아동의 과다행동 • 아동이 부모가 싫어하는 사람을 닮은 경우	• 수입이 낮은 환경 • 가난 • 이혼 • 실직 • 잦은 이사 • 불우한 가정 • 알코올 중독 • 약물중독

3) 성적 학대 (Sexual abuse)

성적 학대는 아동을 대상으로 하는 모든 성적 행위를 의미하며, 지난 10년 동안 발생률이 심각하게 늘어나고 있는 것으로 추정되고 있다. 아동에게 성적 수치심을 주는 성희롱, 성폭행 등의 학대행위로서 성인이 아동에게 강제로 성적인 행동을 하는 직접적인 접촉뿐만 아니라 음란물 보여주기, 성기 노출 등으로 성적 학대는 아동학대의 가장 파괴적인 유형의 하나이다.

성적 학대란 아동을 근친상간 하거나 강간, 성희롱, 매춘 같은 행위를 하도록 설득하고 강요하는 것으로 아동으로 하여금 성적으로 순종하도록 착취하는 행위 및 그와 유사한 행동을 의미한다 (Box 2-13).

성적 학대의 종류는 다음과 같다.

- 치근거림 : '음란한 행동'을 포함한 애매한 용어로서 접촉, 키스, 애무, 구강 성기 접촉, 쌍방 혹은 단독의 수음 등이 포함된다.
- 근친상간 : 가족구성원간의 신체적 성행위에는 혈연관계가 요구되는 것은 아니다. 가해자는 계부, 친형제, 자매가 아닌 경우, 조부모, 삼촌, 이모가 포함될 수 있다. 배우자처럼 법적으로 인정된 성관계는 포함되지 않는다.
- 아동매춘 : 경제적 이익을 위해 성행위에 아동을 포함시키는 것을 말한다.

BOX 2-13 아동 성적 학대의 위험요소

- 부모의 부재
- 사회적 고립
- 정서적 친밀감과 융통성의 부족
- 정서 박탈 및 의사소통의 어려움
- 취약한 희생자의 평균연령은 9세

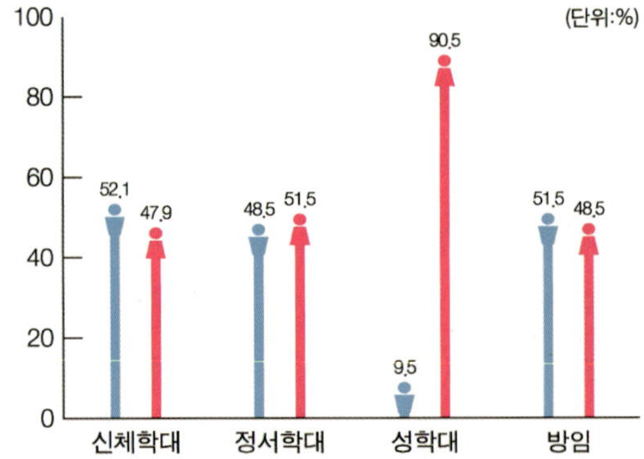

그림 2-7 아동학대사례 유형별 피해아동 성별

- 아동 외설 : 법적 보호자의 동의 없이 어떤 대중매체와 관련하여 아동을 포함시킨 성적 행위와 관련된 사진을 찍거나 자료를 배포하는 것을 말한다.
- 노출증 : 음란한 노출로서 일반적으로 성인남자가 아동이나 여성에게 성기를 노출시키는 것이다.
- 아동 이상 성욕 : "아동을 좋아하는 것"을 의미하며, 성적인 행위를 나타내지는 않지만 성인이 성적흥분을 얻기 위해 사춘기 이전의 아동을 좋아하는 것을 말한다.

(1) 성적 학대의 시작과 영속

성적 학대의 가해자는 어떤 성적 접촉을 시작하기 전에 아동의 신뢰를 얻기 위해 희생자와 함께 시간을 보낸다. 대부분의 가해자는 다양한 방법을 통해 성적 행위에 접근하고 위협한다. 희생자는 제안의 대부분이 성적 행위임을 알지 못한다.

특히 가해자가 가족의 신임을 받고 있는 가족 구성원이라면 아동은 부모가 자신을 믿지 않을 것이라는 두려움 때문에 진실을 밝히지

표 2-8 발달 연령에 따른 성적 학대 예방 교육지침

구분	내용
18개월	• 신체 각 부위의 정확한 명칭을 가르친다.
3~5세	• 자기 몸의 소중함을 가르치고 몸을 만지려고 하거나 할 때, "싫어요"하고 말하는 것을 가르친다. • 성에 관한 질문에 대해 적절히 대답해 준다.
5~8세	• 집밖에서의 안전에 대해 가르치고 은밀한 부위를 만지는 것과 일반적 만짐을 구별시킨다. • 나쁜 경험을 이야기하도록 격려한다.
8~12세	• 안전에 대해 강조하고 특히 조심해야 할 곳(오락실, 상점가, 탈의실, 그 외 위험한 곳들)을 가르친다. 성적인 행동에 대해 지켜야 할 규칙을 가르친다.
13~18세	• 개인적인 안전과 위험한 장소들에 대해 다시 강조한다. 성폭력, 데이트 할 때 주의점, 성병, 임신 등 문제 행동들에 대해 가르쳐준다.

못하고 오랜 기간 동안 지속되는 경우가 많다. 또한 아동은 그들이 학대받은 사실을 밝히고자 할 때, 그 상황을 비난 받을 것이라는 두려움과 언어 구사력의 제한으로 대부분의 어린 아동은 그 행동을 묘사하는데 어려움을 겪는다.

근친상간은 조부와 손녀 또는 형제자매 사이에서도 발생할 수 있다. 형제자매 사이의 근친상간은 아버지와 딸의 경우와 같은 정도의 손상을 받게 된다. 희생자는 이러한 성적학대를 밝히지 못하고 긴 시간을 보내지만, 아동의 성적 학대에 대해 부정하거나 참기보다는 대체로 어머니가 주 고발자가 된다. 다음은 발달연령에 따른 성적학대 예방 교육 지침이다(표 2-8).

(2) 성적 학대의 가해자와 희생자의 특성

성적 가해자(sexual abuser)는 어머니를 포함하여 형제자매 누구나 성학대자가 될 수 있으나, 전형적인 가해자는 희생자가 알고 있는 남성이다. 대부분의 성적 학대는 아동이 알고 있는 교사나 코치와 같이 아동 가까이에서 일하는 사람과 남자에 의해 행해진다. 아버지 또는 계부와 딸과의 근친상간 관계는 대개 오래 지

표 2-9 아동학대사례 유형 (단위 : 건, %)

유 형		건수(비율)
신체학대		1,884(16.1)
정서학대		2,046(17.5)
성학대		428(3.7)
방임		2,010(17.2)
중복학대	신체학대·정서학대	4,009(34.2)
	신체학대·성학대	20(0.2)
	신체학대·방임	167(1.4)
	정서학대·성학대	65(0.6)
	정서학대·방임	495(4.2)
	성학대·방임	8(0.1)
	신체학대·정서학대·성학대	88(0.8)
	신체학대·정서학대·방임	475(4.1)
	신체학대·성학대·방임	1(0.0)
	정서학대·성학대·방임	2(0.0)
	신체학대·정서학대·성학대·방임	17(0.1)
	소계	5,347(45.6)
계		11,715(100.0)

출처 : 2017 전국 아동학대 현황보고서

속되며, 희생자는 보복에 대한 두려움과 그들이 믿지 않을 것에 대한 두려움 등 그 상황이 알려지는 것을 주저한다.

첫째 딸이 주로 학대의 대상이 되지만 그녀가 없을 경우 다른 여동생으로 대체된다. 또한 형제자매 사이에서의 근친상간도 일어날 수 있다. 희생자와 강한 정서적 유대감을 가진 가해자에 의한 성적 학대가 아동을 파괴시키는 주된 요인이 되기도 한다. 남아 역시 성적 학대의 피해자가 될 수 있다. 남아 희생자는 학대받은 사실을 남에게 잘 말하지 않는 경향이 있고, 특히 어머니와 아들 간의 근친상간 관계에서는 더욱 커다란 정서적 상처를 받는다.

4) 방임 (Neglect)

아동방임은 학대 중 가장 흔한 형태로, 방임의 의미는 법적으로는 아동의 복지에 책임이 있는 부모나 아동의 복지를 책임진 사람이 아동에게 기본적인 욕구와 적절한 보살핌을 제공하는 것에 대해 태만한 것을 말한다.

방임은 아동의 보호자가 아동을 방임하는 행위로 기본적인 의식주를 제공하지 않거나 불결한 환경에 아동을 방치하는 행위, 아동에게 필요한 의료처리를 하기 않거나 학교에 보내지 않는 행위 등이 포함된다. 아동방임에 영향을 미치는 원인은 구체적으로 밝혀지지는 않았으나 자원의 결여 및 아동의 욕구에 대한 지식의 부족, 양육자의 물질에 대한 학대가 중요한 요소들이다.

방임형 부모는 주로 부모로서의 자질이 부족한 경우이다. 이들은 영아가 매일 3∼4시간마다 수유를 해야 한다는 것을 알지 못하고, 아동에게 어떤 음식을 제공해야 할지도 모르며, 아동에게 먹일 음식을 살 만한 충분한 돈도 없다. 부모의 아동 양육과 관련된 지식결핍으로 아동은 기본적인 욕구를 충족시키지 못하고, 정서적 손상을 입게 된다. 방임은 광범위하게 신체적 또는 정서적 방임으로 구분할 수 있다. 신체적 방임(physical neglect)에는 생명을 유지·보호하기 위한 의식주, 감독, 의료서비스 및 교육 등의 박탈을 포함한다.

정서적 방임(emotional neglect)은 관심, 애정과 정서적 양육에 대한 아동의 요구를 충족시키지 못하는 것을 의미한다. 또한 불이행이나 중재의 결핍, 물질에 의한 학대처럼 부적절한 행위로 아동을 양육하는 것을 포함한다.

방임에는 고의적이며 반복적으로 아동에게 의식주를 제공하지 않거나, 장시간 아동을 위험한 상태에 방치하는 행위인 물리적 방임이 있고, 아동의 무단결석을 허용하는 행위로 교육적 방임이 있으며, 예방접종을 제 때 하지 않거나 필요한 치료를 소홀히 하는 행위인 의료적 방임, 아동과의 약속을 지키지 않거나 마음에 상처를 입히는 행위의 정서적 방임이 있다.

5) 유기

아동의 보호자가 아동을 보호하지 않고 아동을 버리는 행위를 말한다.

6) 중복학대

신체적 학대, 정서적 학대, 성적 학대, 방임 유형의 두 가지 이상 복합적으로 발생한 학대 행위를 말한다.

2. 아동학대의 원인

아동학대의 요인은 크게 부모요인, 아동요인, 환경적인 요인으로 나눌 수 있다. 그러나 하나의 요인에 의해 발생하기 보다는 여러 요인들이 복합적으로 작용하는 것으로 볼 수 있다.

아동학대의 가해자는 누구나 될 수 있으나 80% 이상이 부모이다. 그러나 성적학대의 가해자는 전형적으로 피해 아동도 잘 알고 있는 남자인 경우가 대부분이다.

아동학대의 부모 및 환경적 요인으로는 빈곤 및 가정 내의 스트레스 등과 연관된 경우가 많다. 또 부모의 교육 정도가 낮거나 부모의 실직 상태, 생활수준이 낮은 정도의 가정에서 더 자주 발생하고, 가정폭력은 부모의 정신과 질환, 부모가 약물이나 알코올 중독 있는 경우도 학대의 가능성이 더 높다. 또한 아동이 정신지체, 신체적 장애가 있는 경우에 학대가 더 자주 발생하고, 행동장애가 있거나 아동이 부모가 싫어하는 누군가를 닮은 경우에도 학대의 가능성이 높다.

3. 아동학대의 행동

학대 받는 아동은 학교생활에 적응을 하지 못하고, 자신감과 의욕이 극히 낮으며, 우울해하거나, 한편으로 공격적인 행동을 하는 등 자기표현을 건설적인 방향으로 하지 못하는 경우

표 2-9 아동학대 증상과 행동

유형	증상	아동의 행동	부모나 돌보는 사람의 행동
신체적 학대	• 아동은 예외적인 타박상, 구타, 화상이나 골절상을 입었음 • 구타자국 • 항상 "우연한 사고"라고 설명하는 빈번한 손상	• 부모에 의한 손상을 보고 • 요구에 따르는 것이 즐겁지 않고 어려운 가, 종종 복종하지 않은가, 빈번한 다른 사람들에게 장애가 되거나 방해하지는 않는가, 어떤 것을 파괴하거나 손해를 주지는 않는가 • 아주 수줍어하지는 않는가, 아동을 포함해 다른 사람을 피하는가?, 너무 불안해서 즐겁지 않지는 않은가, 너무 저항 없이 다른사람이 무엇을 하거나 말하게 내버려 두는가 • 자주 학교에 늦거나 결석하지는 않는가, 너무 자주 일찍 학교에 오지는 않는가, 수업이 끝난뒤 방황하지는 않는가 • 어른과 신체적 접촉을 피하는 것 • 상처를 감추기 위해 긴 팔옷이나 감추기 위해 의복을 입는 것 • 신체적 상해에 대한 이야기를 믿을 수 없거나 상처의 유형이나 정도와 맞지 않음 • 부모와 오래 떨어져 있어도 거의 불안함을 보이지 않는 것 • 부모를 두려워하는 것처럼 보임 • 다른 어른들에게서 애정을 얻으려는 경향이 있음	• 어릴적 학대의 경험이 있는 것 • 잘못한 아동의 연령, 상황이나 잘못에 맞지 않은 엄격한 규율을 적용하는 것 • 아동의 상처에 대한 설명이 그 상해유형과 정도에 맞지 않는다거나 전혀 설명하지 않는 것 • 아동에 대해 무관심해 보임 • 아동을 "나쁘다", "마귀" 등으로 보는 것 • 알콜이나 다른 약물남용 • 아동상처를 감추거나 책임지는 사람의 정체를 보호하려는 시도

표 2-9 아동학대 증상과 행동 (계속)

유형	증상	아동의 행동	부모나 돌보는 사람의 행동
정신적 학대 (언어적)	• 증상이 다른 유형보다는 확실하지 않다. • 행동이 최선의 증후이다.	• 함께하는 것을 즐거워하지 않고, 어려워하거나 빈번한 문제를 일으킴, 다른사람을 그냥 두려하지 않음 • 지나치게 수줍어하고 다른사람을 피하지는 않는가, 저항없이 타인에게 유쾌하지 않은 행동이나 말을 하는 것 • 연령에 비해 행동이 어른스럽거나 너무 어리지는 않는가(예, 손톱을 물어뜯는 것) • 신체적, 정서적, 지적발달에서 연령에 비해 뒤쳐지는지	• 아동들을 욕하거나 경멸하는 것 • 차갑거나 거부적이지는 않는지 • 아동에게 사랑을 주려하지 않음 • 가족에서 아동을 다르게 다루기 • 아동 문제에 관해 지나치게 관심을 갖지 않는 것처럼 보임
성적 학대	• 아동이 찢어지고, 더럽고 피가 묻은 속옷을 입었다. • 생식기부위의 고통과 소양증이 있다. • 성병이 있다.	• 공상이나 아기같은 행동을 나타내거나 위축을 보인다. • 다른 아동과의 관계가 나쁘고 신체활동에 마지못해 참여하며 태만한 활동을 한다. • 부모나 돌보는 사람에 성적으로 구타당하는 상태	• 아동을 과보호하거나 질투를 하는 것 • 자신앞에서 성행위나 매춘행위를 하도록 하는 것 • 알코올이나 다른 약물남용 • 빈번히 가정에 없는 것
방임 (신체적, 정서적)	• 아동이 종종 더럽고, 피곤해 하고 기력이 없음 • 아침을 안먹고 학교에 오거나 점심이나 점심값이 없는 것 • 더럽고 계절에 맞지 않는 옷	• 자주 학교에 결석하는가 • 음식을 구걸하거나 훔치는가 • 학교에서 문제를 일으키거나 숙제를 학지 않음 • 예술파괴행위(vandalism)와 성적비행에 참여하는가	• 알코올이나 다른 약물남용 • 가정생활이 파괴되었거나 불화가 있는 것 • 무엇이 일어나는지에 대해 지나치게 관심이 없어 보이는 것, 어떤 것도 훨씬 다르게 하지 못한다고 느끼는 인상을 주는 것 • 친구, 가족, 이웃으로부터 고립되어 활하는 것 • 다른 사람들과 함께 잘지내는 방법을 알지 못하는 것처럼 보임 • 장기 혹은 만성질환을 가짐

가 많다. 뿐만 아니라 아동에게 가해지는 가정 내 학대는 가출충동을 유발하고, 성인이 되어서는 자신의 자녀를 학대하는 세대 간 악순환을 초래하기도 한다(표 2-9).

4. 아동학대의 예방과 관리

아동학대는 예방이 중요하고, 학대를 발견한 경우에는 아동이 보호와 치료를 받을 수 있도록 신고를 하는 것이 매우 중요하다.

1) 아동학대 예방

현재 아동학대에 대한 세계적인 접근 경향은 '예방이 최선의 치료'이다. WHO의 예방 프로그램 준류는 1·2·3차 예방 프로그램으로 나뉘어지며, 표 2-10은 WHO의 예방 프로를 적용한 것이다(Box 2-14).

표 2-10 WHO의 학대 예방 프로그램

구분	내용
1차 예방	• 아직 문제가 발생하지 않은 일반 가정과 아동의 안전과 건강 및 복지지원 – 부모, 가족, 아동 또는 지역사회를 대상으로 가족기능강화에 주안점을 둔 아동양육 또는 부모교육 프로그램(실례 : 초산 임산부 대상 교육 프로그램)
2차 예방	• 고위험집단의 위험요인의 최소화 – 아동학대의 위험요인을 갖고 있는 고위험집단에 문제 중심적 접근법을 통해 위험요인을 감소시키고 보호요인을 강화시켜 문제 발생을 예방하려는 프로그램
3차 예방	• 이미 아동학대 문제를 가진 것으로 밝혀진 사람에 대한 치료와 재활 목표 – 피해자 및 가해자에 대한 원조와 치료를 제공
개입 치료	• 치료중심의 재활 – 아동학대 가정을 대상으로 재발이나 가족해체를 막기 위해 서비스 제공 미래의 폭력적 행동을 예방하려는 전력
처벌	• 가해자와 투옥의 재활 – 유죄판결을 받은 가해자를 대상으로 처벌과 재활 중심의 프로그램 제공

BOX 2-14 아동학대 예방의 중요성

• **아동학대는 신뢰를 파괴한다.**
아이들은 가족들 속에서 신뢰를 배우지만 학대 받은 아동은 부모를 믿을 수 없기에 신뢰가 요구되는 대인관계에 있어서도 어려움을 겪을 수 있다.

• **아동학대는 어린이를 죽일 수 있다.**
많은 어린이들, 특히 한 살 이하의 어린이들이 부모에 의해 살해되고 있다.

• **아동학대의 예방이 치료보다 효과적이다.**
학대받은 아동의 치료는 어렵고, 시간이 소모되며 효과도 없다. 아동학대는 예방이 훨씬 효과적이다.

• **학대 받은 아동은 자신에 대해 무가치하게 느낄 수 있다.**
신체적, 정신적 상처는 평생 장애인으로 살아야 할 만큼 심각한 상처일 수 있다.

• **학대행동은 다음 세대로 전수된다.**
아동들은 그 자신의 아동기에 부모역할에 대한 대부분의 것을 배우게 되므로 학대받은 아동들은 그들 자신의 아이를 가지게 되었을 때 학대를 되풀이할 가능성이 높다.

• **아동학대의 예방은 우리 사회의 다른 문제들을 감소시킬 것이다.**
아동학대와 성장 후의 범죄, 약물남용, 사회부적응, 그리고 결혼 부적응과 성문제 등은 상관관계가 깊다. 아동기에 학대 받지 않았다면 이런 문제들은 발생하지 않을 수도 있었을 것이다.

• **아동학대예방에 대한 헌신은 사회의 성숙을 나타내는 증표이다.**
정말로 우리 사회의 미래에 관심을 가지고 염려한다면 우리는 어린이들의 모든 형태의 학대와 착취로부터 자유롭게 자랄 수 있게 하여야 한다.

(출처 : 중앙아동보호전문기관)

2) 관리

아동학대를 발견하면 누구든지 신고를 해야 한다. 우리나라 아동복지법에서는 특히 직무상 아동과 관련이 있는 사람을 신고의무자로 규정하고 아동학대 긴급신고전화를 개통하여 누구나 손쉽게 신고를 할 수 있도록 하고 있다.

또한 아동보호기관을 설치하여 신고된 아동을 보호하도록 하고 있다. 유치원이나 보육시설

BOX 2-15 학술대회 동향

제21회 국제 아동학대와 방임 예방학회(Internatioal Society for the Prevention of Child Abuse and Neglect: ISPCAN) 국제학술대회에서 "Preventing Child Abuse & Neglect is a Child Rughts(아동에 대한 학대와 방치를 막는 것은 아이들의 권리)"를 주제로 한 이번 국제학술대회는 "우리의 아이들을 지키자, 우리의 미래를 지키자"를 주제로 기조 강연에서 학대가 유해한 관습, 빈곤, 성 착취, 아동노동, 조혼 등과도 밀접히 관련되어있음을 알리는 동시에, 새로 생겨나는 형태의 학대를 소개하였다. 이를 국가를 포함하는 모든 의무 이행자들이 의지가 없거나 학대를 방조함으로써 발생하는 '아동학대 2유형(의무이행자 유형)'로 명명하여, 우리가 알고 있는 '아동학대 1유형(기존 유형)'와 구분하여 학대와 방임 예방에 학계와 전문가들의 새로운 형태의 활동을 촉구하였다.

이 학회에서 아동학대는 더 이상 예방이 아닌 근절되어야 할 것이며, 이를 위해 'LEAP' Law(법) – Education(교육) – Awareness(인식) – Prevention(예방)의 접근이 필요하다고 역설하였다.

의 교사는 학대아동을 조기에 발견하여 보호받을 수 있도록 아동들에게 학대의 단서가 있는지를 관찰하는 것이 매우 중요하다.

학대아동은 학대 사실을 다른 사람에게 자발적으로 알리지 않는 특성이 있고, 학대의 증거는 매우 애매하기 때문에 항상 관심을 가지고 관찰할 필요가 있다. 또한 아동들에게 자신을 보호하는 방법과 다른 어른들에게 자신의 상황을 알려야 한다는 것을 가르쳐야 한다. 특히 계획적인 성적 학대를 예방하기 위해서 "싫어요"라고 말하기와 고함지르기 등 위험 상황을 피하는 방법, 혼자 다니거나 위험 지역에 가지 않도록 교육한다.

피해아동이 학대 후유증을 극복하고 학대 행위자의 재학대를 방지하며 가족의 기능을 강화하기 위해 피해아동, 학대행위자, 그리고 피해아동의 가족을 대상으로 상담, 심리치료, 사회복지기관연결 등의 가족기능 강화 서비스, 피해아동을 보호·지원하는 서비스가 제공되어야 한다(Box 2-15).

5. 학대 아동간호

모든 건강전문인의 가장 중요한 책임 중의 하나는 가능한 한 일찍 학대 사실을 확인하는 것이다.

학대의 사실을 규명하기 위해서는 체계적인 신체 검진과 상세한 병력에 대한 구체적인 사정이 우선되어야 한다. 학대 아동의 간호는 다음과 같다.

- 학대의 증거를 확인한다.
- 더 이상 학대받지 않도록 아동을 보호한다.
- 아동과 가족을 지지한다.
  - 치료적 관계의 확립
  - 부모역할에 대한 자신감 부여
  - 정상 활동 재개의 격려
  - 기관에의 의뢰
- 퇴원계획을 수립한다.
- 학대를 예방한다(아동 스스로를 보호하도록 아동을 교육). '아니오'라고 말하도록 하고 사적인 장소에 혼자 접근하지 않도록 아동의 권리를 인식 시키는데 초점을 둔다(그림 2-8).

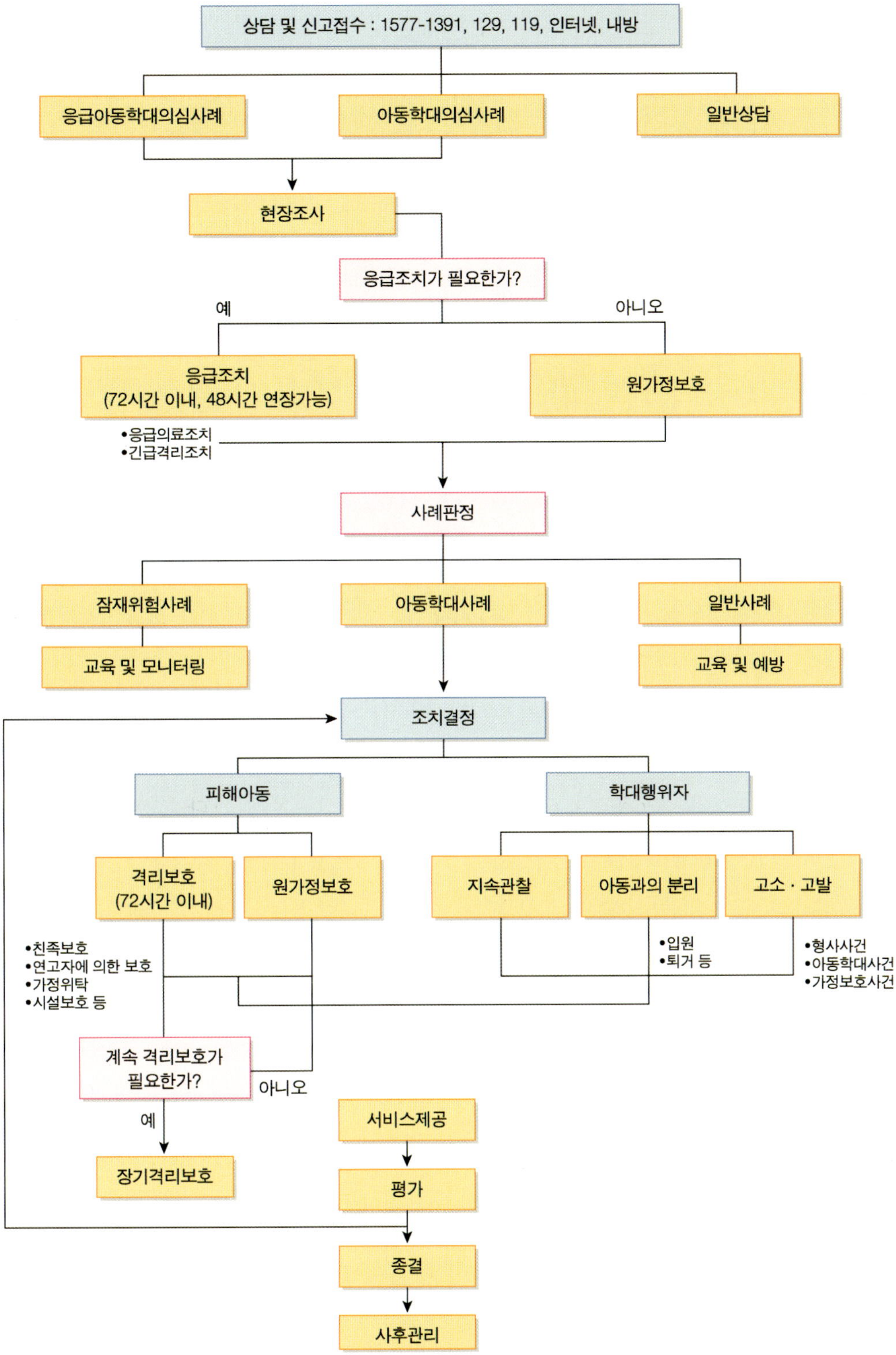

그림 2-8 아동학대사례 업무진행도

PEDIATRIC NURSING

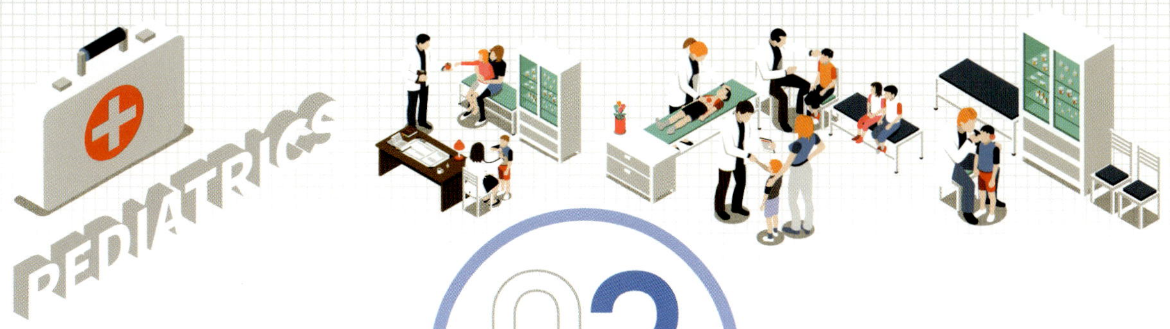

03
CHAPTER

아동의 성장발달

Pediatric Nursing

학·습·목·표

- 성장발달의 개념과 원리를 설명한다.
- 성장발달에 영향을 미치는 요인을 설명한다.
- 발달단계별 심리·사회성 발달을 설명한다.
- 발달단계별 인지발달을 설명한다.
- 발달단계별 언어발달을 설명한다.
- 발달단계별 성발달을 설명한다.
- 발달단계별 영성발달을 설명한다.
- 발달단계별 도덕성발달을 설명한다.
- 발달단계별 신체상발달을 설명한다.
- 발달단계별 자아개념발달을 설명한다.
- 아동의 놀이를 설명한다.

PEDIATRIC NURSING

03 CHAPTER 아동의 성장발달

아동의 성장발달

1. 성장발달의 개요

성장발달이란 인간이 자라는 과정에서 나타나는 신체적, 심리 사회적 요인 등이 상호 작용하여 출생에서 사망에 이르기까지 전 생애에 걸쳐 일어나는 계통적, 지속적, 순방향적 변화를 말한다. 아동의 성장 단계에 따른 특성을 이해하는 것은 아동과 가족에 대한 질병관리, 건강 유지 증진, 교육 등의 간호활동을 계획하고 중재하는 간호과정 전반에서 필수적이다.

아동간호사는 아동의 반응과 특성을 토대로 해당 연령에 따라 정상적인 발달단계를 거치고 있는지 사정하기 위해 아동의 발달 수준을 고려한 의사소통 기술과 아동의 성장발달에 대한 폭넓은 지식을 갖추어야 한다(그림 3-1).

2. 성장발달의 개념

아동의 성장발달은 아동기 전체를 통해 나타나는 생물학적인 변화와 기능의 질적 변화를 의미한다. 성장발달은 신체적, 정신적, 정서적, 지적, 심리사회적, 도덕적, 영적인 모든 변화를 총칭하며, 이러한 모든 과정은 복합적·동시적으로 진행되며, 내분비계 유전, 환경, 체질, 영양에 의해 영향을 받는다.

성장과 발달은 흔히 같은 뜻으로 사용되기도

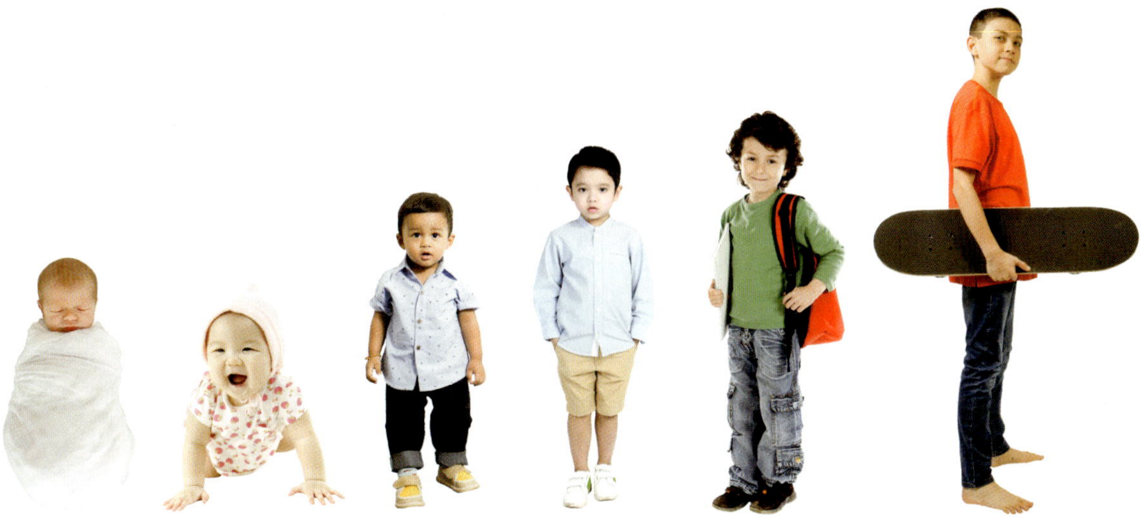

신생아기 (출생~4주) | 영아기 (4주~1세) | 유아기 (1~3세) | 학령전기 (3~6세) | 학령기 (6~12세) | 청소년기 (12~18세)

그림 3-1 아동간호와 관련된 성장발달 단계

하지만 실제로는 다른 개념이며 이들은 아동의 성장발달을 위해 상호 연관되어 있다. 또한 성장과 발달은 최적의 발달을 도모하기 위하여 아동의 잠재력을 최대로 실현하려는 경향을 갖는다.

성장(growth)이란 양적인 변화를 나타내는 것으로 세포의 증식 또는 분화과정을 통한 생리학적 크기의 증가를 의미하며 일정한 시기가 되면 멈추게 된다.

발달(development)이란 인간의 전 생애에 걸쳐 일어나는 좀 더 복잡하고 포괄적인 개념으로 기술의 점진적인 획득과 기능할 수 있는 능력을 의미한다. 발달은 질적인 변화를 나타내며 학습된 행동과 성숙으로부터 얻어진다.

성숙(maturation)은 유전과 같은 내적 요인에 의해 나이가 들어감에 따라 아동의 적응능력이 증가하거나 구조나 기능이 정교해지는 질적인 변화를 의미하며, 발달과 상호 교환적으로 사용된다(Box 3-1).

BOX 3-1 성장과 발달

- **성장**
  - 키, 체중, 골격, 신경조직 등의 양적 증대
  - 측정 가능하고 쉽게 관찰되거나 조사됨
  - 성장은 지속적으로 상승하다가 정점에 이르면 정지됨
- **발달**
  - 전 생애에 걸쳐 일어나는 모든 변화의 양상과 과정을 의미
  - 새로운 기능을 수용하며 배우는 능력의 향상
  - 정서적, 정신적, 사회적 변화 등을 의미하는 질적 변화
  - 성장과 성숙, 학습을 통하여 성취되며 성장보다 광범위한 개념임

3. 성장발달의 원리

아동의 성장발달은 예측할 수 있는 원리에 의해 진행되며 이는 모든 아동에게 적용될 수 있는 보편성을 갖는다. 성장발달의 일반적인 특성은 다음과 같다.

1) 성장발달은 순서가 있고 연속적이다.

아동의 성장발달은 일생 동안 지속되며 성장발달은 보편적인 순서를 거치게 된다. 비록 아동의 발달시기가 다를지라도, 모든 성장발달은 예측 가능한 단계 혹은 양상을 따르며, 연속성을 지닌 질서정연한 과정이다.

발달의 전 단계는 다음 단계의 기초가 된다. 아동은 걷기 전에 서고, 서기 전에 기고, 기기 전에 배밀이를 한다. 언어를 습득할 때 아동은 모음을 소리 낸 후에 자음을 사용하게 된다. 또한 특정 연령대에서 나타나는 전형적인 발달 양상이 존재한다. 비록 아동에 따라 변화를 맞이하는 시기나 다음 단계로 발달하는 기간은 차이가 있지만 기본적인 변화의 순서는 동일하다.

2) 성장발달은 일정한 방향이 있다.

아동의 성장발달은 머리쪽에서 발쪽(cephalo-caudal)으로 진행한다. 이를 두미 발달 원칙이라고 한다(그림 3-2). 신체 특징에서 이런 경향은 출생 전 시기에도 나타나지만, 출생 후 행동 발달에도 적용된다. 즉, 머리의 구조와 기능은 신체 하부보다 먼저 발달하는데 영아는 혼자서 머리와 목을 가눌 수 있게 된 뒤에야 등과 몸을 조절하여

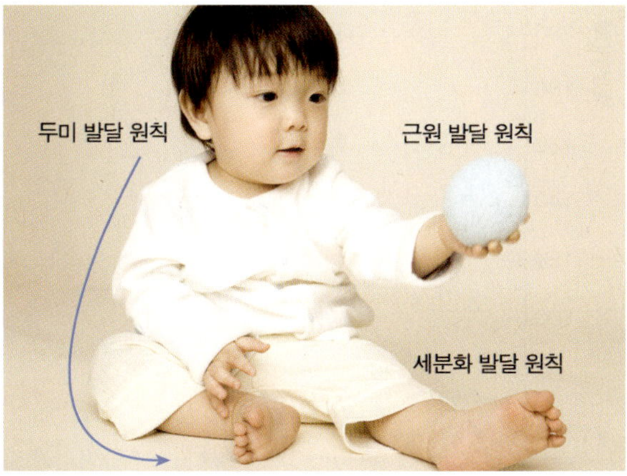

그림 3-2 성장발달의 원칙

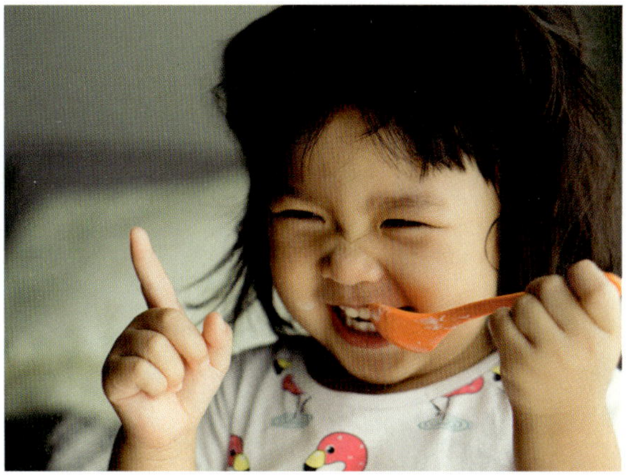

그림 3-3 미세운동의 발달로 숟가락 사용이 가능해짐

앉게 되고 이후 하체의 근력과 조정력이 발달하면서 설수 있게 된다.

성장발달은 근위-원위 방향으로 이루어진다. 이를 근원 발달 원칙이라 한다. 즉 중심에서 말초쪽으로 발달하는 개념이다. 몸의 중심부인 몸통과 팔의 발달이 먼저 이루어지고 난 다음에 손가락과 같은 말초 부위의 발달이 나타난다. 즉, 영아에게 어깨 조절이 손의 발달보다 우선하고 손가락을 조작하기 전에 손 전체가 한 단위로써 사용된다(그림 3-3).

아동이 예쁜 인형을 보았을 때 처음에는 팔을 뻗치고 이후 손 전체로 인형을 쥐며 그 이후에 작은 부분을 손가락을 만질 수 있게 되는 것이다. 또한, 중추신경계가 말초신경계보다 더 빨리 발달한다. 이런 경향은 양측성이고 대칭적이며, 양측이 동일한 방향과 동일한 비율로 발달한다. 그러나 이러한 대칭성은 출생 후 초기 발달단계에서 일부 신경학적 기능에 차이가 나타나는데 그 예로 양손을 모두 사용해 오다가 5세경이되면 한 손을 더 선호하는 것을 볼 수 있다.

3) 성장발달은 점차 세분화된다.

아동은 전체적인 것에서 구체적인 것(mass to specific)으로 세분화된다. 이를 세분화 발달 원칙이라 한다. 아동은 성장발달이 진행될수록 자신의 내외적 자극에 대해 더 조절되고 세분화된 반응을 나타나게 된다. 가령 영아는 통증에 대하여 전신반응을 보이다가 성장해감에 따라 머리가 아프면 머리를 감싸 안는 등의 구체적인 반응으로 변화한다. 감정과 정서에 있어서도 다양하고 구체적으로 분화한다.

4) 성장발달은 복합적이고 통합적이다.

아동의 성장발달은 단순한 것에서 복잡한 것으로(simple to complex) 진행된다. 이것은 단순한 작업에서 복잡한 활동과 기능으로 발달하는 것을 의미한다. 매우 넓고 광범위한 행동 유형에서 더 특수하고 세련된 유형으로 일어난다. 발달의 신체적, 정신적, 사회적, 정서적 등의 모든 분야가 이러한 경향으로 일어난다.

신체는 근육의 조절을 통한 미세운동이 일어나기 전에 전체적이고 전반적인 근육운동이 일

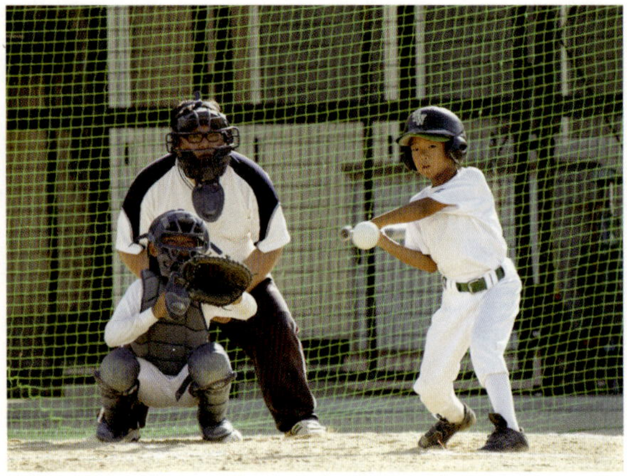

그림 3-4 경기라는 복합적 형태로 발달

어난다. 아동은 처음에는 달리고 뛰는 동작을 하지만 이런 행동은 경기나 게임의 복잡한 형태로도 발달한다(그림 3-4). 또한 처음부터 완벽한 문장을 구사하는 아동은 아무도 없다. 옹알이에서 시작해서 음절을 말하고 의미 있는 단어를 사용한 뒤에 단순한 문장을 완성해 나갈 수 있다.

5) 성장발달의 속도는 일정하지 않다.

아동의 성장발달 속도는 항상 일정한 것이 아니다. 성장이 완만하게 이루어지는 시기가 있는 반면 급격하게 증가를 보이는 시기도 있다. 일반적으로 영아기의 성장 속도는 매우 빠르지만 학령기에는 더디며 청소년기에 이르러 다시 빨라지는 S자형의 패턴을 보이게 된다.

신체 부위의 성장률도 각각 다르게 나타나는데 가령 뇌의 발달은 출생 초기부터 급성장하여 4세경에 이미 성인 수준의 80%에 도달하게 되고 생식기는 사춘기부터 급속히 성장하여 16~18세경에 성인 수준에 도달한다. 이러한 변화는 다음 신체 기관별 성장 곡선을 보면 보다 더 자세히 알 수 있다(그림 3-5).

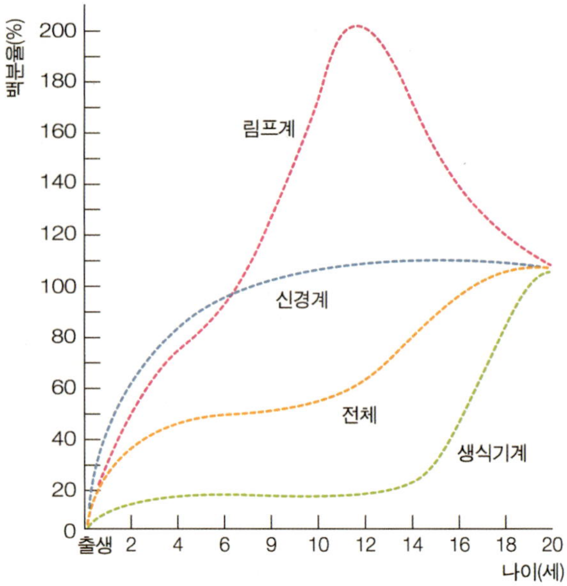

그림 3-5 신체기관별 성장곡선(Scammon's growth curve)

(1) 전체적인 발달

신장과 체중은 전체적인 발달 지표이다. 신장은 골격 성장으로 전반적 성장척도가 된다. 출생 시 신장은 약 50cm로 처음 1년간은 출생시 신장의 1.5배 정도로 자라고 2세가 되면 성인 키의 1/2이 된다. 유아기와 학령전기에는 5~6cm 가량 완만히 자라고 사춘기가 되면 신장은 급속히 증가하여 연간 8~10cm 가량 자란다.

체중의 증가는 아동의 정상적인 성장 과정을 나타내는 기준이 되며, 영양과 성장의 가장 좋은 지표가 될 수 있다. 신생아의 평균 체중은 3,175~3,400g이다. 일반적으로 4~7개월에 출생 시 체중의 2배이며 1년에 3배, 2년 6개월에 4배가 된다.

(2) 신경계 발달

신경계는 출생 후 보다 출생 전에 더 빠르게 성장한다. 임신 15~20주에 뉴런 수가 급속히 증가하고, 임신 30주에 또 다시 증가하며 1세까지 빠르게 성장한다. 뇌의 성장은 머리둘레로 확인할 수 있고, 출생 후 뇌성장의 1/2이 영아기에 이루어지고, 75%가 3세, 90%가 6세에 이루어진다.

출생 후 초기의 움직임은 원시반사(primitive reflex)를 따르게 되고, 성장발달하면서 뇌신경계가 점점 많은 반사작용을 조절하게 된다. 만약 원시반사가 지속된다면 이는 뇌신경계의 발달에 이상이 있음을 의미한다.

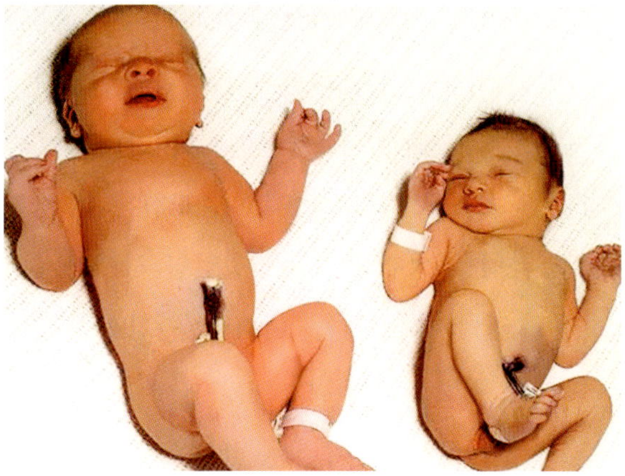

그림 3-6 재태기간은 같으나 신체 성장속도에 개인차가 나는 신생아

(3) 림프계 발달

림프조직은 림프절, 흉선, 비장, 편도선, 아데노이드 포함하고, 다른 조직과는 성장 유형이 다르다. 이 조직은 신체 크기보다 상대적으로 작지만 출생 시에 잘 발달되어 있다. 림프조직은 6세까지 빠르게 증가하여 성인 수준에 달하며 그 후 계속 성장하다가 10~12세에 최고에 달하여 성인 크기의 2배가 되고, 청소년 후기까지 빠르게 감소하여 성인 수준이 된다.

6) 성장발달은 아동마다 개인차가 있다.

모든 아동은 생물학적, 심리사회적, 인지적, 도덕적, 영적 발달에 개인차가 존재한다. 같은 연령대라 할지라도 아동의 성장발달 정도는 개별적인 차이가 있으며 유전적 요인과 환경적 요소가 상호작용하여 아동에게 영향을 미친다. 즉, 개개인 아동은 그 자신이 독특한 특성을 갖고 성장한다.

성장발달 순서는 예측할 수 있으나 정확한 시기는 예측할 수 없고 성장률은 개인에 따라 다양한 차이를 보인다(그림 3-6).

어떤 아동들은 운동 협응이 빨리 나타나고 또 어떤 아동들은 언어 습득이 빠르다. 사춘기 같은 급성장기에는 아동에 따라 일찍 또는 늦게 나타난다. 아동은 급성장기 동안 빠르거나 느리게 성장할 수 있고 빨리 끝마칠 수도 있다. 아동의 성별은 생리적 성장에서 중요한 영향을 미친다. 여아는 신체 성장이 남아 보다 2년 정도 빠르다.

7) 성장발달에는 결정적인 시기가 있다.

성장과정에는 특정 신체기관이 특별한 방식으로 환경과 상호작용하는 결정적인 시기가 있다. 이 시기를 임계기(critical period) 혹은 최적기(optimal period)라고도 한다. 이 시기 동안의 상호작용의 질은 신체에 유익할지 혹은 해로울지를 결정한다. 예를 들어 아동은 성장 과정에서 수많은 위험에 노출되게 된다. 어떤 시점에서 위험을 경험했는지에 따라 손상의 정도는 다르다.

가령 임신 초기에 산모가 태아기형을 유발할 수 있는 약물을 복용하였거나 다량의 방사선에 노출된 경우 출생 후 아동에게 비가역적인 악영향을 초래할 가능성이 높다. 또한 특정한 발달적 과업을 성취하는데 결정적인 시기가 존재하며 과업에 따라서는 이러한 결정적 시기에 더 쉽게 과업을 완수할 수 있다.

걸음마를 배우는 만 1세 이후의 아동은 넘어지는 실수를 수차례 경험하면서도 열심히 걷기 연습을 하며 결국에 스스로 걸을 수 있게 된다. 심리적 발달에 있어서도 생후 첫 1년 동안 돌봄을 제공하는 어머니와의 애착과 신뢰감을 형성하는 것은 영아기 이후에 긍정적이고 건강한 성격을 형성하는데 기초가 된다.

8) 성장발달은 상호관련성이 있다.

아동의 성장발달은 지속적으로 주위 환경과 상호작용하며 점진적으로 발달하는 역동적 과정으로 유전적 요인과 내외적 환경의 다양한 요소의 영향을 받는다. 특히, 가족의 가치와 규범, 사회의 규범과 전통 등은 아동의 발달에 많은 영향을 미친다(Box 3-2).

BOX 3-2 성장발달 원리

- 순서가 있고 연속적이다.
- 일정한 방향이 있다.
- 점차 세분화된다.
- 복합적이고 통합적이다.
- 성장속도는 일정하지 않다.
- 개인차가 있다.
- 결정적 시기가 있다.
- 상호관련성이 있다.

성장발달에 영향을 미치는 요인

1. 생물학적 특성

정자와 난자가 결합하는 수정 이후 인간의 기본적인 유전 구조는 정해진다. 성과 유전적 결정 요인들은 성장의 속도와 최종결과에 강력한 영향을 미친다. 키, 몸무게 등의 성장 속도는 부모와 아동 간에 높은 관련성이 있다.

얼굴의 모양이나 형태, 신체 구조를 포함한 신체 특성들도 유전되며, 아동이 성장하고 환경과 상호작용하는 방법에 영향을 준다. 기질, 활동 수준, 반응, 수줍음 등의 성격적 영역도 역시 유전된다. 유전과 관련된 인종, 성별, 지능, 염색체 이상 등의 특성은 아동의 성장과 발달에 영향을 미친다. 유전적인 결함이나 문제는 출생 이후 아동을 질병에 이환되게 하거나 개인의 전 생애에 영향을 미치는 장애를 초래 할 수 있다.

1) 인종

인종은 신장, 체중, 골격 등의 생물학적 발달 특성을 비롯하여 특정 질환에 이환되는 확률에 영향을 줄 수 있다. 그러나 인종 내에서도 개체 간의 차이가 크며 전 세계적으로 다양한 인종과 그 인종의 혼혈성에 의해 인종의 구별은 논쟁의 여지가 있다. 또한 개인이 그 사회에서 차지하는 사회경제적 상태가 다르며 문화적 신념에도 차이에 있다. 즉 인종이라는 단일 요소 보다는 건강상태를 지각하고 관리하는 양상과 영양, 식습관, 활동 영역 등 환경적 측면과 관련되어 아동의 성장발달에 영향을 미치게 된다.

2) 성별

일반적으로 성별에 따라 아동의 체중과 신장에 차이가 나타난다. 보통 출생 시 남아는 여아보다 체중이 많이 나가고 신장이 더 크며 이러한 특성은 여아의 사춘기가 시작되는 시기까지 이어진다. 여아의 사춘기는 남아에 비해 6개월~1년 정도가 빨라 성장급등이 일어나는 시기에는 여아가 남아에 비해 성장이 우위에 있을 수 있으나 사춘기 후기에는 대부분 다시 남아가 신장이 더 크고 체중도 많이 나가게 된다.

3) 유전적 질환

유전적인 질환에 이환된 아동은 질환의 종류나 치료 정도에 따라 차이는 있으나 일반적으로 정상적인 성장발달이 지연될 가능성이 높다. 성장발달의 이상은 수많은 유전 질환의 임상증상 중 하나이다. 저신장은 다양한 원인의 왜소증과 성염색체 이상인 터너증후군(Turner syndrome)에서 골격장애가 현저하게 나타난다.

구루병, 점액성 다당류와 같은 대사장애 질환과 많은 내분비장애는 정상 성장을 방해한다. 마르판 증후군(Marfan syndrome)과 클라인펠터 증후군(Klinefelter syndrome)에서는 신장이 매우 크다. 영양 흡수장애와 소화 장애 역시 성장발달에 큰 영향을 준다. 장기간 지속되거나 특히 발달의 민감기에 발생하는 장애나 질병은 성장에 영구적인 손상을 가져올 수도 있다.

그밖에도 다운증후군(down syndrome), 페닐케톤뇨증(phenylketonuria), 낭포성섬유증(cystic fibrosis), 겸상적혈구성 빈혈(sickle cell anemia) 등 다양한 질환이 염색체 이상으로 인해 발생하게 된다. 이러한 질환은 지능장애, 외형변화, 반복되는 입원, 일생 동안의 의학적 관리 등 아동의 삶 전반에 영향을 미치게 된다.

2. 환경

환경은 생물학적 특성과 밀접하게 상호작용하여 인간의 성장발달에 광범위하고 복합적인 영향을 미친다.

1) 출생 전

출생 전 모체의 체내 환경은 태아에게 직간접적으로 영향을 미친다. 기형 발생을 유발하는 유해한 환경은 자연유산, 선천적 결함이나 돌연변이의 원인이 되어 직접적으로 수정난이나 태아에게 손상을 입힌다. 유전적인 이상과 달리 자궁 내에 유입되는 환경물질들은 태아성장에 영향을 미친다.

기형 유발물질은 감염, 모체 측 질병, 대사불균형, 약물이나 물질 남용, 환경적 화학물질, 방사능 등이 있다. 또한 모체의 영양부족은 태아의 뇌세포 성장을 저해하고 내분비 장애, 풍진이나 매독 등의 전염성 질환, 방사선 조사, 약물이나 알코올 섭취, 흡연, 정서적 긴장 등은 태아의 건강에 주된 영향요인으로 작용한다.

2) 출생 후

문화적 영향, 물리적인 가정환경, 사회경제적 수준, 식습관과 영양상태, 수면상태, 질병노출, 부모-자녀 관계나 부모의 양육태도, 부모의 이

표 3-2 **아동기질의 특성**

활동성	대표적으로는 놀이, 식사 등과 같은 아동이 보이는 움직임의 수준과 빈도
규칙성	수면, 식사, 배변 등 생리적 현상에 대한 규칙성 여부
접근/위축	새로운 사람, 음식, 장난감 등 새로운 자극에 대한 움츠러듦
적응성	자극에 대한 적응(순응)하는 능력
반응 강도	자극에 반응하는 에너지
반응 역치	반응에 대한 자극의 양이나 강도
기분	즐거움, 행복함, 친근한 행동, 불쾌감, 불행감, 배타적인 행동
주의산만	환경적 자극에 의해 주의가 산만해지는 정도
인내력	어떠한 장애물에도 불구하고 한 활동을 지속하는 기간

혼이나 별거 등의 심리적 환경, 아동의 출생순위, 운동 등의 활동영역 그리고 기후와 계절은 성장에 영향을 준다. 키의 성장은 여름과 봄에 빠른 반면, 체중의 증가는 가을과 겨울에 빠르다. 이 현상은 호르몬 변화 때문이거나 활동수준의 계절적 차이 때문으로 여겨진다.

또한 환경에서 중요한 위험 요인인 화학품과 방사선, 물, 공기, 음식물의 오염 등은 모든 발달단계에서 위험 요인이 된다. 이러한 모든 자극요인이 아동의 성장발달에 광범위하고 포괄적인 영향을 미친다.

3. 기질(Temperament)

기질은 선천적이고 개인차가 현저하게 나타나는 특성을 가지고 있다. 기질은 개인이 환경에 대응하는 반응양상으로 삶을 살아가면서 취하는 사고나 행동방식을 의미한다. 이는 명확히 구별되는 행동이기보다 행동성향이며 성장 단계에 따라 발달하는 것이 아니다.

표 3-3 **아동기질의 유형**

순한 아동(40%)	• 행동을 예측하기 쉽고 성격이 차분
까다로운 아동 (10%)	• 본인이 생각하는 구조화된 환경을 요구 • 매우 활동적거나 감정이 불규칙함
반응이 느린 아동 (15%)	• 자극에 대해 반응하는 것이 느림 • 수동적이고 온화함

Chess & Thomas는 기질에 의한 아동 반응양상의 특성을 활동성과 규칙성, 접근성, 적응성, 반응의 강도, 산만함, 지속성, 반응 역치, 기분, 주의산만, 인내력 등의 9가지로 분류하였다(표 3-2). 9가지 특성에 따라 아동의 대표적인 기질은 순한 아동(easy child), 까다로운 아동(difficult child), 반응이 느린 아동(slow to warm up child)으로 유형화된다(표 3-3).

약 40%의 아동이 순한 아동에 속하며 순한 아동은 성격이 차분하고 예측하기 쉬우며 새로운 자극에 대해서 긍정적으로 시도하고 적응하는 특성을 갖는다. 또한 경·중등도의 반응 강도를 갖고 적당히 긴장된 분위기를 나타낸다.

약 10% 가량이 까다로운 아동에 속하며 까

다로운 아동은 성미가 급하고 매우 활동적이며 불규칙적인 습관을 갖고 있다. 기분을 표현하거나 반응을 보일 때 강하고 부정적이며 짜증을 내는 경우가 많다. 새로운 일, 환경, 사람에 적응이 느리고 조직적인 환경을 요구한다.

약 15% 정도가 반응이 느린 아동에 속하며 반응이 느린 아동은 일반적으로 부정적인 반응을 보이며, 새로운 자극에 대해 긴장하고 적응하는 것이 느리다. 일상생활에서 새로운 변화에 대해 온화하지만 수동적인 반응을 보이며 전반적으로 활기가 없다.

순한 아동은 부모의 입장에서 이상적인 아동이 될 수 있을 것이다. 반면에 까다로운 아동의 부모는 자녀를 돌보는데 많은 어려움을 겪게 된다. 아동의 기질을 이해하는 것은 아동을 양육하고 발달상의 문제나 위험을 발견하는데 도움이 될 수 있다. 특히 신체 리듬이 불규칙하거나 예측하기 어려울 때, 매우 활발하고 격렬한 반응을 보이는 아동의 경우에는 좀 더 주의를 기울일 필요가 있다. 활동 시 부상을 방지하기 위한 방법을 모색하거나 아동의 주의를 전환시키는 등의 전략이 요구된다.

아동은 새로운 상황을 맞이해야 하는 경우 부모가 바라는 대로 적극적이고 능동적으로 적응하지 않는다. 수줍어하거나 철회 반응을 보이는 아동이 있는가 하면 쉽게 지루해 하거나 짜증을 부릴 수도 있다. 이런 경우, 아동의 동기유발을 위해 다양한 감각적 자극을 제공하여 성취감을 경험할 수 있도록 하고, 또한 아동이 과제에 집중할 수 있는 분위기를 만들어주어야 한다.

부모로서 아동의 기질에 대한 이해는 성공적인 자녀양육에 필수적인 조건이다. 아동의 기질을 고려하지 않은 부모의 양육방식은 아동이 문제행동을 유발하는 원인이 되기도 한다. 아동의 기질에 대한 이해는 부모가 아동을 양육할 때 아동이 갖는 취약성을 파악하여 적절한 중재를 제공할 수 있도록 도움을 줄 것이다.

아동의 심리·사회성 발달

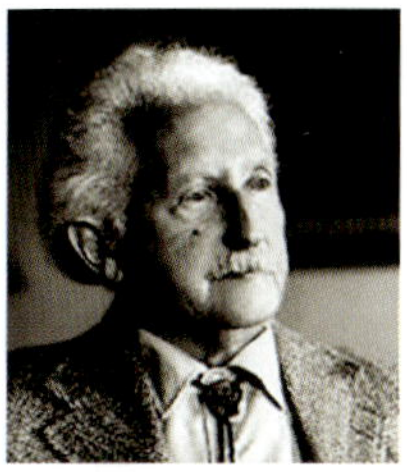

에릭슨(Erikson, 1902~1994)의 심리사회 이론(psychosocial therapy)은 가장 보편적인 심리 사회적 발달 이론으로 프로이드(Freud)의 이론을 토대로 성립되었으나 심리사회적 환경의 중요성을 강조하고 있으며, 건강한 성격을 강조한다는 점에서 차이가 있다.

성격 발달은 계속적인 과정이며 아동발달에 있어서 각 단계 마다 결정적 시기에 달성해야 하는 발달과제가 있다.

발달과제를 성공적으로 해결하면 다음 단계로의 진행이 원만하게 이루어지나, 어떤 문제도 완전하게 해결될 수는 없기에 생의 과정에서 갈등이 반복될 수 있다. 즉, 각 발달 단계의 갈등은 긍정적 또는 부정적 결과를 초래할 수 있다. 따라서 발달 단계에 따른 갈등 상황에서 긍정적인 측면과 부정적인 측면이 균형을 이루는 것이 중요하며, 각 단계의 요구에 적절히 적응할 때 건강한 자아가 발달될 수 있다.

표 3-4 에릭슨(Erickson)의 심리사회적 발달 단계

발달단계	발달과업	발달 내용
영아(~1세)	신뢰감 대 불신감	• Freud 발달 단계 중 구강기에 해당한다. • 양육자의 일관된 돌봄이 신뢰감을 발달시키는 주요 요소가 된다.
유아(1~3세)	자율감 대 수치심/의심	• Freud 발달 단계 중 항문기에 해당한다. • 신체 및 환경에 대한 스스로의 조절력이 증가하고 획득한 기술을 사용한다.
학령전기(3~6세)	주도성 대 죄책감	• Freud 발달 단계 중 남근기에 해당한다. • 활동이 활발하고 적극적이다. • 자신 스스로의 지각과 신체적 활동으로 세상을 경험한다.
학령기(6~12세)	근면성 대 열등감	• Freud 발달 단계 중 잠복기에 해당한다. • 사회적 기술과 규칙을 습득하고 목표 달성을 통해 성취감을 느낀다.
청소년기(12~18세)	정체감 대 역할혼란	• Freud 발달 단계 중 생식기에 해당한다. • 신체 변화를 빠르게 경험하고, 자신의 정체성(성정체성)에 대해 고민한다. • 부모나 가족으로부터 독립하고자 한다(독립된 공간). • 여러 역할에 대해 인지하고, 이를 수용한다.

에릭슨(Erikson)은 삶의 주기에 따른 발달 과정을 8단계로 제시하고 있으며 그 중 아동기에 해당하는 5단계는 다음과 같다(표 3-4).

1. 신뢰감 대 불신감(Trust vs. Mistrust)

영아기에 해당하며 이 시기에 가장 중요한 발달과제는 신뢰감 대 불신감을 배우는 것이다. 생후 1년에서 기본적인 신뢰감 형성이 두드러진다. 어머니나 주된 양육자의 일관되고 애정어린 돌봄은 신뢰감을 발달시키는 필수 요소라 할 수 있고 영아가 충분히 만족스러운 경험을 했을 때 성취될 수 있다.

신뢰감 형성을 통해 세상은 안전하고 믿을 만하며 예측가능하다고 배우게 된다. 그러나 영아의 기본적인 욕구들이 부적절하게 충족되거나 일관되지 않은 보살핌이 제공되었을 경우 불신감이 발달할 수 있다. 이때 아동은 경계심을 갖거나 불안을 느끼고 안절부절, 짜증, 수면장애, 구토, 설사, 흐느끼거나 소리내서 우는 등의 증상이 나타날 수 있다.

2. 자율성 대 수치심/의심 (Autonomy vs. Shame and doubt)

유아기에 해당되며 발달과제는 자율성 대 수치심/의심이다. 이 시기는 신체와 환경을 조절하는 능력이 증가되면서 자율성이 발달한다.

대근육과 소근육의 발달을 통해 운동 기술이 향상되고 밥 먹기, 옷 입기 등의 조정 능력이 증가하는 이 시기에 아동은 스스로가 새로 성취한 일에 대하여 긍지와 기쁨을 느낀다. 자율성에 대한 표현으로 아동은 완강하게 거부하거나 떼를 쓰는 행동을 보일 수도 있다(그림 3-7).

이 시기의 아동에게 새로운 것들을 탐색하도록 기회를 주고 자유를 허용한다면 건전한 자

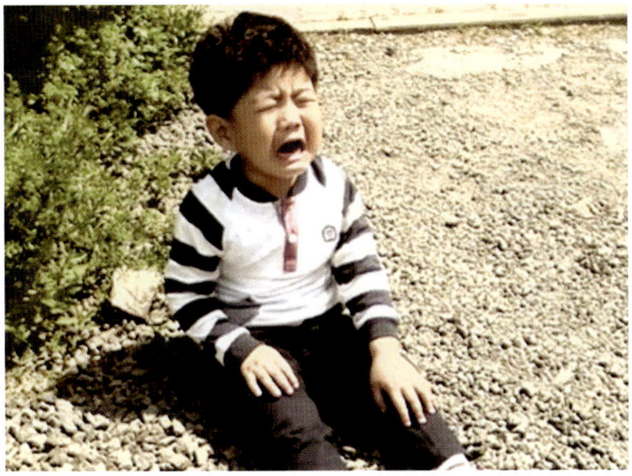

그림 3-7 유아는 자율성에 대한 표현으로 떼쓰는 행동을 보이기도 함

율성이 발달할 수 있을 것이다. 반면 타인에게 창피를 당하거나 자신의 선택이 좋지 못한 결과를 가져올 때, 다른 사람들이 자신을 부끄러워 할 때, 과잉보호를 받는 경우 의심이나 수치심 같은 부정적인 감정이 일어날 수 있다.

3. 주도성(솔선감) 대 죄책감(Initiative vs. Guilt)

학령전기에 해당하며 발달과제는 주도성 대 죄책감을 배우는 것이다. 이 시기의 아동은 생기와 활력, 적극적인 행동, 풍부한 호기심과 상상력을 통해 환경을 탐구하고 경험하면서 주도성이 발달하게 된다(그림 3-8).

아동에게 타인의 권리를 침해하지 않으면서 스스로 활동하도록 격려하는 것은 주도성을 확립하는 데 도움이 된다. 반면 양육자 또는 부모가 지나치게 억제하고 질책하거나 타인과의 관계 속에서 자신의 활동이나 생각이 어리석고 나쁜 것이라는 느끼게 되면 아동은 죄책감을 느끼게 된다.

4. 근면성 대 열등감(Industry vs. Inferiority)

학령기의 발달과제는 근면성 대 열등감이다. 자신이 속한 학교에서 인지적, 사회적 기술을 이 시기에는 습득하고 경쟁과 협동 같은 사회적 규칙을 배운다. 이러한 과업을 완수했을 때 타인으로부터의 인정과 칭찬을 통하여 성취감을 경험하며, 과제들을 성실하게 수행하면서 근면성을 획득하게 된다(그림 3-9). 만약 자신의 신체 및 인지기능이 부족하다고 느끼거나 타인이

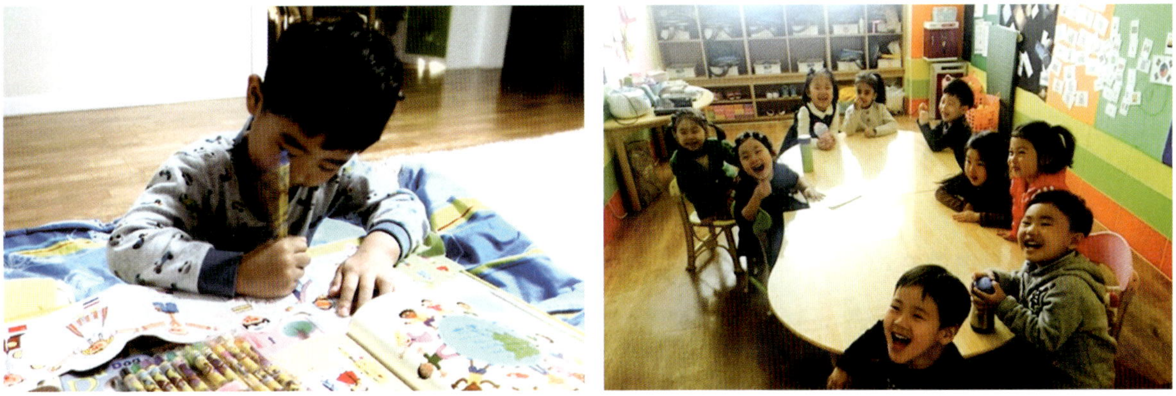

그림 3-8 학령전기 아동은 다양한 활동을 통해 주도성을 발달시킴

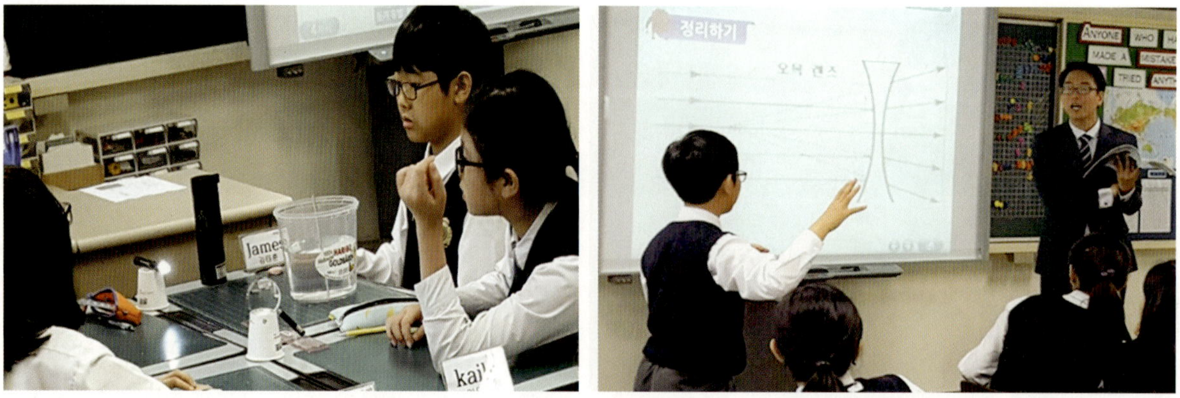

그림 3-9 학령기 아동은 과업의 성취를 통해 근면성을 발달시킴

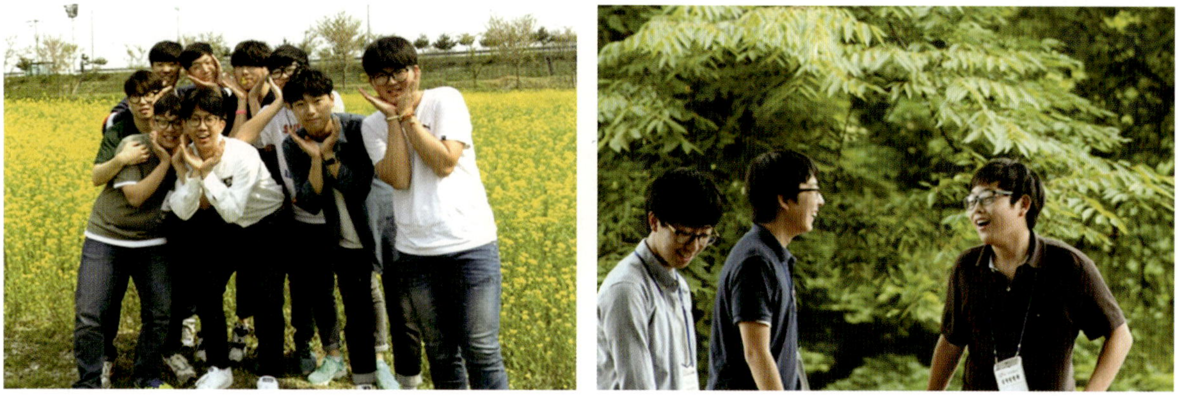

그림 3-10 청소년기에는 친구와 친밀한 관계를 형성함

자신에게 거는 기대에 부응하지 못한다고 생각되는 경우, 자신의 노력이 인정받지 못한다고 느낄 경우 열등감이 발달할 수 있다.

근면성과 열등감의 균형 있는 발달을 통해 아동은 스스로의 능력을 더욱 자유롭게 발휘하는 유능감을 획득할 수 있다.

5. 정체성 대 역할혼란 (Identity vs Role confusion)

청소년기 발달과제는 정체성 대 역할혼란이다. 청소년기는 아동에서 성인으로 이행하는 시기로, 청소년은 부모로부터 독립심을 키우고 친구와 친밀한 관계를 형성하며 주어진 여러 역할을 수용하여 통합해야 한다(그림 3-10).

청소년은 인지적, 감정적으로 '나는 누구인가?', '미래에 나는 어떻게 될 것인가?'에 대한 끊임없는 의문과 탐색의 과정을 통해 자아정체감을 형성한다. 만일 주요 갈등을 해결하지 못할 경우 자신이 누구인지, 자신의 위치가 어디인지 알 수 없게 되는 역할혼란이 일어나게 된다.

아동의 심리성적 발달

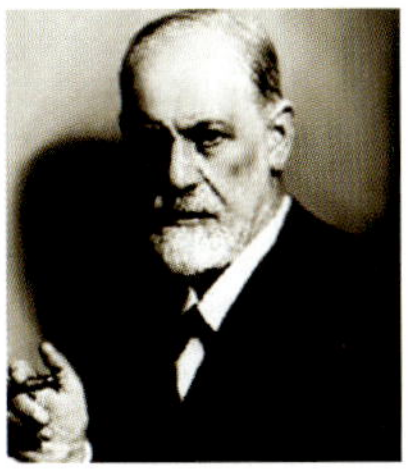

프로이드(Freud, 1856~1939)는 무의식적인 동기와 어린 시절 경험과 함께 심리성적(psychosexual)인 측면이 성격발달에 중요한 영향을 미친다고 주장하였다.

프로이드(Freud)에 의하면 인간은 정신역동적인 힘에 의해 행동하고 이러한 정신적 에너지는 본능(id), 자아(ego), 초자아(superego)로 성격의 주요 구성요소가 된다.

본능과 자아, 초자아는 인간발달이 진행되는 동안 끊임없이 유동하는 역동적 체계라 할 수 있으며 이들 간에는 갈등이 필연적이다. 본능이 욕구를 충족하고자 할 때 자아는 현실적인 방법을 찾기까지 본능을 억제한다. 이때 초자아가 자아가 선택한 방법이 양심에 비추어 받아들여질 수 있는 것인지 결정하게 된다. 이와 같은 균형점을 찾는 것은 성숙하고 건강한 성격을 이루는데 매우 중요한 부분이라 할 수 있다.

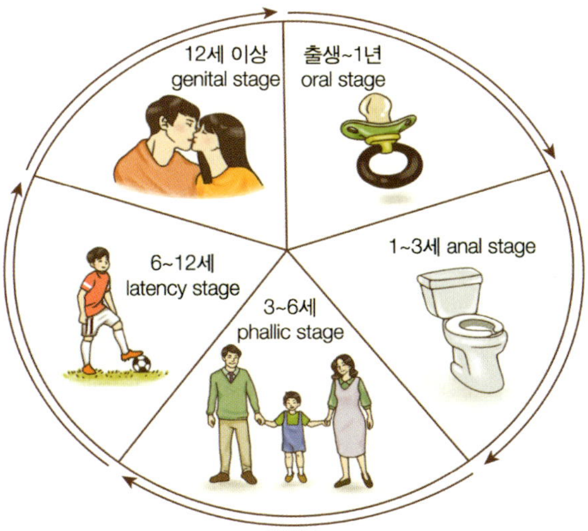

그림 3-11 심리성적 발달

프로이드(Freud)는 관능적 즐거움을 충족하기 위한 성적 본능의 심리적 에너지를 리비도(libido)라 하여 본능과 이성적 통제 기능 간의 대립적 갈등으로 인간의 성격이 형성된다고 보았다.

아동기 동안 신체의 특정 부위는 새로운 쾌락의 근원이 되고 이는 신체의 다른 부위로 점차 옮겨가게 된다. 이는 심리성적 발달단계를 가져오며 각 발달단계는 아동이 추구하는 쾌락을 만족시킬 때 다음 단계로 넘어갈 수 있다. 만일 쾌락이 만족되지 못하고 계속해서 좌절된다면 그 시기에 고착되게 된다(그림 3-11).

1. 구강기(Oral stage)

구강기는 영아기에 해당하며 이 시기에는 구강을 통해 가장 큰 만족감을 느끼게 되고 주로 빨기, 물기, 씹기, 소리내기 등의 구강활동에 집중함으로서 즐거움과 편안함을 추구하려 한다(그림 3-12).

구강기에 주된 양육자인 어머니로부터 애정

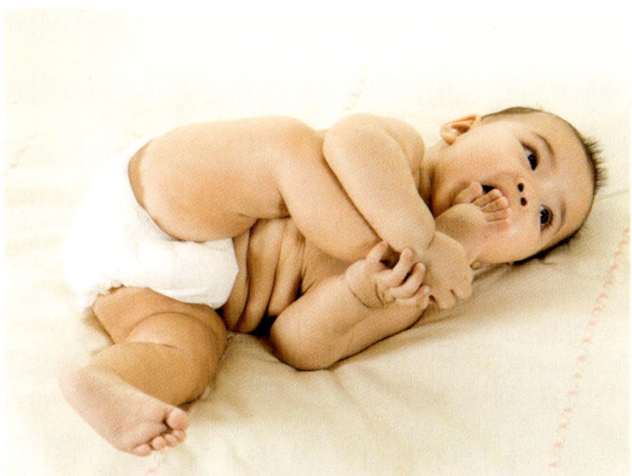

그림 3-12 구강활동에 흥미를 가짐

을 바탕으로 온정적인 돌봄을 받게되면 구강기적인 욕구가 충족되어 순조롭게 다음 단계로 옮겨 갈 수 있다. 그러나 만족이 충족되지 않거나 과다한 경우에는 구강기에 고착(fixation)되어 전 생애 동안 구강의 만족과 쾌감에 몰두하는 현상이 나타날 수 있다. 이 고착현상은 성장 후에도 손가락을 빨거나 손톱을 깨무는 습관, 수다스러움, 과식이나 과음, 흡연, 신랄한 비평 등의 구강기 성격으로 나타난다.

2. 항문기(Anal stage)

항문기는 유아기에 해당하며 이 시기에는 장운동과 항문 조임근이 발달하여 대변을 배설하거나 참을 수 있는 능력이 발달한다. 성적 에너지가 구강에서 항문주위로 옮겨지면서 배변의 과정이 혐오스러운 것이 아닌 쾌락과 만족감을 주는 것으로 여겨진다.

아동은 배변훈련을 통해 자신의 행동에 통제가 가해짐으로써 처음으로 사회적 요구에 직면하고 타인의 요구와 사회 규범을 고려하는 아동으로 성장하게 된다.

배변훈련을 지나치게 엄격하게 하거나 청결을 강조할 경우 아동은 항문기 성격에 고착될 수 있다. 배설을 참아서 근육수축 쾌감에 고착될 경우 성장 후 질서나 청결에 강박적, 결벽증적인 모습을 보이거나 인색함, 수집광적인 성격특성으로 발전할 수 있다. 반대로 배변 후의 근육이완 쾌감에 고착되게 될 경우 위생 상 지저분하거나 낭비가 심한 사람이 될 수 있다.

3. 남근기(Phallic stage)

남근기는 학령전기에 해당하는 시기로 성적 에너지가 항문에서 성기로 이동하여 아동이 성기에 관심과 흥미를 보이게 된다. 또한 성별의 차이를 인식하고 생식기의 자극을 통해 즐거움을 느끼게 된다.

아동이 성기에 집중하는 것을 부모가 못마땅해 하면 아이는 혼란과 수치심을 가지게 된다. 이 시기에는 이성 부모에 대한 성적 애착과 동성 부모에 대한 경쟁의식을 경험하게 되는데 남자 아이는 오이디푸스 콤플렉스(oedipus complex)를 바탕으로 거세불안(castration anxiety)을 느끼고 여자 아이는 엘렉트라 콤플렉스(electra complex)와 남근선망(penis envy)을 갖게 된다. 이러한 심리적 갈등을 해결하고 통제하기 위해 아동은 자신의 동성 부모와 동일시하며 이 과정에서 성역할을 습득하고 성적 주체성을 확립하게 된다.

만일 갈등이 해결되지 못하고 이 단계에 고착되게 되면 과시적이거나 방종적이며 거만한 남근기적 성격이 나타날 수 있다.

4. 잠복기(Latency stage)

잠복기는 학령기에 해당하며 이전의 성적인 욕구와 관심은 감소하고 신체적, 정신적 에너지들은 사회화 과업을 위해 모아지게 된다. 남근기의 갈등을 해결하고 초자아가 본능을 통제할 수 있을 만큼 발달하게 된다. 지적 활동에 대한 관심은 지식과 기술 습득을 촉진하고 놀이를 통해 새로운 역할과 운동 능력이 발달하게 된다.

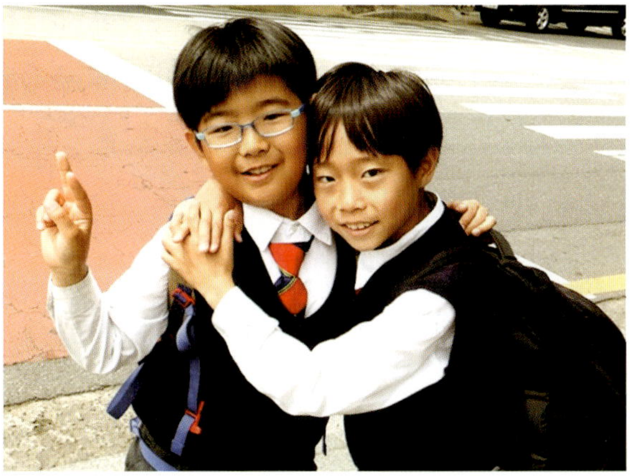

그림 3-13 동성친구와 강한 유대관계를 형성함

아동은 자신의 성역할을 수용하고 동성 부모와 동일시하며 동성 친구와 강한 유대관계를 형성한다(그림 3-13). 이 시기에 고착되면 성인기 대인관계가 불안정해져 정서적으로 고립되고 불안하고 공격적인 특성을 보일 수 있다.

5. 생식기(Genital stage)

생식기는 청소년기에 해당되며 생식기관의 성숙과 성호르몬의 분비와 함께 사춘기에 이르게 된다. 이 시기에 성기는 쾌락과 성적 에너지를 발산하는 주요 근원이며 성적인 충동을 실행으로 옮길 수 있는 신체적, 생리적 능력도 갖게 된다. 청소년기는 성문제에 대하여 혼란과 적응이 필요한 시기로 아동은 종종 불확실한 판단과 자신의 감정, 행동에 대하여 갈등과 근심을 경험하게 된다.

순조로운 발달 과정을 성취한 청소년은 이성에 대한 관심을 건전한 애정으로 발달시키고 성적 에너지를 원만하게 발산할 수 있다. 또한 자아중심적인 사고로부터 벗어나 타인을 이해하고 배려하는 성숙한 성격이 형성된다. 그러나 적절한 발달이 이루어지지 않은 경우 권위에 대한 반항, 비행 행동을 보이는 등의 갈등을 겪거나 심할 경우 자살을 시도하기도 한다.

인지발달

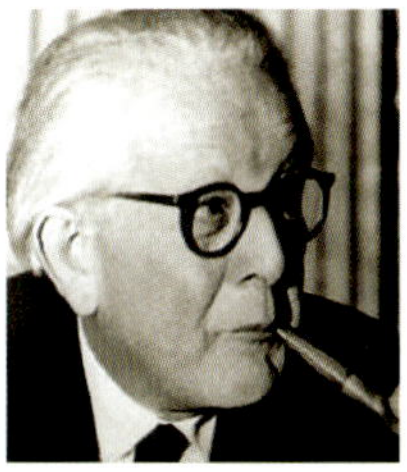

인지발달이론은 인간의 사고와 문제해결 과정 및 방법을 설명하는 것으로 스위스의 발달심리학자인 피아제(Jean Piaget, 1896~1980)의 이론이 대표적이다. 인지(cognition)란 자극을 받아들여 저장하고 인출하는 일련의 정신과정으로 지각이나 기억, 지능, 언어기능, 판단, 추리를 포함하는 포괄적인 개념이다. 피아제는 아동의 지능발달에 관심을 두고 지능은 지각, 언어, 도덕적 사고 등 모든 지적활동에 영향을 준다고 하였다.

1. 기본 개념

피아제(Piaget)는 아동을 주변환경을 적극적으로 탐색하는 능동적 학습자로 보았다. 인지발달은 아동과 환경간의 지속적인 상호작용을 통해 발달한다. 피아제는 적응의 개념을 통해 인지발달을 설명하고 있다. 적응은 동화와 조절간의 평형상태를 확립해 나가려는 노력을 의미한다. 피아제 이론의 기본 개념을 정리하면 다음과 같다.

1) 도식 (Schema)

사물이나 사건에 대한 전체적 윤곽으로 인지구조의 기본단위이자 지적구조, 지각 및 반응의 기본 틀이다. 아동이 환경에 효과적으로 적응해 나가는 방법으로 환경과의 직접적인 상호작용을 하면서 도식이 변화하는 적응과정을 거치게 된다. 이를 통해 새로운 도식이 개발되거나 기존 도식을 변화시킨다.

2) 동화 (Assimilation)

기존의 도식에 따라 새로운 정보를 이해하거나 새로운 개념이나 경험을 기존의 도식으로 수용하는 통합 과정이다.

3) 조절 (Accommodation)

동화와 반대적이면서 상호보완적인 과정으로 새로운 환경이나 상황에서 자신의 인지구조를 수정하거나 문제를 해결하기 위해 기존 도식을 변화시키는 과정이다. 기존의 체계를 환경적 요구에 따라 기존의 체계를 변경하여 인지구조를 변형하는 것을 의미한다.

4) 평형 (Equilibration)

효과적 도식을 생성하는 것으로 동화와 조절 사이의 인지적 균형을 유지하는 것이다. 이러한 동화와 조절과정을 통해서 환경에 잘 적응하기 위해 인지체계가 발달해나간다.

2. 인지발달 단계

피아제는 아동의 인지발달을 다음의 4단계로 설명하였다 (표 3-5).

표 3-5 피아제(Piaget)의 인지 발달 이론 단계

발달단계	연 령	발달 내용	
감각운동기	출생~2세	• 영아의 감각경험과 신체운동을 통해 주변환경 탐색하고 이해함 • 대상영속성 개념 획득 • 우연히 알게 된 행동이 만족되면 반복하는 행동 • 적극적인 탐색과 시행착오를 통해 인과적 추론의 바탕이 됨	
전조작기	2~7세	• 논리적 사고는 아직 가능하지 않음 • 자기중심적 사고, 물활론, 직관적 사고 등이 나타남 • 상상, 상상놀이는 언어발달로 다양하게 발달	
		전개념기(2~4세)	• 자기중심적 사고 • 물활론, 인공론적 사고
		직관기(4~7세)	• 직관에 의해 사물 파악 • 자기중심적 사고 감소
구체적 조작기	7~11세	• 보존 개념 획득 • 논리적 조작과 체계적 추론이 가능(귀납적 사고) • 사물 사이의 관계성에 대한 이해는 가능하나 가설 형성은 아직 미숙	
형식적 조작기	11~15세	• 구체적이고 실질적인 상황을 넘어 상징적인 추론과 가설을 통해 문제 해결 가능(연역적 사고)	

1) 감각운동기(Sensorimotor stage)

출생 후 2세까지의 인지 발달 단계를 말한다. 아동은 출생 시 반사를 통해 처음 환경에 대해 반응하기 시작한다. 아동의 생물학적으로 부여된 단순한 반사기능은 물건을 쥐고 빠는 등의 신체 활동에 의해 다양한 감각운동적 도식으로 변화되며 이후 의도적이고 체계적인 인지행동으로 발전한다.

(1) 반사운동기(Reflex activity) : 출생 후~1개월

잡기, 빨기, 큰소리에 반응하기 등의 생물학적 반사 행동에 의존하는 시기로 자신이 지닌 반사기능에 환경의 여러 자극들을 동화하면서 받아들이고 이에 적응할 수 있는 반응을 창출하는 초보적 조절이 일어난다.

(2) 일차 순환반응기(Primary circular reaction) : 1개월~4개월

자신의 신체에 관심을 가지며 우연히 알게 된 행동에 재미를 얻게 되면 반복적으로 행동한다. 가령 자신의 입 속에 우연히 손가락을 넣게 되고 빠는 행위로 감각적 즐거움을 느꼈다면 손가락 빨기를 계속하게 된다.

(3) 이차 순환반응기(Secondary circular reaction) : 4개월~8개월

영아의 관심이 자신에서 외부로 확대된다. 영아는 본인의 행동에 의해 환경 내에서 어떤 결과를 얻게 된다는 초보적 인과성이나 수단목적관계에 대한 지식을 갖게 된다. 이 시기의 순환 반응은 영아가 학습을 통해 획득한 반응이라 할 수 있는데 이전에 얻게 된 반응을 새로운 상황에 이용하려 한다. 가령 손에 쥐어진 딸랑이를 흔들었을 때 소리가 나는 것이 재미있다면 잠시 뒤 딸랑이를 흔드는 행위를 다시 하게 된다.

(4) 이차 반응협응기(Coordination of secondary schema) : 8~12개월

영아는 인과성의 개념을 갖게 되는데 피아제는 이를 지능의 첫 신호라 하였다. 자신이 원하는 바를 지각하고 이를 성취하기 위해 의도적 행동을 보이게 된다. 가령 자신의 장난감에 누가 담요를 덮으면 담요를 치우고 장난감을 쥐게 되는 행동을 하게 된다. 또한 이 시기에는 어떤 대상이 자신의 눈앞에서 사라질 때 그것이 없어진 것이 아니라는 대상영속성(object permanence)의 개념을 획득하기 시작한다 (그림 3-14).

(5) 삼차 순환반응기(Tertiary circular reaction) : 12~18개월

이 시기의 영아는 새로운 행동이 어떤 결과를 가져올지 알아보기 위해 다양한 시도를 한다. 즉 적극적인 탐색과 시행착오를 거쳐 새로운 수단과 목표를 결합한다.

(6) 내적 표상기(Stage of mental combination and reaction) : 18~24개월

이전까지 영아는 외부로 표출되거나 직접적인 행동에 의해 사물을 인지하였으나 내적 표상기에서는 자신의 눈앞에 없는 대상을 내재적

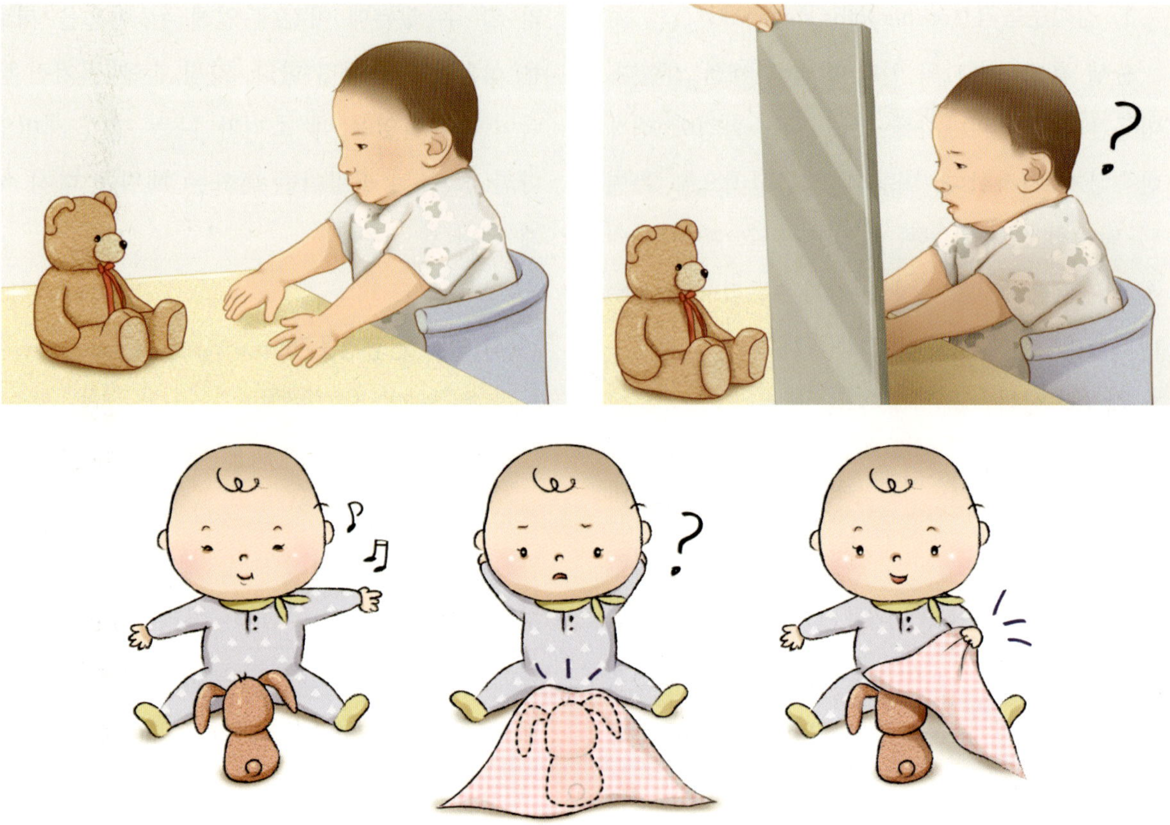

그림 3-14 대상영속성 발달

으로 표상하는 심상(mental representation)을 형성할 수 있게 된다. 문제에 직면했을 때 시행착오과정을 통하는 것이 아니라 상황에 대한 사고를 통해 더 빨리 이를 해결할 수 있다. 또한 심상을 형성하게 되면서 지연모방(deferred imitation)이 가능해져 어떤 행위를 시간이 지난 후 재현해 낼 수 있게 된다.

2) 전조작기 (Preoperational period)

2~7세까지 시기에 해당되며 이전에 비해 감각운동적 행동에 덜 의존적이게 되고 상징과 심상을 사용하는 능력이 급격히 증가한다. Piaget는 전조작기의 가장 중요한 인지적 성취는 상징적 사고의 시작이라고 하였다. 감각운동기의 말기가 되면 아동의 사고는 더 이상 자신의 행동이나 감각에 의존하지 않고 언어 습득이 급격한 발달을 이루고 상상력이 풍부해지면서 지연모방, 상징놀이 등이 가능해진다. 현실과 환상을 구분하는 능력이 미숙한 이 시기의 아동은 소꿉놀이, 병원놀이와 같이 가상적인 사물이나 상황을 실제 사물과 상황으로 상징화하는 가상놀이를 좋아한다.

전조작기는 초보적인 개념이나 추론을 보이기 시작하는 2~4세까지의 전개념적 사고(preconceptual thinking) 단계와 직관에 의해 사물을 판단하는 4~7세까지의 직관적 사고(intuitive thinking) 단계로 구분한다.

2~4세의 전개념적 사고 단계의 아동은 사물이나 행위를 해석할 때 일반적 속성보다 자신만의 관점으로 해석하고 타인의 입장을 이해하지 못하는 자기중심적 사고를 한다. 자신이 좋아하는 것을 다른 사람도 좋아하고, 자신이 느끼는 것을 다른 사람이 느끼며, 자신이 알고 있는 것을 다른 사람도 알고 있다고 생각한다. 이는 이기심과는 다른 것으로 아동이 자신의 관점 이외의 것을 추론하지 못하는 사고의 한계를 뜻한다.

이러한 자기중심적 사고로 인하여 아동은 아끼는 곰인형을 떨어뜨렸을 때 "곰돌아, 넘어져서 아프니, 내가 꼭 안아줄게"라고 생명이 없는 대상에게 생명과 감정을 부여하는 물활론적 사고(animistic thinking)를 한다(그림 3-15). 물활론적 사고와 관련 있는 현상이 인공론적 사고(artificial thinking)이다. 아동은 세상의 모든 사

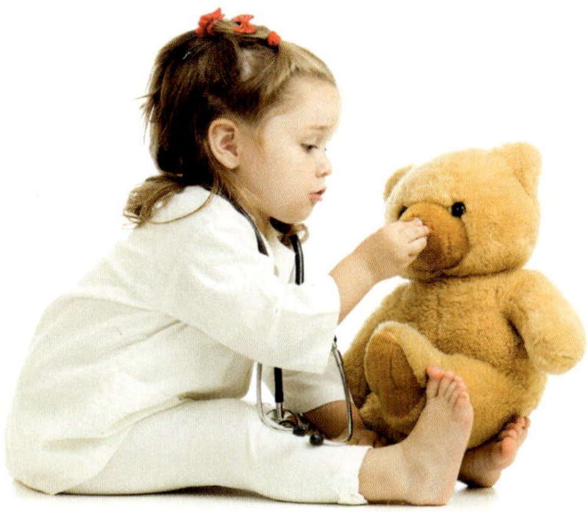

그림 3-15 전조작기에는 인형을 의인화함

BOX 3-1 전조작기 사고의 특징

- **자기중심적 사고**
  - 다른 사람의 관점을 고려하지 못하고 자기중심적으로 생각하는 것
    - 예) 숨바꼭질 놀이를 할 때 자신이 술래를 볼수 없으면 술래도 자신을 볼수 없을 것이라고 생각하여 몸은 다 드러내놓고 얼굴만 가리고는 숨었다고 생각함
- **물활론적 사고**
  - 생명이 없는 대상에게 생명과 감정을 부여하는 것
    - 예) 아동이 계단에서 넘어지면 계단을 "때찌"라고 하며 야단침
- **전환적 추론**
  - 특정한 사건으로부터 다른 특정사건을 추론하는 것
    - 예) "내가 아직 낮잠을 자지 않았기 때문에 아직 낮이 아니에요"
- **마술적 사고**
  - 생각은 전능하여 생각한대로 일이 일어난다고 믿는 것
    - 예) 엄마가 없었으면 좋겠다고 생각함: 이때 아동의 어머니가 갑작스런 사고로 죽게 되면 자기 때문에 죽었다고 죄책감을 갖게 됨. 아동에게 생각이 사건을 유발하는 것이 아니기 때문에 아동에게 책임이 없음을 말해주어야 함
- **비가역적 사고**
  - 이떤 변화가 일어났을 때 이전의 상태로 되돌려 놓는 능력(가역성)이 없는 것
    - 예) 양의 보존개념실험에서 물을 처음 잔에 도로 부으면 물의 양이 똑같다는 사실을 이해하지 못함
- **보존개념 결여**
  - 어떤 대상의 외양이 바뀌어도 그 속성이 바뀌지 않는 것을 이해하는 능력이 결여됨
    - 예) 양의 보존개념실험(표 3-6)에서 같은 양의 물도 폭이 좁은 잔에 담아 높이가 높아진 물의 양이 더 많다고 대답함

물이나 자연 현상이 자신의 목적에 맞도록 만들어진 것이라 믿는다. 화단에 핀 노란색 꽃은 누가 노란색 물감으로 칠했기 때문이라고 믿으며, 자신을 위해 존재한다고 생각한다.

또한, 아동은 전개념적 사고의 한계로 인하여 독특한 인과개념을 갖게 되는데 특정 사건에 대한 인지로부터 다른 상황을 유사하게 판단하는 전환적 추론(transductive reasoning)을 한다. 동생을 임신한 엄마 배를 보고 주위의 배가 많이 나온 여성을 만나면 뱃속에 아기가 있다고 생각하게 되는 것과 같다.

4～7세 직관적 사고기 아동은 직관에 의해 사물을 파악한다. 직관적 사고란 어떤 사물을 볼 때 그 사물의 두드러진 속성을 바탕으로 사고하는 것을 말한다. 판단이 직관에 의존하기 때문에 아동의 행동이 그때그때 직관에 의해 좌우되기 쉽다. 이 시기에 아동은 보존개념을 일부 습득하게 된다.

보존개념이란 대상의 모습이 바뀌어도 양, 부피, 무게, 길이 등 그 속성과 본질은 변하지 않는다는 것을 뜻하는 것으로 전조작기의 아동은 수, 길이 개념에서는 일부 보존개념을 습득할 수도 있으나 양, 무게, 부피에 관한 보존개념은 획득하기 어렵다(표 3-6).

3) 구체적 조작기(Concrete operational period)

구체적 조작기는 7～11세 사이 학령기 아동의 인지 발달 단계로 전조작기의 자아중심적 사고를 탈피하여 인지 구조가 점차 논리적이고 체계적으로 발달하는 시기이다.

여러 형태의 조작에 의해 문제 해결이 가능하고 가역적 조작을 할 수 있게 되며 추론은 특정한 것에서 일반적인 것으로 이루어지는 귀납적 경향이 있다. 아동은 차츰 다른 사람의 시각을 고려하여 상황의 여러 측면을 생각하게 되고 이러한 사고 과정의 변화로 인해 대인관계 또한 사회화 된다.

구체적 조작기에서 나타나는 중요한 특징은 전조작기에 완전하지 않았던 보존개념을 획득하는 것으로 어떤 대상의 상태 변화가 다시 원상으로 되돌아 올 수 있다는 가역성의 개념과 컵에 들어있던 물의 높이가 낮아져도 폭이라는 차원에서 보상된다는 공간성을 이해할 수 있다.

이 시기 아동의 또 다른 인지 변화는 유목개념 및 서열개념의 획득이다. 유목개념은 물체를 공통 속성에 따라 분류하고 유목화 하는 것으로 한 가지 속성에 따라 분류하는 단순 유목화에서부터 두 개 이상의 속성에 따라 분류하는 다중 유목화로 발전하고 상위 유목과 하위 유목간의 관계도 이해 가능하다. 서열개념은 속성에 따라 영역별로 차례대로 순서를 배열할 수 있는 것을 뜻한다.

4) 형식적 조작기(Formal operational period)

형식적 조작기는 인지발달의 마지막 단계로 청소년기에 해당한다. 인지적 성숙으로 인해 논리적으로 사고하고 구체적 사물 없이도 상징적인 추론을 할 수 있게 된다. 또한 가설을 설정하고 검증을 통해 결론을 도출하는 가설적－연역적 사고가 가능해 진다. 가령 'A는 B보다 크고, B는 C보다 크다면, A는 C보다 크다'는 추

표 3-6 보존개념 실험의 예

보존과제	처음 제시	변형 제시
수	• 두 줄의 동전 수는 같은가? 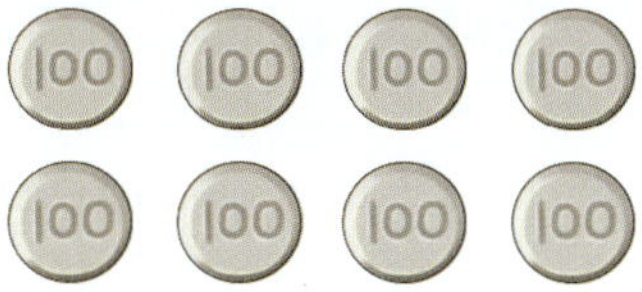	• 동전의 간격을 달리 해도 동전 수는 같은가? 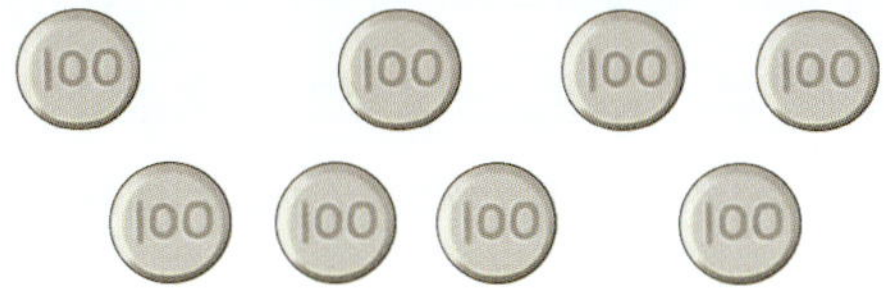
길이	• 두 개의 막대의 길이는 같은가? 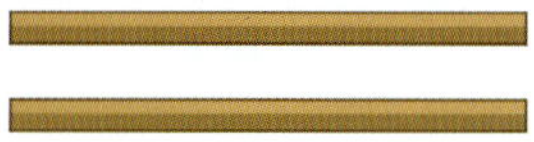	• 막대기를 옮겨 놓아도 길이는 같은가? 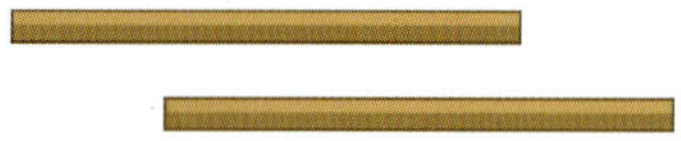
액체	• 두 컵의 물의 양은 같은가? 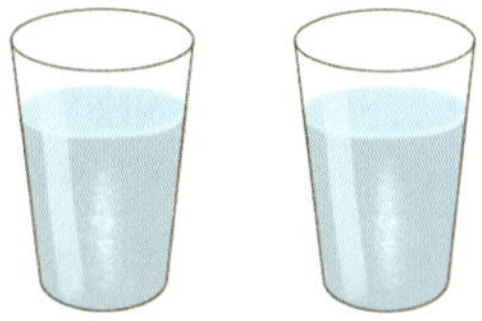	• 넓적한 컵에 옮겨 부어도 양은 같은가? 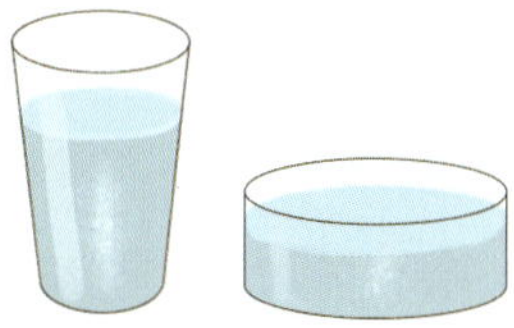
질량	• 두 개의 공모양의 찰흙은 양이 같은가? 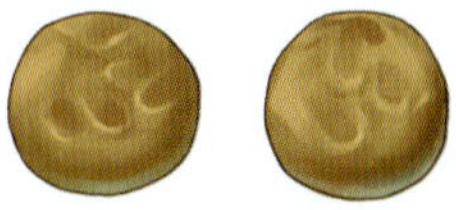	• 하나를 변형시켜도 양은 같은가? 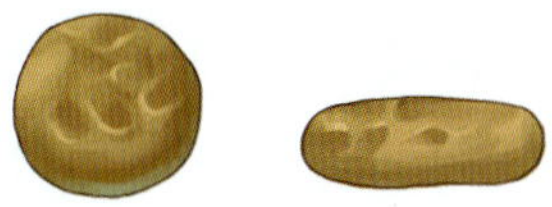
면적	• 두 마리의 소는 동일한 양의 풀을 먹을 수 있는가? 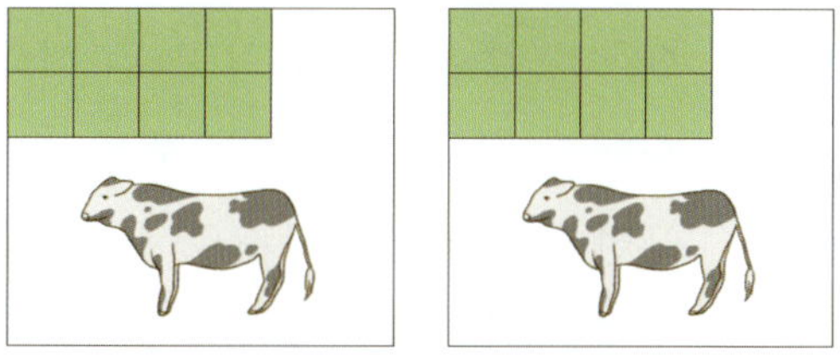	• 풀의 위치를 바꾸어도 동일한 양의 풀을 먹을 수 있는가? 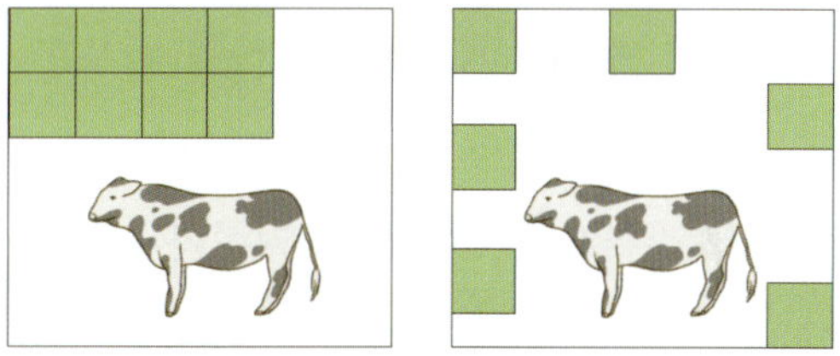
무게	• 두 개의 공모양의 찰흙은 무게가 같은가? 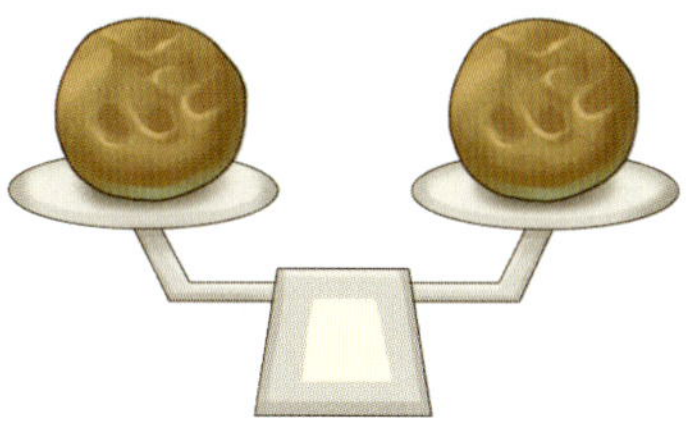	• 하나를 변형시켜도 무게는 같은가? 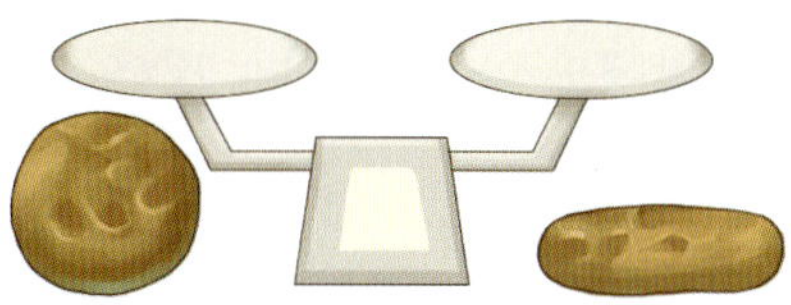
부피	• 두 개의 공모양의 찰흙을 물에 넣으면 올라오는 물 높이는 같은가? 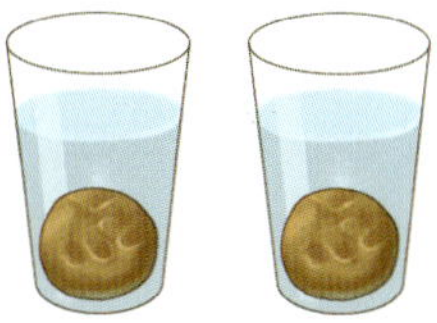	• 하나를 변형시켜 넣어도 물 높이는 같은가? 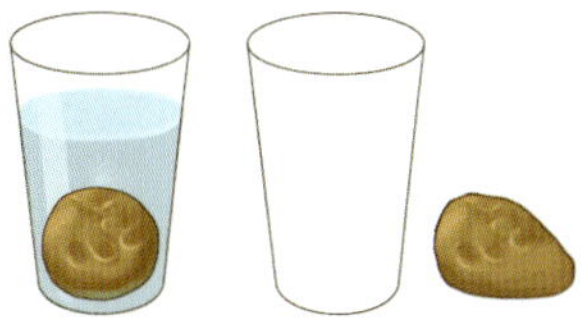

출처 : Berk, L. E. (1996). Infants, children, and adolescents(2nd ed.). Needham Heights, MA: Allyn & Bacon.

론에 도달 할 수 있게 된다.

이 시기의 아동은 문제해결을 위해 계획을 수립하고 체계적으로 해결책을 마련하는 능력을 가진다. 사고를 조직적으로 형성하고 구조화 할 수 있으며 과학적인 추론을 통한 문제해결이 가능하게 된다.

언어발달

인간은 어떤 형태이든 간에 언어를 발달시킬 수 있는 능력이 있다. 신체적으로나 정신적으로 장애가 있거나 지적 능력이 떨어지는 사람도 의사소통을 위해 나름대로의 언어를 발달시킨다. 아동은 언어를 발달시킬 수 있는 역량을 태어날 때부터 가지고 있으며 적절한 발달환경이 제공될 때 언어 능력을 획득할 수 있게 된다.

언어 습득을 위해서는 청력이나 발성에 필요한 구음기관 등의 생리적 구조나 기능이 정상이어야 하며 더불어 대뇌기능, 지능, 적절한 언어 자극 등의 조건이 복합적으로 충족되어야 한다. 그밖에도 아동의 성별, 정서 상태, 가정의 사회 경제적 지위, 교육환경, 미디어 매체, 형제·자매, 부모 등이 언어 발달에 영향을 미치게 된다.

아동마다 언어를 배우는 속도는 다르나 언어를 습득의 단계는 예측 가능한 순서에 따라 진행된다. 언어를 습득하기 전에는 몸짓을 이용하여 의사소통을 하게 된다. 언어 능력이 발달하면서 몸짓을 이용하는 것은 줄어들지만 완전히 없어지지는 않는다.

표 3-7 언어발달

연령	발달
0~2개월	• 의미 없는 목울림
2~6개월	• 옹알이
12~18개월	• 최초로 의미 있는 단어 사용(예, 아빠) • 두 개의 단어로 된 문장을 말함
2세	• 3~4개의 단어로 된 문장을 말함
3세	• 한 번에 두세 가지 내용이 담긴 지시사항을 수행가능
4세	• 4가지 이상의 단어로 된 문장을 말함 • 밖에서 있었던 일을 기억했다가 집에 와서 전달함
5세	• 5개 이상의 단어로 된 문장을 말함 • 성인과의 대화가 가능함 • 기본문법을 대부분 완성함
6~11세	• 대명사, 명사, 전치사등 사용 가능

아동은 보통 말을 할 수 있는 어휘보다는 이해하고 있는 어휘가 더 많고, 새로운 어휘를 학습하면 이전에 습득한 것에 의미를 확장하고 세련되게 다듬는 과정을 통해 언어 능력을 발달시킨다. 울음은 영아의 언어적 의사소통의 첫 수단이며 이후 3개월경에 부모의 친근한 목소리나 웃는 얼굴을 보면서 옹알이를 시작하게 된다.

4~5개월이 되면 자음과 모음을 합쳐서 내는 "아~아", "오~오"하는 소리를 낸다. 7~9개월이 되면 소리를 흉내 내기 시작하며 "마마" 등의 두 음절 소리를 낸다. 12개월이 되면 "엄마"와 같이 의미 있는 단어를 3개 이상 정확하게 말할 수 있다.

유아기가 되면 본격적인 언어발달이 시작되며 15개월이 되면 4~6개의 단어를 알고, 18개

표 3-8 콜버그(Kohlberg)의 도덕성 발달 단계

발달단계		발달 내용
전인습적 수준	1단계 : 처벌과 복종 지향적 단계	• 처벌이나 보상에 의해 행위가 결정된다. • 모든 행위는 외부권위자에 의해 만들어진 규칙을 따른다.
	2단계 : 도구적 상대주의 중심 단계	
인습적 수준	3단계 : 대인과 조화중심 단계	• 준법행동을 도덕적이라 판단한다. • 사회 규율이나 관습에 맞는 행동을 한다.
	4단계 : 사회 체계 지향적 단계	
후인습적 수준	5단계 : 사회 계약 지향적 단계	• 사회정의와 보편적 도덕성을 추구한다. • 도덕적 행위가 개인의 가치기준에 의해 결정된다.
	6단계 : 보편적 도덕원리 지향 단계	

월이 되면 20개의 단어를 말할 수 있다. 24개월이 되면 300개의 단어와 2~3개의 단어로 문장을 만들어 사용할 수 있다.

학령전기가 되면 호기심이 극대화하여 질문이 증가하고 언어발달이 급속도로 이루어진다. 36개월에는 900개의 단어와 3~4개의 단어를 사용하여 문장을 만들 수 있으며 끊임없이 "왜요?"라고 질문을 한다. 학령전기 말이 되면 평균 5개에서 7개의 단어를 사용해 비교적 간단하지만 구조적으로 완벽한 문장을 사용할 수 있게 된다. 아동이 3~4세가 지나도 의미있는 말을 하지 못하는 경우에는 전문적인 기관에서 검사를 받아야한다.

도덕성 발달

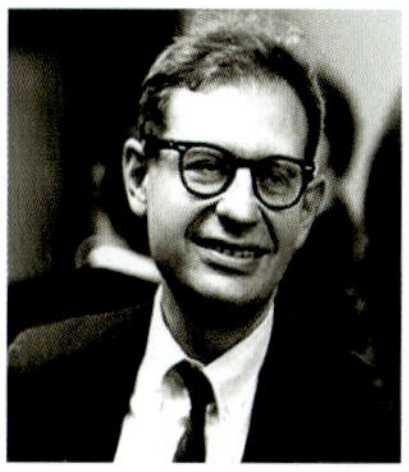

도덕성 발달의 대표적인 이론은 콜버그(Kohlberg, 1927~1987)의 도덕성 발달이론으로 이는 Piaget의 인지발달 이론에 기초를 두고 정립되었다.

도덕성이란 옳고 그른 것을 구별하여 인간관계에서 지켜야 할 규범을 준수하는 능력을 말한다. 도덕발달은 자신이 속한 사회의 문화적 기대에 따라 행동하는 사회화 과정과 이를 내면화하는 단계를 통해 이루어진다.

콜버그는 아동이 논리적으로 생각하는 능력이 생기면서 점차적으로 도덕적 추론을 발달시킨다고 하였으며, 전입습적 수준, 인습적 수준, 후인습적 수준 3가지로 구분하고 각 수준은 두 가지 단계로 구분하였다. 이러한 단계는 순차적으로 발달하지만 모든 사람이 최고의 도덕수준까지 도달하는 것은 아니며 보통의 성인의 경우 인습적 수준인 3단계 또는 4단계에 도달한다고 하였다.

1. 전인습적 수준(Preconventional level)

이 시기는 7세 이전의 아동에 해당하며, 직관적 사고의 수준으로 사회규범이나 기대를 제대로 이해하지 못하고 단순히 처벌과 보상이라는 외부적 요인에 의해 행위를 결정한다.

BOX 3-2 가정에서부터 시작하는 인성교육

'세 살 버릇이 여든까지 간다'는 속담처럼 어릴 때 형성된 인성은 평생을 좌우하기 때문에 초등학교 시기의 인성교육은 매우 중요합니다.

인성교육은 작은 것에서부터 시작됩니다. 어른들께 바르게 인사하기, 집안일 돕기등 소소한 것부터 가정에서 지도해주세요. 또한 부모님께서 서로 존중하는 태도를 보여주는 것도 중요합니다.

부모님이 서로 배려하고 존중하는 모습, 자녀를 이해하고자 하는 태도를 통해 자녀는 가정에서 '존중'을 배우게 되고 타인을 배려하는 태도를 닮아가게 됩니다.

그리고 자녀가 '나' 전달법을 사용할 수 있도록 지도해주세요. 친구가 약속시간보다 늦게 나왔을 경우 '너 때문에 지각하잖아'라고 하기보다 '무슨 일 있었어? 나는 네가 늦게 나와서 걱정했어. 지각하겠다. 빨리가자'와 같이 대화할 때, 다른 사람의 행동이나 생각보다 '나'의 생각이나 느낌을 표현하는 대화로 다른 사람의 입장에서 생각해보는 배려심을 배우게 됩니다.

행복한 가정생활 속에서 형제애를 키우고, 가족 간의 예절을 배우며, 나아가 이웃 간의 예절 등을 배울 수 있도록 하는 것이 가정에서 인성교육을 해야 하는 본질적인 목표라고 할 수 있습니다.

인성교육은 자녀의 성장 속도(심리적 변화)에 맞춰 지도하는 것이 중요합니다. 초등학교 저학년 아이들은 '오감'을 활용해 도덕적 개념을 이해합니다.

친구를 도와준 경험을 그림이나 역할놀이 등으로 표현해 의미를 알려주는 방법이 좋습니다. 고학년의 경우에는 자신의 생각과 의견을 표현할 수 있는 시기이니, 다른 사람에게 고마움을 전하는 '감사 노트'나 다른 사람을 칭찬하는 '칭찬노트'를 만들어 활용하는 방법이 있습니다. 또한 대화와 토론을 통해 자신의 행동을 뒤돌아보고 스스로에게 칭찬과 반성을 할 수 있도록 지도해주세요.

(출처 : 한국직업능력개발원)

1) 1단계 : 처벌과 복종지향적 단계

외부권위자의 처벌과 상에 의해서 행동하는 단계로 처벌을 피하기 위해 외부권위자가 정해 놓은 규범과 규칙에 복종하며 옳은 것은 규칙을 어기지 않는 것이라 정의한다. "내가 동생을 괴롭혔기 때문에 벌을 받게 될 거야" 라고 생각한다. 즉 옳은 행동과 그른 행동은 외부적 요인인 상벌의 결과로 구분한다.

2) 2단계 : 도구적 상대주의 중심 단계

옳고 그른 행동은 욕구 충족의 수단으로 정의된다. 정의, 감사, 성실 등의 공정하고 동등한 요소들을 매우 실질적이고 구체적인 방법으로 해석한다. 즉 자신이 추구하는 이해관계에 기초하여 타인의 욕구가 고려되는 상대적인 도덕성을 갖는다.

2. 인습적 수준(Conventional level)

7~12세 아동의 도덕수준으로 사회규범은 질서유지와 만인을 보호하기 위해 존재한다고 지각한다. 규범을 성실하게 이행하여 적극적으로 사회질서를 유지해야 한다고 판단하고 결과와 상관없이 가족, 집단, 국가에 기대에 부응하는 것을 가치 있는 것이고 여긴다.

1) 3단계 : 대인과의 조화 중심 단계

타인에게 인정을 받기 위해서, 사회적 질서를 유지하기 위해서 규칙과 사회규범을 준수한다. 즉 사회적으로 칭찬을 받고 비난을 회피하는 것이 도덕적 행위의 동기가 되어 사회적 규율이나 관습에 맞는 행동을 한다. 대인관계 및 조화를 우선시 하여 다른 사람이 자신에게 긍정적으로 기대하는 대로 인간관계를 형성하려고 한다.

2) 4단계 : 사회체계 지향적 단계

사회제도와 양심에 관심을 갖고 준법행동을 도덕적 행동이라 여긴다. 규칙에 복종하고 자신의 의무를 다하며 사회질서를 유지하는 것이 옳은 행동이자 가치 있는 행위라 생각한다.

3. 후인습적 수준(Postconventional level)

청소년기 이후에 발달하는 도덕수준으로 사회정의와 보편적 도덕성의 원리를 지향한다. 가장 고차원적인 도덕성은 윤리적 원칙이 양심의 결정에 따라 이루어질 때라고 정의한다. 이 수준에 있는 사람은 사회 규범을 이해하고 인정하지만 법이나 관습보다는 스스로 선택하는 윤리적 원칙과 양심의 따라 행동한다. 이 단계의 도덕적 추론에 도달하는 사람은 드물다.

1) 5단계 : 사회계약 지향적 단계

사회정의와 사회계약을 지향하며 다수를 위한 최대의 행복을 강조한다. 사회계약 원리에 따라 모든 집단에게 공평하게 적용한다.

2) 6단계 : 보편적 도덕원리 지향 단계

옳은 것이란 인간의 생명과 존엄성과 같은 절대적 가치를 갖는 보편적 도덕원리에 의해 입각한 것이라 판단한다. 법과 관습보다 우선적으로 인간생명과 존엄성을 존중하는 보편적인 도덕원리에 근거하여 도덕적 판단이 이루어지는 것을 의미한다.

영적 발달

인간의 성장발달을 이해하기 위해서는 영적 발달에 대한 전반적인 이해와 개인의 영적 요구가 고려되어야 한다. 특히 질병이나 어려운 상황에 부딪힌 간호 대상자들은 그 어느 때 보다 높은 영적 요구를 갖는다.

아동에 있어서 영적인 발달은 자아개념에 대한 도덕적이고 윤리적인 부분과 밀접한 관련이 있으며 아동은 자신의 삶에 대한 의미와 목적, 희망을 가지고 자신의 가치를 유지할 필요가 있다.

신앙이란 진리가 존재한다는 것을 인정하고 어떠한 대상의 인격과 능력을 신뢰하며 기대하는 적극적 신념 내지는 행위로 인간이 생각하는 가장 광범위한 관념이라 할 수 있다. 아동의 영적 신앙은 그 가족의 문화적 배경과 관련된다.

파울러(Fowler)는 피아제, 콜버그, 에릭슨 등의 발달 심리학자들의 연구를 영적 성장에 접목시켜 신앙이 변화되는 형태와 과정을 6단계로 나누어 설명하였다.

이중 앞의 4단계는 아동의 인지발달 및 사회심리적 발달과 밀접한 관련이 있으며 모든 인간은 아동기의 단순한 신앙에서부터 보다 성숙

표 3-9 파울러(Fowler)의 영적 발달 단계

연령	발달단계	발달 내용
영아기	0단계 : 미분화단계	• 옳고 그름의 개념과 믿음, 신념이 없는 시기 • 신념의 발달은 어머니와의 관계를 통한 기본 신뢰감 발달과 더불어 확립
유아기 학령전기	1단계 : 직관적·투사적	• 타인의 행동을 모방하는 시기 • 종교적인 기본 개념의 이해는 없으며 부모의 가치관관 신념에 동일화
학령기	2단계 : 신화적·문자적	• 대부분의 아동이 종교에 강한 흥미를 느낌 • 좋은 행위는 상을 받고 나쁜 행위는 벌을 받는다고 믿음
청소년기	3단계 : 종합적·인습적	• 영적 실망감이 점차적으로 증대됨 • 기도가 항상 응답받지는 못한다는 것을 인식하고 포기하거나 종교관을 변경하기도 함
	4단계 : 개별적·반사적	• 무신론자가 되기도 하고 부모와 다른 사람의 종교적 기준을 비교하기 시작 • 종교적 기준을 과학적 관점에서 비교하려고 함

한 단계로 발전해 나가게 된다. 출생과 함께 시작되는 미분화상태로부터 청소년기에 해당하는 개별적이고 반사적인 신앙에 대한 설명은 다음과 같다(표 3-9).

1. 0단계 : 미분화(Undifferentiated) 단계

이 단계는 옳고 그름의 개념이나 믿음, 행동에 대한 신념과 확신이 없는 시기로 발달단계상 영아기에 해당한다. 신념의 발달은 점차 주양육자인 어머니와의 관계를 통해 기본적인 신뢰감 발달과 더불어 확립되기 시작한다.

2. 1단계 : 직관적 투사적(Intuitive projective) 단계

발달단계 상 유아기와 학령전기에 해당한다. 다른 사람의 행동을 모방하는 유아의 특성상 어떤 의미나 중요성에 대한 이해 없이 부모나 주변 사람의 종교적인 행위를 모방하게 된다. 어른의 도덕적 규칙과 종교적 신념에 대한 태도가 자녀에게 전달되어 학령전기 동안에는 부모의 가치나 신념의 일부를 동화하기도 한다. 그러나 종교적인 신앙의 개념을 이해하기 보다는 생활의 일부로서 부모의 신념을 따르고 모방하는 것이다.

3. 2단계 : 신화적 문자적(Mythical-literal) 단계

발달단계 상 학령기에 해당한다. 이 시기에는 아동의 인지발달과 사회적 상호작용이 영적 발달과 밀접하게 연관된다.

대부분의 아동이 종교에 대한 흥미를 갖게 되며 전지전능한 존재에 대한 기원과 천국, 지옥에 대한 개념에 매료된다. 이로 인해 착한 행동을 하면 상을 받고 나쁜 행동을 하면 벌을 받는다고 믿게 된다. 어른들의 뜻을 거스를 때 양심의 가책을 느끼게 된다.

표 3-10 이론가별 성장발달 단계별 비교

연령대	Freud 성심리 발달	Erikson 심리사회발달	Piaget 인지발달	Kohlberg 도덕성 발달	Fowler 영적 발달
영아기 (0~1세)	구강기	신뢰감 대 불신감	감각운동기 (0~2세)		0단계 미분화 단계
유아기 (1~3세)	항문기	자율성 대 수치심	전조작기(2~7세) : 전개념기(2~4세)	• 외부의 복종과 처벌에 의해	1단계 직관적-투사적인 단계
학령전기 (3~6세)	남근기	솔선감 대 죄책감	전조작기(2~7세) : 직관기(4~7세)	• 욕구충족의 수단	
학령기 (6~12세)	잠복기	근면성 대 열등감	구체적 조작기 (7~11세)	• 대인관계 조화를 위한 도덕성 관계 • 법과 질서 준수로서의 도덕성	2단계 신화적-문자적 단계
청소년기 (12~18세)	생식기	정체감 대 역할혼돈	형식적 조작기 (11~15세)	• 민주적 방식으로 도출된 사회계약에 의해 결정된 행동 • 보편적 도덕 원리에 입각해 자신이 옳다고 생각하는 것을 행함	3단계 종합적-인습적 단계 4단계 개별화-반사적 단계

4. 3단계 : 종합적 인습적(Synthetic convention) 단계

청소년기가 되면 종합적이면서도 인습적인 신앙이 발달하게 된다. 일부 아동은 자신의 요구에 대한 기도가 받아들여지지 않는다는 것을 인식하고 점차 영적 실망감을 가지게 되며 종교적 실천을 바꾸거나 그만두기도 한다. 가끔 종교의 기준을 비판하고 의문을 제기하기도 한다.

5. 4단계 : 개별적 반사적(Individuative reflexive) 단계

청소년기 후기 내지는 성인 초기가 되면 외형적인 형식보다는 종교의 내면세계를 중요시하고 내적으로 몰입한다. 더욱 회의적으로 변하여 부모와 다른 사람의 종교적 기준을 비교하고 어떤 것을 자신의 가치관 내로 받아들이고 채택할지 결정하고자 시도한다. 또한 과학적인 관점에서 종교적 기준을 비교하기도 한다.

자아개념의 발달

자아개념(self-concept)은 자아에 대한 전반적인 지각으로 개인이 자신을 어떻게 묘사하는지와 더불어 타인이 자신을 어떻게 보는지에 대한 지각에 의해 형성된다. 이는 외적 환경과의 상호작용을 통해 형성된 자신에 대한 지각 내지는 자기인식(self knowledge)으로 개인의 성격형성에 지대한 영향을 미친다.

자아개념은 출생 당시에 드러나지는 않지만 아동이 성장 발달함에 따라 점차 중요하다고 인식하는 타인과 현실세계에서 겪는 독특한 경험을 토대로 발전해 나간다.

표 3-11 자아존중감 척도 문항

No.		대체로 그렇지 않다	보통이다	대체로 그렇다	항상 그렇다
1	나는 내가 다른 사람들처럼 **가치 있는 사람**이라고 생각한다.	1	2	3	4
2	나는 **좋은 성품**을 가졌다고 생각한다.	1	2	3	4
3	나는 대체적으로 **성공한 사람**이라는 느낌이 든다.	4	3	2	1
4	나는 대부분의 다른 사람들과 **같이 일을 잘 할 수 있다.**	1	2	3	4
5	나는 **자랑할 것이 별로 없다.**	4	3	2	1
6	나는 내 자신에 대해 **긍정적인 태도**를 가지고 있다.	1	2	3	4
7	나는 내 자신에 대해 **대체로 만족한다.**	1	2	3	4
8	나는 내 자신을 좀 더 **존경할 수 있으면 좋겠다.**	4	3	2	1
9	나는 가끔 내 자신이 **쓸모 없는 사람**이라는 생각이 든다.	4	3	2	1
10	나는 때때로 내가 **좋지 않은 사람**이라고 생각한다.	4	3	2	1

1) 1번, 2번, 4번, 6번, 7번 문항에 대한 응답 점수 합산
(대체로 그렇지 않다 : 1점, 보통이다 : 2점, 대체로 그렇다 : 3점, 항상 그렇다 : 4점)

2) 3번, 5번, 8번, 9번, 10번 문항에 대한 응답은 역채점
(대체로 그렇지 않다 : 4점, 보통이다 : 3점, 대체로 그렇다 : 2점, 항상 그렇다 : 1점)

자아개념의 내용은 발달단계에 따라 차이가 있는데 영아기에는 어머니를 포함한 타인과의 접촉을 통한 경험, 환경적 자극을 통해 자신 자신이 독립적 존재라는 것을 처음으로 알게 된다. 9개월에서 12개월이 되면 영아는 자신이 타인과 분리되어 있다는 것을 인식하기 시작하고 이러한 분리개념은 약 15개월에서 18개월경에 비교적 명확해지다가 생후 2년에는 거의 확립된다.

유아기에는 수없이 많은 연습과 시행착오 끝에 보행과정을 완성해가고 그 과정에서 자신의 한계를 시험하고 타인에 대한 영향을 탐구하면서 자아개념을 발전시켜나간다. 학령전기 아동은 자신의 성과 연령 등 구체적으로 자신을 설명할 수 있다. 학령기 아동은 타인의 생각, 사회적인 기준과 규칙, 도덕에 대해 인식할 수 있으며 이 과정에서 자아개념이 더욱 복잡하고 정교해진다. 또한 사회적 압력에 민감해지고 자기평가에 더 몰두하는 특징을 갖는다. 청소년기 초기에는 신체적, 감정적 변화와 동료와의 상호작용과 관계에 더욱 집중하고, 청소년기 후기에는 아동기 전반에 걸쳐서 획득한 가치, 목표 및 역량을 토대로 자아개념이 명확해진다.

1. 자존감(Self esteem)

자존감은 개인이 스스로 느끼는 가치로서 어떤 기준이나 기대에 따라 자신을 평가하는 자아개념의 일부라 할 수 있다. 자존감은 자아개념 보다는 자아에 대한 주관적이고 감정적인

요소로 설명된다. 자신의 주변 환경이나 소속된 사회의 기준과 기대에 부합되는지, 타인에게 어떻게 평가받고 있는지에 대한 개인적 인식이 자존감에 영향을 준다.

자존감은 아동의 발달단계에 따라 변화하는데 자기중심적인 유아기에는 사회적인 인정과 자신의 능력에 대한 차이를 인식하기 어렵다. 학령전기와 초기 학령기에는 또래와 자신의 능력 차이를 인식하기 시작한다. 이때 타인과 또래로부터 받는 인정과 수용이 아동에게는 중요한 의미가 되며 자신의 능력에 대해 긍정적인 강화를 받을 때 아동의 자존감은 향상될 수 있다. 청소년기 초반에는 동료와의 경쟁, 자아 정체성 혼란 등으로 자존감이 다시 위기에 처할 수도 있다.

아동은 스스로가 누구보다도 귀하고 가치 있는 인격체라는 것을 느낄 필요가 있다. 아동은 학업이나 운동, 사회적 관계 등 자신에게 중요하다고 생각하는 영역에서 유능해지고 목표를 달성할 때 자존감이 높아진다. 따라서 아동의 능력을 파악하고 성취감을 느낄 수 있도록 격려하는 것이 중요하다. 실제적인 기술을 가르치거나 문제나 위기에 직면했을 때 당당하게 직면하도록 하는 것은 아동의 자존감 증진에 도움이 된다.

BOX 3-3 아동의 자존감을 높이는 10가지 방법

1. **일관성 있는 규칙을 세운다.**
   - 모든 규칙은 자녀 모두에게 공평하게 적용돼야 하며 제대로 실천하지 못할 벌칙을 정하면 안된다.
   - 아동이 안정감을 느낄 수 있는 체계가 필요하다.
2. **평온하고 비폭력적인 가정 분위기를 만든다.**
   - 아동은 안정감을 느낄수 있어야 신뢰를 배운다.
3. **아동에게 의견을 묻는다.**
   - 아동의 의견을 표현하도록 함으로써 아동의 생각을 높이 평가하고 있음을 알게 한다.
4. **함께 있는 시간에는 아동에게 온전히 집중한다.**
   - 아동은 어른이 다른 일에 정신을 팔고 있는 것을 금방 알아차린다.
5. **아동이 열중 할 수 있는 일을 찾도록 돕는다.**
   - 재미를 느끼는 일을 함으로 아동이 자신에 대해 파악하고 능력을 개발하도록 돕는다.
6. **아동의 독특한 행동을 넓은 마음으로 받아준다.**
   - 아동은 부모를 통해 자신을 평가한다. 부모가 '질문이 너무 많은 산만한 아이'가 아니라 '호기심이 많은 열정적인 아이'라고 생각하면 자신에 대한 아동의 생각도 닮아간다.
7. **솔직하고 구체적으로 칭찬한다.**
   - 칭찬은 아동이 주목받고 인정받고 있다고 느끼게 한다.
8. **부정적이거나 상처를 주는 말을 했다면 기꺼이 사과한다.**
   - 잘못을 바로잡는 모습을 보여줌으로써 아동에게도 그렇게 할수 있도록 가르친다.
   - 아이는 부모를 통해 실수를 했을 때 어떻게 행동해야 하는지를 배울수 있다.
9. **아동을 위한 자리에 반드시 참석한다.**
   - 아동와 한 약속은 반드시 지키다. 학교운동회, 참여수업 등 중요한 행사에 참여하도록 한다.
10. **사랑이 담긴 편지를 쓴다.**
    - 아동이 글을 읽은 나이가 되면 격려와 사랑을 담은 편지나 쪽지를 쓴다.

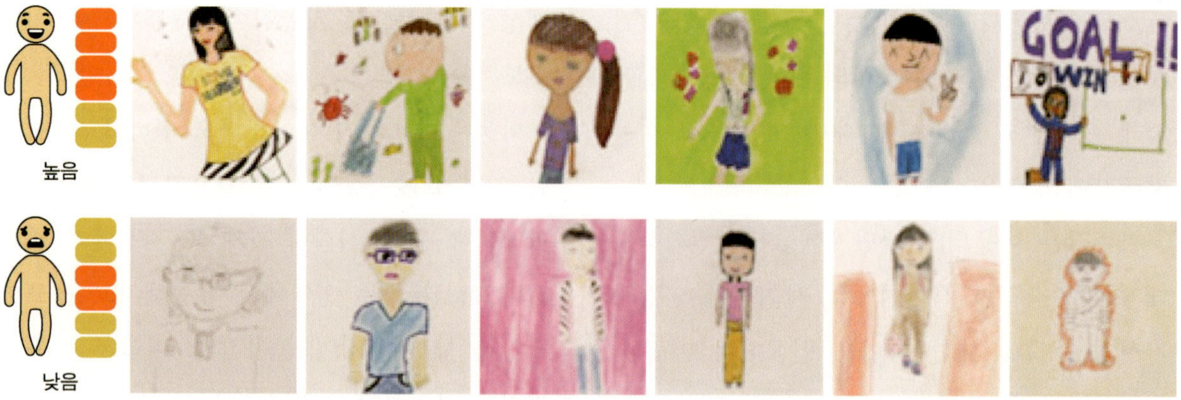

그림 3-16 신체상 형성. 자존감이 높은 아이들과 낮은 아이들이 그린 자신의 신체. 자존감 높은 아이들의 신체상이 더 역동적이고 자신감이 넘쳐 보임

2. 신체상 (Body image)

신체상은 자아개념의 주요 구성요소로서 자신의 신체에 대해 갖는 주관적인 개념이나 태도를 말한다. 아동이 자신의 신체를 인식하는 태도는 주체성 확립에 기본이 된다. 정상이나 표준이라고 생각하는 기준에서 스스로가 벗어났다고 판단할 경우 아동은 근심을 하게 된다. 실제로 신체가 정상에서 벗어나 있으면 조롱을 받거나 비판의 대상이 되기도 한다. 신체적인 결함이나 질병을 가지고 있는 아동의 신체상은 아동 주변 사람의 태도나 행위에 의해 영향을 받는다. 신체상은 신체적, 심리적, 사회적 본질로 구성되어 있으며 성장발달 과정에서 변화한다(그림 3-16).

영아는 자기탐색과 타인과의 감각적 자극을 통하여 자신의 신체에 관심을 갖고 생후 1년 이후에 자신이 타인과 분리돼 있는 존재라는 것을 알게 된다.

유아의 신체상 발달은 인지발달과 밀접한 관련이 있다. 또한 유아들은 신체 각 부분이 다양한 의미를 가진다는 것을 배우고 성별의 차이를 인식하게 된다. 유아는 신체의 경계가 불명확하여 생명력이 없는 것도 신체의 일부라고 여긴다. 이 시기에는 신체상과 관련된 부정적인 별명을 부르지 않도록 격려하여 유아가 긍정적인 신체상을 형성할 수 있도록 한다.

학령전기 아동은 신체상 발달에 중요한 시기로 피부색과 인종의 차이를 인식하면서 편견과 선입견을 배우기 쉽다. "예쁘다", "못생겼다", "뚱뚱하다", "키가 작다" 등의 의미를 이해하고 자신의 외모에 대해 다른 사람들이 말하는 것에 영향을 받는다(그림 3-17). 학령전기에는 생식기를 탐색하며 만족을 얻기도 하고 갈등을 경험하기도 하는데 이 과정을 통해 성유형과 성역할을 습득해 나간다.

학령기 아동은 신체 내부 구조와 기능에 대해서 학습하고 아동의 체격과 체형에 차이가 있다는 것을 알기 시작한다. 또래와의 사회적 관계를 형성해 나가는 시기로서 타인에게 어떻

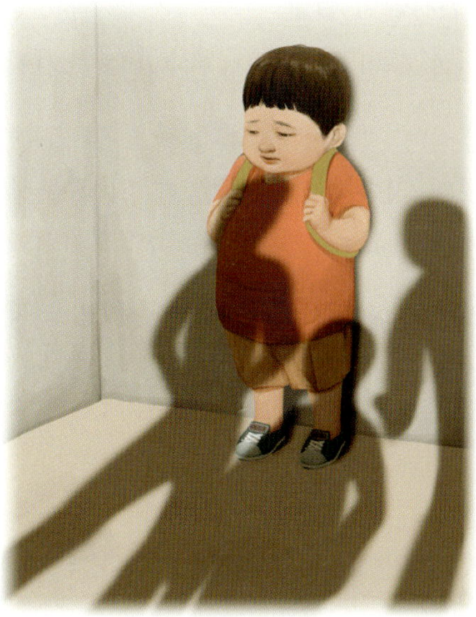

그림 3-17 주변 친구들 놀림에 울상짓는 뚱뚱한 아동

게 보이는가에 대해 관심이 많고 문화적 표준과 현재의 유행에 큰 영향을 받는다. 신체적 차이를 민감하게 인식한 아동의 경우에는 특정한 복장을 착용하는 것을 꺼려하고 자신이 다른 아이와 다른점이 드러나는 행동을 하지 않으려 한다.

부모와 간호사는 아동에게 사람들은 개인마다 특별하고 다른 개성을 가지고 있으며 어떤 면에서는 서로 똑같은 점이 있다는 것을 가르쳐주어야 한다. 신체장애 아동을 놀리는 것은 당하는 아동에게 상처가 될 수 있다는 것을 알려주어야 한다.

청소년기는 자신의 신체에 가장 관심이 많은 시기로 동료 및 사회적 기준에 자신의 외모를 자주 비교하곤 한다. 정체감 형성은 청소년기의 중요한 발달과업으로 이 시기에 여드름이나 척추 측만증, 비만, 신체적 결함은 신체상 형성에 큰 영향을 줄 수 있으며 이는 사회 심리적으로 중요한 문제가 될 수 있다.

아동과 놀이

아동은 놀이를 통해 그들의 생각, 느낌, 감정 등을 표현하고 또래와의 관계 속에서 사회적 역할을 배우며 성장한다. 놀이는 아동의 의도적인 행동이라기보다 전인적 성장과 발달을 이끌어 내기 위한 가장 자연스러운 행동이며, 학습을 조장하여 인지적 성장을 이끌며 나아가 사회적 능력과 문제해결력을 발달시킨다.

1. 놀이의 특징

- 놀이는 즐거운 것이다.
- 놀이는 내적인 동기에 의해 유발된다.
- 있는 그대로의 사실이나 현실에 충실되지 않는다.
- 자유롭게 선택된다.
- 적극적으로 참여한다.
- 외부의 보상이나 다른 사람에게 의존하지 않는다.
- 놀이는 기계적인 것이 아니며, 특정한 의도나 목적이 없다.
- 놀이는 낯설거나 두려운 상황에서 일어나지 않는다.

2. 놀이의 기능

아동에게 놀이는 신체적 능력의 발달, 인지능

력의 발달, 언어능력의 발달, 사회정서의 발달, 창의성 발달을 유도하는데 큰 영향을 미친다.

1) 신체적 발달

- 미세운동과 전체운동 기술을 익힌다.
- 신체조절 능력이 발달한다.
- 감각운동기능이 발달한다.

2) 인지능력 발달

- 사물과 주변 환경에 대한 일반적 개념이 발달한다.
- 개념의 지속적 경험을 통해 지식 확장된다.
- 문제해결능력이 발달한다.
- 타인과의 상호작용하는 소통의 방법을 학습한다.
- 주변 세상에 대한 이해가 증진된다.

표 3-12 **사회적 특성에 따른 놀이 분류**

놀이의 유형	설명	
단독놀이 : 0~1세 (solitary play)	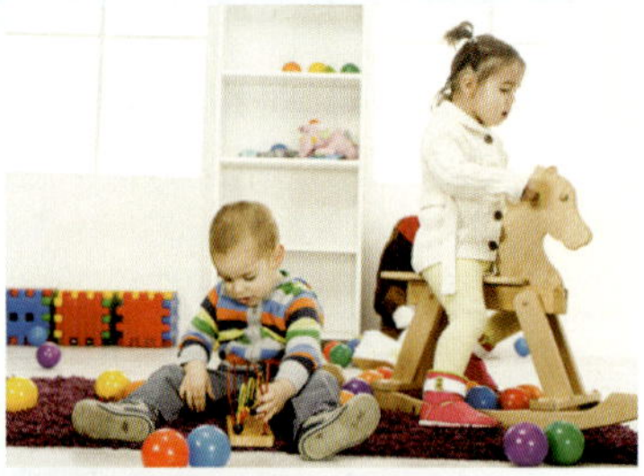	• 같은 장소에서 다른 아이와 상관없이 다른 장난감을 가지고 혼자, 독립적으로 노는 것을 의미한다. • 다른 사람이 있거나 나타나는 것은 즐거워하나 대화하거나 가까이하려는 노력은 없다. • 자신의 행동에 관심이 집중되어 있다.
평행놀이 : 1~3세 (parallel play)	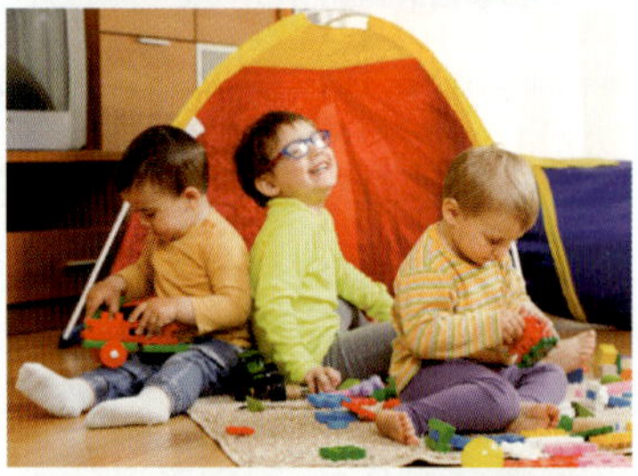	• 서로는 영향을 주는 것도 안 주는 것도 아니며, 다른 아동과 함께 논다기보다는 다른 아동 곁에서 논다고 할 수 있다.
연합놀이 : 3~6세 (associative play)	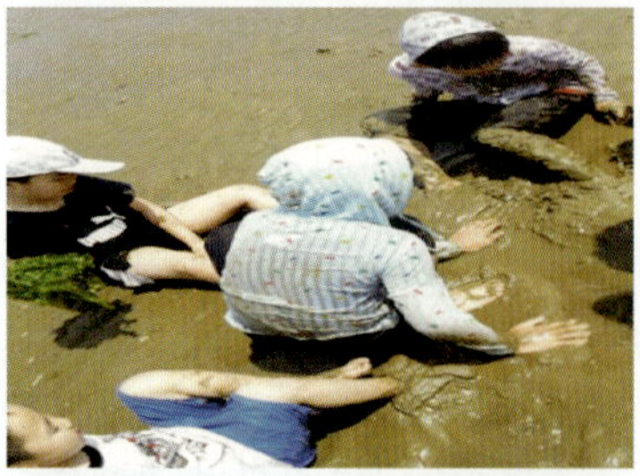	• 한 아동이 특정 행동을 시작하면 전체가 그 행동을 따라한다(모방). • 마차나 삼륜차 같은 장난감을 빌려주고 빌려오기도 하면서 누구랑 놀 것인지 아닌지를 조절하려고 한다. • 동일한 행동이나 비슷한 놀이에 같이 참여하는 것이지만 조직이 없고 역할이나 임무, 공동의 목표가 없다.
협동놀이 : 6~12세 (cooperative play)	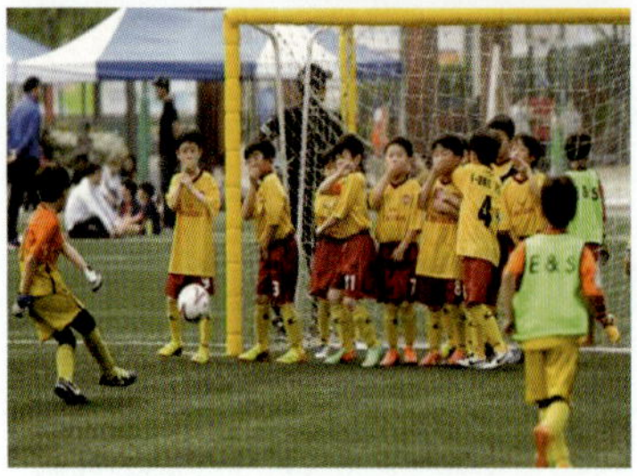	• 집단은 조직적이고, 목표와 각자의 역할이 있으며, 규칙을 지킴으로써 공동의 목표를 달성하기 위해 함께한다. • 지도자와 추종자로 설정되는 한두명에 의해 관계가 설정되고 행동통제와 역할배분을 한다.

3) 언어능력 발달

- 다양한 어휘를 습득한다.
- 정확한 발음을 익힌다.
- 문장구성능력이 증진된다.
- 자기중심적 언어에서 벗어난다.
- 사회적으로 적절한 언어를 학습한다.
- 의사소통능력이 향상된다.

4) 사회정서의 발달

- 친구를 만들게 된다.
- 사회적 능력을 학습한다.
- 집단에 참여하는 것을 경험한다.
- 타인과 관계 맺는데 필요한 사회적 능력을 학습한다.
- 질서 지키기, 놀잇감 공유하기 등 협동능력을 습득한다.
- 주변 환경에 대한 관심과 이해가 증진된다.
- 도덕적 기준과 규범, 규칙, 성역을 학습한다.
- 긍정적 자아개념 형성에 도움이 된다.
- 감정을 통제하는 방법을 학습한다.
- 상황에 따른 적응력과 인내심, 갈등극복방법을 습득한다.

3. 놀이의 유형

1) 단독 놀이 (solitary play)

아동이 놀이를 하는 동안 같은 공간 내에 다른 아동이 있지만 다른 아동들이 사용하는 것과는 다른 장난감을 가지고 노는 것으로 다른 아동이 하는 것에 관계없이 자신의 놀이에만 집중하는 놀이이다.

2) 평행 놀이 (parallel play)

주위의 아동들과 비슷한 장난감을 가지고 놀지만 가까이에 있는 아동들의 활동에 의해 영향을 받으려 하지 않고 독립적으로 각자 놀이를 한다.

3) 연합 놀이 (associative play)

아동은 다른 아동과 동일한 놀이를 하며 그들이 노는 것에 관해 이야기하며 놀이재료를 빌려주고 빌리는 행동을 하지만 놀이의 조직적 체계나 목표가 없기 때문에 각자가 원하는 대로 행동하며 놀이를 한다.

4) 협동 놀이 (cooperative play)

아동은 집단의 목적을 달성하기 위해 또래들과 놀이 집단을 조직하여 놀이를 구성한다. 각각의 아동들은 다른 역할을 하며 놀이집단의 목표를 설정하고 놀이의 규칙을 만들어 노는 놀이이다.

PEDIATRIC NURSING

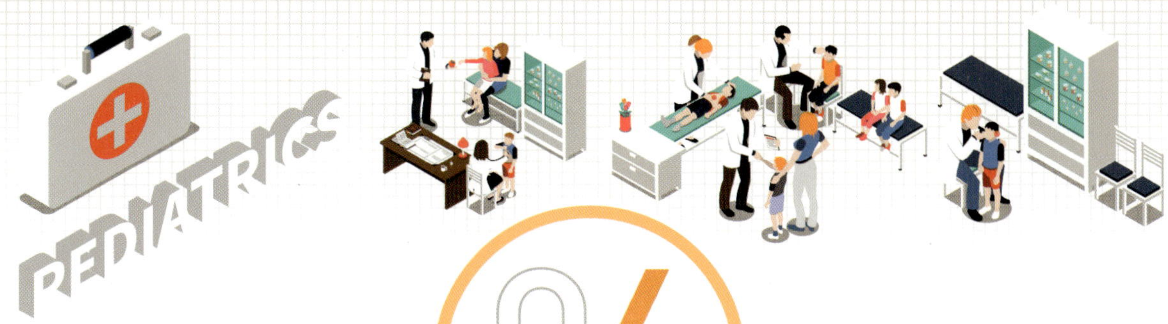

04
CHAPTER

성장발달 단계에 따른 건강유지 증진

Pediatric Nursing

학·습·목·표

- 발달단계별 생리적 특성을 설명한다.
- 발달단계별 놀이와 놀이도구를 설명한다.
- 발달단계별 예방접종을 수행한다.
- 발달단계별 구강건강관리 교육을 수행한다.
- 발달단계별 수면양상을 설명한다.
- 발달단계별 영양과 식습관 교육을 수행한다.
- 발달단계별 성교육을 수행한다.
- 발달단계별 아동의 스트레스를 설명한다.
- 발달단계별 안전사고 예방법 교육을 수행한다.
- 발달단계별 안전사고에 대한 대처방법 교육을 수행한다.

PEDIATRIC NURSING

04 CHAPTER 성장발달 단계에 따른 건강유지 증진

신생아 (Newborn)

신생아기는 생후 첫 4주간을 말한다. 신생아는 출생과 함께 태반으로부터 분리되어 태아순환에서 독립적 호흡으로 전환되는 신생아 순환으로 중요한 생리적 변화가 일어나게 된다.

신생아기는 모체로부터 독립하여 자궁외 생활로 이행되면서 급변한 환경에 스스로 적응하여 생명을 유지하는 시기이다. 이 시기 동안 신체 각 기관은 생리적 변화가 일어난다. 따라서 일생 중 가장 취약한 시기이므로 사망률과 이환률이 높게 나타나고 영아 사망 전체의 2/3가 해당하므로 간호사는 신생아의 생리적 변화에 대하여 각별한 주의를 기울여야 한다.

신생아에 대한 자세한 내용은 5장 신생아 간호에서 다루기로 한다.

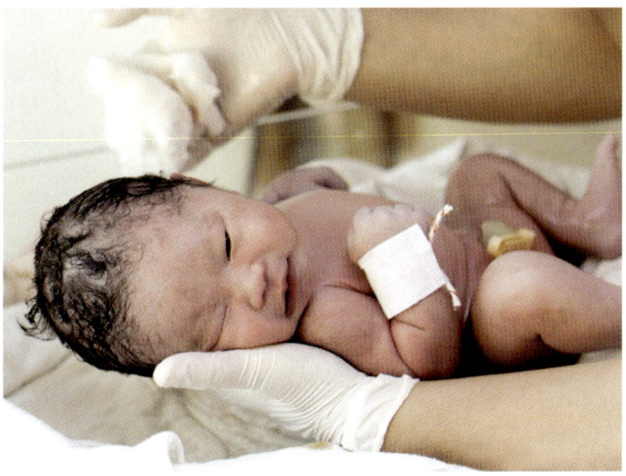

그림 4-1 출생 직후 신생아

영아(Infant)

1. 영아의 성장발달

일생에서 신체적 변화와 발달이 가장 급격히 이루어지는 시기로 모든 신체기관이 단계적으로 성장발달하며 주변 환경에 반응하고 변화하는 출생 후 1개월에서 12개월에 해당한다.

1) 신체적 성장

(1) 신체비율의 변화

생후 1년간의 성장은 일생 중 가장 빠르게 진행되며 특히 처음 6개월이 가장 빠르게 나타난다. 평균 신장은 1년 내 출생 시 신장의 50%가 증가하며 이것은 주로 다리 보다 몸통부분에서 일어나며 영아의 특징적인 양상이다.

생후 1년이 되면 출생 시 체중의 3배가 되며 머리의 성장도 빠르게 나타나며 이는 신경계의 성장과 분화를 반영하는 중요한 지표이다. 두위는 출생 시 흉위보다 큰데 전후 지름보다 좌우 지름이 커지면서 성인의 외형을 갖추어 가고 생후 1년이 되면 두위와 흉위의 둘레가 비슷해진다.

(2) 신체기관의 성숙

영아는 복식호흡을 계속하고, 신생아 때보다 호흡률은 다소 느려지고 안정적이 된다. 그러나

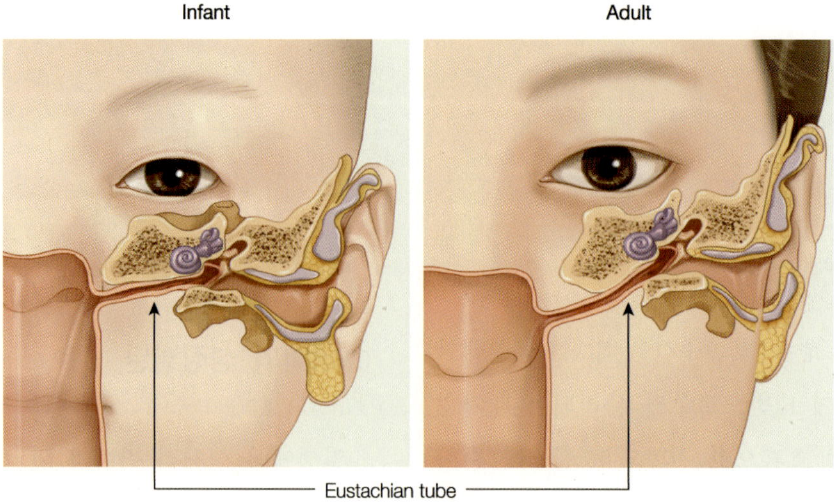

그림 4-2 영아와 성인의 유스타키오관

기관에 기관지가 근접하게 연결되어 있고 기관지나 기관 등의 호흡기도가 좁기 때문에 부종, 점액질, 이물질 등으로 쉽게 폐색되어 호흡기계 문제를 일으킬 수 있다. 유스타키오관이 짧고 곧아서 인두에서 중이로 감염이 쉽게 확산된다. 또한 면역글로불린(IgA)을 생산하는 면역체계가 미숙하기 때문에 나이든 아동보다 감염에 대한 저항력이 약하다 (그림 4-2).

조혈계의 변화로는 태아 혈색소(HgbF)는 생후 2~3개월 동안 주된 혈색소 기능을 하며, 생후 6개월간 성인 혈색소(HgbA)는 계속 증가한다. 태아 혈색소는 생존기간이 짧아 적혈구의 수가 감소되므로 2~3개월 때 생리적 빈혈이 나타나게 된다. 모체에서 받은 철분은 생후 5~6개월까지 존재하다가 점차 감소하여 6개월 말쯤에는 헤모글로빈 수치가 낮아진다.

좌심실의 기능이 증가함에 따라 수축기 혈압이 증가하고 심박동은 감소한다. 흡기때 심박동이 증가하고 호기때 감소하는 동성부정맥(sinus arrhythmia)이 자주 나타나기도 한다. 영아기 동안 체온조절 능력은 점점 효율적으로 변해가며 생후 첫 6개월 동안 지방조직의 축적으로 열손실을 차단하여 열 보존 기능이 증가한다. 체온조절 능력이 점차 향상되어 추위에 대한 반응으로 모세혈관이 수축하여 열손실을 감소시켜 온도를 유지하게 된다.

소화기능은 출생 시 미성숙하며 대변의 양상에서도 뚜렷하게 나타난다. 복합탄수화물의 소화를 위해 필요한 아밀라제의 분비는 생후 첫 4~6개월까지는 부족하다. 4~5개월까지는 리파아제도 부족하여 성인수준으로 지방흡수를 하지 못한다. 그러나 트립신은 충분한 양이 분비되어 단백질을 폴리펩타이드와 아미노산으로 분해시킨다.

면역계는 생후 1년간 많은 변화가 있다. 만삭아는 생후 첫 3개월간 모체에서 많은 양의 IgG를 받기 때문에 항원에 대한 면역력을 가질 수 있다. IgM은 출생 시 상당량이 생성되며, 출생

후 9~12개월에 성인수준에 도달한다. 위장관계 점막을 박테리아와 바이러스로부터 보호하는 IgA는 출생 시에는 생성되지 않으나, 2~3주경 타액과 눈물에서 관찰되며 초유에 많이 함유되어 있다.

영아는 성인에 비해 세포외액의 비율이 높아 체액손실이 빠르게 일어나므로 탈수 유발요인이 된다. 신장구조도 미성숙하여 탈수를 유발할 수 있다. 또한 사구체 여과능력이 미숙하여 소변을 자주보고 요비중도 낮다. 2세 반경이 되면 신장은 완전히 성숙하게 된다. 청각기능은 영아기 동안 성인수준으로 발달한다. 출생 직후에는 양수 등 귀속에 점액질이 있기 때문에 반응을 잘 나타내지 않지만 며칠 이내 청력이 예민해진다. 생후 1개월에는 어머니의 목소리를 식별하여 반응하며, 생후 2~3개월이 되면 소리나는 쪽으로 고개를 돌릴 수 있다. 언어발달 지연을 예방하기 위해 조기 청력 검사가 필요하다.

시각능력은 영아기에 점차 발달하며 양안고정이 가능해진다. 양안의 조절로 시각을 통해 들어온 상을 뇌에 융합하는 것은 생후 6주부터 발달하기 시작하여 4개월에 완성된다. 깊이를 지각할 수 있는 입체시는 생후 7~9개월경에 시작되지만 2~3년이 될 때까지 발달하지 않을 수도 있으므로 추락 사고에 대한 안전장치가 필요하다. 7~9개월경 추락에 대한 보호반응으로 낙하산 반사가 나타난다.

이 시기의 운동발달은 중추신경계, 골격, 근육의 성숙 정도에 영향을 받아 개인차가 있으며 발달의 순서는 시간적으로 계통적으로 일정한 순서에 따른다.

(3) 미세운동발달

미세운동은 주로 손과 손가락을 사용하여 물체를 잡는 것으로 손과 눈의 협응 능력에 의해 발달된다. 1개월에는 주로 주먹을 쥐고 있으나 2~3개월경에는 주먹을 펴게 되고 점차적으로 손을 벌려 물체를 잡을 수 있게 된다.

5개월이 되면 스스로 물체를 잡을 수 있다. 6개월이 되면 자신의 우유병을 잡고, 발을 쥐고 입으로 가져갈 수 있다(그림 4-3). 7개월이 되면 물체를 한 손에서 다른 손으로 옮겨 쥘 수 있고, 한 손만으로 물체를 잡을 수 있다.

8~9개월이 된 영아는 손 전체로 물건을 움켜쥐는 대신 손가락으로 잡으려고 하며 미숙하지만 엄지와 집게손가락을 사용하여 집는 운동이 발달하고 10개월에는 엄지와 집게손가락으로 집게잡이가 충분히 습득되어 건포도와 같은 작은 물체를 잡을 수 있고 물체를 집었다가 스스로 떨어뜨릴 수 있으며, 다른 사람에게 건네줄 수도 있다.

11개월이 되면 정교하고 물체를 잡고 물체를 그릇에 넣거나 빼내는 것을 좋아하며, 12개월이

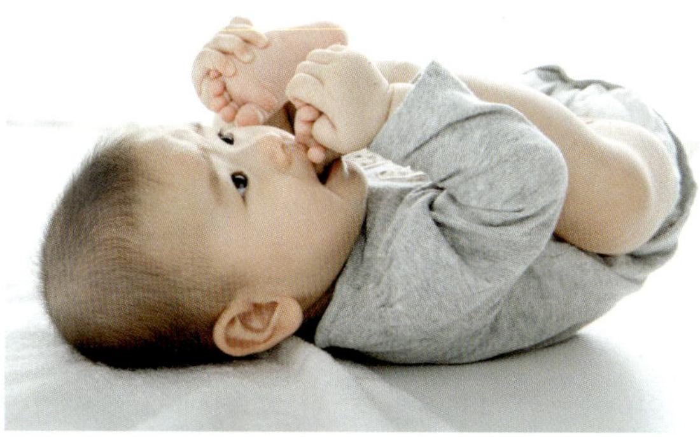

그림 4-3 6개월 영아. 발을 쥐고 입으로 가져갈 수 있음

표 4-1 영아의 운동발달

월령	미세운동발달	전체운동발달
1개월	• 주먹을 쥐고 있음	• 엎드려 뉘었을 때 머리를 좌우로 움직임
2개월	• 주먹을 펴게 됨 • 점차 손을 벌려 물건을 잡을 수 있음	• 복위에서 머리를 30° 정도 들 수 있음
3개월		• 복위에서 머리와 어깨를 45° 정도로 들 수 있음
4개월	• 양손으로 물체를 쥠 • 물체를 입으로 가져갈 수 있음	• 엎드린 자세에서 90° 정도 상체를 듦
5개월	• 스스로 물체를 잡을 수 있음	• 엎드린 자세에서 바로 누운 자세로 뒤집음
6개월	• 자신의 우유병을 잡음 • 발을 쥐고 입으로 가져감	• 바로 누운 자세에서 엎드린 자세로 뒤집음
7개월	• 물체를 한손에서 다른 손으로 옮겨 잡음	• 도움을 받아 앉음
8개월	• 손 전체로 물건을 움켜쥐는 대신 손가락으로 잡음 • 엄지와 집게손가락을 사용하여 물체를 잡기 시작함	• 도움없이 앉음
9개월		• 기기 시작함
10개월	• 엄지와 집게손가락으로 작은 물체를 잡을 수 있음	• 가구를 잡고 설수 있음
11개월	• 물체를 집었다가 스스로 떨어뜨림 • 물체를 그릇에 넣어다가 뺄 수 있음	• 가구를 잡고 걸음
12개월	• 한 번에 책장을 여러 장 넘길 수 있음 • 블록 2개를 쌓으려고 하나 실패함 • 수저와 컵을 사용할 수 있음	• 혼자 설수 있음 • 손을 잡아주면 걸음 • 첫 걸음마를 시작함

되면 한 번에 여러 장씩 책장 넘기기가 가능하고, 두 개의 블록으로 탑을 쌓으려고 시도하나 실패한다. 또한 수저와 컵을 사용하여 음식을 먹을 수 있다(표 4-1).

(4) 전체운동발달

전체운동발달은 머리가누기, 앉기, 기기, 서기, 걷기 운동의 발달적 성숙을 포함한다. 정상 신생아는 딱딱한 바닥에 수평으로 엎드려 뉘었을 때 순간적으로 고개를 좌우로 돌릴 수 있다. 2개월경에는 엎드렸을때 머리를 30° 정도 들수 있으며 3개월경에는 엎드린 자세에서 머리와 어깨를 45°정도로 들수 있다. 4개월경에는 팔로 지지해서 90° 정도 상체를 일으킬 수 있다. 5개월경에는 엎드린 자세에서 바로 누운 자세로 몸을 뒤집을 수 있고 6개월경에는 바로 누운 자세에서 엎드린 자세로 뒤집기가 가능하다(그림 4-4).

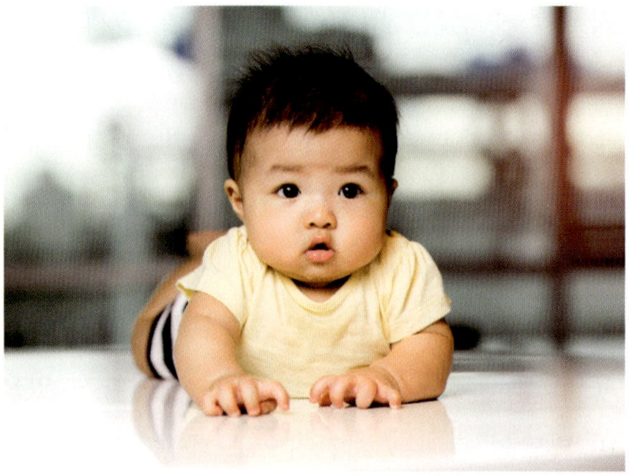

그림 4-4 5~6개월 영아. 몸을 뒤집을 수 있음

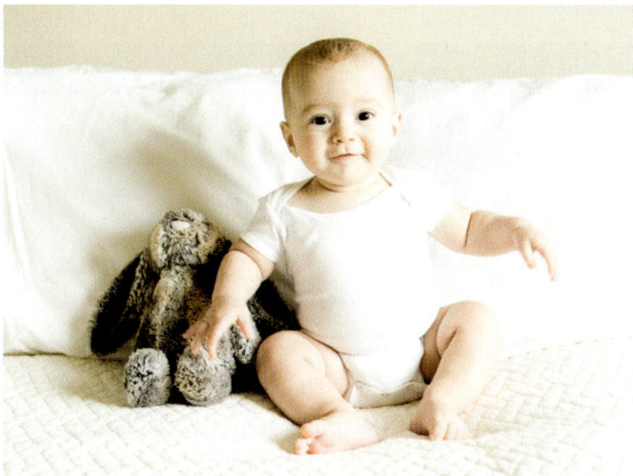

그림 4-5 7~8개월 영아. 혼자 앉을 수 있음

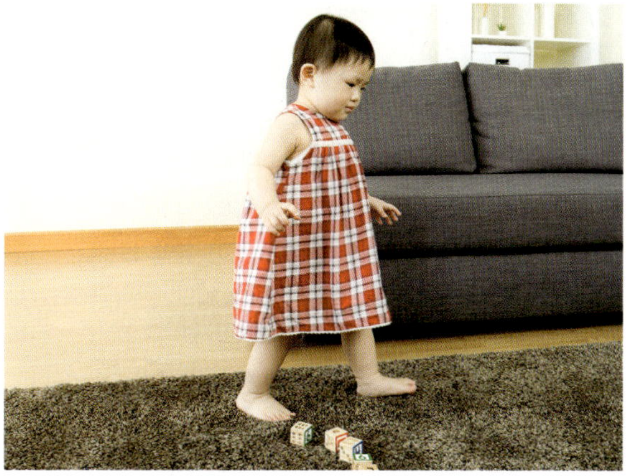

그림 4-6 12개월. 혼자 설 수 있고 첫 걸음마를 시작함

7개월경에는 추락에 대한 보호반응으로 낙하산 반사가 나타난다. 머리 가누기와 등을 펼 수 있는 능력이 생기면 앉기가 가능해진다. 7개월경에는 자신의 몸을 지지하기 위해 손을 앞으로 짚어 혼자 앉기가 가능해지고 8개월경에는 손을 짚지 않고서도 혼자 잘 앉을 수 있다(그림 4-5). 9개월에는 기기 시작하고, 10개월에는 가구를 잡고 설 수 있다. 11개월경에는 가구를 붙잡은 상태로 걸을 수 있다. 12개월경에는 혼자 설 수 있고 독립적으로 첫발을 떼고 걸을 수 있게 된다(그림 4-6).

2) 언어발달

언어발달에는 개인차가 많고 유전적 또는 환경적 요인에 따라 차이가 있다(표 4-2).

언어란 이해할 수 있어야 하고 정확하게 단어를 발음해야 하며 단어와 목적물이 관련이 있어야 한다.

이 시기에 나타나는 언어적 발달은 울음, 옹알이, 몸짓으로 표현되어진다. 울음은 출생 3주경이면 이전의 반사적 울음과 달리 생리적 정서적 상태를 표현한다.

옹알이는 대개 3~4개월경에 혼자 소리를 옹알거리며 음성 표현을 한다. 5~6개월에는 마,무,바,가,아,다 같은 의미없는 옹알거리는 소리를 낸다. 7개월 경 다른 사람이 말을 하면 자신도 따라 소리를 내며 8개월이 되면 옹알이 절정의 시기이다. 9개월 경에는 '안 돼'라는 말에 반응하며 간단한 명령어에 반응한다. 10개월 경 "아빠, 엄마"의 뜻을 알고 말하며 "빠이빠이"의 뜻을 이해하고 표정을 흉내내며 빠이빠이 한다. 12개월이 되면 자신이 자발적으로 표현한 옹알이의 모방을 통하여 결합능력을 가지고 자신의 이름을 알게 되고 3~5개의 단어를 사용할 수 있다. 어머니나 양육자의 응답이 언어발달을 촉진시키는데 중요한 역할을 한다.

2. 영아의 건강증진

1) 영양

출생 후 가장 빠른 성장과 발달 양상을 보이는 영아기는 좋은 영양이 필수적으로 필요하다.

표 4-2 영아의 언어발달

연령	표현	수용
출생~2개월	• 불쾌함의 표현으로 운다. • 친숙한 목소리에 옹알거린다.	• 놀람 반사가 나타난다. • 돌아보거나 쳐다본다. • 사람 목소리를 더 좋아한다.
3~4개월	• 놀거나 즐거울 때 옹알거린다. • 웃을 때 소리를 낸다. • 깩깩거린다(음성표현).	• 말하는 입을 본다. • 소리 나는 쪽을 번갈아 본다.
5~6개월	• 빽빽거리는 소리를 지른다. • 마, 무, 바, 가, 아, 다 같은 소리를 낸다.	• 자신의 이름을 알아듣는다. • 시선을 모으려고 소리를 이용
7~9개월	• 다른 사람이 말을 하면 자신도 따라 소리를 낸다. • 옹알거림과 자음소리를 더 많이 낸다. • 뜻을 모르는 "바바", "마마" 같이 음절을 합쳐서 말한다.	• 활동에 언어를 연관시킨다. • 간단한 지시에 반응한다. • 익숙한 말을 이해한다(싫어).
10~12개월	• '엄마', '아빠'를 말한다. • 다른사람의 말을 명확한 말소리로 흉내낸다. • 동물소리를 흉내낸다. • 의도적인 몸짓을 만든다. • 3~5가지 단어를 배운다.	• 가족 구성원의 이름을 인지한다. • 사물을 이름으로 구분한다. • 간단한 지시를 이해한다.

첫 몇 달 동안 영아는 모유나 조제유로 수유한다. 모유와 젖병 수유는 영양상으로 완전하며, 소화가 잘되고, 영아의 성장에 필요한 영양분을 제공한다. 모유나 철분이 함유된 조제유가 최적의 영양공급원이며 조제유는 제조사의 지침에 따라 조제하고 보관한다.

영아의 영양 요구는 신체적 활동과 성장 속도에 기초한다. 출생 시 열량 요구량은 120kcal/kg/일이다. 열량 요구량은 점차 감소되어 1년경에는 100kcal/kg/일로 감소된다.

영아의 성장이 느리게 진행됨에 따라 대사요구량이 점차 줄어들기 때문이다. 열량 요구에 따라 영아는 충분한 수분섭취를 해야 하고, 이것은 매일의 열량소비에 기초한다. 영아 수분 요구량은 1일 1~1.5ml/kcal이다.

2) 고형식이

영아가 생후 5~6개월경이 되면 초기의 영양공급만으로 체내에 저장되었던 철분을 거의 다 사용하게 되고 기존의 모유나 조제유로는 영양분을 다 섭취할 수 없기 때문에 이유식을 실시한다.

또한 4~6개월이 되면 혀의 밀어내기 반사가 감소하여 음식을 밀어내지 않고 삼킬 수 있는 능력이 생겨 숟가락으로 떠먹일 수 있고 모유 이외의 다양한 음식의 맛을 익히게 하기 위해 이유식의 제공이 필요하다(그림 4-7).

이유식은 생후 5~6개월경에 시작하는 것이 적당하다. 이 시기 전에 고형식이를 시작하면 음식이 완전히 소화되기 어려워 식품 알레르기를 유발할 수 있고, 열량의 증가로 인한 영아 비만과 고형식이로 인한 질식의 위험이 있다.

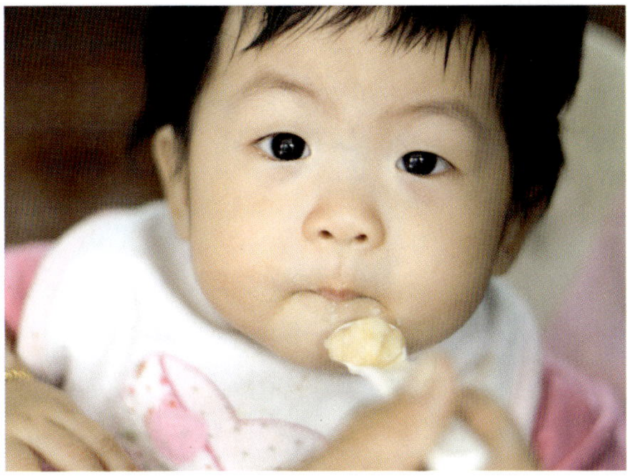

그림 4-7 이유식 먹는 영아

그러므로 고형식이 시작의 결정은 개인별로 고려해야 한다(Box 4-1).

양육자는 고형식이의 첨가 순서에 대해서 알려줄 사항으로는 일반적으로 처음 주는 음식에는 알러지가 적고 철분함유량이 많으며 주에너지원으로 사용가능한 탄수화물인 곡류부터 시작한다. 채소 및 과일류는 자극성이 있는 것을 피하며 생선은 알러지를 유발할 수 있는 지방함유가 적은 흰 살 생선을 사용하는 것이 좋다.

보통 이유식은 알레르기가 있는지 확인하기 위해 한 번에 한 가지씩 4~7일간 먹여보고 간격을 두고 다른 음식을 제공한다.

영아가 배고파할 때 먼저 이유식을 제공한다. 이때 우유병에 조제유와 이유식을 섞어주지 말아야 한다. 이유식을 준비할 때 주의해야 할 사항으로 꿀은 식중독의 우려가 있으므로 생후 1년 안에는 먹이지 않는다. 사과나 배는 많은 양을 섭취하면 설사를 유발하므로 주의하고 너무

BOX 4-1 고형식이 제공시 주의점

- 초기의 음식은 삶아서 거르거나 곱게 으깨준다.
- 음식 알레르기가 있는지 확인하기 위하여 새로운 음식을 추가할 때에는 한번에 한 가지씩, 4~7일 간격을 두고 제공한다.
- 영아가 배고파할 때 고형식이를 제공한다.
- 작고 손잡이가 긴 숟가락으로 혀 뒤쪽으로 소량씩 제공한다.
- 음식은 1~2 숟가락으로 시작하여 점점 2~3숟가락으로 양을 늘려나간다.
- 고형식이는 반드시 숟가락으로 먹인다.
- 우유병에 조제유와 이유식을 섞어주지 않는다.
- 고형식이의 양이 늘어남에 따라 우유의 양은 1L/day를 넘기지 않도록 조절한다.
- 곡분 : 4~6개월경에 시작
  - 쌀은 소화가 잘 되고 알레르기 유발 가능성이 낮아 처음에 시도한다.
- 채소와 과일 : 6~8개월경에 시작
  - 사과를 갈거나 바나나를 으깨서 제공한다.
  - 채소를 삶아서 거르거나 곱게 으깨어 제공한다.
  - 젖병충치 발생을 줄이기 위하여 과일주스는 컵으로 제공한다.
- 육류, 생선, 닭고기: 생후 8~10개월 경에 시작
  - 기름진 육류는 피한다.
- 달걀, 치즈 : 12개월 경 시작
  - 알레르기 여부를 알수 있도록 생후 12개월 말경에 적은 양의 달걀흰자를 먹여본다.
  - 달걀노른자는 삶아서 부드럽게 으깨어 제공한다.
  - 고기 대용으로 손으로 먹는 음식인 치즈를 제공한다.

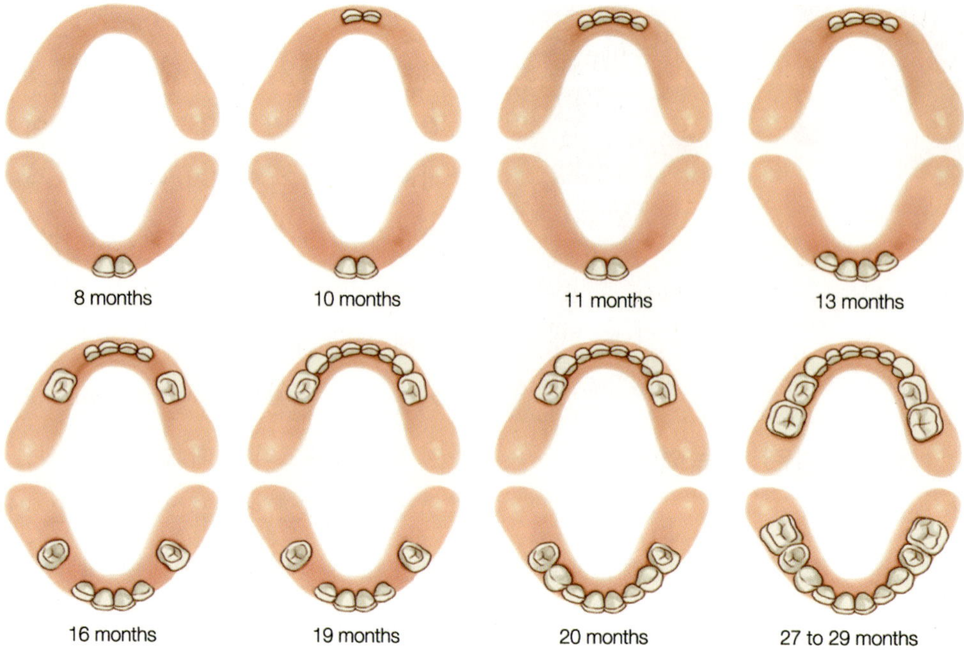

그림 4-8 유치가 나는 순서. 보통 6~8개월에 나기 시작하며 예상 유치수는 월령 −6

달거나 짠 음식은 선호도가 생길 수 있으므로 주의를 기울인다.

생우유나 저지방우유, 탈지유는 무기질 성분이 많아 신장에 무리를 줄 수 있으니 생후 2년이 지난 후에 먹인다. 가족 중에 특정 식품에 대한 알러지가 있다면 영아에게도 생후 1년 이내에는 섭취하지 않도록 한다. 크기가 크거나 땅콩과 같은 딱딱한 음식은 질식을 일으킬 수 있으므로 피한다.

3) 치아발달

치아의 발달과 출현은 유전, 성별, 인종, 성장 유형에 영향을 받는다. 영아가 처음 이가 나는 시기는 보통 5~9개월 사이로 영아마다 다양하지만 유치가 나오는 순서는 일정하게 나타나는데 처음 나타나는 치아는 아랫니 중앙이고 그 다음은 윗니 중앙, 윗니 측방 순이다(그림 4-8).

치아가 나는 기간에 치주막은 약간 부어오르고, 홍조, 압통이 나타난다. 영아는 침을 흘리고, 보채고, 가벼운 식욕감퇴, 깨물려는 욕구가 늘어난다. 미열, 구토, 설사 같은 증상들도 치아가 나는 시기 동안 볼 수 있다.

치아 위생은 유치가 나기 시작하자마자 시작되어야 하는데, 깨끗한 젖은 수건이나 부드러운 칫솔로 치아와 잇몸을 부드럽게 닦는다. 또한 영아가 우유병을 물고 잠들지 않도록 하여 젖병충치가 생기지 않도록 주의한다. 충치는 자주 오랫동안 우유, 조제유, 주스에 들어 있는 당분에 노출된 영아에게서 생길 수 있다(Box 4-2).

치아 에나멜질위의 당분은 영아의 입속에서 박테리아가 당분과 만나 충치로 되는 많은 기회를 제공한다. 이 형태의 충치는 젖병충치(bottle-

BOX 4-2 유치 관리

- 첫 유치가 나면 올바른 방법으로 이닦기를 시작해야 함
- 초기에는 잇몸이 약해서 젖은 헝겊으로 이와 잇몸을 깨끗하게 닦아줌
- 칫솔질은 이가 좀 더 많이 나고 규칙적인 이닦기에 적응이 되면 작고 부드러운 칫솔모가 달린 것으로 시작하는 것이 좋음
- 칫솔사용 초기에는 물을 사용한 칫솔질이 좋음
- 영아기 구강검진은 6개월경부터 시작하는 것이 좋고 치아우식증 위험이 높은 영아는 치과의사의 진료를 받도록 함
- 설탕이 농축된 음식, 탄산음료는 제한하도록 함
- 수면 중 우유병에 우유나 주스를 주는 경우 당분이 침착되어 젖병충치를 유발할 수 있으므로 금하도록 함

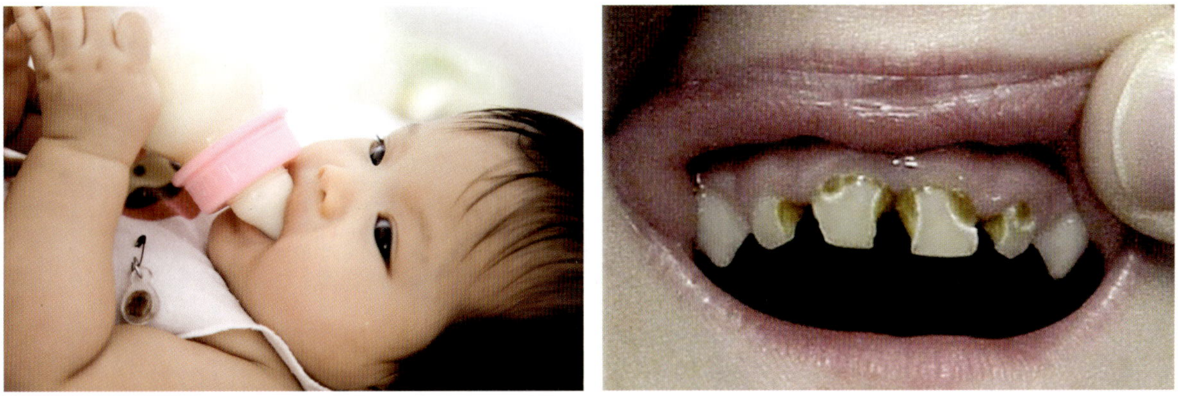

그림 4-9 젖병 충치

mouth caries)라고 하는데, 자는 동안 우유나 주스를 젖병에 넣어 물고 자는 영아에게서 많이 나타난다. 또한 모유를 긴 기간 수유하거나, 유치가 나오고 나서도 수유를 원하는 아동에게서도 나타난다(그림 4-9).

불소는 충치를 예방하는 데 도움을 줄 수 있고, 만약 불소가 충분히 포함되지 않는 물을 마실 경우에는 보충제를 줄 수 있다.

4) 예방접종

예방접종은 아동의 출생과 더불어 면역기능을 강화하여 자궁 외 환경에서 보다 건강하게 살아갈 수 있도록 하는 방법으로 최초의 접종은 출생 시 이루어지며 아동기 초기에 완성된다(그림 4-10).

- 능동면역은 백신이나 톡소이드를 투여하여 항체 생성 및 세포 면역반응을 유도하는 것이다.
- 수동면역은 이미 만들어진 항체를 투여하여 일시적으로 방어 효력을 제공하는 것이다.
- 두 가지 백신을 동시에 접종해도 되며 다른 주사기로 다른 부위에 주사한다.
- 두 가지 이상의 생백신을 시간 간격을 두고 접종하는 경우 4주 이상의 간격을 두고 접종한다. 예를 들어 MMR과 수두 백신은 같은 날 동시에 접종 할수 있으나 따로 접종을 하는 경우에는 항체형성 간섭현상을 줄이기 위

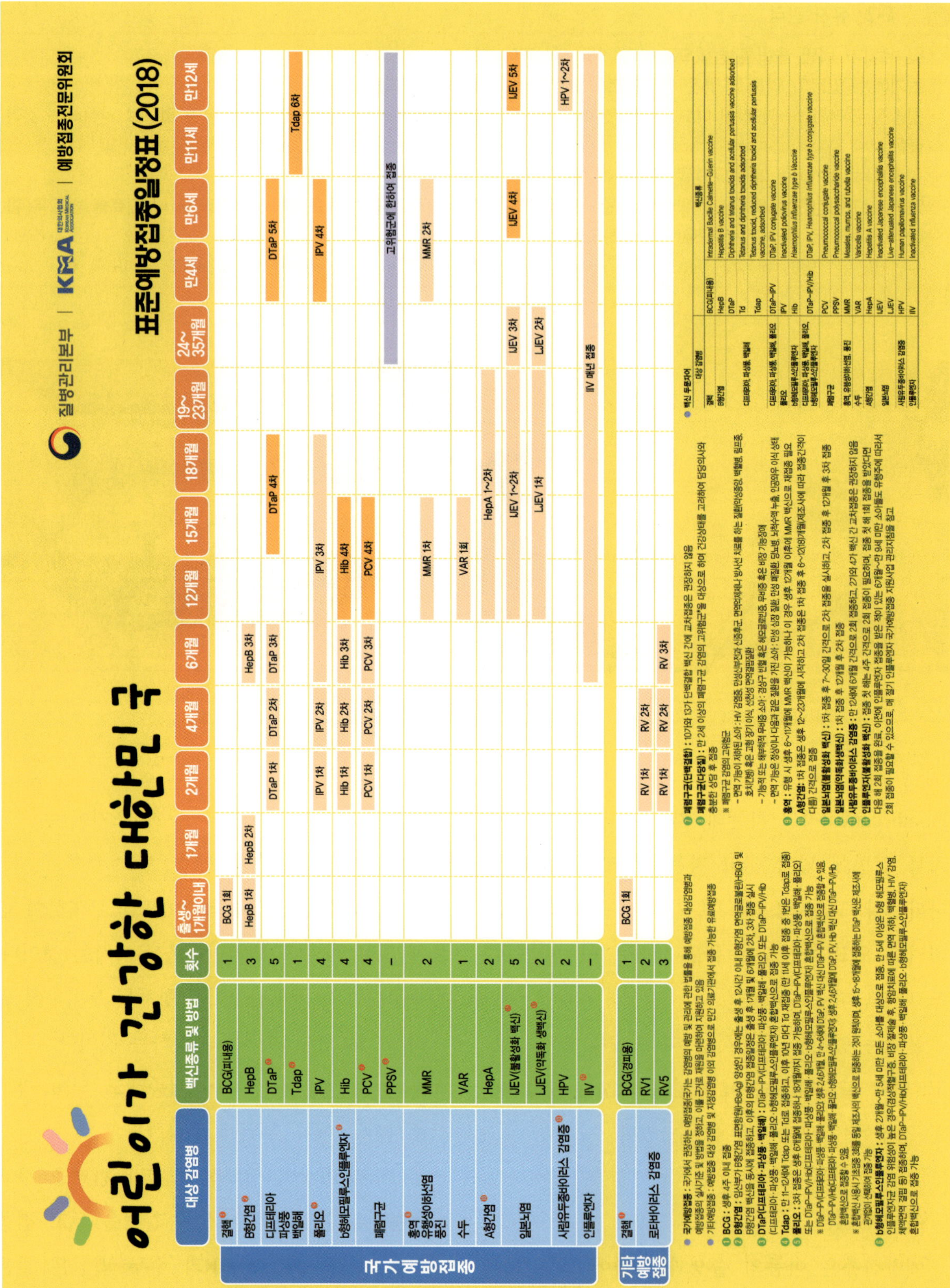
질병관리본부
KMA
예방접종전문위원회
어린이가 건강한 대한민국
표준예방접종일정표(2018)
대상 감염병
백신종류 및 방법
횟수
출생~1개월이내
1개월
2개월
4개월
6개월
12개월
15개월
18개월
19~23개월
24~35개월
만4세
만6세
만11세
만12세
국가예방접종
결핵 / BCG(피내용) / 1 / BCG 1회
B형간염 / HepB / 3 / HepB 1차 / HepB 2차 / HepB 3차
디프테리아 파상풍 백일해 / DTaP / 5 / DTaP 1차 / DTaP 2차 / DTaP 3차 / DTaP 4차 / DTaP 5차
Tdap / 1 / Tdap 6차
폴리오 / IPV / 4 / IPV 1차 / IPV 2차 / IPV 3차 / IPV 4차
b형헤모필루스인플루엔자 / Hib / 4 / Hib 1차 / Hib 2차 / Hib 3차 / Hib 4차
폐렴구균 / PCV / 4 / PCV 1차 / PCV 2차 / PCV 3차 / PCV 4차
PPSV / – / 고위험군에 한하여 접종
홍역 유행성이하선염 풍진 / MMR / 2 / MMR 1차 / MMR 2차
수두 / VAR / 1 / VAR 1회
A형간염 / HepA / 2 / HepA 1~2차
일본뇌염 / IJEV(불활성화 백신) / 5 / IJEV 1~2차 / IJEV 3차 / IJEV 4차 / IJEV 5차
LJEV(약독화 생백신) / 2 / LJEV 1차 / LJEV 2차
사람유두종바이러스 감염증 / HPV / 2 / HPV 1~2차
인플루엔자 / IIV / – / IIV 매년 접종
기타 예방접종
결핵 / BCG(경피용) / 1 / BCG 1회
로타바이러스 감염증 / RV1 / 2 / RV 1차 / RV 2차
RV5 / 3 / RV 1차 / RV 2차 / RV 3차

그림 4-10 예방접종

백신별 예방접종률

예방접종 대상자는 2013년 출생아 438,982명이며, 만 3세(생후 36개월)까지 권장하는 예방접종률은 다음과 같음

(단위 : 명, %)

구분	BCG 결핵	HepB B형간염	DTap 디프테리아, 파상풍, 백일해	IPV 폴리오	Hib b형 헤모필루스 인플루엔자	MMR, 홍역, 유행성이하선염, 풍진	Var 수두	JE 일본뇌염
접종자	429,305	427,290	422,372	428,620	417,184	429,415	428,174	406,760
예방접종률	97.8	97.3	96.2	97.6	95.0	97.8	97.5	92.7

* HepB : B형 간염(HepB) 정기접종 3회를 모두 완료한 경우
DTaP : 디프테리아·파상풍·백일해(DTaP) 정기접종 4회를 모두 완료한 경우
IPV : 폴리오(IPV) 정기접종 3회를 모두 완료한 경우
Hib : b형 헤모필루스 인플루엔자(Hib) 정기접종 4회 또는 따라잡기 접종 1~3회를 모두 완료한 경우
JE : 일본뇌염 불활성화백신 3회 또는 일본뇌염 약독화생백신 2회를 모두 완료한 경우

- **예방접종 연령시기별 예방접종률**
  - 생후 12개월까지 예방접종(5종, 총 13회)를 모두 접종한 아동은 95.9%임
  - 생후 24개월까지 예방접종(7종, 총 17회)를 모두 접종한 아동은 92.7%임
  - 생후 36개월까지 예방접종(8종, 총 19~20회)를 모두 완료한 아동은 89.2%임

(단위 : 명, %)

구분	생후 12개월	생후 24개월	생후 36개월
접종자	420,860	406,838	391,759
예방접종률	95.9	92.7	89.2

* 생후 12개월 미만 : BCG 1회, HepB 3회, DTaP 3회, IPV 3회, Hib 3회(따라잡기 접종자의 경우 1~2회)를 모두 완료한 아동
* 생후 24개월 미만 : BCG 1회, HepB 3회, DTaP 4회, IPV 3회, Hib 4회(따라잡기 접종자의 경우 1~3회), MMR 1회, 수두 1회를 모두 완료한 아동
* 생후 36개월 : BCG 1회, HepB 3회, DTaP 4회, IPV 3회, Hib 4회(따라잡기 접종자의 경우 1~3회), MMR 1회, 수두 1회, 일본뇌염 3(2)(불활성화백신 3회, 약독화생백신 2회)를 모두 완료한 아동

출처 : 2018 국가예방접종사업 관리지침

그림 4-11 2016년 전국 예방접종률 현황

해 접종간격을 4주이상 두어야 한다.

- 사백신과 생백신, 사백신과 사백신 간에는 시간 간격의 제약이 없다(표 4-3).
- 접종 간격이 길어져도 백신의 효과에는 지장이 없으나 접종 간격의 최소 기준은 지켜야 한다.

(1) B형 간염

모든 임산부가 출산 전 HBsAg 검사를 실시하도록 한다. 검사결과 HBsAg(+)일 경우에는 아기 출생 후 12시간 이내에 면역글로블린(HBIG)과 간염 백신을 동시에 양쪽 외측광근에 접종하여야 한다.

표 4-3 사백신과 생백신의 비교

	불활성화 사백신	약독화 생백신
면역 효과	• 병원체를 배양시킨 후 열이나 화학 약품으로 불활성화 시킨 백신 • 투여되는 항원의 양이 적음 • 예방력을 얻기 위해 반복 투여 필요	• 병원체의 독성을 인위적으로 약화시킨 것 → 면역체계를 자극해서 능동 면역을 유도 효과가 장기간 지속
백신의 종류	• 바이러스 : 인플루엔자, 공수병, A형 간염, B형 간염, IPV • 세균 : 콜레라, 개량 백일해, Hib, 폐렴사슬알균 • 톡소이드 : 디프테리아, 파상풍	• 바이러스 : OPV, 홍역, 풍진, 볼거리(MMR), 일본뇌염, 수두 • 세균 : BCG • 유전자 재조합 백신 : 경구용 장티푸스

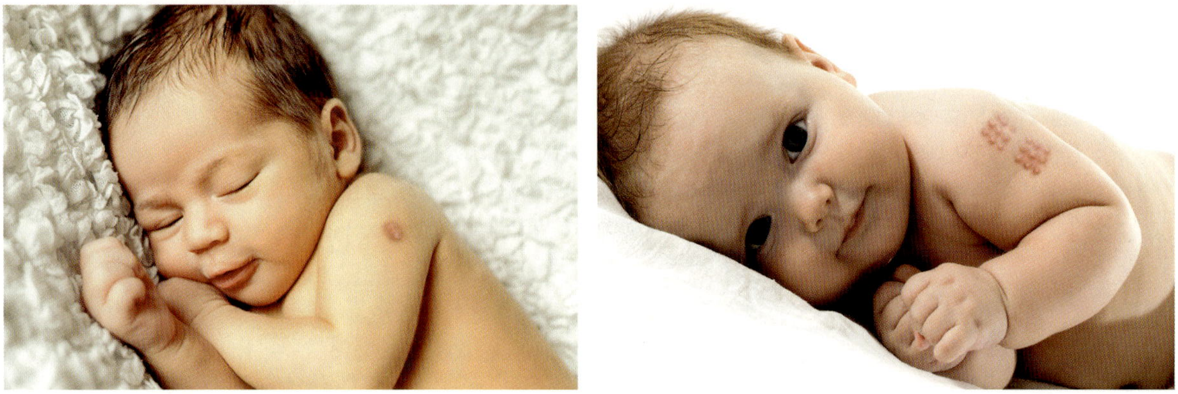

피내형 경피형

그림 4-12 BCG

B형 간염백신은 0, 1, 6개월 간격으로 접종한다. 1차와 2차 접종은 항체형성을 위해 실시하며, 3차는 형성된 항체를 오래 유지시키기 위하여 실시한다. 만약 간염 항체검사 결과 항체가 생기기 않았다면 다시 3차의 간염 예방접종을 실시한다. 신생아의 경우 외측광근이나 영유아의 경우 삼각근에 근육주사한다.

(2) BCG 백신

결핵 예방을 위하여 출생 후 4주 이내에 BCG 접종을 실시한다. 기본접종은 생후 1개월 이내의 모든 신생아이고, 재접종은 12세 전후 아동 중 투베르쿨린 음성 반응자이다.

투여방법은 피내형과 경피형 두 종류가 있으며 피내형은 0.1ml를 삼각근 부위에 피내주사하여 5~7mm 팽진이 형성되도록 하고 경피형은 9개의 도장형태로 삼각근에 주사한다(그림 4-12).

(3) DTaP 혼합백신

디프테리아(diphtheria), 파상풍(tetanus), 백일해(pertussis) 혼합 백신으로 총 5회 접종한다. 초기접종은 생후 2개월에 시작하고 그 다음은

2개월 간격으로 4개월과 6개월에 접종하고 18개월과 4~6세에 1회씩 접종한다.

투여방법은 영아는 대퇴 전위부에 아동은 삼각근에 근육주사한다. 7세 이상은 성인형 파상풍, 디프테리아 백신인 Td를 접종한다.

백일해 백신은 7세 이상의 아동에게 접종 시 부작용의 위험이 높고, 디프테리아와 파상풍은 외독소에 의한 질환으로 자연 감염에서 회복되어도 면역 획득이 이루어지지 않아 예방접종을 해야 한다.

백일해 백신의 부작용이 있으므로 접종 후 7일 이내에 뇌증, 즉각적인 아나필락시스 반응이 있는 경우 절대 금지해야 하고, 접종 후 3일 이내에 발열을 동반하거나 동반하지 않는 경련이 발생한 경우, 접종 후 48시간 이내에 3시간 이상 달랠 수 없을 정도로 높은 소리로 우는 경우, 접종 후 48시간 이내에 쇼크양상을 보인 경우, 접종 후 48시간 이내에 다른 이유로 설명되지 않는 40.5℃ 이상의 고열 발생이 있었던 경우 조심해서 투여하여야 한다.

(4) 소아마비 백신(Polio)

소아마비 백신은 초등학교 입학 전까지 생후 2개월부터 2개월 간격으로 2, 4, 6개월에 3회 기본접종하고 추가 접종은 4~6세에 시행한다.

약독화 생백신(Oral poliovirus vaccine, OPV)은 경구투여로 투여방법이 쉽고 장관면역 획득이 가능하며 접종자와 접촉한 사람도 면역을 얻을 수 있지만 부작용으로 드물게 마비증상을 경험할 수 있다.

불활성 사백신(Inactivated poliovirus vaccine, IPV)은 면역 획득력이 좋고, 상온에서도 훨씬 안정적이며, 냉장보관이 필요하지 않고 접종에 의한 마비 부작용도 없다. 최근에는 불활성화 소아마비 사백신(IPV)을 피하로 접종한다.

(5) MMR(Measles mumps rubella) 혼합백신

홍역, 볼거리, 풍진 혼합 백신으로 12개월 이후 12~15개월, 4~6세에 2회 접종한다. 홍역이 유행할 경우 6개월 이후에서 12개월 미만의 영아에게 홍역 백신을 단독으로 투여할 수 있다.

(6) 헤모필루스 인플루엔자 b형 백신 (Haemophilus influenza type b, Hib)

헤모필루스 인플루엔자 b형백신으로 세균성 폐렴, 세균성 뇌막염, 폐혈증 등을 예방 할 수 있다. 생후 2개월부터 2개월 간격으로 2, 4, 6개월에 3회 기본접종하고 추가 접종은 12~15개월에 시행한다.

(7) 일본뇌염(Japanese encephalitis)

백신접종을 환자 발생 1개월 전까지 적어도 첫 번째 접종하는 것을 원칙으로 한다. 초기 면역은 3회 기초 접종으로 실시하며 첫 해에 1~2주 간격으로 2회 접종하고 12개월 후 1회 접종한다. 기초 면역 후에는 6세와 12세에 1회씩 추가 접종을 실시한다. 1차 백신접종은 12~24개월 사이의 연령에서 실시한다.

(8) 수두(Chicken pox)

12~15개월에 피하로 1회 접종한다. 수두를 앓

은 적이 없는 12세 이하의 소아에게 1회 접종하며, 12세 이후에는 4주 간격으로 2회 접종한다.

(9) 폐렴구균(Pneumococcal)

폐렴구균 예방접종을 통하여 급성 중이염, 폐렴 및 균혈증, 수막염 등의 감염 발생을 줄일 수 있다. 접종대상으로는 23개월까지의 모든 영유아가 해당되며 접종방법은 2, 4, 6개월에 접종하고 12~15개월에 추가 접종한다.

모든 예방접종은 출생 연령에 맞추어 실시하고 처음에 예방접종을 제대로 실시하였으나 중간에 예방접종 시기를 놓친 경우 접종시기를 놓친 예방접종만 실시하면 된다.

예방접종 후 접종부위의 국소적 압통, 미열, 발적 등의 가벼운 부작용이 나타날 수 있으며 드물게는 심각한 부작용을 일으키기도 한다. 일반적으로 감기와 같은 경미한 질환이 있는 경우에는 의사의 진료 후 예방접종을 실시하기도 한다. 그러나 열성 질환이 있을 때에는 예방접종을 금지한다.

5) 엄지손가락 빨기

아동은 태아기부터 엄지손가락을 빠는데, 많은 아동은 오랜 기간 그 습관이 지속되기도 한

BOX 4-3 국가예방접종 커뮤니케이션 전략 지침서(의료인용)

당신이 이야기하면 부모들은 귀를 기울입니다. 표준예방접종 일정에 따라 권장시기에 예방접종을 완료할 수 있도록 함께 노력해주세요.

당신은 부모들이 가장 신뢰하는 전문가입니다. 당신은 환자 및 보호자가 예방접종을 제대로 이해하고 예방접종을 완료하도록 도울 수 있는 중요한 자리에 있습니다. 진료 중 아이의 건강 및 발달 상태를 확인하는 중에 예방접종에 관한 안내를 하는 것이 쉽지 않은 줄 압니다. 하지만 예방접종을 적기에 접종 완료하도록 하는 것은 우리 아이들의 건강을 위해서 매우 중요합니다.

예방접종률을 높이기 위한 Tip!

- 미접종 내역 안내
  - 환자가 병원에 방문하면 예방접종 일정표에 따라 접종이 완료되었는지, 혹시 미접종 내역은 없는지 확인하세요. 미접종한 내역이 있거나 접종 시기가 된 예방접종이 있으면 접종 가능한 모든 접종을 시행하세요.
- 아이가 감기, 설사, 중이염등 경한 질환을 앓고 있어도 접종을 시행하세요.
- 다음 예방접종 날짜를 미리 안내하고 다음 방문을 예약해 주세요.
- 보호자가 예방접종에 대하여 상담하고 싶을 때
  - 그들의 이야기에 귀 기울여 주세요. 서로 주고받는 의사소통을 하는 것이 중요합니다.
  - 보호자가 걱정하고 있는 부분을 충분히 이야기하고 궁금한 것을 물어볼 수 있도록 이끌어주세요.
  - 당신이 그들의 이야기를 잘 들어주는 것이 예방접종을 선택하도록 돕는 데에 중요한 역할을 합니다.
  - 상담 후 예방접종의 안전성과 필요성에 관한 안내서를 건네주어 더 많은 정보를 얻을 수 있도록 도와주세요.
- 예방접종을 거부하고 그것에 대해 이야기 하고 싶어 하지 않을 때
  - 당신도 그들의 자녀의 건강을 제일 우선적으로 생각하고 있다는 것을 알게 하세요.
  - 무엇을 걱정하고 염려하는지에 대해 질문하며 대화를 주도해가세요. 당신이 어떻게 대화를 이끌어 가는지가 부모의 태도를 변화시키는데에 매우 중요한 역할을 합니다.
  - 예방접종은 우리 아이들을 위하여 반드시 필요함을 주저함 없이 적극적으로 권유하여야 합니다.

출처 : 2018(의료기관용)국가예방접종 관리지침

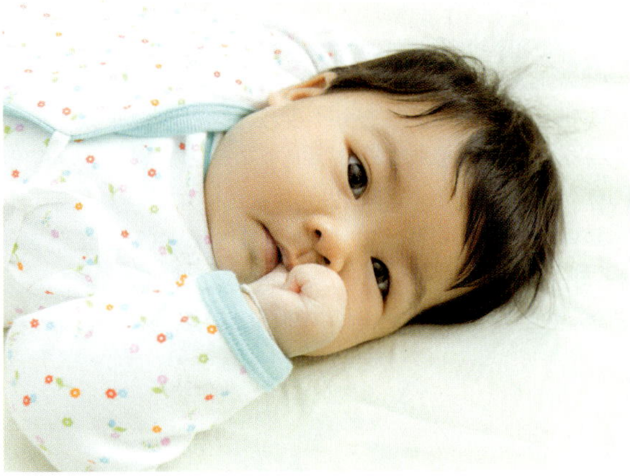

그림 4-13 엄지손가락 빨기

다(그림 4-13). 걱정하는 부모에게 엄지손가락 빨기가 정상이지만, 만약 학령전기까지 지속되면 문제 행동이라는 것을 알려준다.

아동은 잠잘 때, 피로했을 때, 싫증이 날 때, 불유쾌하거나 불안할 때 손가락을 빨음으로써 만족감을 얻는다.

이 시기에 부모의 가장 좋은 방법은 무시하는 것으로, 이를 문제시하면 이러한 행동은 더욱 강화되고 연장된다.

그러므로 아동이 사랑받고 있다는 것과 안전감을 느끼도록 하며 손가락을 빠는 것보다 더 즐거움과 만족감을 줄 수 있는 것에 관심을 갖도록 하는 것이 좋다.

6) 낯가림과 분리불안

영아기의 부모가 양육에 어려움을 느끼게 되는 것 중의 하나가 낯가림(stranger anxiety)과 분리불안(separation anxiety)이다. 이는 영아가 특정 인물과 애착이 형성되었다는 증거이기도 하다.

낯가림과 분리불안은 보통 2년경에는 사라진다. 전형적으로 영아는 위축되거나, 찌푸리거나, 울먹이거나, 울거나, 남에게 의존하는 것으로 낯가림과 분리불안을 표현한다(그림 4-14). 분리불안은 영아가 익숙하지 않은 장소나, 익숙하지 않은 사람과 혼자 있을 경우 더 잘 나타난다.

(1) 낯가림(Stranger anxiety)

낯가림은 낯선 사람이 다가오거나 부모가 낯선 사람에게 자신을 맡기면 큰 소리로 울게 되는데 이러한 반응을 낯가림이라고 한다. 낯가림은 낯선 사람 자체에 대한 반응이 아니고 자신에게 익숙한 얼굴과 낯선 얼굴의 불일치에 대해 보이는 반응이다. 5~6개월경에 낯선 사람에 대한 불안이 나타나고 6~8개월경이 되면 낯가림이 현저하게 나타난다. 낯가림의 정도는 영아의 기질이나 환경에 따라 다르게 나타나기도 한다. 기질적으로 순한 영아는 까다로운 영아보다 낯가림을 덜하는 편이다. 부모는 영아가 낯선 사람을 보고 불안해 하면 당황하지 말고 성장과정에서 나타나는 정상적인 반응으로 인식하고 이를 수용해야 한다.

(2) 분리불안(Separation anxiety)

분리불안은 4~8개월경 사이에 영아 자신과 양육자에 대한 인식이 생기면서 분리-개별화의 첫 단계를 경험한다. 대상영속성 개념의 발달로 양육자가 자신의 곁에 없을 수도 있다는 것을 인지하게 된다.

낯선 사람에 대한 불안에서 비롯된 것이라면 영아에게는 익숙한 사람과의 분리 또한 불안의 근원이 된다. 분리불안은 영아가 부모나 애착을

표 4-4 낯가림과 분리불안 감소를 위한 중재

낯가림	불리불안
• 가까운 친구들이나 친척 자주 방문하여 낯선 사람들을 안전하게 경험할 수 있는 기회를 준다. • 낯선 사람이 다가 올 때 영아가 양육자를 볼 수 있도록 하여 양육자의 표현을 보게 한다. • 양육자가 낯선 사람에게 먼저 말을 건다. • 낯선 사람과 안전거리를 유지하고 익숙해 질 수 있는 시간을 준다. • 낯선 사람은 위협적인 표현이나 강제적인 움직임을 하지 않는다. • 낯선 사람은 영아의 눈높이로 다가와서 부드럽게 말한다.	• 양육자가 아동을 떠날 때 친숙한 환경, 친숙한 사람과 있게 한다. • 양육자가 떠나기 전에 미리 아동에게 알리고, 떠날 때는 작별인사를 한다(인사없이 떠나지 않는다). • 양육자가 떠날 때 아동이 안전한 느낌을 받을 수 있는 물건(친숙한 장난감, 애착물건, 보호자 물건 등)을 준다. • 외출 중에는 전화를 걸어 양육자의 목소리를 듣게 한다.

느끼는 양육자와 분리될 때 느끼는 불안을 의미한다.

6~12개월경 영아는 양육자와 떨어져서 침대에 눕게 되면 저항을 하며 자신의 방을 나가는 것을 싫어하고, 양육자가 없으면 떼를 쓰고 보챈다. 11~12개월경이면 양육자의 행동을 주시하면서 양육자가 떠나려고 하면 매우 불안해하며 울거나 매달리면서 저항을 한다. 안정된 애착을 형성한 영아는 불안정 애착을 형성한 영아보다 분리불안 반응을 덜 보이는 경향이 있으며, 양육자를 탐색을 위한 기지로 삼아 주변 환경에 대해 탐색활동을 하기도 한다.

낯가림과 분리불안은 특히 양육자가 직장 생활을 할 경우 영아를 불안하게 할 수 있다. 이러한 현상을 정상적임을 이해하게 하는 것이 중요하다. 또한, 발생 시간에 관한 정보, 발생원인, 기대되는 행동과 언제 이 현상이 사라지는지에 대한 정보를 제공한다. 간호사는 영아의 불편감을 편안하게 할 수 있는 제안에 대한 정보를 제공한다.

7) 수면양상

영아는 기질, 수유 양상, 부모의 반응, 환경적 조건 등에 의해 영향을 받아 다양한 수면 양상을 가지고 있다. 영아가 성숙함에 따라 수면-각성 주기는 낮에 깨어있고 밤에 자는 형태로 발전한다. 첫 한 달 동안 영아는 하루의 대부분의 시간인 약 16시간을 자며, 생의 어느 시기보다 REM 수면이 많다.

영아가 성숙함에 따라 REM 수면 주기의 양이 감소하고 수면 요구량이 줄어들며, 수면-각성 주기가 낮과 밤 주기로 발달한다. 이런 변화는 시간이 지날수록 발달하며, 오랜 주기로 잠을 자는 주기적 수면 통합과 낮에 깨어있고 밤에 잠을 자는 주간 주기가 발달한다. 3~4개월경 주간 주기가 확립되고, 9~11시간의 야간 수면이 발달된다.

규칙적인 수면 양상이 발달된 후 영아는 밤 동안 깨어있는 시간이 있기 시작한다. 흔들거나 달래기 젖꼭지를 주거나 조명을 어둡게 하는 방법은 영아가 잠자는 데에 도움을 줄 수 있다.

건강한 수면 양상을 촉진할 수 있는 대책으로는 수면 전 목욕을 시키거나, 책을 읽어주거나, 이야기를 들려주거나, 노래, 안아서 흔드는 등의 방법으로 일상적 잠자리 규칙을 만들어

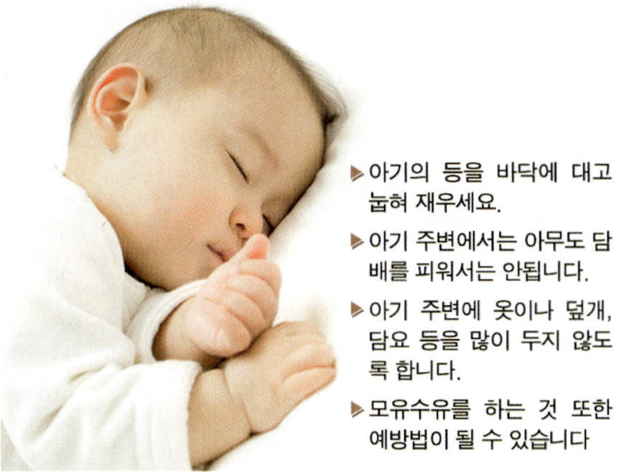
▶ 아기의 등을 바닥에 대고 눕혀 재우세요.
▶ 아기 주변에서는 아무도 담배를 피워서는 안됩니다.
▶ 아기 주변에 옷이나 덮개, 담요 등을 많이 두지 않도록 합니다.
▶ 모유수유를 하는 것 또한 예방법이 될 수 있습니다

그림 4-15 영아돌연사증후군(SIDS)

준다. 조용하고 편안한, 아늑한 환경을 제공한다. 편안한 실내 온도를 유지한다. 어두운 조명을 사용한다. 아기침대를 놀이장소로 사용하지 않는다.

영아돌연사증후군을 예방 할 수 있도록 앙와위 또는 측위로 눕힌다. 밤에는 수유하지 않는다. 수유하거나 기저귀를 교환한다고 영아를 깨우지 않는다. 영아의 잠자는 자세 또한 매우 중요하다. 어떤 영아는 복위를 취할 때 더 고요히 깊게 잠을 잘 자는 것처럼 보여도 이와 같은 자세는 영아돌연사증후군(Sudden infant death syndrome, SIDS)을 유발할 수 있다(그림 4-15).

8) 놀이

놀이는 영아의 성숙을 돕고, 새로운 운동기술에 대한 연습 기회를 주고, 주변 환경에 학습할 기회를 준다. 놀이는 목적적인 활동의 즐거움에 빠르게 영아를 적응시키고, 반복적인 활동은 주변 환경에 대한 지적 능력을 증진시킨다. 영아는 언어와 감각운동 기술의 발달을 증진시키는 외부 소리, 음악, 장난감과 관련된 반복적인 활동을 한다.

양육자의 참여와 책임감은 놀이의 질에 영향을 주는데, 낯가림과 분리불안을 감소시킬 수 있는 대인 관계적 접근이 필수적이다. 가장 값진 놀이는 양육자와 함께 하는 것이기 때문에 영아는 같이 놀기를 원한다.

양육자와 영아의 놀이는 성취감을 나누면서 긍정적 관계를 만들어간다. 영아 놀이에서 고려할 사항으로는 장난감이 아동의 발달에 적절하고 안전한지 확인하고 오감을 모두 발휘할 수 있는 장난감을 제공하고, 놀이에 손과 발의 사용을 촉진하고, 날마다 새로운 경험을 제공하고 장난감으로 소리내는 것을 격려하고 자주 칭찬한다.

영아가 스스로 손을 뻗고 잡는 행동은 운동능력, 눈과 운동의 협응, 그리고 사물과 환경에 대한 적절한 탐구능력을 판단하는 데 중요하다. 영아의 지속적인 발달을 쉽게 하고자 양육자는 영아의 발달에 적절한 장난감 선택과 관련한 정보를 들어야 한다.

9) 안전사고 예방

영아는 환경에 대한 왕성한 호기심을 가지고 발달과 운동기술 섬세한 발달 단계에 있다. 이러한 상황에서 영아는 손상의 위험과 사망을 일으킬 수도 있으며 특히 6~12개월에 많이 발생할 수 있다. 영아의 안전한 환경을 위하여 양육자는 영아의 각 발달 단계에 따른 적절한 안전을 인지할 필요가 있다.

사전 건강지도에 포함해야 할 사항으로는 손상이 잘 오는 이유, 손상 예방의 중요성, 연령에 적합한 환경의 중요성, 위험으로부터 아동을 보호하는 것의 중요성이다. 이러한 손상을 예방하는 방법은 아동에게 안전한 가정환경을 만드는 것이다.

영아기의 주요 사망 원인은 낙상, 섭취로 인한 손상, 화상, 질식, 자동차 사고와 익사 사고이다. 영아가 주위 환경을 탐구하는 능력이 증대되면 많은 어려움에 직면하게 된다. 영아가 뒤집고, 구르는 능력이 발달하면 침대, 테이블, 주방용 요리대 위에 영아를 두면 낙상이 발생할 수 있다는 것을 주의하여야 한다.

영아를 혼자 높은 곳에 두고 돌보는 사람이 자리를 비우지 않게 하며 침대는 항상 난간을 올려놓고 고정 장치를 단단히 해야 하며 보행기나 영아용 의자에서도 뒤집히거나 계단에서 굴러 발생되는 낙상사고는 자주 발생될 수 있다. 섭취로 인한 손상에는 약물, 화장품 등을 포함한 독극물을 부주의하게 보관하여 발생되는 경우가 흔하며 또한 단추모양의 건전지, 동전, 구슬 같은 물건을 삼켜서 질식이 발생되기도 한다.

화상은 뜨거운 물에 의한 경우는 목욕물에 영아를 담그기 전에 온도를 확인한 후 목욕을 시키고, 전기 콘센트의 경우 아동이 손가락을 집어넣거나 작은 전도체 물체를 이용하여 구멍에 끼워보는 등의 행동으로 감전사고가 잘 발생하므로 보호용 덮개로 덮어둔다.

집의 모든 장소, 특히 영아의 침실은 호기심이 많은 아동에게 위험을 줄 수 있기 때문에 항상 관찰해야 한다. 무엇보다 먼저 침실의 가구는 소비자 물품 안전수칙에 따라 적용 한다.

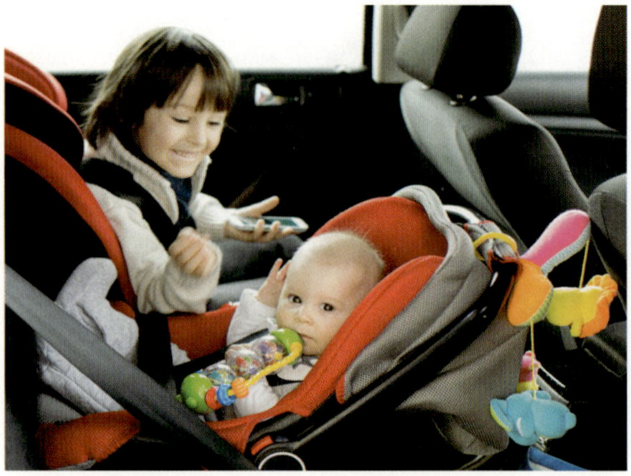

그림 4-16 후방주시 카시트에 앉은 영아

영아가 물건에 손을 뻗고, 쥐며, 입으로 가져갈 수 있으면 영아를 물건과 함께 두는 것을 조심하여야 한다. 기는 능력과 함께 양육자가 예상하는 것보다 더 멀리, 더 빨리 이동한다. 바닥에 작은 물건을 치우고 안전한 환경을 위해 수납장은 잠근다.

영아는 체중에 적절한 영아용 전용 카시트(car seat) 사용을 해야하며 9kg 이하의 영아는 뒷자석 시트를 마주보는 후방주시 형태로 카시트를 장착하여 태우도록 한다(그림 4-16).

유아(Toddler)

1. 유아의 성장발달

1) 신체적 성장

(1) 신체비율의 변화

영아기에 비해 완만해진 유아기의 성장은 평균적으로 만 2세 체중 약 12.5kg, 신장 88.5cm, 만 3세 14.5kg, 95cm로 매년 평균 2kg의 체중

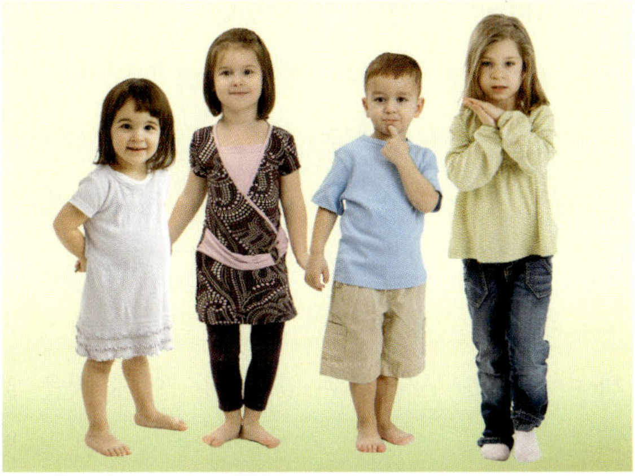

그림 4-17 유아의 모습

과 신장은 7.5cm 정도로 성장하며 몸통과 주로 다리의 길이가 길어진다. 일반적으로 2세 아동의 2배가 성인의 신장이며 2.5세가 되면 출생 시 체중의 4배가 된다. 유아기에 접어들면서 가슴둘레가 머리둘레나 복부둘레보다 커지게 되지만 여전히 배근육의 발달이 미약하고 다리가 짧아서 외형상 배불뚝이의 모양을 보인다 (그림 4-17).

(2) 신체기관의 성숙

뇌의 성장은 2세말까지 75%가 이루어지며 신경운동의 수의적 기능에 대한 협응과 통합이 이루어지므로 좀 더 잘 듣고, 더 오래 볼 수 있으며 집중시간도 길어진다. 복식호흡을 지속하며 혈압은 올라가며 호흡수와 심박동수는 느려진다. 영아기의 잦은 감염이 유아기에 접어들며 줄어들지만 귀의 내부구조은 여전히 짧고 편도선과 아데노이드의 림프조직이 커지므로 중이염, 편도선염, 상기도감염이 호발 한다.

하루 세끼 식사가 가능할 정도로 위 용적이 커지고 방광의 용적도 증가하여 14~18개월경에는 2시간이상 소변을 보유할 수 있다. 18~24개월경 요도 조임근과 항문 조임근의 조절능력을 획득함으로 수의적 배설 조절이 이루어지므로 대소변 가리기 훈련이 가능한 시기이다.

피부는 외부로의 수분소실을 좀 더 효과적으로 막으며 머리카락은 굵어지고, 근육세포가 증가하면서 지방조직의 형성이 줄어든다. 영아기에 비해 체온유지 능력도 발달하면서 떨림(shivering)이 열 생산 기전으로 사용되며 면역계는 식균 작용에 의한 방어기전이 효율적이다. IgA, D, E는 점차 증가하지만 아동 후기까지 성인수준에 도달하지 못하며 어린이집과 같은 집단생활을 할 경우 새로운 항원에 대한 노출기회가 많아지므로 각종 감염이 갑자기 증가하기도 한다.

유아기 동안 양안시가 완전히 발달하므로 사시(strabismus)가 계속된다면 약시를 예방하기 위한 안과검진이 필요하다. 깊이지각능력은 발달하나 운동조절능력 미숙으로 낙상의 위험이 높다. 청각, 후각, 미각, 촉각의 감각들은 주변 환경의 탐색에 계속적으로 사용된다. 또한 특정한 맛에 대한 선호가 생기는 시기이므로 음식에 대한 부정적인 생각을 가지지 않도록 하는 것이 필요하다.

(3) 미세운동발달

미세운동(fine motor) 발달은 12개월경에는 작은 물건을 잡을 수 있으며 15개월에는 입구가 좁은 병에 작은 물건을 넣을 수 있고 물건을 던지고 받을 수 있다. 18개월에는 아래로 공 던지기를 할 수 있다. 15개월에는 2개의 블록 쌓기, 18개월에는 3~4개의 블록 쌓기가 가능하

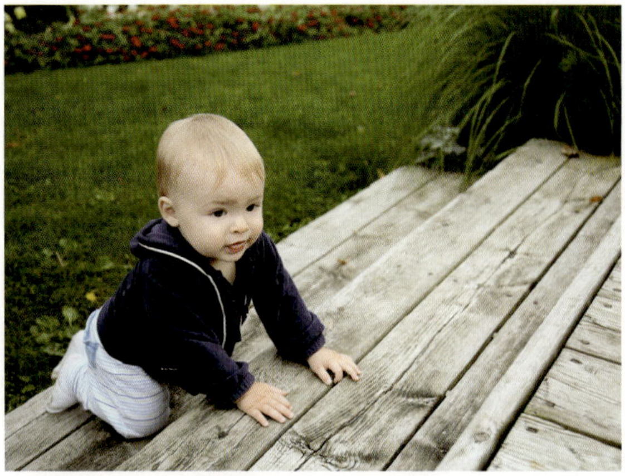

그림 4-18 15개월 영아. 계단을 기어서 올라감

고 24개월에는 6~7개, 30개월경에는 8개 이상의 블록을 쌓을 수 있다.

유아기 아동은 15개월이 되면 연필이나 색연필로 자발적인 낙서를 하고 24개월이 되면 원과 직선을 흉내 낼 수 있다.

(4) 전체운동발달

유아기의 중요한 전체운동(gross motor) 발달은 걷기기술인데, 12~13개월에는 넓게 서서 혼자 걷고 15개월이 되면 계단을 기어서 올라갈 수 있다(그림 4-18).

18개월에는 넘어지긴 하지만 달리려는 시도를 하며 제자리에서 점프할 수 있고 2세에는 능숙하게 걷고 층계를 내려올 수 있으며 30개월에는 한발로 잠시 서고 발끝으로 걸을 수 있으며 발을 교대로 계단을 오르고, 36개월에는 발을 교대로 계단을 내려올 수 있다.

2) 언어발달

유아기 언어발달의 가장 큰 특징은 이해의 수준이 높아지는 것이다. 1세에 학습된 단어의 수가 4단어 정도인데 반해 2세경에는 약 300단어로 비약적인 증가를 보인다.

반면 아동이 이해할 수 있는 단어는 표현할 수 있는 단어보다 훨씬 많아지게 된다. 1세 때에는 한단어로 한 문장을 의미하는 의사소통을 주로 하지만 2세가 되면 2~3개의 단어를 결합하여 문장을 구사할 수 있다. 유아에게 책을 읽어주는 것은 이 시기 언어발달에 중요한 도움이 된다.

3) 사회화

(1) 개체화-분리

유아기의 중요한 과업은 자신을 타인, 특히 어머니로부터 구별하는 것이다. 유아는 이해력이 증대되고 대상영속성을 갖게 되며, 만족이 지연될 때에도 기다릴 수 있고 부모가 눈앞에 없어도 존재한다는 사실을 경험을 통해 배우게 된다. 혼자서 잠자리에 들더라도 깨어나면 다시 어머니를 만나게 되는 일이 반복되면서 짧은 기간의 분리에 대한 신뢰가 증대된다.

또한 유아는 부모가 있을 때 낯선 사람에게 두려움을 덜 느끼나 낯선 사람과 단 둘이 남겨지면 극히 두려워하고 불안해지며 과잉행동을 하거나 위축된 퇴행행동을 보인다.

부모와의 분리가 불가피한 경우라면 아동을 준비시켜야 하며, 특히 동생의 출생은 부모와의 분리뿐만 아니라 형제자매와의 경쟁과 같은 위기에 직면하게 된다. 짧은 시간의 분리를 참고 견디는 것을 배우는 것은 이 연령의 아동에게 중요한 발달과업이다.

(2) 개인적–사회적 행동

유순하였던 영아기 아동이 유아기에 접어들면 고집스럽고 변덕스런 모습들을 나타내게 된다. 이러한 부분은 일상생활에서 독립된 기술을 발달시키면서 더욱 극명하게 드러낸다. 많은 양의 음식을 흘리면서도 숟가락을 사용하여 혼자서 식사하고, 컵을 이용하여 마시면서 24개월경에는 숟가락을 잘 쓰고 36개월에는 포크도 사용하게 된다. 2~3세에는 가족과 함께 식사를 하고 그릇 옮기기, 식탁 차리기처럼 작은 일을 돕기를 좋아하지만 식사가 끝날 때까지 조용히 앉아있지 못한다.

옷입기에서 유아는 독립성을 더욱 많이 드러내는데, 15개월에는 옷을 입힐 때 팔을 끼거나 발을 들어주고 신발과 양말을 벗는다. 18개월에는 장갑을 스스로 벗고 지퍼를 열 수 있으며 24개월이 되면 대부분의 옷들을 스스로 벗을 수 있으나 바지의 앞뒤나 신발의 좌우 구별은 어렵다.

2. 유아의 건강증진

1) 의식주의 (Ritualism)

의식주의(ritualism)는 일정하게 정해진 법칙을 중요하게 받드는 주의나 태도로 즉, 같은 컵, 같은 수저를 사용하는 동일성 지속이 필요하다. 유아는 환경 동일성을 유지해야하며 새로운 곳에 갈 경우 친근한 사람이 주위에 있다는 것을 알려주어야 한다.

취침시간, 식사시간 같은 일상의 의식(rituals)은 반복을 통해 유아를 편하고 안전하게 느끼게 한다. 하지만 이러한 일상의 의식이 깨지게 되면 스트레스를 받은 유아는 제멋대로 행동하며 안전하고 친근했던 과거로 돌아가게 된다. 일상은 유아에게 안전감을 주고 환경이 통제된다고 생각하는 동안은 새로운 기술을 배울 수 있는 틀을 제공해 준다. 유아는 친숙한 담요, 좋아하는 인형이나 장난감을 항상 가지고 있으려고 한다.

2) 분노발작 (Temper tantrum)

까다로웠던 영아도 유아기 동안 여전히 까다롭지만, 순했던 아동들도 이 시기에는 다루기 어려워지므로 순한 기질의 유아를 둔 부모들은 특히 이 시기에 스트레스를 받게 된다.

유아기에 흔한 분노발작(temper tantrum)은 아동의 기질적 영향을 많이 받는데, 활동적이고 격하게 반응하던 아동은 분노발작 시 고함을 치고 비명을 지르며 바닥에 누워 발을 구르며 날뛰는 행동을 보이기 쉽다(그림 4-19).

이 시기에 보이는 이러한 격렬한 부정적 행동이 비정상적인 것은 아니므로 일관되고 단호

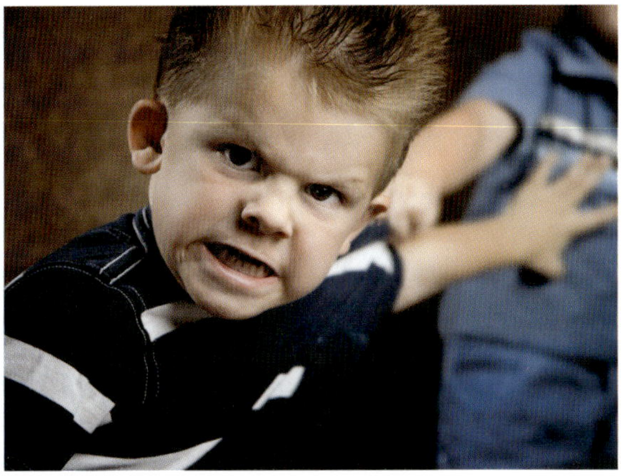

그림 4-19 분노발작

한 훈육방법에 대해 보호자에게 미리 알려주는 것이 도움이 된다. 자신의 독립을 주장하는 유아의 자율성에 대한 요구가 커질수록 이에 대한 좌절도 함께 커지므로 유아기 아동들은 자기 자신의 긴장을 완화하기 위해 폭발하는 분노발작을 나타낸다.

바닥에 앉거나 누워서 크게 울며 발버둥치고, 머리를 벽에 부딪치면서 뒹굴기도 하며 어떤 아동은 자신의 요구를 들어줄 때까지 숨을 멈추기도 한다. 이렇게 주의를 끌려는 유아의 분노발작 행동에 가장 좋은 접근방법은 위험성 여부를 관찰하면서 적절히 무시하는 것이다.

숨을 멈추면 산소부족으로 기절할 수 있어도 체내 이산화탄소가 높아져서 호흡중추를 자극하여 이내 호흡을 하므로 신체손상까지 가는 일은 거의 없다. 부모는 유아가 진정될 때까지 가만히 있다가 진정된 후에는 아동을 안정시키고 편안하게 해준다.

3) 거부증 (Negativism)

유아기 아동의 양육 가운데 곤란한 문제 중 하나는 아동이 모든 지시에 대해 "아니오"라고 반응하는 것이다.

거부증(negativism)은 자율성을 성취하는 과정에서 유아가 자기를 통제하는 중요한 방법이므로 이를 다루는 한 가지 방법은 유아로 하여금 "아니"라고 대답할 기회를 가급적 줄이는 것이다. 또 다른 조절방법으로는 유아에게 일방적인 지시를 하는 대신 유아가 스스로 선택할 수 있는 기회를 제공하는 것이다.

"간식 먹을래?"라는 물음 대신 "간식으로 빵, 쿠키, 떡 가운데 어느 것을 먹을래?"라고 유아의 선택에 대해 물으면 "아니"라는 말 대신 어느 한 가지를 선택하려 할 것이다. 유아의 거부증과 관련된 행동에 대해 부모는 조용하고 안심시키는 방식으로 반응해야 하며, 화내고 고함치는 것은 오히려 아동의 부정적 행동을 강화하게 된다.

4) 형제간의 경쟁

새로 태어난 동생을 질투하거나 화를 내는 것은 유아가 새로 태어난 아기를 싫어하거나 미워하는 것이 아닌, 동생을 출산하느라 병원에 있다가 오는 엄마와의 분리를 싫어하는 것이다. 문화와 상관없이 나이든 형제는 새로운 동생의 출현에 일상에 혼란이 오고 주변의 사랑과 관심을 나누어 가지게 되며, 모든 게 자기 혼자만의 것이었던 이전의 생활양식의 변화에 스트레스를 경험한다.

형제간의 경쟁(sibling rivalry)은 독점하던 부모의 관심을 상실한 박탈감을 경험한 첫째 아이에게 두드러지는 경향이 있다. 형제출생에 대한 준비는 유아기 아동에게는 중요한 고려사항이므로 부모는 기저귀 갈아주기, 모유나 우유먹이기, 목욕시키기, 옷 입히기 등과 같은 아기가 집에 왔을 때 일어날 일들에 대해 첫째 아이에게 사전에 알려줄 필요가 있다.

인형을 이용한 아기돌보기 모방놀이를 통해 동생이 태어나서 집에 와서도 첫째 아이는 인형을 돌보는 활동을 하게 유도하는 것도 나중에 동생 돌보기에 참여할 수 있게 하는 좋은 방법이다.

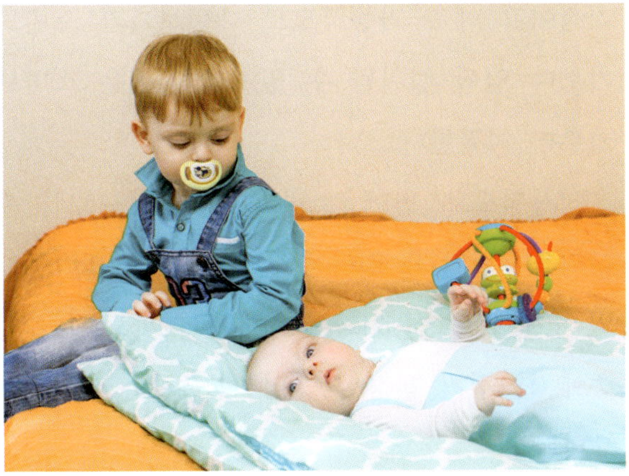

그림 4-20 유아기 퇴행

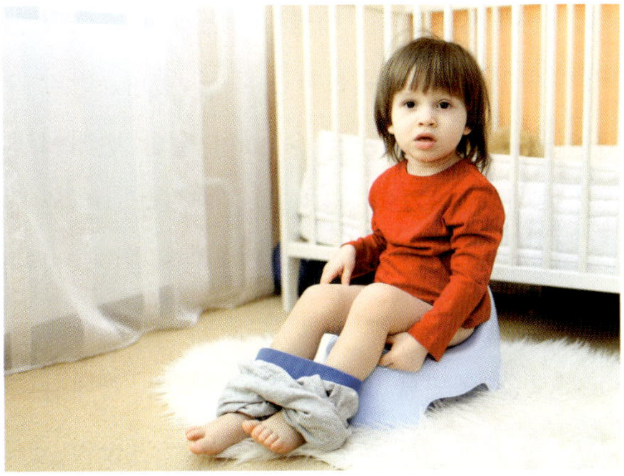

그림 4-21 어린이용 변기. 어린이용 변기사용은 아동에게 안정감을 준다.

동생의 등장으로 예민해진 첫째 아이의 평소와 달라진 주의를 끄는 말이나 행동을 잘 관찰하여 아기를 해롭게 하는 일이 없도록 보호해야 하고, 형제간에 일어날 수 있는 갈등을 잘 다루기 위해 첫째 아이와 둘만의 특별한 시간을 갖고, 동생에 대한 적개심을 적절한 방식으로 표현할 수 있도록 가르치는 동시에 분노의 감정을 수용하도록 한다.

5) 퇴행 (Regression)

유아기의 스트레스 상황에서 주로 발생하는 퇴행(regression)은 이전 발달단계의 행동양상으로 되돌아가는 것이다. 질병이나 입원, 분리와 형제의 출생으로 인한 새로운 생활방식에 대한 스트레스가 가중되면서 능숙했던 현재의 발달과업 능력이 감소되는데, 부모들은 퇴행 행동에 관해 너무 걱정하거나 염려하지 말고 이때는 유아에게 새로운 기술을 가르치려 하기 보다는 퇴행행동에 대하여 모르는 척하는 것이 최선의 방법이다(그림 4-20).

6) 대소변 가리기 훈련 (Toilet training)

유아기의 중요한 과업인 대소변 가리기 훈련(toilet training)은 아동의 신체적, 심리적 준비가 이루어져야 가능한데, 대개는 걷기 시작한 후 생후 18~24개월경에 시작된다.

우선 아동은 스스로 화장실에 가고 싶은 욕구를 인식하고 참으면서 옷을 벗을 수 있고, 부모에게 이러한 욕구를 표현할 수 있어야 하며, 자기주장과 거부증이 줄어들며 신체 조절 능력을 자각하고 부모를 즐겁게 해주려는 마음을 가져야 한다. 30~36개월 사이의 아동은 대부분 낮 동안에 소변가리기를 할 수 있으며 37~48개월이 되서는 밤에도 가릴 수 있게 되고, 주로 남아보다 여아가 더 빨리 완성된다.

대소변 가리기 훈련은 한번 실시할 때 5~8분 이내로 제한하여 무리하게 변기에 오래 앉아있지 않도록 하며, 가능한 단순하고 쉽게 대소변 훈련을 할 수 있도록 한다. 이동이 가능한 어린이용 변기는 아동에게 안전감을 준다(그림 4-21). 발이 바닥에 닿으면 아동의 자세를 안정시키는데 용이하다. 배변 후 변기에서 씻겨 내려가는 배설물을 관찰하는 것도 좋다. 만약 어린이용 변기를 사용할 수 없어 일반 변기에 앉힐 때에는 변기의 뒷면인 물탱크를 마주보고 앉게 하는 것이 안정적인 자세를 지지하는데 도움이 된다.

부모는 용변을 보는 동안 아동의 곁에서 지지하며 함께 있어주는 것이 좋다. 아동이 협조적으로 행동하거나 성공적으로 수행하고 나면 칭찬을 해주어 다음번 훈련도 성공적으로 해낼 것이란 동기부여를 주는 것이 바람직하다.

대소변 가리기 훈련 시에는 혼자서 쉽게 입고 벗을 수 있는 의복을 입히고 동성부모의 용변 보는 모습을 보고 모방하게 하는 것도 동기부여에 도움이 된다. 변의가 요의보다 좀 더 강력하고 아동의 집중을 유도하기 쉬우며 더 규칙적이고 예측 가능하므로 대변보기가 소변보기보다 일찍 성취될 수 있지만 훈련은 소변보기부터 시작한다.

정상적으로 밤에 소변가리기는 4~5세까지 어려울 수 있다. 놀이에 열중하다보면 낮 동안의 용변보기 실수도 흔하게 나타나므로 놀이 중에 한 번씩 화장실을 상기시켜주는 것이 필요하다 (Box 4-4).

7) 유분증 (Encopresis)

유분증은 부적절한 장소에서 정상에 가까운 대변을 자의적이거나 비자의적으로 반복해서 배출하는 것으로 4세 이상의 아동이 한 달에 한 번 이상씩, 최소한 3개월 이상 반복하는 것을 말한다.

일차적 유분증은 대변 가리기에 성공한 적이

BOX 4-4 대소변 훈련 준비

[아동의 준비]

- 신체적 준비
  - 항문과 요도괄약근의 수의적 조절은 18~24개월 경 이루어진다.
  - 요의나 변의를 인식할 수 있고 양육자에게 언어적, 비언어적으로 이러한 느낌을 전달할 수 있다.
  - 2시간 정도 소변을 참을 수 있고, 낮잠을 자는 동안 소변을 보지 않는다.
  - 쭈그리고 앉기, 앉기, 걷기와 같은 전체운동이 발달된다.
  - 옷을 벗을 수 있는 미세운동이 발달된다.
- 심리적 준비
  - 부모를 기쁘게 하려는 동기가 있다.
  - 기저귀가 젖으면 참지 못하고 바꾸어 달라고 한다.
  - 변기에 5~8분 정도 진득하게 앉아 있을 수 있다.
  - 성인이나 위 형제의 대소변 습관에 호기심이나 관심을 보인다.

[부모의 준비]

- 대소변 훈련을 위해 시간을 투자하여 기다려줄 의지가 있다.
- 아동의 신체적, 심리적 준비정도를 인식한다.
- 가족의 스트레스나 변화(예, 동생의 출생, 이사, 부모의 이혼, 주된 양육자 변경 등)가 없다.
- 일관성 있게 아동을 돌볼 수 있고 위생적인 환경에서 연습할 수 있도록 한다.
- 강압적이거나 급하게 밀어붙이지 않고 아동을 지지하고 격려한다.

없는 4세 이상의 아동이며, 이차적 유분증은 대변 가리기가 완성된 후인 4세 이상 아동의 변실금이 발생한 경우이며 남아가 여아보다 더 흔하다. 심리적 유분증은 정서적 문제로 인해 발생하는 경우가 많으며 동생의 출생, 이사, 익숙하지 않는 변기 사용과 같은 환경적 변화나 모아애착관계의 장애와도 관련이 있다.

유분증의 치료는 원인에 따라 적용하며 원인을 규명하기 위하여 신체검진을 철저히 해야 한다. 아동이 정상배변을 하도록 도와줄 수 있는 식이요법, 규칙적인 배변 행동을 권장하고 행동요법을 통하여 배변활동의 고통에 대한 두려움을 제거하는데 도움을 줄 수 있다. 배변을 성공적으로 하였을 경우 칭찬과 같은 긍정적인 강화로 아동이 치료에 참여하도록 유도한다.

8) 유뇨증(Enuresis)

유노증은 수의적 방광조절이 가능한 연령이 넘은 아동이 밤이나 낮에 소변을 싸는 것을 말한다. 5세 이상의 아동이 부적절한 소별배설을 1주일에 2번 이상씩, 최소 3개월 이상 지속될 때 유뇨증을 의심할 수 있다.

일차성 유뇨증을 일정연령이 되어서도 배뇨가 부적절한 경우를 말하여, 이차성 유뇨증을 소변 가리기 훈련을 성공적으로 마친 후에 발생하는 것이다. 유뇨증은 낮보다 밤에 자주 발생하며 남아에게서 더 흔하게 나타난다.

유뇨증은 아동의 정서문제를 유발하며 자존감 발달을 저해한다. 유뇨증을 교정하기 위해서 아동에게 체벌을 사용한다면 아동의 자존감을 더욱 낮아지게 된다. 잠자기 전에 수분섭취를 제한하고, 잠자리에 들기 전 화장실에 다녀오도록 하며 유뇨증이 발생하지 않는 날을 달력에 스티커로 표시하게 하여 보상을 해주는 등의 행동요법이 도움이 된다.

9) 스트레스에 대한 대처

약간의 스트레스는 아동의 효과적인 대처기술을 개발하는데 도움이 되지만, 과도한 스트레스는 아동의 대처능력을 제한하고 떨어뜨릴 수 있다. 유아기 동안의 정상적인 스트레스 요인들은 돌보아주는 사람이 바뀌는 것, 동생이 태어나는 것, 부모의 이혼, 이사, 질병 등이다.

스트레스를 다루는 최상의 방법은 예방이므로 아동의 대처능력 이상을 넘지 않도록 수시로 스트레스 정도를 살피고, 새로운 변화로 인한 환경적 스트레스는 미리 준비시키거나 대처하도록 도와준다. 놀이는 유아의 분노와 좌절감을 완화시키는데 아주 좋은 방법이다(Box 4-5).

10) 영양

영아기에 비해 성장속도가 느려진 유아기의 열량 요구량은 초기 108kcal/kg에서 후기 102 kcal/kg로 약간 줄어든다. 근육조직의 성장과 왕성한 활동력으로 단백질에 대한 요구량도 이후 시기보다 여전히 높고, 감소한 수분 요구량은 신체 총 수분량의 저하와 세포내액의 증가로 나타난다.

비타민과 무기질 요구량은 유아기 동안 약간 증가하며 특히 철분, 칼슘, 인과 같은 무기질은 이 시기 아동의 식습관을 고려했을 때 충족시키기 어려우므로 칼슘, 인 공급을 위해 하루 2

BOX 4-5 유아의 스트레스원

- 거부증 : 명령에 따르지 않고 고집 부림
- 퇴행 : 새로 학습된 기술을 잊어 버릴까봐 공포로 난감한 느낌
- 강직 : 일상생활의 변화나 가족관계의 파괴로 대처가 어려움(이혼, 어린이집, 어머니의 직장 출근)
- 사회적 능력의 결핍 : 혼자놀이나 평행놀이를 하면서 사회화에 흥미 없음
- 자기 중심적 : 세계가 자기와 연관되어 있다는 신념, 형제에 대한 질투 나타남
- 분리불안 : 부모와 분리되는 것에 대한 공포
- 낯선 것에 대한 공포 : 낯선 대상에 대해 공포, 소심해짐
- 대소변 훈련 : 특히 아동이 준비되기 전에 시작한 경우
- 잠 잘 시간 : "잠자"라는 명령을 싫어함. 부모와 떨어져 잠자리에 들거나 무서운 꿈을 꾸는 것에 대한 두려움
- 분노발작 : 분노발작, 또는 파괴적인 행동 보임(때리거나 깨물기 등)
- 안정감 대항 : 안정감을 주는 대상을 갖게 됨. 안정감 대상을 잃어버린 경우 정서적인 발작 유발함
- 과장행동 : 과도한 자극이나 과도한 피로 상태일 때 나타남
- 공포 : 동물이나 낯선 대상을 만났을 때 비명을 지름
- 질병과 입원 스트레스원, 분리, 통증 퇴행, 강직 공포 등의 원인이 됨
- 폭력 : 가족, 자역 사회에서 폭력에 노출되거나 매스컴에서 폭력의 과도한 노출시

~3잔의 우유섭취가 필요하다.

18개월경에는 생리적 식욕부진이 나타나는데 유아의 영양요구량이 감소하면서 식욕도 감소되는 것을 보이며, 또한 맛에 대한 선호도가 분명하고 음식을 선택하는데 맛 외의 요소에도 영향을 받게 되어 같이 식사하는 사람들의 특정음식에 대한 선호나 거부를 따라하는 것도 보인다. 식사습관이 형성되는 시기이므로 음식을 어떤 행위에 대한 보상이나 칭찬에 대한 대가로 이용하면 영양과는 관계없이 과식할 수 있다. 식사시간의 사회적 측면이 어린 유아를 오히려 산만하게 할 수 있으므로 이때는 아동의 식사시간을 앞당기는 것도 바람직하다.

음식의 양은 아동의 나이에 적당해야 하며, 실제로 먹는 양보다 일부러 조금 적은 양을 제공하여 아동으로 하여금 더 먹겠다고 유도하는 것도 좋은 방법이다.

이 시기의 의식주의(ritualism)를 고려하여 식사 지도 시 아동 자신의 식기류를 사용하게 하고, 안전을 고려하여 유리보다는 플라스틱을 사용하는 것이 좋다. 규칙적인 식사시간을 정해두면 예측가능성과 의식주의 요구를 충족시킬 수

표 4-5 식사 관련 기술의 발달

연령	발달지표
12~18개월	• 침을 덜 흘린다. • 뚜껑이 있는 컵으로 잘 마신다. 마신 후에 컵을 떨어뜨릴 수 있다. • 두 손으로 컵을 쥔다. • 숟가락을 사용하기 시작하나 입에 넣기 전에 흘린다.
24개월	• 빨대와 컵을 사용한다. • 입을 다물고 음식을 씹으며, 입에서 음식을 이동시킨다. • 손가락을 사용하는 음식과 숟가락을 사용해야 할 음식을 구분한다. • 어느 정도 흘리지만 숟가락을 바르게 사용한다.
36개월	• 숟가락 사용 시 약간 흘린다. • 포크를 사용하기 시작한다. 포크를 주먹으로 쥔다. • 턱의 회전 운동을 포함하여 성인처럼 씹는다.

있게 된다.

12개월경부터는 대부분의 아동이 가족들의 식사와 같은 음식을 먹게 되고, 음식을 쏟거나 흘리더라도 컵 사용에 익숙해지며, 18개월까지는 음식을 먹을 때 손가락 사용을 선호하고 잘 때는 젖병을 요구하기도 한다(표 4-5).

11) 수면양상

2세가 되면 전체 수면시간이 12시간 정도로 감소하고 대부분의 아동은 하루 한번 낮잠을 자며 3세경에는 낮잠 자는 습관이 없어진다. 잠자리에 들 때나 잠이 들려할 때는 수면장애가 흔한데 이는 분리불안과 관련 있다. 수면에 대한 준비의식으로 취침 전 동화나 음악 들려주기, 같은 시간에 잠자리 들기, 친숙한 인형이나 이불, 베개를 가지고 유아가 함께 자게 함으로 수면시간의 불안을 경감할 수 있다.

12) 치아건강

첫 유치가 나오면 치과검진을 받는 게 원칙이나, 생후 2.5~3년에 20개의 유치가 모두 발현되면 대개 처음으로 치과를 방문하게 된다. 18개월~3세 사이에 주로 발생하는 젖병충치는 자기 전에 모유수유를 하거나 우유나 주스를 젖병으로 먹는 아동에게 발생한다(그림 4-22).

아래 앞니는 입술과 혀, 침으로 보호되므로 주로 윗 앞니와 어금니 측면으로 주로 발생한다. 젖병을 빠는 습관을 없애기 위해서 마실 것을 컵에 따라 마시도록 하는 것이 젖병충치의 예방에 도움이 된다.

구강위생의 목적은 치아에 붙어있는 세균침전물인 플라그를 제거해 충치와 잇몸질환을 일으키지 않게 하는 것으로 이를 위한 가장 좋은 방법은 칫솔과 치실을 사용하는 것이다. 어린 아동의 효과적인 양치법은 부모가 닦아주는 것이다(그림 4-23).

식사 후와 잠자기 전에는 반드시 칫솔질을 해야 하며 밤에 칫솔질이 끝난 뒤에는 물 이외에 아무것도 먹어서는 안 된다. 농축설탕과 복합 탄수화물이 들어있는 간식을 먹지 않는 것이 충치예방의 이상적인 방법이며 그 다음으로는 식사나 간식 뒤에는 당분이 구강 내에 남겨

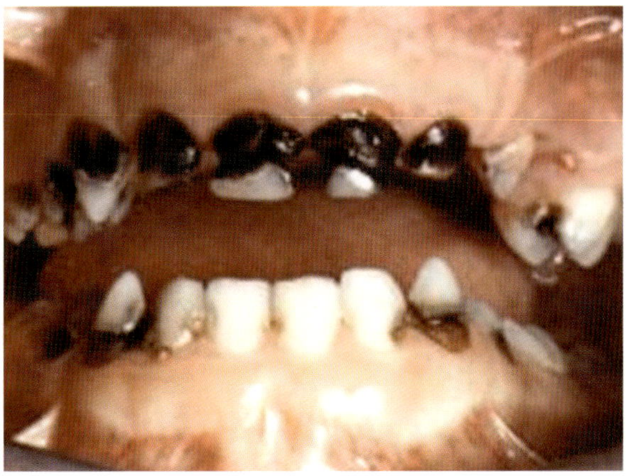

그림 4-22 젖병충치

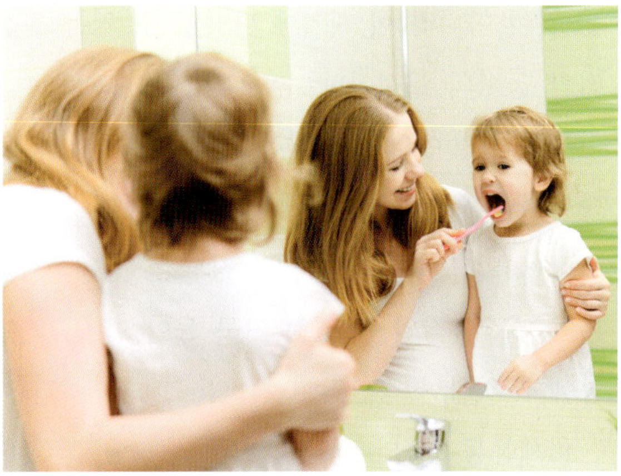

그림 4-23 부모가 직접 칫솔질 해주는 모습

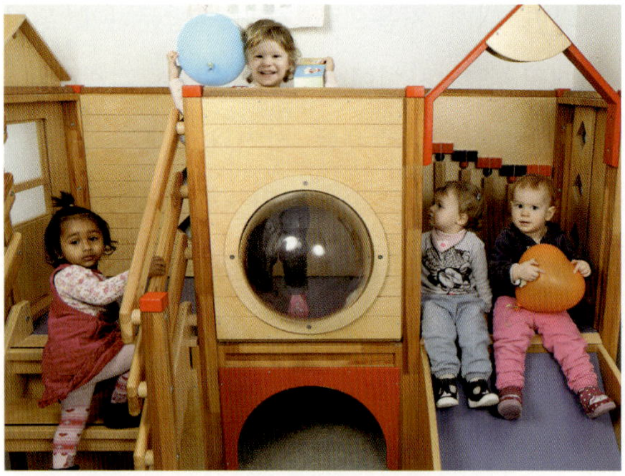

그림 4-24 유아기의 평행놀이

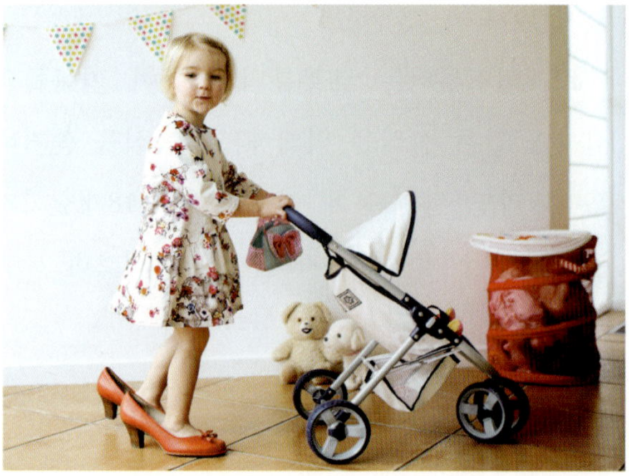

그림 4-25 모방놀이

지는 시간을 줄이기 위해 바로 이를 닦는 습관을 들이는 것이 중요하다.

섭취하는 설탕의 형태도 충치발생에 영향을 주는데 충치를 잘 만드는 음식은 입안에 오래 남아있는 끈적끈적한 것이나 단단한 것이다. 예를 들면 막대사탕이나 껌, 캐러멜이 초콜렛바를 먹는 것보다 충치를 더 잘 만든다.

13) 놀이

유아기 동안 아동은 다른 아동 곁에서 놀이를 하지만 그들과 같이 놀지는 않는다. 이러한 평행놀이는 아동이 다른 아동과 어울리지 못하는 것이 아니라 이 시기에 나타날 수 있는 정상적인 놀이의 특성이다(그림 4-24).

유아기 놀이의 두드러진 특징 중 하나인 모방놀이와 흉내 내기를 즐겨하며, 이동기술이 발달하여 밀고 끄는 바퀴달린 장난감, 목마, 체조기구, 공, 움직일 수 있는 기구 등이 이 시기 아동에게 적합한 장난감이다(그림 4-25).

미세운동기술의 발달을 위해서 그림 그리기, 크고 단순한 퍼즐, 블록 등이 유용한 놀이가 된다. 또한 이야기하는 유아기 놀이의 한 형태인 말하는 장난감이나 전화놀이, CD플레이어 등과 같은 것도 언어발달 자극에 도움이 될 수 있다. 촉각적 놀이를 위해 물놀이, 모래놀이, 비눗방울과 진흙 놀이는 아동의 창의성을 발달시킨다.

14) 안전사고예방

유아기에 사고가 증가하는 주된 요인은 주위 환경에 대해 위험을 인식하지 못하면서 보행이 가능해짐에 따라 주변으로의 이동이 보다 자유로워지기 때문이다. 4세 이하의 아동에서 사고는 주된 사망원인이 되므로, 특히 부모나 아동의 주 양육자들의 세심한 주의와 안전사고 예방 교육이 매우 중요하다(표 4-6). 자동차 사고는 1세 이후의 모든 연령에서 가장 주된 사망원인이며, 아동은 차량의 위험에 대한 인식이 없고 움직이는 차의 속도도 가늠하기 어려우며, 움직이는 차량에 부딪치는 보행 중 교통사고를 당하기 쉬우므로 주차장이나 차도부근, 횡단보도에서 노는 것을 방지해야 한다.

1~3세 아동의 사고사가 거의 절반을 차지한

표 4-6 유아기 발달특성과 사고예방

구 분	주요 발달 특성	사고 예방대책
자동차 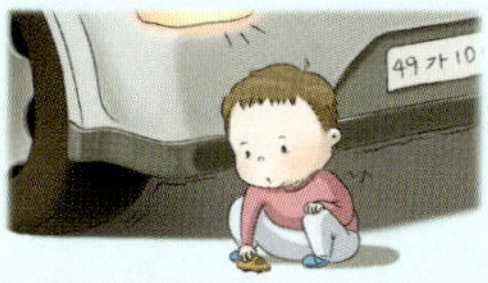	• 걷고, 달리고, 기어오른다. • 문을 열 수 있다. • 세발자전거를 탈 수 있다. • 공이나 물건을 던질 수 있다.	• 공인된 안전의자를 사용한다. • 밖에서 놀 때 지켜본다. • 차도나 주차된 차 뒤에서 놀지 못하게 한다. • 아동을 지켜보지 못할 때는 문을 잠근다. • 세발자전거를 탈 때 감독한다. 헬멧과 보호장구를 착용시킨다. – 보행자 안전수칙을 지키게 교육한다. – 초록색 등이 켜질 때 횡단보도를 통행하게 한다. – 보도 밑에 내려 서 있지 않는다. – 차도를 건널 때 좌우를 확인한다. – 인도로 다니며, 인도가 없으면 차를 보면서 왼쪽으로 걷는다. – 밤에는 밝은 옷을 입고 형광 물질을 부착한다.
흡인과 질식 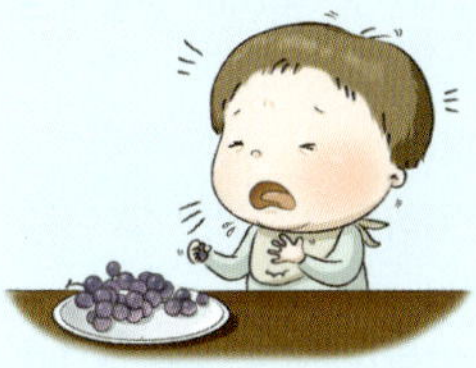	• 입에 물건을 집어 넣는다. • 단단하거나 먹을 수 없는 음식 조각을 삼킬 수 있다.	• 씨가 있는 과일, 뼈 많은 고기, 마른 콩, 단단한 과자, 껌, 견과류, 팝콘, 포도, 캐러멜은 주지 않는다. • 작은 조각으로 분해되는 장난감은 피한다. 견고하고 끝이 날카롭지 않은 장난감을 선택한다. • 낡은 냉장고, 오븐 등 유아가 들어갈 만한 물건을 버리거나 문을 떼어 둔다. • 음식 등을 입에 넣고 있을 때는 웃기거나 놀라게 하지 않는다. • 풍선이나 풍선이 달린 나팔 등을 주지 않는다(입에 물고 있는 채 풍선이 터지면 질식시킬 수 있다).
화상 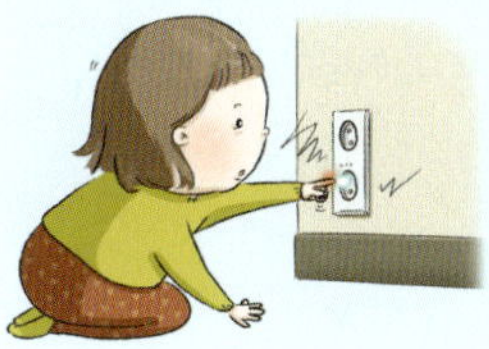	• 기어오르거나 발끝으로 서서 높은 곳에 닿을 수 있다. • 물건을 잡아당긴다. • 구멍이나 열린 곳을 탐색한다. • 서랍을 여닫을 수 있다. • 열이나 불의 잠재적 위험을 느끼지 못한다. • 기계를 가지고 논다.	• 가정에서 흔히 쓰는 다음과 같은 기구나 물품을 유아의 손이 닿지 않는 곳에 둔다(열기구, 커피메이커, 주방기구, 성냥, 라이터, 촛불, 향불, 뜨거운 음식, 담배, 다리미나 전기 기구의 코드가 손에 닿지 않게 한다. • 전기 콘센트는 플라스틱 덮개를 해 둔다. • 식탁보가 아동 손에 닿지 않게 한다. • 전기제품 전선 혹은 전등을 가지고 놀지 않게 한다. • 욕조의 물온도를 항상 점검하고, 수도꼭지를 가지고 놀지 못하게 한다. • 햇빛에 노출될 때는 햇빛 차단크림을 바른다(SPF 15 이상 선크림 : 모든 연령에서).
낙상 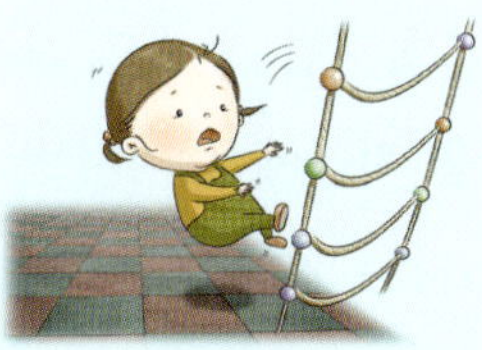	• 창문이나 문을 열 수 있다. • 계단을 오르내릴 수 있다. • 깊이에 대한 개념이 불확실하다.	• 창문에 스크린을 치고 안전하게 못을 박고 가드레일을 단다. • 계단 끝에 문을 단다. • 목욕통이나 샤워실 안에는 미끄럼 방지 매트를 깐다. • 요람에는 난간을 충분히 올린다. 아기가 기어 올라갈 만한 가구나 장소는 문을 잠그거나 막아둔다. • 요람이나 우리 모양의 놀이터(playpen)에는 큰 인형이나 범퍼 패드를 두지 않는다(아동이 기어오를 수 있는 계단으로 사용할 수 있다). • 특히 계단 가까운 곳에서 보행기를 사용하지 않는다. • 옷을 안전하게 입힌다(신발이 바닥에 미끄러지지 않게 하고, 구두끈을 잘 매고, 바지가 바닥에 끌리지 않게 한다).

표 4-6 유아기 발달특성과 사고예방 (계속)

구 분	주요 발달 특성	사고 예방대책
중독 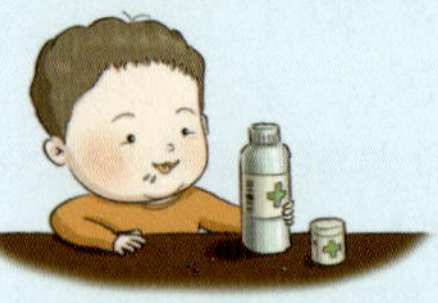	• 입에 무엇이든 집어넣는다. • 서랍이나 대부분의 용기의 뚜껑은 열 수 있다. • 기어오른다. • 경고 표시를 읽을 수 없다. • 안전한 용량을 알지 못한다.	• 모든 독성물질을 아동의 손에 닿지 않게 한다. • 약물을 잘 관리하고 보호마개를 단단히 해 둔다. • 약을 과자와 함께 주지 않는다. • 빈 독극물 보관통은 버린다. 그 통에 음식이나 다른 물질을 보관하지 않는다. • 독성물질 통의 상표를 제거하지 않는다. • 토근 시럽을 상비한다. • 가까운 병원의 위치와 전화번호를 알아둔다.
신체손상 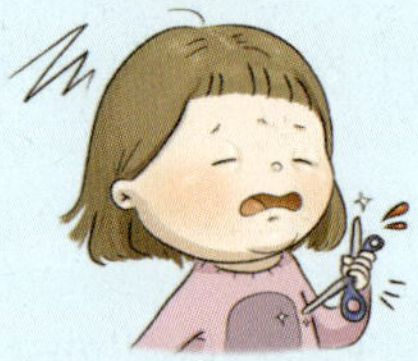	• 여러 가지 기술이 서투르다. • 쉽게 산만해진다. • 낯선 사람에 대한 위험 가능성을 인식하지 못한다.	• 칼, 가위, 이쑤시개 같은 날카롭거나 뾰족한 물건을 주지 않는다. • 안전교육을 시킨다－뾰족한 끝을 얼굴 쪽으로 향하지 않게 한다. • 위험한 연장 등은 캐비넷에 넣고 잠근다. • 짐승이나 애완동물의 위험을 경고한다. • 유리문은 안전유리를 사용하고 표시가 나도록 스티커를 붙인다. • 아동에게 이름, 주소, 전화번호를 가르쳐주고, 옷이나 신발에 표식을 해준다. • 낯선 사람에 대한 안전 교육을 실시한다. － 눈에 띄거나 지나치게 비싼 옷을 입히지 않는다. － 낯선 사람을 따라가지 않도록 한다. － 다른 사람의 행동에 대한 아동의 말을 항상 관심을 가지고 듣는다. － 불편한 상황에 놓였을 때 "싫어요."라고 말하도록 가르친다.
익수 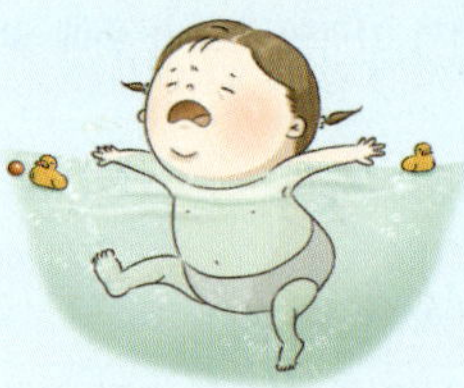	• 모험심이 강하다. • 강한 호기심이 있다. • 위험을 인식하지 못한다. • 물 깊이의 의미를 모른다.	• 물 가까이에서는 아동을 항상 관찰한다. • 목욕탕의 문을 닫고 변기 뚜껑을 닫는다. • 수영과 물놀이 안전 수칙을 가르친다. • 물이 채워진 욕조에서 놀 때는 곁에서 지켜본다.

다. 공인된 안전띠를 착용하는 경우 사망과 손상을 감소시킬 수 있다. 또한 뒷좌석에 카시트를 장착하여 아동을 태우는 것이 어른이 아동을 안고 타는 것보다 훨씬 더 안전한 방법임을 보호자에게 교육하고 강조해야 한다.

1세가 되면 씹을 수 있으나 큰 음식이나 딱딱한 음식을 먹고 삼키기는 어렵다. 장난감의 선택 시에도 각진 모서리나 떼어지는 부분이 없는 크고 견고한 것을 주는 것이 질식 사고를 예방한다. 땅콩, 포도, 동전, 클립, 단추형 리튬전지, 통조림 뚜껑 손잡이, 압핀, 못, 나사 등은 흡인의 위험이 있으므로 삼켰을 때 매우 위험하다. 질식은 영아기때 보다는 드물지만 냉장고, 오븐, 세탁기 등의 커다란 가정용 기구에 갇혀서 발생할 수 있으므로 사용하지 않는 기구는 버리거나 문이 닫히지 않도록 안전장치를 해둔다.

익수사고 역시 1~3세 아동 사고사의 주된 원인으로 목욕탕의 욕조, 변기, 야외 풀, 연못

등이 모두 위험원이 된다. 체격에 비해 크고 무거운 머리, 한정된 힘과 취약한 협응 기술, 물에 대한 호기심은 큰 반면 위험상황에 대한 인식 부족 등의 유아기 특징이 사고의 위험을 높인다. 익수는 수분 내에 사망에 이를 수 있으므로 구조로 인한 생존 가능성이 희박하다.

기어오르거나 높은 곳으로 손이 닿을 수 있게 되면서 화상의 위험이 커지므로 가정안팎에서 각별한 주의가 요구된다. 불에 의한 화상은 치명적인 형태의 하나로 성냥이나 라이터로 장난할 때 흔히 발생된다. 전기화상도 콘센트에 손가락이나 금속성 막대를 쑤셔 넣음으로 발생하는 사고이므로 콘센트 덮개를 덮어 아동이 위험에 노출되지 않도록 예방한다.

독성물질 섭취로 인해 발생하는 아동의 중독사고는 2세경에 발생빈도가 가장 높다. 아동은 시행착오를 거듭하면서 여러 가지 용기의 뚜껑을 열 수 있게 되므로 약병마개는 안전뚜껑으로 포장되어져야 한다. 아동 중독사고의 주된 요인은 독성물질이 적절한 장소에 보관되어 있지 않기 때문이므로 아동의 손이 닫지 않는 안전한 장소에 두어야한다.

유아기 말이 되어서야 전체운동과 미세운동 기술이 발달되므로 낙상사고도 유아기에서는 위태로운 사고이다. 특히 놀이터에서 각종 놀이기구를 이용하다 경험하는 추락사고도 흔하며, 열린 창문으로 추락하는 사고사도 있으므로 베란다나 창문의 잠금장치는 반드시 잠가둔다.

유아용 침대나 소파, 탁자 등 가구도 낙상의 원인이 되므로 침대 난간은 반드시 올려두고 높이를 낮춰두며, 딛고 올라설 수 있는 도구는 치워두고 바닥에는 쿠션역할을 해줄 수 있는 카펫을 깔아두는 것이 좋다.

학령전기 아동(Preschooler)

1. 학령전기 아동의 성장발달

학령전기 아동은 유아기와 학령기 중간에 해당하는 취학을 준비하는 시기로 보다 안정된 성장발달, 신체적 발달과정을 거치며 학령기를 위한 준비 시기이기도 하다. 좋고 나쁨, 옳고 그름에 대한 양심의 발달은 유아기 말경에 시작하여 학령전기 동안 습득하게 된다. 이 시기는 활기차게 학습하는 시기로 건강하고 바른 생활습관을 가질 수 있도록 부모나 양육자가 관심을 가지고 지도해주어야 한다.

1) 신체적 성장

영유아기에 비해 신체 성장률이 저하되면서 안정된 상태를 유지하는데 매년 평균 2.3kg 정도의 체중증가가 있으며 3세 14.5kg, 4세 16.5kg, 5세 18.5kg의 평균 몸무게를 보인다. 키의 성장도 1년에 6.5～9cm 정도 증가하여 3세 95cm, 4세 103cm, 5세 110cm의 평균 신장을 나타내고 몸통보다 다리의 길이가 길어진다.

이전에 비해 복부근육이 발달하여 배불뚝이의 모양을 벗어나 단단하고 키가 크고 곧은 날씬한 자세를 갖춘다. 운동근육의 발달로 걷기, 달리기, 뛰기와 같은 이전에 습득한 기능이 더욱 강화되지만 근골격계의 발달은 아직

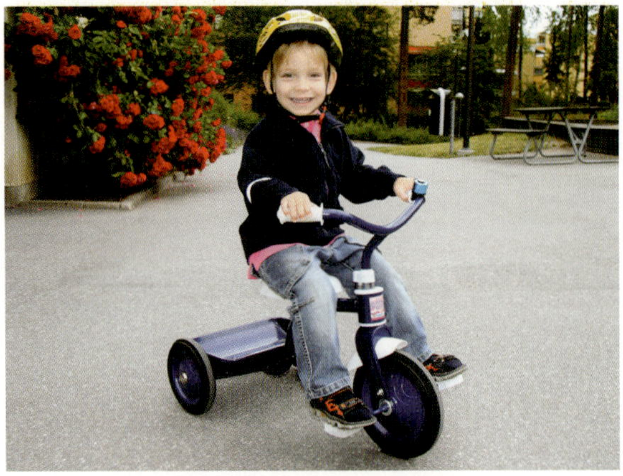

그림 4-26 세발자전거를 타는 3세 아동

미숙하여 과도한 활동은 조직손상을 초래할 수 있다.

피부가 두꺼워져서 외부로부터의 감염을 줄여주며 수분소실을 방지하고, 신장의 크기는 계속 증가하여 학령전기 말에는 성인수준으로 수분을 보유하고 소변을 농축시키나 항상성을 유지하는 능력은 부족하다.

3세가 되면 걷기, 달리기, 기어오르기, 뛰어오르기를 할 수 있으며 눈과 손의 협응과 근육조절이 현저하게 증진된다. 세발자전거를 탈 수 있고 발끝으로 걸으며 몇 초간 한발로 서서 균형을 잡는다. 4세에는 한발로 능숙하게 깡충깡충 뛸 수 있고 발을 바꾸어 계단을 오르내리며 5세에는 한발씩 교대로 뛰거나 줄넘기를 할 수 있고 스케이트나 수영을 시작할 수 있다 (그림 4-26).

그림 그리기는 미세근육의 조절 정도와 형태에 대한 인지능력을 잘 반영해 주는데, 3세 아동은 원, 수직선, 수평선을 모방해서 그릴 수 있고 4~5세 아동은 십자모양, 사각형 등의 기하학적 모형을 모방해서 그리며 5~6세가 되면 머리, 몸통, 팔, 다리, 얼굴의 눈, 코, 입 등 사람의 신체부분을 좀 더 세밀하게 그린다. 섬세한 동작이 더욱 발달하여 가위나 간단한 도구를 이용하기도 한다.

2) 언어발달

유아기에 비해 더욱 정교하고 복합적인 언어를 사용하는 학령전기는 언어발달의 결정적인 시기로 호기심의 극대화로 인해 질문이 매우 많다. 이 시기 아동의 인지능력과 환경요인, 일관된 역할모델이 아동의 어휘력, 말하기 및 이해력에 영향을 미친다.

어휘 수는 극적으로 늘어나서 2세 때 300단어에서 3세에는 900단어, 5세 말경에는 2,100단어까지 증가하며 문장 구조, 문법 사용 및 이해력은 거의 성인 수준으로 발달된다.

3~4세 아동은 3~4개의 단어를 이용하여 문장을 구사하며 자신의 의사를 전달하기 위해 가장 기본적인 단어만을 사용하는데 이런 간결한 문장을 전보문(telegraphic speech)이라 한다.

4~5세 아동은 4~5개의 단어로 구성된 긴 문장을 사용하는데 전치사, 형용사, 다양한 동사 등을 활용하여 자신의 의사를 전달한다. 6세 말까지 아동은 문법에서 벗어난 것을 제외하고는 정확하게 구사하게 된다.

3) 사회화

학령전기 동안 개별화-분리과정이 완성됨에 따라 이 시기 아동은 낯선 사람에 대한 불안이나 공포를 많이 극복하게 된다. 친숙하지 않은 사람들과의 관계가 좀 더 수월해지고 잠시 동안 부모와 떨어지는 것에 대해 큰 저항 없이 수용하지만 유치원, 어린이집에 처음 가게 될 때에는 여전히 부모의 보호와 결속을 필요로 하므로 오랜 시간의 분리는 어렵다.

학령전기 아동은 일상의 변화에 유아기보다 훨씬 더 잘 적응하지만, 상상 속에서 공포를 더 발전시키고 장난감, 인형, 가족사진과 같은 친숙한 물건을 통해 안정과 위안을 받으며, 해소되지 않는 공포, 환상과 불안은 놀이를 통해 극복할 수 있다.

(1) 개인–사회적 행동

자기주장은 여전히 지속되지만 유아기의 과도한 의식주의와 거부증은 점차 감소되므로 학령전기 아동은 자율성을 이전과는 다르게 표현한다. 즉 독립이나 자기주장에 대한 표현을 말로 나타내며 신체 및 인지발달이 더욱 정교해져서 독립적으로 행동한다.

이 시기 아동은 더욱 사교적이고 다른 사람을 기쁘게 해주려는 과정에서 가족과 문화의 기준과 가치를 내면화해간다. 또한 가족 내에서 자신의 역할과 위치를 인식하고 동생의 출생을 비교적 무리 없이 받아들이는 연령이긴 하지만, 첫째나 막내의 위치를 포기하는 것이 아직 어려우므로 이에 대한 적절한 준비가 필요하다.

(2) 유치원과 어린이집의 경험

학령전기 아동의 대부분은 유치원이나 어린이집에서 학습하여 사회적 발달이 또래친구와 부모 이외의 성인과의 관계로 확정되어 다른 사람과의 경험을 넓히면서 초등학교 입학을 준비한다.

아동은 단체생활을 통해 집단에서 협동을 배우고 다양한 사회문화적 차이에 적응하는 법을 배우며 좌절과 분노, 불만에 대처하는 법을 배운다. 부모가 직면한 문제 중 하나는 '아동이 어린이집이나 유치원에 갈 준비가 되어있는지를 어떻게 확인할 것인가'라는 점인데, 아동에게는 부모에게서 오랫동안 떨어져 있어야 함은 물론 일상적인 가정환경의 변화를 초래하기 때문이다.

부모는 아동에게 단체생활을 함으로써 경험할 수 있는 즐거운 활동에 대해 알려줌으로 앞으로 있을 사건에 대해 아동이 긍정적으로 상상할 수 있도록 해 주어야 하며, 아동에 대한 자세한 정보를 교사와 교육기관에 제공하여 아동이 낯선 환경에 빨리 친숙함을 느끼고 적응하는데 도움을 줄 수 있다.

2. 학령전기 아동의 건강증진

1) 공포

학령전기가 되면 상상력이 증가하면서 실제 혹은 상상인 여러 형태의 공포가 나타나는데, 어두움, 혼자 남겨지는 것(특히 잠잘 때), 큰 개나 뱀과 같은 동물, 귀신이나 유령, 거세와 같은 성적인 문제, 그리고 통증과 관련된 사람이나 물건 등에 공포를 느낀다(그림 4-27).

이 시기 아동은 현실과 상상의 세계를 분리하기 힘들기 때문에 특정 TV나 영화 등을 시청하면서 공포나 불안이 증가될 수 있다. 무생물에게 생명이 있다고 여기는 물활론(animism)적 사고 때문에 이 시기 아동은 물체로 인한 공포

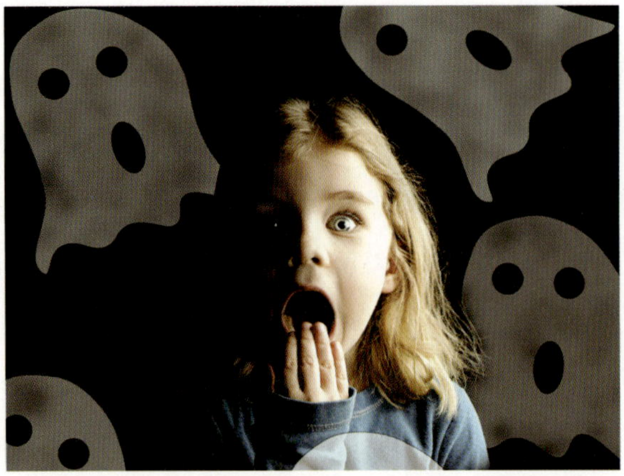

그림 4-27 학령전기 아동의 공포

를 느낀다.

또한 신체의 경계에 대한 이해부족과 미숙한 인지능력으로 신체 일부를 상실하는 것에 대한 염려가 매우 크다. 또한 통증을 주는 침습적 경험(예, 주사, 수술, 상처)은 아동을 두렵게 하며 신체 내의 혈액이 모두 새어나올 것 같은 공포감을 주므로 반창고는 학령전기 아동을 간호할 때 매우 유용하며 사전에 아동에게 충분히 설명하여 아동의 공포심을 줄여주도록 한다.

아동이 공포를 극복하도록 돕는 가장 좋은 방법은 논리적으로 설명하고 설득하기보다는 두려운 경험을 다루는 구체적인 방법을 찾는데 함께 참여시키거나 안전한 상황에서 아동을 공포의 대상에 조금씩 노출시키는 탈감각(desensitization)을 제공하는 것이다.

어둠 속에 괴물이 없다는 것을 확신시켜주기 위해 아동의 침실에 취침 등을 켜주거나 개를 무서워하는 아동에게 또래 친구들이 개를 데리고 노는 것부터 보여주는 것부터 단계적으로 개의 안전함을 경험하도록 한다. 5~6세까지 이런 공포는 대부분 사라지며 일상생활이 힘들 정도로 공포를 경험한다면 전문가의 도움을 받도록 한다.

(1) 스트레스에 대한 대처

이 시기의 아동은 공포나 교육기관에의 입학과 같은 불안으로 여러 가지 스트레스를 경험한다. 적응초기에 약간의 긴장은 아동의 효과적인 대처기능을 발달시키도록 도와주기도 하지만 과도한 스트레스는 건강에 해롭다.

학령전기 아동의 제한된 대처능력은 스트레스에 취약한데, 부적절한 언어표현 역시 아동의 좌절, 공포 혹은 불안의 표현을 방해한다. 스트레스를 다루는 가장 좋은 방법은 예방이므로 아동의 생활에서 발생하는 스트레스의 양을 감시하여 개개인의 대처능력을 초과하는 스트레스 수준까지 되지 않도록 사전에 조절하는 것이 좋다.

3) 언어문제

언어발달에서 가장 중요한 시기는 2~4세이다. 이 시기의 아동은 말할 수 있는 것보다 더 많은 어휘를 알게 된다. 말을 더듬는 것도 감각운동 통합이 아직까지 습득되지 않은 상태에서 머릿속에 떠오른 단어를 말하려 때문에 나타나는 증상이다.

5세까지의 언어발달 시기에는 어눌한 형태의 언어가 정상이며 남아에게 더 자주 나타나고 학령기가 되면서 해결된다. 그러나 부모나 다른 사람이 아동의 어눌한 언어 상태를 지나치게 강조할 때 비정상적인 언어형태로 발전할 수도 있다. 말더듬는 아동의 부모는 아동의 말을 수

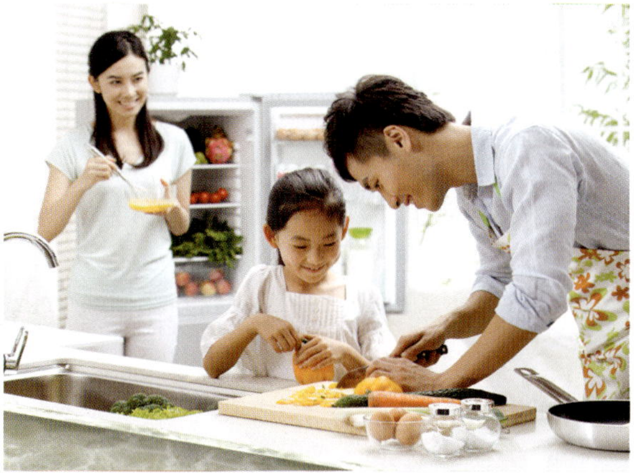

그림 4-28 음식준비를 함께 참여하길 원하는 아동

정하거나 비평하지 말고, 문장을 완벽한 형태로 수정하려고 하지 말며, 아동이 천천히 정확하게 이야기할 수 있도록 격려하고 경청한다.

언어문제를 해결하기 위해서는 예방과 조기 발견이 가장 중요하다. 그러므로 아동기 동안의 정상적인 언어발달의 성취에 대하여 부모에게 교육하는 것이 도움이 된다.

4) 영양

학령전기 아동의 영양 요구량은 유아기와 유사한데, 몸무게에 따른 열량요구량은 90kcal/kg로 하루 평균 1,800kcal 정도로 약간 줄어든다. 단백질에 대한 요구량은 나이에 따라 증가하는데 13~19g/day 정도이고, 1일 지방 섭취는 30% 이하로 줄이며 총열량의 20%를 초과하지 않도록 한다.

칼슘 섭취는 1~3세 아동은 500mg/day로 우유와 유제품이 가장 중요한 칼슘 공급원이다. 지방섭취를 제한하기 위해서는 우유 섭취를 줄일 것이 아니라 저지방 우유나 무지방 우유를 마시도록 한다.

아동이 4세가 되면 반항적이고 난폭한 아동의 특성으로 인해 음식에 대해 까다로우며 5세까지는 음식준비를 할 때 아동이 함께 돕게 하면 새로운 맛과 안 먹어 본 다른 음식을 좀 더 쉽게 받아들인다(그림 4-28).

5) 수면양상

학령전기 아동의 평균 수면시간은 약 12시간이고 가끔 낮잠을 자기도 하며 초기 학령전기 아동은 밤에 깨는 일이 흔하게 나타난다. 활동 수준은 점차 증가하여 주변 환경을 탐색하고, 경기나 운동을 배우기 시작하고 다른 아동들과 어울리며 TV시청과 같은 정적 활동도 점차 증가한다.

학령전기는 수면문제가 자주 발생하는 시기인데, 낮시간 동안 너무 많은 활동을 하거나 자극이 심했던 아동은 특히 잠을 이루기 어려워한다. 어떤 아동은 수면에 대한 두려움으로 자다가 밤에 자주 깨거나 악몽 또는 야경증으로 발전하기도 한다(표 4-7).

악몽과 야경증은 서로 다른 중재를 제공해야 하는데 아동이 잠자리에 들기를 거부하며 늑장부리는 경우 일관된 취침의식의 중요성을 부모에게 교육시키며 방안에 취침등을 켜두거나 좋아하는 장난감을 함께 놓아주어 안정감을 갖도록 돕는다.

취침시간 전에는 아동이 과격한 행동을 하지 않도록 하며, 목욕을 하거나 동화책 읽어주기 등 취침준비 완료를 알리는 몇 가지 의식을 만드는 것도 좋은 방법이다. 취침 전 TV시청도 수면시간을 지연시킬 수 있으며, 아동의 취침시

표 4-7 악몽과 야경증 비교

구분	악몽	야경증
정의	• 무서운 꿈 : REM 수면 중 발생하며 꿈을 꾼 후 잠에서 완전히 깸	• 매우 깊은 수면(state Ⅳ, NREM)에서의 부분적 각성
고통을 받는 시간	• 꿈에서 깨고 난 후 아동은 깨서 울거나 부모를 부른다(악몽을 꾸는 시간 동안은 아님).	• 가위눌림 그 자체로 아동의 소리를 지르고 뒤척임 : 이후에는 조용해짐
발생 시간	• 한밤중 꿈이 가장 많을 때	• 잠이 든 지 1~4시간 내 NREM 수면이 가장 깊을 때
아동의 행동	• 놀람, 어린 아동의 경우 움 : 깨고 난 후에도 계속됨	• 처음에는 일어나 앉거나 뒤척이고 이상하게 뛰어다님 • 안구팽창, 심박동수 바름, 숨을 헐떡거림 • 울 수도 있고, 비명을 지르고 말을 하거나 신음소리를 냄 • 놀람, 분노, 혼란을 보이나 완전히 깨면 사라짐
다른 사람에 대한 반응	• 다른 사람이 있다는 것을 알고 안심함	• 다른 사람이 있어도 모르고 그로 인해 위안을 받지 않으며 아이를 잡거나 제지하면 사람을 밀치거나 비명을 지르고 더 몸부림칠 수 있음
다시 잠들기	• 지속되는 공포 때문에 힘들 수 있음	• 대개 빨리 잠듦 : 아이를 깨우기 힘든 경우가 종종 있음
꿈의 묘사	• 상당히 기억함(충분히 컸다면)	• 꿈의 내용이나 자신이 소리 지르고 몸부림 쳤던 것을 기억 못함
중재	• 꿈을 실재 공포로 받아들이므로 아이와 함께 앉아서 위로하고 안심시키며 보호받고 있음을 확인시킨다. • 억지로 다시 잠자리에 들게 하지 않는다. • 위의 방법이 효과가 없고 계속해서 악몽에 시달리면 전문가의 도움을 받는다.	• 중간에 아이를 깨우지 않고 아이가 조용해지거나 완전히 깰 때까지 몇 분간 아동을 잘 관찰한다. • 아동이 다칠 염려가 있을 경우에만 깨운다. • 필요한 경우 아이가 다시 자도록 한다. • 야경증은 학령전기 아동에게 있어서 정상적인 현상이고 중재할 필요가 거의 없다는 것을 부모에게 강조한다.

간에 갑작스런 손님의 방문 등 예상치 못한 일과에 의한 아동의 취침방해가 예상되면 이러한 경우에는 아동을 좀 더 일찍 재우는 것이 바람직하다.

6) 치아건강

학령전기 초에 20개의 모든 유치가 나오며, 이러한 유치를 잘 보존하고 관리하기 위해서는 치아관리 습관을 잘 형성하기 위해 정기적이고 지속적인 치아관리가 필수이다. 양치질 할 때는 여전히 보호자의 지도와 도움이 필요하며, 6개월마다 꾸준히 하는 정기적인 치과방문을 통해 전문적인 치아관리와 일상적인 예방조치, 특히 불소보충이 지속적으로 요구된다.

7) 성 교육

아동은 성 교육을 받았거나 받지 않은 것과는 상관없이 성적 호기심과 탐색놀이에 참여할 것이다. 3세 아동은 이성간의 해부학적 차이를 인식하고 기능의 차이에 대해 관심을 갖지만 성기의 생식기능에 대해서는 아직 알지 못하므로 진정한 의미의 성적 호기심은 아니다.

아동의 호기심은 이성간의 해부학적 배설 기능에 관한 것으로 '의사놀이'는 종종 이러한 관심을 충족하려는 탐구놀이가 된다. 이러한 성적 호기심을 다루는 긍정적인 접근법은 아동의 호기심을 묵과하지도 비난하지도 말고 궁금할 때마다 아동이 부모에게 물어보도록 하는 것이다. 그리고 부모는 아동이 다른 활동에 참여하도록 격려하여 탐색놀이 대신에 성적 호기심을 만족시킬 수 있는 다른 방법을 제시해준다.

어떤 때에는 아동이 성기를 자극하는 자위행위를 하는 경우도 있다. 이것은 여러 가지 이유로 모든 연령에서 일어나고 특히 학령전기와 청소년기에 많이 나타나는데, 지나치지만 않으면 정상이다.

학령전기가 되면 아동은 남녀의 차이를 정확히 인식하게 되며, 이성의 성기도 다르다는 것을 보고는 그에 대한 질문도 하게 된다. 따라서 화장실을 가서 여아는 남아처럼 배뇨해서 옷을 적시기도 하며, 남아는 여아처럼 앉아서 배뇨해 보기도 한다.

남아들은 흔히 자신의 성기를 많이 만지는데, 그러한 행위에 대해 혼내거나 스트레스를 받으면 그 빈도는 증가한다. 즉, 이러한 행위에 대해 불필요하게 관심을 보이게 되면 그 빈도는 증가하게 된다. 또한 학령전기 아동에게 성교육은 중요한 부분으로 성적 남용이나 오용(성폭력)을 경험하지 않도록 예방하는 방법을 교육한다. 누군가가 허락 없이 자신의 몸을 만지도록 허용해서는 안 된다는 것을 가르친다.

다음은 성폭력을 예방하기 위한 지침이다.

(1) 성희롱 또는 성폭력이 무엇인지를 알려준다.

"옷 속의 네 몸은 중요한 부분이니까 다른 사람에게 함부로 만지게 하거나 보여주는 것이 아니다"를 알려주는 것이다. 또한 부당하게 취급받았을 때 즉시 믿을 만한 어른에게 이야기하고 숨기지 말 것을 가르친다.

(2) 착한 사람과 나쁜 사람을 구별하도록 한다.

평소와 달리 친절한 행동, 이유 없는 선심을 경계하도록 한다.

(3) 접촉을 구별하도록 한다.

소위 '괜찮은' 접촉과 '안 되는, 부당한' 접촉을 구별하여 부당한 접촉은 거부하도록 가르치는 것이다. 그러나 여기에 문제는 친족 강간의 경우는 '좋은, 괜찮은 사람(good person)'으로부터의 '점진적인 접촉'이 일어나는 수가 많기 때문에 이 같은 방법으로 구별하는데 어려움이 있다. 그러므로 아동에게 '좋은 느낌'과 '싫은 느낌'으로 구별하도록 한다.

8) 놀이

이 시기에는 여러 형태의 놀이가 나타나지만, 학령전기 아동은 특히 연합놀이(associative play)를 즐긴다. 이는 비슷한 활동을 함께 하면서 엄격한 조직이나 규칙, 공동의 목표나 각자의 역할, 임무가 없는 집단놀이를 의미한다(그림 4-29).

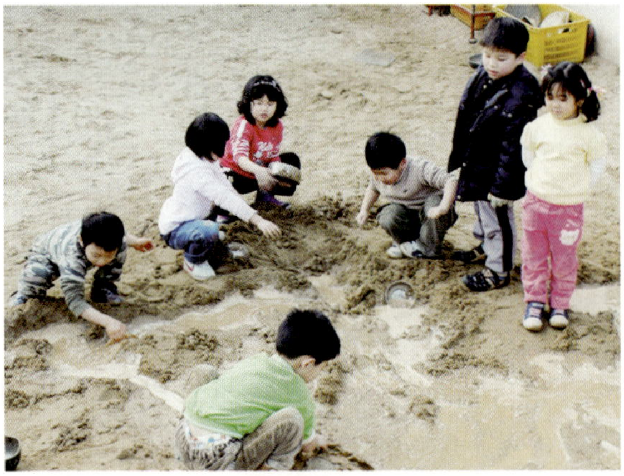

그림 4-29 학령전기의 연합놀이

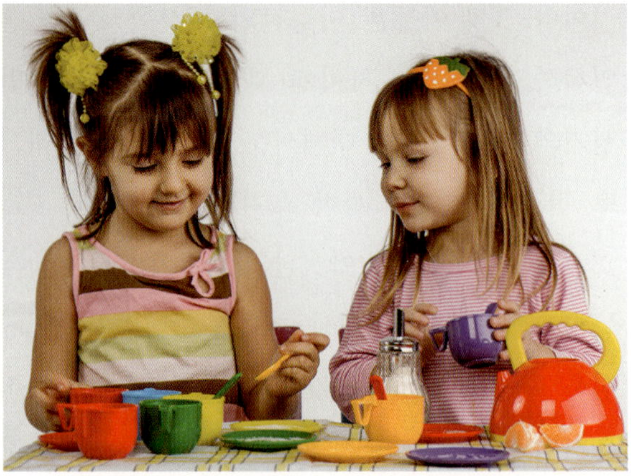

그림 4-30 학령전기 아동의 놀이기구

신체성장과 운동기술의 정교함을 위한 놀이 활동으로 자전거타기, 체육관 활동, 모래놀이, 물놀이터, 눈썰매 등이 근육발달과 조정에 유용하고, 손으로 조작하고 맞추고 창의적인 장난감은 조용한 활동, 미세근육운동 및 자기 표현력을 길러주는데 쉬운 조립식 장난감, 다양한 크기와 모양의 블록, 아동용 계산기, 낱말/숫자카드, 그림물감, 크레파스, 공구놀이, 악기, 진흙 등이 적절한 장난감이다.

컴퓨터나 전자게임기는 아동이 글자나 낱말을 배우는데 유용하다. 인형 옷 입히기, 소꿉놀이, 인형의 집, 전화기, 동물농장, 장비놀이, 병원놀이와 같이 자기표현의 기회를 제공하는 모방적이고 상상력이 풍부하며 극적인 놀이 활동은 학령전기 아동의 가장 특징적인 놀이이다(그림 4-30).

아동의 놀이에 있어서 TV나 비디오는 사회적, 오락적 활동의 일부로서 의의가 있다. 부모는 아동이 시청할 프로그램의 선택을 감독하고 프로그램의 적정성을 사전에 파악하여 아동의 시청시간에 대한 계획을 세우도록 한다. 어른이 아동과 함께 시청할 경우 시청 시간동안 상호작용할 수 있으며 프로그램 내용에 대해 토론할 수 있다.

상상의 놀이친구(imaginary playmates)가 이 나이 놀이에서 커다란 비중을 차지하는데, 주로 2.5~3세 사이에 나타나며 학령기에 접어들면서 점차 없어진다. 상상의 놀이친구는 여러 가지로 아동에게 기여하는데, 외로울 때 친구가 되어주고, 아동이 원하는 것을 그대로 실현시켜주며 잊거나 기억하고 싶은 것을 그대로 되게 해준다.

아동은 부모와 함께 놀이를 하면서 학습하는데, 상호놀이(mutual play)는 출생~학령기까지 발달하며 풍부한 학습의 기회를 준다. 상호놀이를 통해 부모는 감각적이고 동적인 경험을 아동에게 제공할 수 있고, 언어능력을 최대화하고 주변을 탐색하는 것을 칭찬하고 격려할 수 있다. 이러한 부모와의 상호놀이는 부모-자녀관계를 강화시켜 긍정적인 상호작용을 격려한다.

9) 안전사고 예방

전체운동과 미세운동기술의 발달, 조정능력

및 균형감각의 향상으로 이전시기보다 낙상의 위험이 감소된다. 학령전기 아동은 유아기 때보다 덜 무모하며 부모의 지시를 더 잘 듣고, 뜨거운 물체, 날카로운 기구, 위험한 높이 등과 같은 잠재적인 위험성에 대해 더욱 잘 인식한다.

새로운 환경을 탐구하기 위해 물체를 입으로 가져가는 일은 감소되지만, 여전히 독극물을 입에 넣을 위험은 아직 남아있다. 길에서 뛰어놀고 자전거를 타며 공을 쫓아 달리거나 길을 건널 때 안전규칙을 잊는 등의 행위로 자동차 사고에 의한 부상이 증가하고 있다. 이 시기에는 보호에 앞서 안전과 잠재적인 위험에 대한 교육을 더 강조해야 한다.

이 시기 아동은 간단한 안전교육을 이해하고 스스로 이행하고자 노력하기 때문에 아동수준이 맞는 간결하고 쉬운 용어를 사용하여 안전교육을 해야 한다. 짧은 동화, 인형극, 역할극 등은 학령전기 아동에게 적합한 교육방법이다. 또한 학령전기 아동은 모방을 잘하므로 부모는 바람직한 역할모델로서 솔선수범하는 것이 아동에게 중요한 교육이 되며, 헬멧이나 보호대 착용과 같은 안전습관은 이 시기에 형성되어져 오랫동안 지속된다.

학령기 아동(School-age child)

학령기는 학동기라고도 한다. 새로운 지식을 얻는 데 노력하고 학습활동과 민첩한 활동을 하는 시기이다. 가족이라는 울타리를 벗어나 처음 학교라는 공간에서 또래집단을 형성하고 친구들과 단체 활동에 몰두하는 시기이기도 하다.

1. 학령기 아동의 성장발달

1) 신체적 성장

이 시기에는 신체의 성장발달이 완만하게 성장하는 시기로 근육의 힘과 조화 및 체력이 점진적으로 증가되고 춤추기, 농구공 넣기, 피아노 연주 등의 복잡한 운동도 잘할 수 있게 된다. 남아와 여아가 비슷한 속도로 자라지만 학령기 후반기가 되면 여아들이 급격한 성장률을 수반하는 사춘기를 맞이하여 남아보다 약 2년 정도 빠르다. 학령기때 신체구조는 영구치가 생기면서 턱이 더욱 길어지고 얼굴이 부조화롭게 보일 수 있다.

학령기 말경에는 신경계가 거의 성인 수준에 달한다. 임파선은 이 시기에 가장 커지며 생식기는 발달하지 않아 정체기라고 할 수 있다. 학령기에는 신체 성장이 꾸준히 진행된다.

학령기 아동의 신체발달에 많은 영향을 미치는 주요 기전은 성장호르몬이다. 이 호르몬은 혈류를 통해 움직이며 세포가 자라 전신을 자극한다. 뇌하수체와 시상하부는 신체 성장에 주요 역할을 한다. 이 시기에 뇌와 두개골의 성장은 느리며 이 시점부터 조금씩 증가하게 된다.

학령기에 아동의 체중은 1년에 2~3kg, 신장은 5cm 정도 증가한다. 6세가 되면 남아의 평균 체중은 20.3kg, 신장은 115cm이며, 여아의 평균 체중은 19.4kg, 신장은 112cm가 된다. 12세가 되면 평균 남아의 체중은 39.6kg, 신장은 147.5cm이고 여아는 평균 체중이 41kg, 신장은

150cm가 된다. 골격의 성장은 특히 사지의 장골에서 두드러진다.

근육의 강도와 크기 역시 학령기 동안 서서히 자라며, 6개의 기본적인 큰 운동기술(균형 잡기, 받기, 던지기, 달리기, 뛰기, 오르기)이 계속해서 정련된다. 동시에 더 나아진 균형 잡기와 조정력은 학령기 아동이 자전거타기와 롤러브레이드와 같은 새로운 신체활동을 하도록 돕는다. 대부분의 아동은 새로 시작한 활동에 의욕을 보인다. 그러나 근육이 쉽게 손상을 입을 수 있기 때문에 아동의 능력에 맞는 신체활동을 해야 한다.

남아는 여아보다 많은 근육세포를 지니고 있어 던지기나 달리기와 같은 대근육 운동기술을 잘한다. 반대로 여아는 손재주가 좋아 미세 운동기술이 발달되어 있다. 눈-손의 협응과 운동능력이 발달되어 학령기의 아동은 쓸 수 있고 신발 끈을 맬 수 있으며 자율적으로 옷을 갈아입을 수 있게 된다.

학령기 동안 활동수준이 증가하므로 심혈관계와 호흡기계의 크기와 용적이 발달한다. 심장의 성장은 느려지고 심장은 흉부에 수직으로 위치하고 횡격막은 폐가 확장할 수 있도록 아래로 하강한다. 심장과 호흡기계의 기능이 더 효율적이 되며 맥박과 호흡속도가 느려진다. 학령기 아동의 평균 맥박은 1분에 90~95회이고 평균 호흡수는 1분에 20회, 호흡용적은 2배가 된다.

학령전기 동안 아동은 많은 종류의 병원체에 대해 면역이 발달한다. 그러므로 학령기는 인생에서 가장 건강한 시기이다. 항체는 림프계를 통해 생산되며 학령기에 절정에 이른다. 예를 들어 이 시기에 병원체로부터 호흡기계와 위장계를 보호하는 IgA와 박테리아를 파괴하는 IgG가 성인 수준이다. 신체 크기의 증가와 면역 체계의 성숙으로 인해 학령기 아동은 질병에 대해 성인과 비슷한 반응을 할 수 있다.

2) 언어발달

학령기 동안 아동의 언어 사용 능력은 증가된다. 6세까지 학령기 아동은 언어의 문법적 규칙을 습득하기 시작하고 10,000개 정도의 단어를 안다. 6세에 학령기 아동은 6개의 단어를 사용하여 문장을 만들며 그림을 보지 않고 이야기를 말할 수 있다.

7세 아동은 시간에 대한 개념이 생기고 오른쪽과 왼쪽의 차이점을 안다. 8세 아동은 추리의 도구로 언어를 사용하게 된다.

학령기 아동은 단어의 문자적 의미를 배우고 비문자적 의미도 이해하기 시작한다. 11세에는 은유적 표현을 이해하여 머리가 아플 때 "내 머리에서 북이 울리는 것 같아요."라고 말할 수 있다. 그러나 아동의 기질, 사회적이고 문화적 요소, 언어와 언어적 환경은 언어습득에 영향을 미친다. 이것은 특히 언어표현 기술에서 더 그렇다.

의사소통을 위한 도구 외에 언어는 학령기 아동의 언어가 덜 자기중심적이 되어감에 따라 사회화의 도구로 쓰인다. 그러나 그들의 정신적 능력과 언어조절은 완전히 발달되지 않았기 때문에 간호사는 학령기 아동이 이해하는 단어를 사용하고 아동의 이해력을 주의 깊게 사정해야 한다.

학령기 동안에 아동은 글자를 인식하고, 그림을 보고 이야기를 하고, 보호자가 책을 읽어 주면서 읽는 능력이 발달하기 시작한다. 읽기는 아동이 좋아하는 책을 고르는 것, 성인이 책을 읽어주는 것, 혼자 책읽기에 의해 격려된다.

2. 학령기 아동의 건강증진

1) 학교공포증(School phobia)

학교는 사회를 배우는 기회를 제공하고 또래와의 관계를 맺도록 하는 역할을 하며 사회성 발달에 많은 영향을 준다. 입학은 일부 아동들에게는 어른에 의해 강요되는 집단지도에 순응해야 하는 첫 사회적 경험일수도 있다.

원인은 확실치 않지만 학령기 아동이 처음 가족의 울타리를 벗어나 학교라는 새로운 환경에서 적응하지 못하여 아동이 학교가기를 싫어하여 발생되는 학교공포증(school phobia)이 생기기도 하며 일종의 분리불안으로 볼 수 있다. 이러한 분리불안은 부모의 과잉보호에서 비롯되기도 한다.

학교 공포증은 학교에 출석하는 것에 대한 공포이다. 특징적인 증상으로는 학교에 가기 싫다는 것을 표현하지는 않지만 학교에 가야할 시간에 복통, 두통, 설사, 구토 등과 같은 다양한 신체증상을 나타내며 이러한 증상은 학교를 가지 않을 경우 즉각적으로 사라진다. 이에 대한 대처법으로는 학교공포증이 있는 아동을 즉시 학교로 보내 학교생활을 계속할 수 있도록 하는 것이며 학교에 가지 않을수록 다시 학교로 돌아가기 어려워진다.

2) 부정직한 행동

학령초기에 거짓말은 아동이 종종 풍부한 상상과 현실을 구분하지 못해서 나타난다. 하지만 도덕성의 발달로 거짓말에 대한 처벌을 알게 된다. 하지만 어린 아동은 처벌을 피하고 어른들로부터 관심을 받고자 눈앞에 나쁜 행동에 대한 증거가 있음에도 자신의 능력을 과시하기 위해서 거짓말을 한다.

BOX 4-6 학교가기 싫은 아이

다음과 같은 경우에 아동은 학교 가는 것을 부담스러워하고 등교를 거부하기도 한다.

예상되는 문제	방법
학업수행과 관련된 문제	학업을 따라가기 힘들거나 학업 성취에 대한 지나친 부담이 없는지 확인한다. 만일 이해력이나 인지발달이 또래에 비해 지연되었거나 집중력에 어려움이 있다면 학업 스트레스는 클 수밖에 없다.
대인관계의 문제	선생님이나 또래와의 관계에서 갈등이 생긴 것은 아닌지, 따돌림과같은 학교폭력을 경험하고 있지 않은지 확인한다.
우울증이나 불안장애 같은 질환이 생긴 경우	실제 마음과는 달리 이러한 질환으로 인해 잠을 잘 자지 못하고 의욕이 떨어지고 긴장과 불안이 높어져서 등교를 거부하게 된다.
가족문제가 있는 경우	가족 갈등이 자녀의 등교거부로 나타나기도 한다.

처벌이 심한 가족에서 거짓말이 더 흔하게 나타난다. 이에 대한 대처로는 거짓말이 절대 허용되지 않는다는 단호함을 나타내야 한다. 단호하면서도 침착한 태도로 대하고 솔직하게 말한 경우 긍정적으로 강화해준다. 또한 부모가 모범적으로 아동에게 정직과 진실함을 보여주어야 한다. 만약 부모가 거짓말을 한다면 아동은 이를 흉내 낼 수 있다.

속이기는 5～6세 아동에게 흔히 나타나며 게임이나 경쟁에서 지는 것을 견디기 어려워 승리하기 위해 속인다. 아동은 이런 행동이 나쁘다는 것을 완전히 깨닫지 못하며 대부분 무의식적으로 그렇게 한다. 보통 성장함에 따라 이런 행동들은 사라지지만 부모의 행동을 본받기 때문에 부모는 정직의 본을 보여야 한다.

학령초기 아동은 아직 소유에 대한 개념이 제한적이어서 단지 마음에 들기 때문에 물건을 가지려 하거나, 그것을 사기 위해 돈을 가지려고 한다. 그 이유는 어린 아동은 소유에 대한 인식이 부족하거나, 다른 아동에게 물질적으로 잘 보이고 싶거나, 가지고 싶은 물건에 대한 욕심으로, 누군가에게 복수의 수단으로 훔치기를 시도하고 나이든 아동은 부족한 용돈을 충당하기 위해 훔치기도 한다.

아동은 훔치기만 하는 것이 아니라 그런 행동을 정당화하기 위한 변명을 한다. 훔친 물건을 되돌려주게 하는 것과 같은 적당하고 합당한 처벌과 함께 훈육을 하는 것이 중요하다.

3) 성장통

성장통(grrowth pain)은 성장기 아동들이 슬관절이나 고관절, 하퇴부나 대퇴부의 심부근육층 등의 하지관절에 정확한 원인이 없이 간헐적으로 아프다고 호소하는 통증으로 주변에서 흔히 볼 수 있다. 장골이 근육보다 빨리 자라거나 뼈가 자라면서 뼈를 주변에서 싸고 있는 골막이 늘어나면서 주위 신경을 자극하기 때문에 나타나는 성장통이 정상적으로 나타날 수 있다.

발생빈도는 8～12세에 가장 높고 학령기 아동의 15%정도에서 나타난다. 여아가 남아보다 2배 정도 많다. 성장통은 비만, 스트레스, 평상시 보다 많은 운동량 등으로 유발 할 수 있다. 늦은 오후나 밤에 양쪽으로 발생하고, 아침이 되거나 휴식을 취하면 사라진다.

임상적 검사 상 비정상적 소견은 발견되지 않는다. 성장통은 자연적으로 소실되며, 통증 부위를 부드럽게 마사지하고 따뜻한 물에 반식욕이나 목욕을 하는 등의 증상완화 간호가 도움이 된다. 그러나 성장통과 유사한 형태의 통증을 일으킬 수 있는 질환들과 감별되기 위하여 오랜 휴식 후, 아침이 되어도 통증이 지속되고 운동기능 장애가 있는 경우에는 병원 검진을 받아야 한다.

4) 영양

학령기 아동은 신체가 어떻게 작용하는지, 건강을 어떻게 유지하는지 알고 신체발달에 대해 완전하게 이해한다. 이 시기의 신체발달 속도는 완만하다. 학령기 아동의 영양요구는 비교적 일정하며 아동이 혼자서 음식을 선택할 수 있도록 격려한다. 학교에 가기 전 아침식사를 먹도록 격려하는 것은 학업과 신체활동을 위해 필수적이다. 학교에서는 영양 교육을 교과과정으로 정하여 아동들에게 가장 영양적이고 좋은 음식을 선택할 수 있는 지식을 갖도록 해야 한다.

학령기 아동은 음식을 선택하는데 매우 독립적이지만 유년기에 형성된 식이습관은 고치기 힘들기 때문에 보호자와 문화적 영향을 무시해서는 안 된다. 오늘날에 많은 가족들은 바쁜 생활을 하고 있으므로 칼로리, 지방, 나트륨이 높고 비타민과 무기질이 낮은 패스트푸드를 피하게 하고 과일, 야채와 같은 영양이 있는 음식을 쉽게 이용하도록 한다. 만약 주기적인 간격으로 패스트푸드를 자주 먹는다면 이는 비만으로 직결된다. 이것이 지난 30년간 아동 비만이 증가한 이유이다.

아동비만은 고혈압, 심장병, 당뇨, 암과 같은 많은 신체적 건강문제를 나타낸다. 또한 비만은 잠재적으로 심리사회적 장애를 가질 수 있다. 비만 아동에 대한 최근의 연구에서 그들의 삶의 질은 암 치료를 위해 항암요법을 받는 아동과 같이 낮게 나타났다.

아동의 신체 성장에 필요한 영양에 대한 걱정 때문에 보호자들은 아동에게 식이를 제한하는 것을 망설인다. 그러나 5~7세와 같은 학령기 초기에 시작된 비만은 성인기까지 지속될 수 있으므로 중요하다. 신중한 식사계획, 간식과 식사 스케줄 짜기, 신체활동은 아동의 신체적, 감정적 건강을 위해 중요하다.

5) 수면

학령기 아동은 대부분 낮잠이 필요하지 않다. 수면습관은 아동마다 다를 수 있으나 일반적으로 6세 아동은 적어도 10시간, 12세 아동은 8~9시간의 수면이 요구된다. 수면은 학령기 아동의 신체적 성장과 학업성취에 매우 중요하며 적당한 휴식을 취하지 못하면 신경질적이며 학교에서의 집중력을 떨어뜨려 수업 중 졸거나 성적이 떨어질 수 있다.

학령기에는 악몽이나 야경증이 줄어든다. 그러나 15%의 아동이 몽유병을 앓고 있으며 이것은 4~8세 아동에게서는 드물다.

몽유병은 아침에 일어나면 기억을 하지 못하는 데 남아에게 발생빈도가 높으며 야뇨증과도 관련이 있을 수 있다. 몽유병은 대부분 청소년기가 되면 사라진다. 잠꼬대나 몽유병은 연령과 상관이 없으며 건강문제와 상관없으며 중재가 필요없다. 몽유병은 학령기 초기에는 7~8% 정도이다.

6) 치아건강

학령기에는 20개의 유치가 빠지고 영구치가 나온다. 이 과정은 보통 3대구치(사랑니)를 제외하고 5세에 시작해서 청소년기 전에 끝나게 된다. 첫 번째 영구치는 6세에 나타나며 이것을 중절치 혹은 1대구치라고 한다. 다음 5년 동안 유치는 1년에 4개씩 영구치로 바뀐다.

최근 절절한 구강관리로 충치발생률이 감소하고 있다. 학령기 아동은 최소한 1년에 2회 이상 정기적으로 치과를 방문하여 정기검진, 치아세척, 불소치료를 시행하여 충치예방 및 충치의 조기치료가 이루어지도록 한다. 또한 아동이 매일 이를 닦도록 주지시켜주어야 한다.

아동의 치아가 빠지기 시작하면 빠지는 속도

는 유전과 성별에 의해 결정된다. 일반적으로 여아가 남아보다 먼저 치아가 빠진다. 그러나 남아와 여아 모두 학령기가 끝날 무렵에는 20개의 유치가 32개의 영구치 중 28개가 영구치로 바뀌게 된다. 보통 영구치 앞니는 아동이 이상해 보일 정도로 얼굴에서 커 보인다. 이것은 얼굴이 두개골보다 빨리 자란다는 증거이다.

7) 성 교육

학령기 아동은 성적 놀이에 관심을 가질 수 있으며 이것은 정상적인 행동이다. 학령기 아동을 대상으로 성교육과 사춘기의 변화에 대한 교육은 중요하다.

부모가 아동에게 성에 대한 질문을 하였을 때, 성적 호기심을 억압하거나 회피한다면 아동은 정확하지 않은 정보를 또래친구로부터 얻게 된다. 이러한 정보는 종종 비밀스럽게 전파되고 잘못된 정보를 포함하기 때문에 성에 대한 문제를 부모가 솔직하고 열린 마음으로 아동에게 성교육을 하는 것은 필수적이다. 학령기는 공식적인 성교육을 하는 이상적인 시기이다.

성교육을 할 때 정확한 해부학적 용어를 사용하고 보호자와 아동이 서로 자유롭게 이야기를 나눌 수 있도록 하는 것이 중요하다. 부모는 부끄러움으로 인해 고개를 돌리지 말고 진실된 정보를 아동에게 주어야 한다. 아동과 함께 책을 읽거나, 함께 영화를 보는 것도 효과적인 방법이 될 수 있다.

8) 놀이

놀이는 큰 운동발달과 미세 운동발달이 자극될 수 있는 기회를 제공한다. 학령기 아동의 놀이의 형태는 협동놀이이다. 아동들이 집단을 형성함에 따라 팀이나 조직에 대한 소속감을 느끼도록 해준다(그림 4-31).

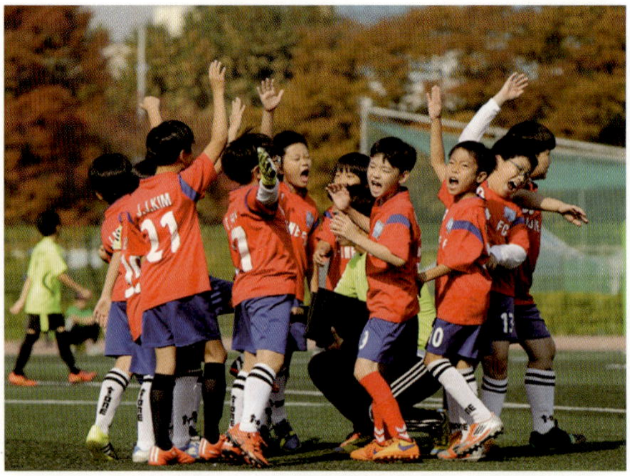

그림 4-31 학령기 아동의 협동놀이

사회적으로 학령기 아동은 협동에 대한 개념을 이해하기 시작하며 이것을 자신의 집단에 좋은 영향이 되도록 반영한다. 규칙을 지키도록 하는 것은 놀이에 대한 구조를 형성하고 안전성을 제공한다.

학령기 아동은 팀 스포츠를 할 수 있는 체력과 지구력이 발달한다. 이것은 신체건강을 지켜주고 스트레스를 풀 수 있도록 돕는다. 아동은 보드게임, 수집, 참여하기, 음악을 듣거나 연주하고 노래 부르기, 물놀이를 즐겨하거나 비디오게임이나 TV 시청을 즐기기도 한다. 최근 학령기 아동의 정서표현을 위해 부모와 함께 멀리 여행을 함으로써 부모와 정서적 유대관계를 갖게 된다.

9) 안전사고 예방

학령기에는 신체활동이 주로 집밖에서 많이

이루어지므로 사고예방에 대한 다각적인 노력이 시도되고 교육되어야 한다. 특히 보행자 안전수칙, 자동차 안전장치, 교통신호 지키기 등 안전 수칙을 통해 발생 가능한 사고를 미리 막을 수 있다.

학령기 아동의 주된 사망 원인은 불의의 사고이다. 그러므로 사고예방에 초점을 두어야 한다. 이 시기에 사고가 많은 이유는 독립심의 증가, 또래친구에게 인정받고자 하는 욕구, 신체활동의 증가 등이다. 대부분의 사고는 자동차 사고이지만 화기사고도 증가하는 추세이다.

자전거, 스케이트보드와 같은 차에 대한 안전 규칙과 적절한 장비에 대한 사용, 수영장 안전 규칙, 화기와 낯선 사람 멀리하기에 대한 것은 중요하다.

독립심과 또래의식을 지키기 위해 학령기 아동은 부모가 만든 규칙을 이해는 하지만 어길 수 있으므로 교육과 훈련을 통해서 확고한 안전 규칙을 명확히 정의한다. 일관성 있고 단호한 훈육은 학령기 아동에게 부모로부터 돌봄을 받고 있다는 안정감 증진과 안전에 대한 인식을 강화시킬 수 있으므로 반드시 필요하다.

청소년(Adolescent)

청소년기는 성인이 되기 전 성장발달과정에서 중요한 과도기적 시기이다. 청소년기는 키의 급성장과 2차 성징이 나타나는 생물학적인 성장 또는 사춘기(puberty)로 특징 지어지며, 추상적인 생각을 할 수 있는 인지발달의 성숙, 의존적인 아동에서 독립적인 성인으로 변화하는 정신사회적 변화를 특징으로 한다.

청소년을 이해하는 데 있어서 다음 사항을 고려할 필요가 있다. 청소년들은 개인에 따라 생물학적인 성장이나 감정적인 성숙의 차이가 크다. 각각의 청소년들은 각자 특이한 형태로 인생의 요구나 기회에 반응하고 있다. 청소년기의 생물학적 변화나 사회적, 감정적, 지적 성장은 전적으로 동시에 성숙되지 않는다. 대부분의 청소년들은 발달과정을 잘 극복하고 있다.

1. 청소년의 성장발달

청소년은 신체 성장과 성숙 속도가 너무 빨라 변화하는 신체상에 적응하기가 어려워 청소년 초기에 일어나는 급성장으로 신체에 대해 혼란을 일으키게 된다. 사춘기의 중요한 변화는 성적 성숙과 키의 성장이다. 사춘기의 시작은 에스트로겐과 안드로겐이 생식기관 및 근골격계 기관을 자극하기 때문이라고 알려져 있다. 여아의 사춘기는 연령과는 관계없이 뼈 연령이 어느 시점에 다다랐을 때에 시작된다.

여아는 난포자극 호르몬(Follicle Stimulation Hormone, FSH)이 난포의 성장과 에스트로겐의 생산을 자극하고 황체호르몬(leteinizing hormone)이 배란, 황체형성, 프로게스테론의 생산을 자극한다. 남아의 경우 황체호르몬이 고환이 성숙되도록 테스토스테론의 생산을 자극하고 황체호르몬과 난포자극호르몬이 정자 생산의 마지막 단계를 자극한다.

남녀 모두 사춘기 초기에는 낮에 비해 밤에

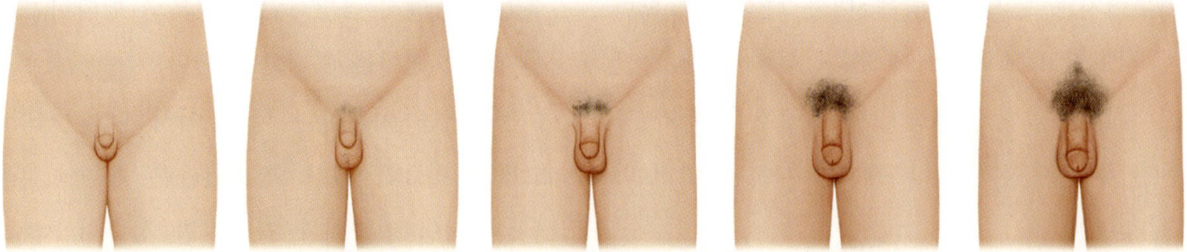

1 단계 2 단계 3 단계 4 단계 5 단계

그림 4-32 Tanner의 성장 발달단계(소년). 1단계 : 사춘기 전 단계로 음모는 없다. 2단계 : 음모는 약간 있고, 음경과 고환이 커진다. 3단계 : 음모색이 짙어지고, 음경이 길어진다. 4단계 : 거칠고 곱설거리는 음모와 음경이 커지고 두꺼워지며 귀두와 고환색이 짙어진다. 5단계 : 음모는 성인수준이며, 음경, 고환도 성인수준이다.

황체호르몬의 분비가 2~3배 정도 증가한다. 생식기관 자극과 더불어 남성 호르몬과 여성 호르몬의 증가는 혈중 성장 호르몬의 증가를 자극하며 이 작용은 사춘기의 급성장을 가져온다.

사춘기의 급속한 성장은 골격, 근육, 내부장기 등 전반적인 성장의 증가와 관련되고, 성장이 시작된 연령, 기간 및 범위는 개인마다 다양하지만 대부분 남아에게서는 14세, 여아에게서는 12세에 성장률이 최고수준에 도달한다. 청소년기 동안 남아는 근육이 늘어나고, 여아는 지방의 축적이 증가한다.

남아의 사춘기는 2차 성징이 나타나기 전에 고환의 크기가 커지는 것으로 시작된다. 고환이 커지고 약 1년 후면 음모가 발달하며 음경의 크기가 커지게 된다(그림 4-32). 액와부의 털, 수염은 사춘기 말경에 나타난다. 사춘기동안 전립선이 빠르게 성장하여 2배로 커진다. 남아의 급격한 키 성장은 여아에 비해 늦게 나타난다.

여아는 8~13세경에 에스트로겐에 의해 유방 발달이 자극되면서 사춘기가 시작된다(그림 4-33). 이후 대음순을 따라 음모 발달이 이루어지면서 대부분의 여아는 유방의 돌출과 음모가 동시에 나타난다. 유방 발달이 시작되고 약 1년 후면 키가 급속히 성장한다. 키의 성장과 함께 초경이 시작되고 2~2.5년이 지나면 키 성장이 느려지면서 멈추게 된다(그림 4-34). 처음에는 생리적 무배란 상태이며, 월경주기는 첫 2년간 불규칙하다. 청소년은 심장과 폐의 성장 속도보다 키와 몸무게의 성장속도가 빠르기 때문에 피로를 자주 느끼기도 한다.

2. 청소년의 건강증진

1) 영양

청소년기에는 신체 성장과 성적 성숙으로 영양 요구량의 증가와 급성장 기간 동안 칼로리 요구량이 증가한다. 칼로리 요구량은 활동량, 성별, 발육상태에 따라 차이가 있으나 우리나라 1일 영양권장량은 여아는 2,200kcal, 남아는 2,700kcal이다. 빠른 성장에 맞추어 식욕도 증가하기 때문에 청소년은 항상 배고픈 듯 보인다.

동시에 독립심의 증가, 또래 수용에 대한 요구, 외모에 대한 관심, 식습관 등이 청소년의 영

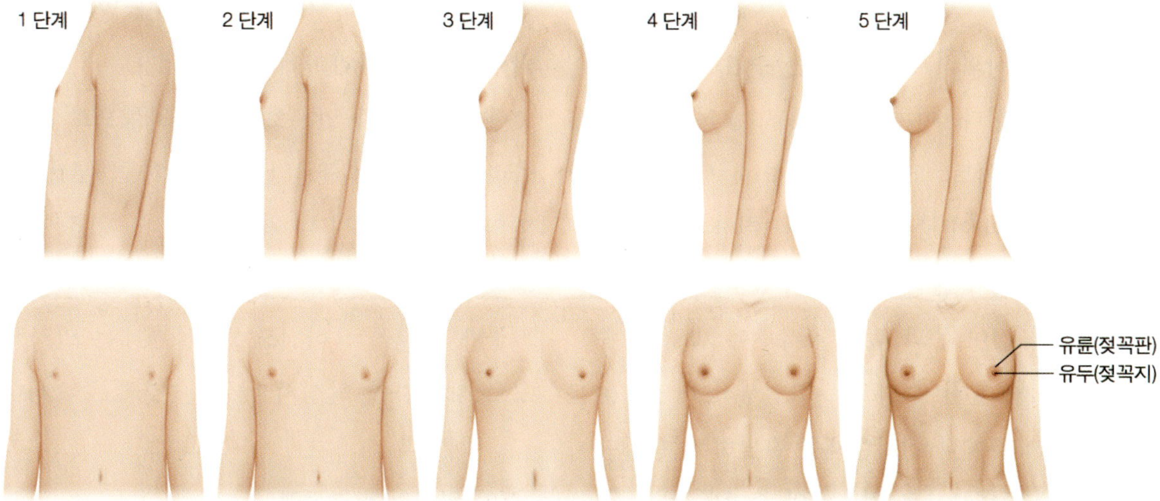

그림 4-33 Tanner의 성 발달단계-유방. 1단계 : 사춘기 전 단계로 유두의 융기만 있다. 2단계 : 젖몽우리(breast bud) 단계로 유방과 유두가 작은 언덕처럼 커지고 유륜도 커진다. 3단계 : 유방과 유륜이 구분되지 않은 상태에서 커진다. 4단계 : 유륜과 유두가 돌출하여 유방 위에 제 2의 언덕을 형성한다. 5단계 : 성숙단계로 유륜은 유방의 모양에 어울리게 들어가게 되고, 유두만이 돌출한다.

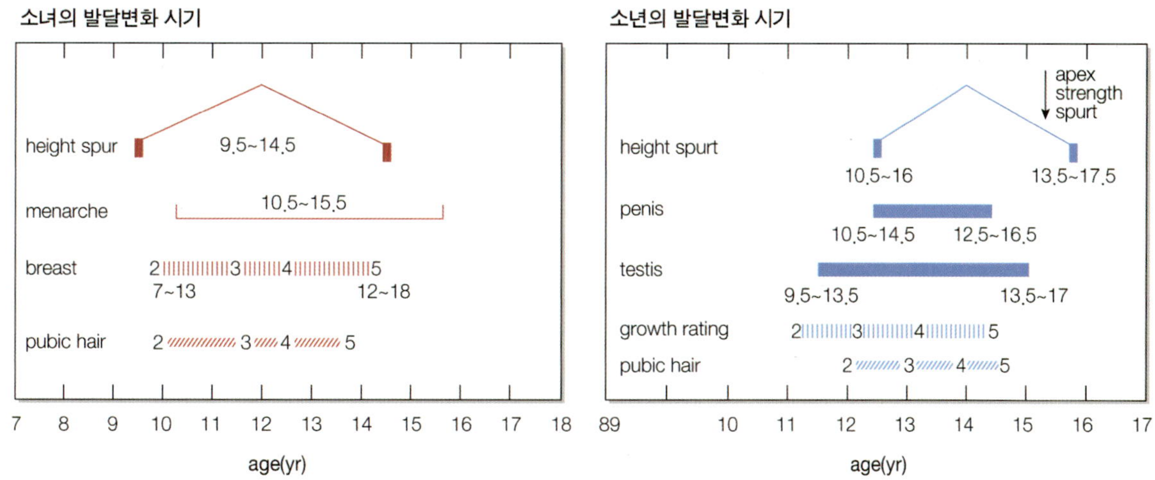

그림 4-34 청소년 발달변화 시기

양섭취에 영향을 미친다. 그러므로 영양 문제나 섭식장애 문제가 있는지를 파악하고 올바른 식습관을 가질 수 있도록 지도해야 한다.

청소년에게 제공되는 간식과 식사는 충분한 영양소를 함유하고 칼로리가 높은 음식이어야 한다. 월경 중인 여아의 경우 철분이 풍부한 음식섭취의 중요성을 설명하고 철분이 풍부한 간, 소고기나 돼지고기 같은 붉은 고기류, 굴, 해조류, 녹색채소, 달걀 노른자 등을 섭취하도록 권한다.

2) 수면

청소년의 사회적 환경 변화는 수면 양상을 변화시키기도 한다. 이른 학교 등교, 교과외 활동, 과제, 아르바이트, 또래와 함께하는 시간, 인터넷 등으로 인하여 충분한 수면을 취하기 어려운 경우가 많다. 수면부족은 우울, 두통, 복통, 피로, 집중력 결여 등과 같은 후유증이 발생될 수 있다. 또 불충분한 수면으로 학업성적에 영향을 미쳐서 학교문제나 건강문제를 유발하는 청소년이 증가하고 있으므로 청소년의 수면의 양과 질을 정기적으로 사정하여 청소년이 규칙적인 수면 습관을 가질 수 있도록 해야 한다.

3) 성교육

청소년 성교육은 신체의 성적 구조와 기능에 대한 설명뿐만 아니라 피임방법, 성병 전염경로 및 예방법, 성폭력, 데이트폭력 등의 내용을 포함해야 한다. 성교육을 시행할 때에는 신체부분에 대해서는 정확한 용어를 사용하고 성에 대한 이야기를 할 때에는 사실적으로 말하며, 너무나 많은 것을 가르치려고 해서는 안 된다.

성에 관한 질문에 대답하기 어려운 경우에는 바로 모른다고 솔직하게 답하고, 책이나 전문가의 자문을 구하여 정확한 답변을 해주어야 한다. 또한 성교육 후에는 교육의 내용을 정확히 이해했는지 확인할 필요가 있다.

4) 청소년기의 건강문제

(1) 여성형 유방

여성형 유방이란 남아에게서 여성의 유방발달과 유사한 현상이 나타나는 것을 말한다. 초기 사춘기에서 중기 사춘기의 시기에 있는 대략 1/3 가량의 남아에게 나타난다.

에스트로겐과 안드로겐의 불균형으로 생기며 클라인펠터 증후군, 간경화증, 약물, 부신과 고환의 종양에 의해 나타날 수 있다. 보통 양측성으로 나타나고 18~24개월 내에 거의 없어지며 드물게 수술을 요하기도 한다. 대개는 일시적이므로 대상자를 안심시켜 주는 것이 중요하다.

(2) 여성의 월경장애

청소년기 여아의 50%는 기능부전성 자궁출혈, 무월경, 월경곤란과 월경전 증후군 같은 월경장애를 안고 있다. 대개 경미한 월경곤란 및 출혈로 특별한 문제는 없으나 때로 장애가 심한 경우가 있어 추가적인 검사와 치료가 필요할 수 있다.

(3) 여드름

피부도 2차 성징과 함께 변화한다. 특히 안드로겐이 증가됨으로서 피지샘 낭포와 아포크린샘의 분비를 증가시켜 여드름을 발생시킨다. 청소년기에는 자신의 모습에 대한 관심이 높아지므로 여드름은 심리적인 문제에까지도 영향을 줄 수 있다는 점을 고려해야 한다.

(4) 정형외과적 문제

척추 측만증은 성장기에 있는 청소년 4~14%에서 관찰된다. 그 중 대부분은 원인을 알 수 없다. 청소년기에는 오스굿-슐라터병(Osgood-Schlatter disease), 대퇴골두분리, 성장통과 같은 질환이 나타날 수 있다.

(5) 10대 임신

성에 대한 개방이 확산되면서 10대 임신과 성병의 문제가 대두되고 있다. 임신은 가정과 사회문제, 부적절한 산전관리 등으로 산모의 위험성과 양육 등의 문제를 일으킨다. 이러한 문제를 해결하기 위해서는 청소년에게 성에 대한 올바른 지식과 책임 있는 행동, 피임법, 성병 예방에 대한 교육이 필요하다.

(6) 자살

청소년 자살은 선진국이나 개발도상국에서 공통적으로 증가하는 추세에 있다. 청소년의 자살예방은 어려운 문제이나 슬픔, 좌절감, 공허감, 의욕상실, 불면, 섭취장애, 사회와 학교생활에 대한 흥미상실 등과 같은 전구 증상이 있을 때에 주위의 가족이나 친구 또는 의료인들이 자살 가능성이 있는 청소년들에게 도움을

BOX 4-7 죽음을 생각하는 청소년이 보이는 징후

- 식사와 수면의 습관이 변한다. 식사를 잘 하지 못하거나 잠을 잘 자지 못한다.
- 짜증이 늘어나고 침울하고 우울하게 보인다.
- 두통, 복통, 소화불량 등 신체증상을 호소한다.
- 일기장이나 SNS에 죽고 싶다는 표현을 하기도 하다.
- 지각, 등교 거부 등 평상시 해오던 일상 활동을 제대로 하지 못한다.
- 집에서 대화를 거부하고 무기력하게 누워만 있는다.
- 반항적이고 공격적인 태도와 행동을 보인다.
- 스스로 신체에 상처를 입히는 위험한 행동을 보인다.
- 사후 세계를 동경하거나 자기 비하적인 태도를 보인다.
- 자기 주변을 정리하고 평소 아끼던 소유물을 다른 사람들에 나누어 준다.
- 방에 혼자 있으려고 하면서 인터넷 검색을 자주 한다.
- 이상한 물품을 구입하거나 갑자기 여행을 떠나려고 한다.

BOX 4-8 자녀가 죽음에 대해 이야기 할 때 부모가 도와줄 수 있는 방법

- 반드시 직접 물어봐야 한다.
  "너 요즘 많이 침울해 보이는데, 혹시 죽고 싶은 생각이 들기도 하니?"
  "너가 죽고 싶다고 써 놓은 메모를 봤어.너무 걱정되는구나."
- 자녀가 죽고 싶다고 이야기를 한다면 당황스럽겠지만 일단 충분히 경청하고 더 구체적으로 묻는다. 직접적이고 구체적인 질문이 자살의 위험을 높이지는 않는다.
- 문제의 심각성을 부정하지 않고 자녀의 입장에서 충분히 공감해 준다.
- 자녀의 긍정적인 측면을 지지해 준다.
  "너는 이겨낼 힘이 있어. 도와줄게."
  "엄마는 너에게 관심을 갖고 있고 친구들도 있잖아."
- 도움을 주고자 하는 부모의 마음을 전달하고 방안을 함께 모색한다.
  "널 어떻게 도우면 좋을까?"
  "그런 일이 있어서 너가 죽고 싶은 생각까지 들었던 거구나. 그 일을 도와 줄 테니 함께 해결해보자."
- 신속한 조치를 취한다.
  만일 어느 시점에서 자살을 감행하려는 전조를 보인다면, 주저하지 말고 전문가의 도움을 요청한다.

주어야 한다.

(7) 약물남용

청소년들이 자주 사용하는 약물은 술, 담배, 카페인 계통의 각성제, 진통제, 흡입제 순이다. 청소년에게 술과 담배는 모든 약물의 관문으로 알려져 있어 조기에 접근을 막아야 한다.

약물 사용의 조기 발견을 위해서는 다음의 주의사항을 잘 관찰한다. 행동장애가 생겨 정상 교제가 없어지고 쉽게 화를 내고, 거칠어진다. 감정의 문제가 생겨 이기적으로 변하고 잔인해지며 동정심이 없어진다. 학교 성적이 떨어지고 결석이 많아진다. 이와 같은 행동을 보이는 청소년을 조기에 발견하여 진행을 예방하고 교육을 통하여 약물에 대한 올바른 지식을 가지게 하는 것이 중요한 예방법이다.

5) 안전사고 예방

청소년기에는 신체적, 감각적, 정신운동의 기능이 최고조에 달하여 이전 발달단계에서 경험해 보지 못하였던 자신감과 용기를 주어 사고의 위험성이 증가한다. 갑작스런 사고로 인한 신체적 손상은 청소년기 사망의 가장 큰 원인으로 15~24세에 흔히 발생한다.

청소년기 사고로 인한 손상에는 자전거 타기, 인라인 스케이트, 오토바이 폭주, 축구, 농구, 야구, 스키, 수영 등과 같은 활동에 의해 일어난다. 사고로 인한 신체 손상 범위는 신체 모든 부위를 포함할 수 있으며, 가벼운 타박상이나 찰과상에서 중추 신경계 손상으로 전신 마비 및 불구, 사망에까지 이를 수 있다.

청소년기에는 자동차뿐만 아니라 탈 것에 대한 많은 흥미를 가지고 있으므로 보호 장비 착용과 안전 수칙에 대한 사전교육이 필요하다.

BOX 4-9 부모교육을 위한 지침

- 청소년을 한 인간으로 받아들인다.
- 청소년의 생각, 좋아하는 것과 싫어하는 것, 원하는 것을 존중한다.
- 청소년에게 분명하고 합리적인 한계들을 설정해준다.
- 지나치게 억누르지 말고 내버려둔다.
- 사생활을 존중한다.
- 기쁨이나 슬픔에 대한 감정을 나누도록 노력하며, 말뿐만 아니라 느낌까지도 반응을 보인다.
- 분명하게 의사를 전달하도록 노력한다.
- 무조건적인 사랑을 쏟는다.
- 청소년에 대해 인식해야 할 사항
  - 청소년은 몹시 거칠며, 예기치 못한 행동을 하기 쉽다.
  - 청소년은 독립을 위해 투쟁한다.
  - 청소년은 그들에게 영향을 주는 감정과 행동에 매우 민감하다.
  - 청소년은 물어도 대답하지 않을 수 있다.
  - 청소년에게 친구들은 특히 중요하다.
  - 청소년은 소속하려는 강한 요구를 가진다.
  - 청소년은 사물을 흑백논리로 본다.

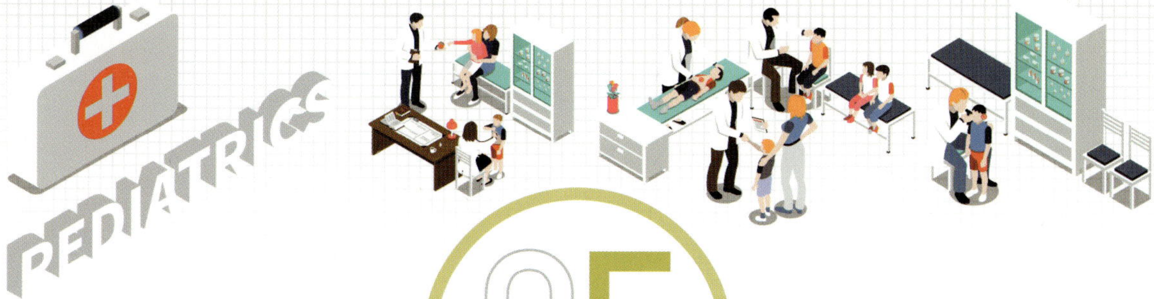

05 CHAPTER

신생아 간호

Pediatric Nursing

학·습·목·표

- 신생아의 생리적 기능과 특성을 설명한다.
- 아프가 점수를 평가한다.
- 활력징후 측정, 신체계측을 수행한다.
- 신체 각 기관을 사정한다.
- 행동 특성을 사정한다.
- 호흡유지 간호를 수행한다.
- 체온유지 간호를 수행한다.
- 목욕과 피부간호를 수행한다.
- 영양공급 간호를 수행한다.
- 생리적 황달을 사정한다.
- 감염예방 간호를 수행한다.
- 신생아 선별검사를 수행한다.
- 부모-신생아 애착증진 간호를 수행한다.
- 부모에게 퇴원교육을 수행한다.

PEDIATRIC NURSING

05 CHAPTER 신생아 간호

I 출생 직후의 신생아

신생아란 일반적으로 생후 첫 4주(28일) 내의 아기를 의미하며, 신생아 간호는 신생아를 대상으로 자궁 내 환경에서 자궁 외 환경으로 적응함에 있어 건강한 적응을 하도록 도와주는 것이다.

신생아의 전환기(transition period)란 일반적으로 생후 6~10시간을 말하며 이때 비정상적인 적응 또는 이행 과정은 없는지 관찰하고 문제점을 발견하여 치유를 도와주어야 한다. 신생아 간호를 위해서는 출생 전 산모의 산과력, 출생 후 적응과정, 신체 검진, 특별한 간호가 요구되는 환아 관리를 익혀두어야 한다.

신생아는 완벽히 형성된 객체가 아닌 성장과 발달을 지속해 나가는 존재임을 기억해야 한다. 따라서 질환을 치료하는 것 뿐 아니라 또 다른 후유증을 남기지 않도록 하는 것이 중요하다.

생리적 특성

1. 호흡의 기능

신생아에게 가장 중요한 생리적 변화는 호흡의 시작이다. 첫 호흡을 자극하는 요인은 제대결찰로 인한 동맥내 산소분압 감소의 화학적 요인과 체온 하강에 따른 온도 자극이다. 혈액 내 저산소와 고이산화탄소, 저 pH의 화학적 요인이 연수의 호흡중추를 자극하여 호흡이 시작된다.

온도자극은 따뜻한 곳에서 추운 환경으로 나오는 갑작스런 온도차이로 피부감각을 자극하여 호흡중추로 전달된다. 산도통과와 분만 중에 피부를 닦아 주는 것과 같은 촉각자극도 호흡의 개시에 효과적이다. 또한 폐혈관을 통한 적당한 혈량과 폐관류(pulmonary perfusion)의 확립이 호흡시작의 중요한 역할을 한다.

액체로 차있던 폐포가 공기로 채워지면서, 독립적인 자궁 외 생활로 적응하기 시작한다. 폐로의 공기 유입은 폐 내에 남아 있는 액체(lung fluid)를 폐 간질로 이동시키고, 이는 림프관과 폐 순환을 통해 흡수되게 된다. 이 과정의 빈도는 다양하며, 이 과정이 완전히 끝날 때까지 미세한 수포음(crackling) 소리를 들을 수 있다.

공기가 폐에 처음 유입될 때, 폐를 채우고 있던 체액과 폐포의 표면장력에 의해 저항을 받게 된다. 그러나 폐를 채우고 있던 체액은 폐 모세혈관과 림프관으로 흡수되고, 분만과 진통 과정에서 일부 제거된다. 흉곽의 압축(squeeze)(진통과 질 분만 동안 일어나는 것으로 이로 인해 폐 내에 있던 액체 성분의 1/3이 빠져나가게 됨)이 있은 후, 흉곽이 다시 팽창하면서 공기가 흡입되고 폐가 팽창하게 된다.

폐포에서 액체의 표면장력은 계면활성제(surfactant)에 의해 감소된다. 계면활성제는 폐포표면의 상피세포에서 생산되는 물질로, 접촉면의 표면장력을 최소화하여 폐 확장을 용이하게 하며 호기시 폐포가 폐쇄되어 무기폐가 되는 것을 방지해준다. 폐의 말단 부위까지 표면 장력을 낮추기 위해 이루어지며, 호기 시에는 계면활성제(surfactant)에 따라 공기를 보유하게 된다.

계면활성제(Surfactant)는 폐포(alveolar pneumocyte)에서 생성되는 지단백(lipoprotein)이다. 이는 또한 출생 시 카테콜라민(catecholamine)이 상승하면서 함께 분비 증가가 된다. 또한 표면장력을 낮춘다. 계면활성제가 분비되면 폐포를 안정화 시키고 폐 허탈(collapse)을 막아준다.

신생아는 횡격막과 복벽 근육을 사용하는 복식호흡을 하며, 호흡수와 리듬은 신생아의 활동량, 의식상태, 울음여부에 따라 변화가 크다. 안정 시 혹은 수면 중의 정상호흡수는 분당 30~40회이며, 생후 1주일동안은 비교적 얕으면서 불규칙한 호흡이 주기적으로 나타날 수 있다.

2. 순환기능

출생 후 제대 결찰로 태반과의 연결이 끊어지고 호흡이 시작되면서 순환기계의 변화가 점차적으로 일어난다. 제대결찰 후 신생아는 폐를 통한 산소교환을 해야 하며 폐와 심장, 큰 혈관의 압력차이로 발생한다.

태아 순환(fetal circulation)에서 출생 후 순환(postnatal circulation)으로의 전환은 난원공과 동맥관, 정맥관의 기능적 폐쇄에 의한다. 호흡이 시작되면서 PaO_2는 점차 높아지고 폐의 세동맥이 확장되면서 폐혈관 저항이 떨어짐에 따라 폐혈류는 증가하게 되고 좌심방으로 돌아오는 혈류가 증가한다. 이는 좌심방의 압력을 높이는 원인이 되며 난원공이 기능상으로 닫히게 된다.

난원공은 태생 후 곧 닫히고 영아기 동안 조직 가장자리가 융합된다. 폐동맥의 압력이 떨어지면서 동맥관은 수축하고 좁아져서 생후 24시간 이내에 닫힌다. 정맥관의 폐쇄는 약 2주 동안 점차적으로 일어난다. 출생 후에는 체순환 저항이 폐순환 저항보다 크고 왼쪽 심장의 압력이 오른쪽 심장보다 크다.

출생 직후 일어나는 이러한 변화는 가역적이어서 PaO_2가 떨어지면 닫혔던 동맥관이 다시 열리고 폐의 세동맥이 수축하여 폐혈관 저항이 상승하게 된다.

출생 후에는 프로스타글란딘(PGE2)이 감소하면서 동맥관의 폐쇄가 일어난다. 신생아의 심박동수는 출생 직후 100~180회/분이고 4시간 이후 점차 안정되면서 수면 시 분당 100회/분, 각성 상태에서 분당 140회/분 범위에서 유지된다. 심장박동수와 혈압은 신생아의 체중과 활동정도뿐 아니라 혈액량의 변화에 의해 영향을 받는다.

신생아의 혈압은 심혈관 질환과 같은 특수한 상황을 제외하고는 일상적으로 측정하지 않는다. 혈압의 정상치는 생후 1~3일에서 안정 시 65/41mmHg이다. 상지와 하지의 혈압을 비교하여 동일한 지를 확인해야 하고, 차이가 10mmHg 이상이면 비정상으로 간주한다.

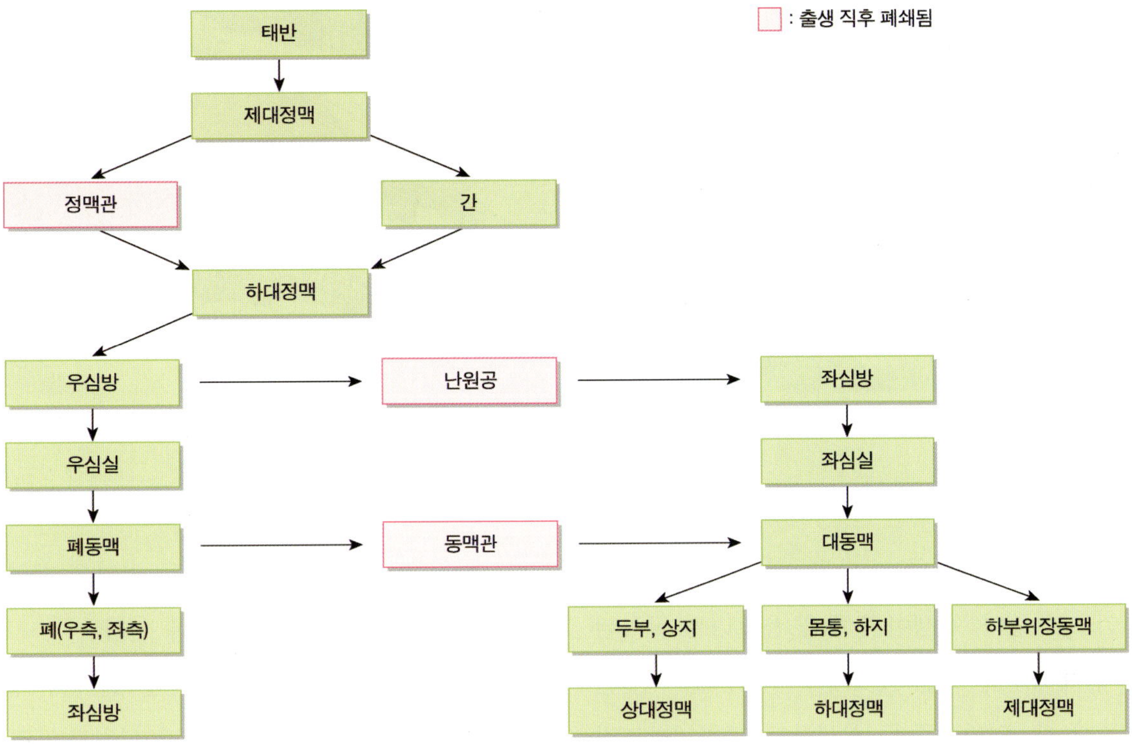

그림 5-1 태아기 순환

3. 혈액기능

정상 신생아는 출생 시에 85ml/kg로 평균 총 혈액량은 약 300ml로 체중의 10~12%정도를 차지한다. 혈액량은 제대결찰 시기와 방법에 따라 영향을 받기도 한다.

출생 당시에는 순환하는 적혈구 농도가 높고 수명이 70~90일로 짧기 때문에 빌리루빈 생성이 성인보다 평균 2배 정도 많다. 따라서 간 기능의 미숙과 효소의 활성부족으로 인해 간접 빌리루빈이 상당량 축적되고 그 결과 황달(jaundice)이 발생한다(그림 5-1).

프로트롬빈 시간은 출생 시에는 정상이지만, 생후 2~3일에 혈중 프로트롬빈 저하로 연장되었다가 생후 6~7일에 다시 회복된다.

혈당 수치는 출생 시 55~60mg/dL 정도이며, 출생 후 1~3시간 감소하였다가 자연 상승한다. 정상 신생아에게서는 때때로 특별한 임상증상 없이도 20mg/100mL까지도 낮아지기도 한다.

4. 체온조절기능

호흡이 안정된 이후 신생아가 생존하기 위해 가장 중요한 것은 체온조절이다. 출생 직후 신생아의 체온조절기전은 미숙하므로 환경의 온도변화에 따라 영향을 받는다. 체온유지는 열의 생산과 손실에 의해 유지되는데 신생아가 체온조절이 힘든 이유는 열 손실이 쉽기 때문이다.

열손실이 많은 이유로는 첫째, 몸 크기에 비

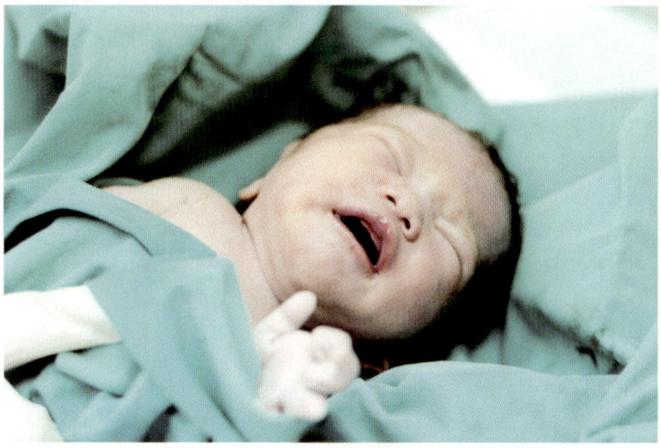

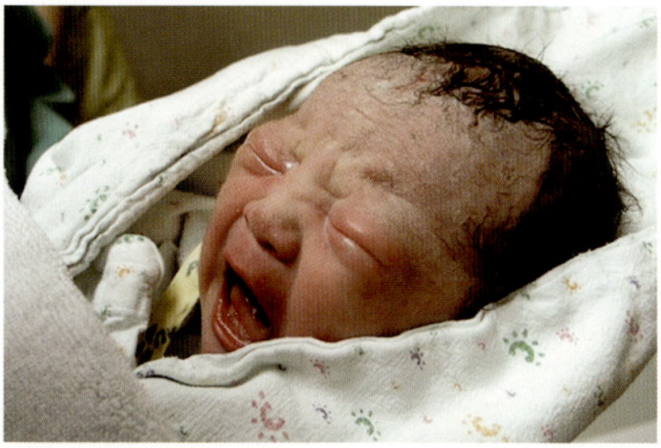

그림 5-2 **신생아 체온 조절.** 증발로 인한 열 손실 예방

하여 체표면적이 넓고 단위 체중당 대사율이 성인보다 높다. 신생아의 몸을 웅크리는 굴곡된 자세는 외부에 노출되는 체표면적을 줄여 열을 보존할 수 있다. 둘째, 신생아는 피하지방조직이 적어서 결연체가 미약하고 피하지방층이 얇아 열을 보유하지 못한다. 셋째, 신생아는 근육이 발달되지 않아 열생산이 부족하다.

비떨림 열생산(nonshivering thermogenesis) 기전에 의하여 신생아의 견갑골사이, 목 주위, 겨드랑이와 흉골 뒤에 분포하여 체온을 조절하는 갈색지방조직(brown adipose tissue)을 분해하여 열을 생산하므로 대사와 산소 소모가 증가한다. 이러한 신생아의 열 보존 능력은 주위 온도가 높은 상황에서 열을 발산하기 어려워 고체온의 위험이 있다.

신생아의 열손실은 대류, 복사, 전도, 증발에 의해 일어난다. 대류는 차가운 공기흐름에 의해 발생하며 창문이나 에어컨에서의 외풍을 차단하여 대류로 인한 열손실을 감소시킬 수 있다. 복사는 몸이 닿지 않은 상태에서 주변의 차가운 물체로 체온이 전달되는 것으로 신생아를 가능한 차가운 벽이나 창문 등 차가운 물체로부터 멀리 떨어져 눕혀 놓도록 한다.

전도는 신생아의 몸이 차가운 물체와 닿았을 때 차가운 쪽으로 체온을 뺏기는 것으로 따듯한 담요와 타월로 표면을 덮어주면 열손실을 줄일 수 있다. 신생아는 몸이 젖은 상태이기 때문에 증발로 인한 많은 열손실이 발생한다. 따라서 분만 즉시 신생아의 물기를 닦아주며 따뜻한 포로 덮어주고, 젖은 머리에 모자를 씌워주면 증발로 인한 체온저하의 감소시킬 수 있다(그림 5-2). 대개 신생아의 체온은 보통 성인보다 0.5~1℃ 정도 높은 36.7~37.5℃ 정도이다.

중성온도 범위(neutral thermal zone)는 정상 체온을 유지하면서 산소소모와 대사율이 최소가 되는 환경 온도범위를 의미한다. 성인은 26~28℃인데 비해, 출생 0~6시간내 옷을 벗은 신생아의 중성온도 범위는 30.1~35.4℃이며 체중이 적을수록 높다. 그러므로 신생아의 중성온도 범위를 유지하기 위해서는 환경의 온도를 더 높여줄 필요가 있다.

1) 열 생산

신생아가 찬 환경에 노출되면 체온을 유지하기 위해 열 생산(heat production)을 해야하는데, 신생아는 근육운동, 기초 대사량 증가와 생화학적 방법 등 다양한 기전을 통해 열생산을 한다. 신생아는 어린이나 성인과는 달리 독특하고도 중요한 열 생산 기전인 비 떨림성 열 생산(non-shivering thermogenesis)을 한다.

비 떨림성 열생산은 세포호흡을 자극함으로써 생산되는데 이로 인한 산소 소모는 다른 신체 조직보다 3배가 된다. 말초 수용체가 온도 하강에 자극을 받으면 중추 신경계를 통하여 자율 신경계를 자극하여 노르에피네프린(norepinephrine)을 분비하고, 이것은 말초혈관의 수축을 일으키고, 갈색지방(brown adipose tissue, BAT, brown fat)에서 트리글리세라이드(triglycerides)를 지방산으로 산화시켜서 생화학적으로 열을 생산하게 된다.

갈색지방은 26～28주에 만들어지기 시작하고 출생 후 3～5주가 될 때까지 저장된다. 갈색지방은 견갑골간, 목덜미, 액와, 흉골 뒤, 식도, 기도, 주요동맥 및 신장과 부신주위에 위치하고 있으며, 전체 체중의 2～6%를 차지한다. 갈색지방에는 열확산을 증진시키기 위해 혈액공급이 풍부하고, 대사활동의 시작을 위해 신경분포가 많다.

열 생산을 위한 지방산의 산화는 산소, 포도당과 아데노신 트리포스페이트(ATP)의 존재에 달려있기 때문에 신생아의 열 생산 능력은 저산소증, 산혈증과 저혈당증과 같은 병리적 상태나 노르에피네프린의 분비를 억제하는 약물에 의해 달라질 수 있다. 메페리딘(Demerol)과 같은 약물은 갈색 지방의 대사를 억제하기 때문에 진통 과정에 산모에게 메페리딘을 투여한 경우 신생아의 체온을 크게 떨어뜨릴 수 있다.

> **＊ 갈색지방**
> 신생아 체중의 2～6%, 견갑골 사이, 목덜미, 액와부, 흉골 뒤쪽에 있으며 신생아는 갈색지방 때문에 액와 체온이 높을 수 있음

2) 열 손실

신생아에서 중성 온도 범위를 설정하는 데는 여러 요인이 관련되어 있는데 이는 신생아가 열을 생산하지 못해서가 아니라 열 손실(heat loss)이 쉽기 때문이다. 신생아가 열을 잃기 쉬운 원인은 ① 체중에 비해 체표면적이 넓고(성인의 3～5배), ② 피하지방층이 얇아 열을 보유하지 못하며(어른은 신체 지방의 30%, 신생아는 신체 지방의 16%), ③ 양수에 젖어있고 호흡이 빠르며, ④ 혈관이 성인에 비해 피부 표면에 분포되어 있는 특성 등이다.

열 손실 경로는 크게 두 가지로, 첫째는 신체 심부에서 체표면까지, 둘째는 체표면에서 환경까지이다. 보통 심부 체온은 피부 체온보다 높아서 체표면으로 지속적인 열 전달이나 전도가 일어난다. 심부와 피부의 온도차이가 클수록 열 전달도 빨라진다.

열 전달은 산소소모, 글리코겐 소비, 갈색지방의 대사를 통해 이루어진다. 열 손실은 차가운 공기의 흐름에 의한 대류(convection), 찬 물체와 피부가 접촉할 때의 전도(conduction), 양수에 젖은 피부나 폐를 통한 증발(evaporation)

과 차가운 벽이나 창문 가까이에 두어서 발생하는 복사(radiation)에 의해 일어난다.

출생 후 추운 환경에 노출된 신생아는 열 손실을 보상하기 위한 과정 중에 대사산증, 저산소증, 저혈당에 빠질 수 있으며, 신장을 통한 수분 배설이 증가된다. 따라서 신생아는 큰 체표면적을 보상하기 위해 굴곡된 체위를 유지 하여 공기중에 노출되는 체표면적을 줄이고, 간호사는 바로 태어난 신생아를 빨리 건조해주고 마른 담요로 보온을 유지시켜주거나 엄마와 피부 대 피부(skin to skin) 자세로 해주는 중재가 필요하다.

3) 열에 대한 반응

신생아에서는 흔히 열을 보유하는 능력이 관심의 대상이 되지만, 더운 환경에서 열을 발산하는 데도 어려움을 가지고 있으므로 고체온(hyperthermia)의 위험이 증가한다.

고체온에 대한 초기 반응은 발한이지만, 많은 신생아에서 발열 초기에 땀을 흘리지 않는다. 이것은 성인에 비해 땀샘이 6배 많으나 땀샘의 용량은 어른의 1/3 정도이고, 생후 4주 안에는 땀샘의 기능도 제한적이기 때문이다.

고체온에서는 활동과 맥박수가 증가하고, 체온을 낮추려는 시도로 호흡수가 증가된다. 따라서 불감성 수분 소실(insensible water loss)도 증가하고, 산소소모와 대사율도 증가한다.

미숙아의 불감성 수분 소실량은 70%가 피부를 통해, 30%가 호흡을 통해 이루어진다. 심한 고열은 사망이나 뇌손상에 이르게 할 수도 있다. 체온저하로 인한 한냉 스트레스는 체중이나 나이에 따라 시작 시점이 다르나 신생아에게 심각한 결과를 가져올 수 있다.

갈색지방의 대사를 자극하기 위해 노르에피네프린이 분비되면 폐혈관 수축이 일어나 폐혈류를 감소시킴으로써 산혈증이 유발되고, 계면활성제의 생산을 저하시켜 무기폐를 유발한다. 뿐만 아니라, 무산소 대사를 증가시켜 비에스테르화된 지방산이 증가되어 고빌리루빈혈증이 발생된다. 대사율 증가로 산소소모량과 포도당 이용이 증가하여 저혈당증에 빠질 수도 있다.

5. 소화기능

신생아는 장의 흡수면적이 비교적 넓고 분비선도 충분히 있어 소화시킬 수 있다. 신생아에서 침샘의 분비는 생후 2~3개월이 되어야 나타나며, 위의 염산(HCl)은 충분하다.

탄수화물과 단백질의 소화흡수는 잘되지만 지방의 흡수는 췌장의 리파제(lipase) 분비 부족으로 생후 4~5개월이 되어서야 성인과 같은 소화 흡수력을 갖는다. 췌장과 소장의 효소 중 아밀라제(amylase)를 제외하고는 정상적으로 존재하고, 아밀라제는 생후 몇 주 후에 나타난다.

위용적은 60~90ml 가까이 되며 영아기에 더 증가한다. 위가 비워지는데 2~4시간이 걸리며, 영아기에는 3~6시간으로 늘어난다. 위식도 역류는 흔한데 이는, 식도 괄약근 기능이 감소하거나 위가 비워지는 시간이 지연됨으로 인해 위가 이완되기 때문이다.

간은 위장관 중 가장 미숙한 기관으로 거의 1년 가까이 기능적으로 미성숙하여 생리적 황달(physiologic jaundice)이 나타난다. 간접 빌리루빈이 배설되기 쉬운 형태인 직접 빌리루빈으로 전환되기 위해서는 간의 효소인 글루큐로닐 전환효소(glucuronyl transferase)가 필요한데 신생아의 경우 이 효소의 활성이 부족하다.

6. 배설기능

태변, 이행변을 거치는 점진적인 대변의 형태는 위장관계가 적절히 기능함을 의미한다(그림 5-3).

1) 대변

(1) 태변(Meconium)

생후 처음 보는 변으로 끈적끈적하고 냄새가 없으며 암록색, 암갈색이다. 태변의 성분은 점액성 다당류, 양수와 장 분비물, 탈락된 세포, 태아의 솜털과 태지, 담즙색소 등이다. 보통 생후 24시간 이내에 배출된다(24시간 후에도 배설이 안되면 장폐색, 항문폐색 등을 의심한다). 태변, 이행변을 거치는 점진적인 대변의 형태는 위장관계가 적절히 기능함을 의미 한다.

(2) 이행 변(transitional stool)

묽고 점액을 포함하는 녹황색의 변으로 출생 후 3일경에 태변에서 정상변으로 이행되는 과정에서 배설된다.

(3) 정상 변

생후 4일이면 영양상태에 따라 정상 변을 보기 시작하며, 모유 영양시기에는 난황색의 풀과 같은 변을 배변한다. 몽글몽글한 덩어리가 있을 수도 있다. 모유를 먹는 아기는 변의 상태가 묽고 횟수도 잦은 편이고, 분유를 먹는 아기는 녹색 변을 볼 수도 있다.

2) 소변

신생아의 신장계는 모든 조직구조는 갖추어져 있으나 소변의 농축, 수분 및 전해질 불균형에 대처하는 기능은 미숙하다. 생후 24시간 이내에 첫 배뇨를 하게 되며, 첫날의 소변량은 약 15ml이다. 24시간 총 배뇨량은 생후 1주경에 약 200～300ml로 증가한다.

소변횟수는 처음에는 하루에 6～8회, 2주 후부터는 10회 정도이다. 소변은 무색, 무취로 비중은 대략 1.020이며, 간혹 세포파괴로 요산(uric acid)이 배설되어 요산염으로 인해 기저귀

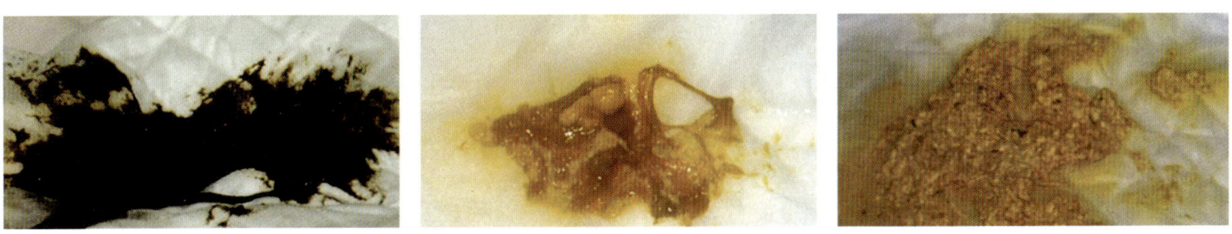

그림 5-3 신생아 대변

가 주황색으로 물드는 경우가 있다. 요산염은 물에 담그면 용해되거나 없어지나 혈액은 그렇지 않으므로 혈뇨와 구분된다.

7. 신경기능

신생아의 신경계는 아동이나 성인에 비해 두드러지게 미숙한 편이다. 출생 시 12쌍의 뇌신경과 중추신경계 등 해부학적 구조를 갖추고 있으나 기능은 미숙하고 대부분 원시적 반사(primitive reflex)에 의존한다.

원시반사는 다양한 목적을 만족시키기 위해 나타나며, 대부분은 보호적으로 필요한 것이다. 정상 반사는 신경계의 기능이 정상임을 의미한다. 만약 반사가 불완전하거나 나타나지 않으면 중추 신경계의 손상을 의미한다(표 5-1).

신체 기능과 외부 자극에 대한 반응은 척수의 반사와 중뇌에 의해 나타난다. 최초의 신경학적 검진으로는 재태 기간을 사정할 뿐 아니라 신생아의 자세와 자극에 대한 반응을 관찰해야 한다. 신생아 뇌의 크기는 성인의 1/4 정도이고, 출생후 1년까지는 빠르게 성장한다.

8. 내분비기능

신생아의 내분비계는 적절하게 발달되어 있으나 기능은 미숙하다. 뇌하수체 후엽의 바소프레신(vasopressin) 분비가 부족하여 이뇨가 잘 일어나 탈수에 민감하게 된다.

모체의 성호르몬이 태반을 통과하여 신생아에게 영향을 준다. 에스트로겐의 영향으로 음순이 비후되고 가성월경(pseudomenstruation)이라고 불리는 질 출혈이 나타난다.

프로락틴의 영향으로 유방은 울혈 되거나 유두에서 젖이 나오는 마유(witch's milk)가 분비된다. 이러한 현상은 2~4주경이 지나면 저절로 없어지므로 치료할 필요가 없다.

9. 감각기능

신생아 감각기능을 사정하기는 쉽지 않다. 신경계의 해부학적 구조가 갖추어져 있으므로 감각기능이 발달 된 것으로 본다. 신생아의 감각기능은 성장과 발달에 지대한 영향을 미친다.

출생 시 눈은 불완전하고 안구 근육이 미숙하여 일정기간 물체에 집중하고 협응력이 제한된다. 신생아는 20cm 이내에서는 밝거나 움직이는 물체에도 순간적으로 집중할 수 있다. 신생아는 흑백대조의 기하학적 이거나 교대되는 무늬를 선호한다.

신생아는 갑작스럽고 예리한 소리에 놀람반사를 보이며, 생후 수일 내 예민하게 반응한다. 특히 청소기와 같은 고음이나 자장가와 같은 저주파음은 진정시키는 경향이 있고, 사람의 목소리에는 민감하게 반응하며 특히 높은 고음의 여자 목소리를 좋아하고 엄마 음성을 구별한다는 보고가 있다.

신생아 모유 영양아는 모유냄새를 맡을 수 있고, 엄마의 냄새를 구별할 수 있다. 또한 강한 냄새에는 얼굴을 돌린다. 신생아는 맛을 구별하는 능력이 있어서 단 맛은 빨려고 하고 쓰거나 신 용액은 찡그린다.

표 5-1 신생아 정상반사

신체부위별 반사		유도 방법	신생아의 반응	소설시기
눈	눈 깜빡임, 각막반사(blinking or corneal) 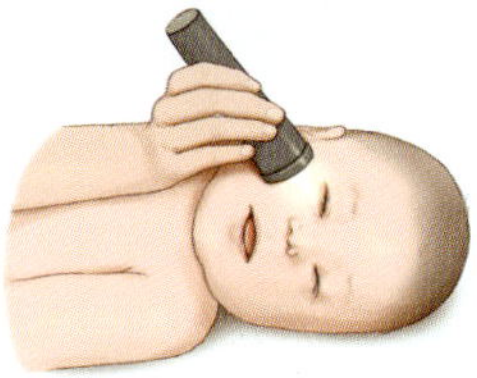	각막 쪽으로 물체나 밝은 빛을 갑자기 비춘다.	눈을 깜빡한다.	일생동안 지속
입과 인후	밀어내기반사(extrusion) 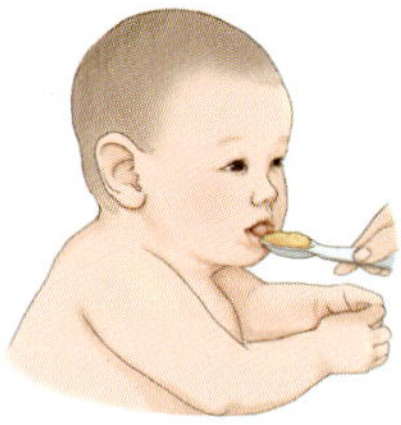	혀를 누르거나 접촉한다.	혀를 앞으로 밀어낸다.	4개월
	구역반사(gag) 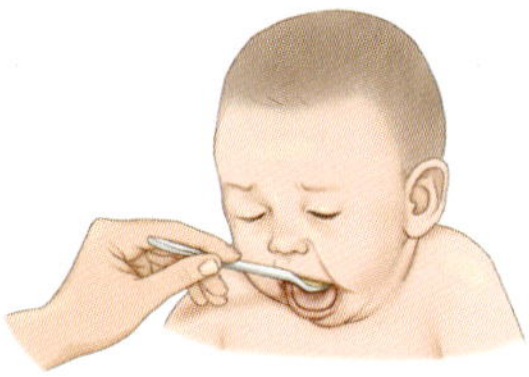	인두후부를 자극하도록 음식, 흡인, 튜브를 통과시킨다.	구역질을 한다.	지속됨
	포유반사(rooting) 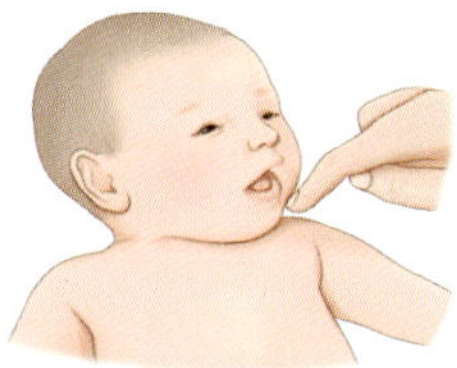	뺨을 톡톡 치거나 접촉한다.	머리를 자극 방향으로 돌린다.	3~4개월
	빨기반사(sucking) 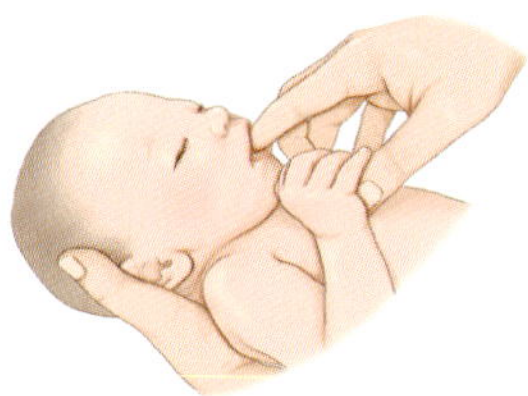	물체를 입술에 대거나 입안에 놓는다.	빨기를 시도한다.	4~6개월
사지	보행반사(stepping) 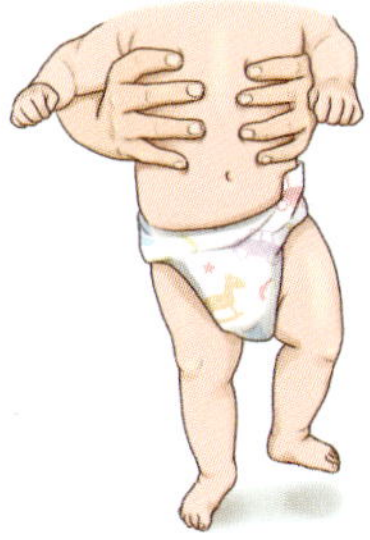	아기를 세우고 발바닥을 딱딱한 면에 닿게 한다.	다리의 굴곡과 신전을 번갈아 반복하며 걷는 듯한 운동을 보인다.	3~4주

표 5-1 신생아 정상반사 (계속)

	신체부위별 반사	유도 방법	신생아의 반응	소설시기
사지	기기반사(crawling) 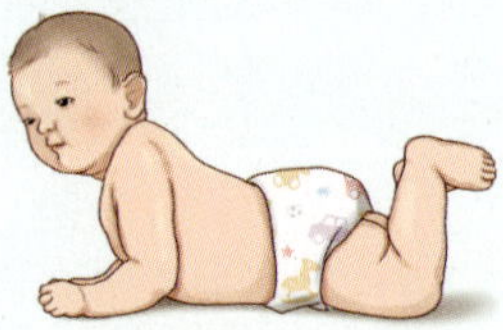	엎드려 눕힌다.	팔과 다리가 기는 것처럼 보인다.	6주
	파악반사(grasp) 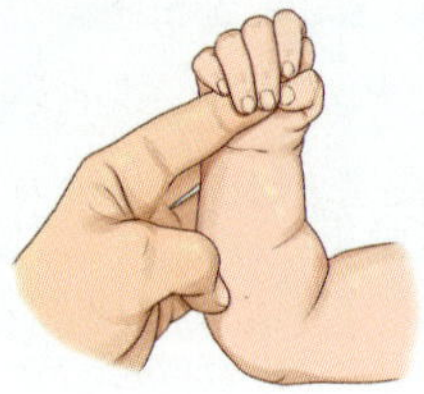	손바닥이 손가락과 발바닥의 발가락을 건드린다.	손과 발이 굴곡된다.	4개월
	바빈스키반사(Babinski) 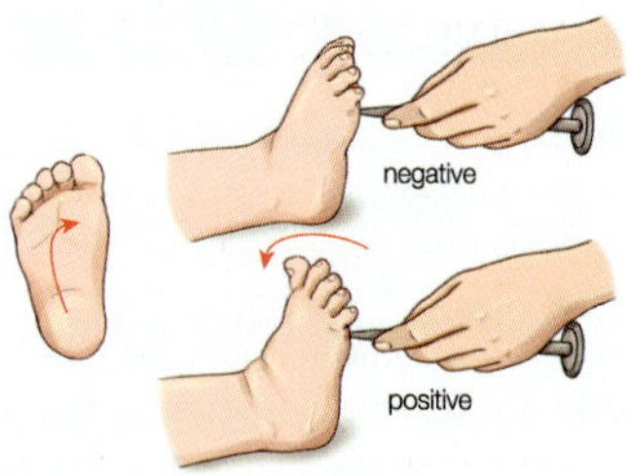	발바닥 외측을 발꿈치에서 발가락 쪽으로 가볍게 긁는다.	발가락이 과신전된다.	1년
전신	모로반사(moro) 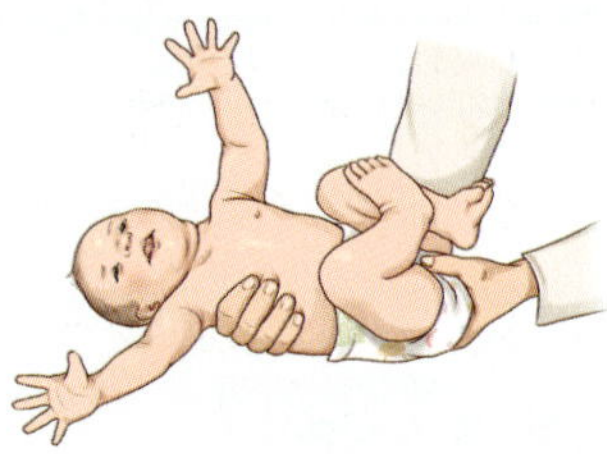	손으로 아기 어깨를 받치고, 몸을 지탱하면서 머리를 갑자기 떨어트리거나 자세를 갑자기 변경시킨다.	등과 팔다리를 쭉 펴면서 외전하며, 손가락은 따로따로 펴서 엄지와 검지가 'C' 모양을 보이며, 팔은 포옹하려는 듯이 움직인다.	3~4개월
	놀람반사(startle) 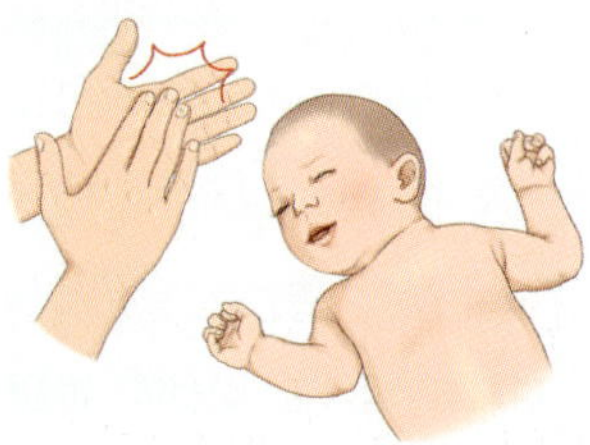	박수소리나 큰 소리로 자극한다.	손은 주먹을 쥐고 팔꿈치를 굽힌 채 팔을 벌린다.	4개월
	긴장성 목반사=펜싱반사(tonic neck) 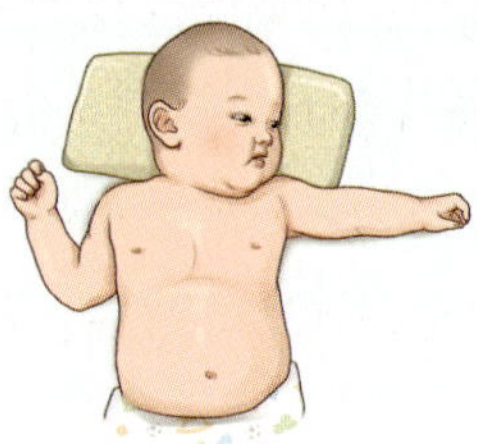	앙와위에서 머리를 한쪽으로 돌린다.	펜싱선수의 자세처럼 머리를 돌린 쪽의 팔과 다리를 뻗고 반대쪽의 사지는 굴곡된다.	3~4개월

신생아는 신체부위의 촉감을 지각할 수 있고 특히 입과 얼굴, 손, 발바닥은 민감하다. 등을 부드럽게 두드리거나 문질러주면 좋아하고, 아픈 자극에는 울거나 불편감을 나타낸다.

10. 근골격기능

출생 시 골격계는 화골화된 뼈보다 연골이 더 많고, 화골화 과정은 첫 1년간 매우 빠르게 진행된다. 신생아의 코는 출생 시 연골로 형성되어 있기 때문에 분만과정에서 압박에 의해 흔히 납작하게 된다.

사지의 근육은 잘 구분되지 않고, 신생아의 근력이 완전히 발달되어 있지 않아, 머리의 무게를 충분히 지지할 수 없다. 신생아를 앙와위에서 앉는 자세로 당기면 신생아는 머리처짐 현상(head lag)이 나타난다(그림 5-4). 그러나 복위로 눕히면 신생아는 고개를 살짝 들어 올려 옆으로 돌릴 수 있다. 팔을 뻗쳤을 때 손은 허벅지 윗부분에 닿아야 한다. 다리는 반드시 똑같은 길이여야 하고, 둔근의 피부주름은 대칭적이어야 한다.

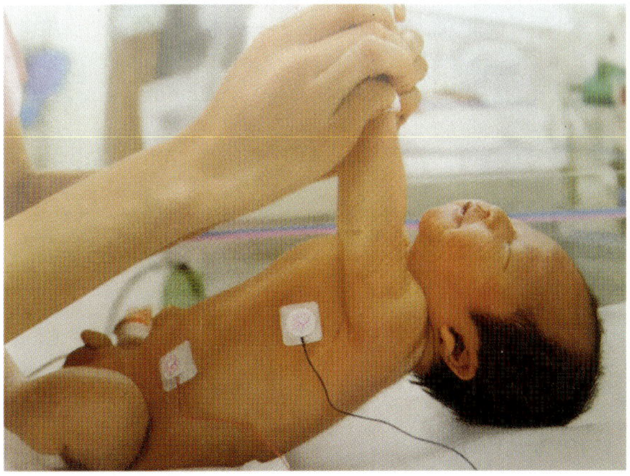

그림 5-4 신생아 머리처짐 현상

자궁내 자세는 신생아의 내반슬 기형과 내반족을 초래할 수 있다. 보통 발이 신체의 정중선에서 쉽게 조정된다면 치료는 필요하지 않다. 발이 쉽게 정렬되지 않는다면 가능한 한 빨리 정형외과 상담을 고려해야 한다.

엎드린 자세에서 신생아를 검진했을 때 척추는 곧고 편평해야 하며 신경관 결손의 하나인 이분척추와 같은 기형이 있는지 잘 관찰해야 한다. 요골과 천골의 굴곡은 영아가 앉기 시작하면서 발달한다.

11. 피부기능

출생 시 피부구조는 모두 존재하나 피부의 많은 기능이 미숙하다. 정상피부색은 분홍색을 띈다. 피부의 진피와 표피는 서로 느슨하게 부착되어 있고 매우 얇아 조그만 자극에도 쉽게 손상될 수 있다. 그러므로 반창고를 떼거나 가벼운 마찰에도 손상되기 쉽다.

12. 면역기능

신생아는 감염에 대한 방어능력을 모체에게 받아서 태어난다. 모체의 항체 중 분자량이 작은 IgG는 태반을 통해 태아에게 전달되는 수동면역체로서 중요한 역할을 담당한다.

모체가 항체를 가졌다면 생후 약 3개월 동안 홍역, 소아마비, 간염 등 주요 질환으로부터 보호받을 수 있다.

신생아 사정

신생아 사정은 출생 2시간 내에 신생아 건강 상태의 평가와 더불어, 자궁 외 환경으로 적응하는 데에 위험요소가 없는지 사정해 보아야 하며, 동시에 신생아와 부모 사이의 상호작용을 사정해야 한다.

신생아 사정에는 출생 순간부터 부모를 포함시켜 가능하면 함께 사정하며 그 결과를 바로 설명해 준다. 부모는 아기를 탐색할 기회를 가지고, 신생아의 독특한 신체적, 행동적 특징을 알게 되어 애착이 증진된다.

신생아의 신체사정은 신생아 건강관찰의 시작이자 부모를 위한 좋은 건강 교육의 기회가 된다. 출생 직후 분만실에서는 신생아 분류, 아프가 점수(APGAR score)를 이용한 초기 사정을 실시하고, 신생아실에서는 태내 성숙도 사정, 체계적이고 완전한 신체사정과 행동사정, 신생아-가족 관계와 신생아 가족에 대한 사정이 이루어져야 한다.

간호사는 각 사정에서 기대되는 정상 소견에 대해 알고 있어야 하는데 이는 출생 초기에 발생할 수 있는 문제들을 조기발견, 예방할 수 있도록 도움을 준다. 최근 입원기간이 짧아 철저한 신생아 사정과 총체적인 부모교육은 간호사의 중요한 역할로 강조되고 있다. 출생 첫 2시간 동안 활력징후는 안정된다.

아프가 점수

아프가 점수(APGAR score)를 이용한 초기 사정은 자궁외 생활에 대한 신생아의 즉각적인 반응 및 추가 소생술이 필요한지를 사정하기 위한 유용한 방법이다. 아프가 점수는 심박동수, 호흡 노력, 근력, 자극에 대한 반응, 피부색의 5가지 항목에 대한 평가이다(표 5-2).

심박동은 정확히 1분간 심장부위를 청진하거나 제대맥박을 촉진하여 측정한다. 호흡 노력은 보조기의 도움을 받지 않는 호흡수를 측정하며, 정확히 1분간 재어 호흡곤란이 있는지 평가한다. 근강도는 사지가 굴곡 상태로 얼마나 빨리 돌아오는지 관찰하여 평가한다.

자극에 대한 반응은 신생아의 비강을 자극하여 일어나는 반응으로 평가하며, 등을 가볍게 문지르거나 발바닥을 살짝 문지르는 자극도 이

표 5-2 Apgar 점수

징후	0	1	2
심박동	없다.	<100	>100
호흡능력	없다.	느리고 불규칙하고 약하게 운다.	좋고 기운차게 운다.
근육 긴장도	늘어져 있다.	사지를 약간 굴곡 시킨다.	활발하게 움직이고 굴곡이 잘 된다.
반사반응	반응이 없다.	울거나 약간의 반응을 보인다.	활기차게 운다.
피부색	푸르거나 창백하다.	몸은 붉고, 사지는 푸르다.	완전한 핑크색이다.

표 5-3 **아프가 총점 표**

총점	0~3점	4~6점	7~10점
의미	심한 적응 곤란증	중증도의 적응 곤란 상태	자궁 외 생활적응 적절함

용할 수 있다. 모든 신생아가 출생 시 피부가 창백하다가 호흡이 시작되면 붉어지므로 입술과 사지 등의 말초조직의 산소화 정도로 피부색을 사정한다.

아프가 점수는 출생 1분과 5분 후에 측정하며, 신생아의 상태가 심각하면 상태가 안정될 때까지 반복하며 보통 5분 점수가 5점 미만인 경우 10분, 20분 점수를 측정한다. 채점 기준은 5개 항목 모두 각각 0~2점까지 배점하여 총점이 10점이다(표 5-3).

총점이 0~3점이면 위험한 상태로 즉각적인 소생술이 요구되므로 신생아 집중치료실(neonatal intensive care unit)에서 치료를 해야 한다. 4~6점이면 중정도의 곤란 상태로 24시간 집중관리가 필요하다. 또한 7~10점은 양호한 상태로 코와 입의 흡인 및 일상적인 간호와 관찰이 필요하다. 건강한 신생아 역시 전신이 분홍빛이 되기 어려워 10점을 받는 경우가 드물다.

아프가 점수는 생리적 미숙에 의해 영향을 받는다. 예를 들어 미숙아는 근긴장도와 자극에 낮은 점수를 받을 수 있다. 또한 감염, 선천성기형, 산모의 마취나 신경근육계 문제에 의해 영향 받는다. 아프가 점수는 신생아의 전반적 상태를 반영하지만 신생아의 최종적인 신경계 또는 신체적 예후와 연관할 수는 없다. 또한 필요하다면 1분 아프가 점수를 채점하기 이전에 소생법을 시작하여야 한다(적용해 보기).

적용해보기

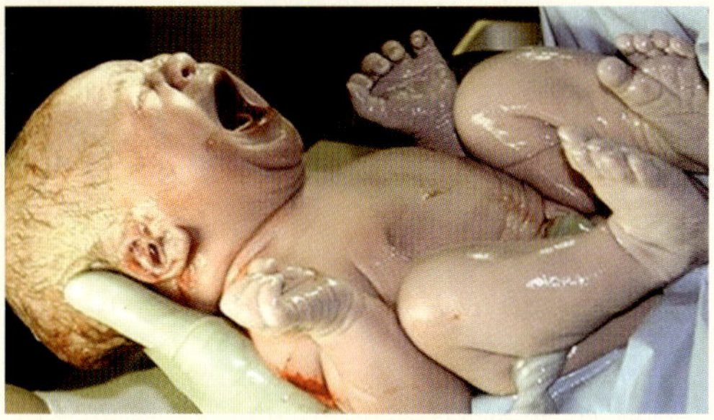

심박동수가 120회이고 호흡은 양호하고 잘 울며 사지는 잘 굴곡되어 있다. 자극을 주었을 때 기침을 하고 몸통은 분홍색, 사지는 청색을 띄고 있다.

이 신생아의 아프가 점수는?

신체계측

머리둘레, 키, 체중을 측정한다(그림 5-5).

1. 체중

체중은 체중감소가 빠르게 일어나기 때문에 출생 직후에 바로 측정해야 한다. 신생아 체중의 75%는 수분으로 이루어져 있어, 만삭아는 출생 체중의 10% 미만의 생리적 체중감소(physiologic weight loss)가 있으며, 이는 세포 외액의 감소를 뜻한다. 평균 만삭아의 체중은 약 3,200~3,500g이다. 체중은 감소되었다가 만삭아의 경우 7~10일 이내, 미숙아의 경우 10~21일 이내 출생체중을 회복한다.

출생 후 즉시 측정하고, 그 후에는 격일 또는

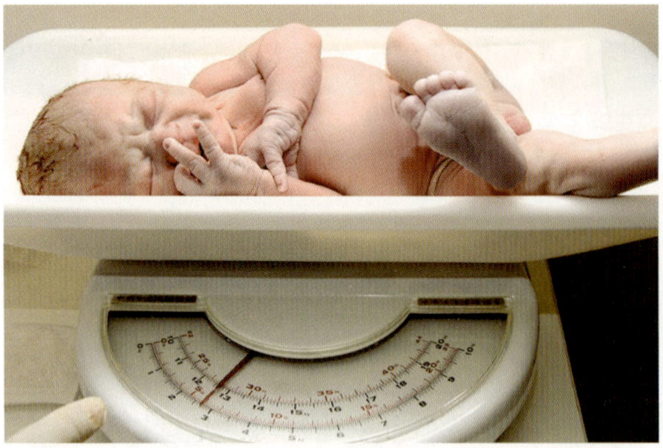

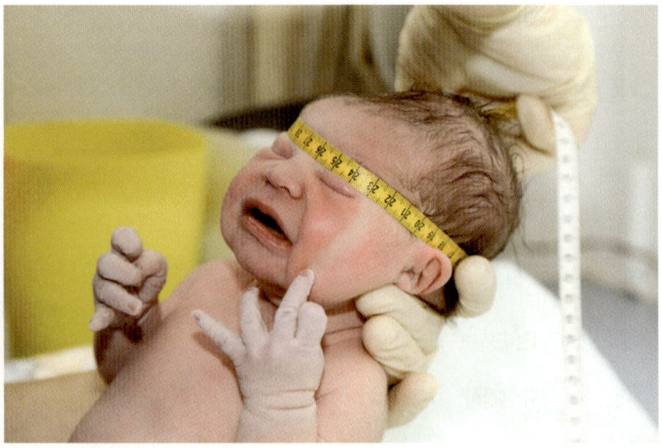

그림 5-5 신체 측정

매일 항상 같은 시간에 측정한다. 측정 시 주의점은 다음과 같다.

- 전날 것과 매일 비교 검토하여 증가와 감소를 관찰, 기록한다.
- 신생아용 저울로 측정한다.
- 옷과 포, 기저귀를 벗기고 측정한다.
- 체중계에 포를 깔고 균형을 맞춘 후 10g 단위까지 측정한다.
- 포는 아기마다 교환한다.
- 저울에서 떨어지지 않게 주의하며 측정한다.

2. 신장

신생아는 자세가 굴곡되어 있기 때문에 측정하기가 어렵다(그림 5-6). 신생아 키의 정상 범위는 45~55cm이며, 평균 약 50cm이다. 이후 6개월 동안 1개월에 2.5cm 정도 자라는데, 가장 빠른 성장률을 보이는 시기이다. 측정 시 주의점은 다음과 같다.

- 두혈종이나 산류가 있는 경우 두정골 끝부분을 찾아서 측정한다.

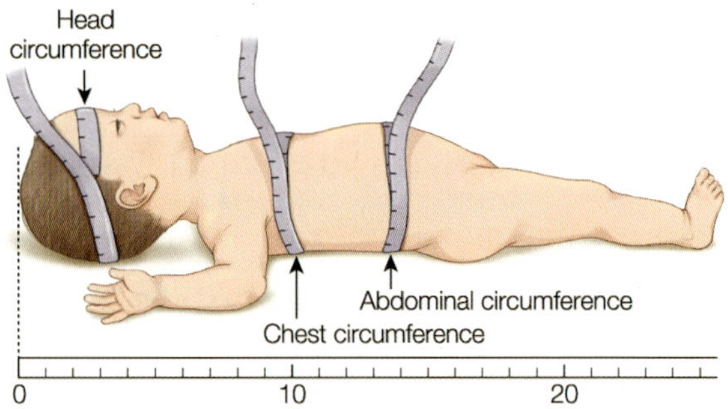

그림 5-6 머리, 가슴, 복부 둘레 측정

- 출생 후 앙와위에서 다리를 펴고 발바닥을 수직으로 한 뒤 머리끝에서 발뒤꿈치까지 측정한다.

3. 머리둘레

신생아 머리둘레(head circumference, HC)의 정확한 측정을 위해 눈썹 위와 후두골의 가장 돌출된 부분을 지나도록 잰다. 신생아의 머리둘레는 약 33~35cm이며, 태어날 때 가슴둘레보다 2cm 크다. 머리둘레가 가슴둘레보다 작으면 소뇌증(microcephaly) 혹은 봉합선 조기봉합이 의심된다. 만약 머리둘레가 가슴둘레보다

4cm 이상 크거나 이상태가 지속되면 뇌수종(hydrocephalus)을 의심해 보아야 한다.

미숙아와 자궁내 영양부족은 머리둘레가 가슴둘레보다 의미있게 클 수 있으나 이는 가슴둘레가 작기 때문이며 머리둘레가 커진 것은 아니다. 측정 시 주의점은 다음과 같다.

- 눈썹 위에서 가장 돌출된 부분을 잰다.
- 처음에는 두부변형이나 부종 때문에 부정확할 수 있으므로 48시간 이내 반복 측정한다.

4. 가슴둘레

출생 시 가슴둘레(chest circumference, CC)는 머리둘레 보다 2~3cm 더 작으나 분만 동안의 머리의 변형 때문에 처음에는 똑같아 보인다. 가슴둘레는 줄자를 견갑골의 밑 부분에 대고 유두 바로 위까지 똑바로 앞으로 돌려서 잰다. 이 때 등 뒤는 줄자가 척추와 직각을 이루도록 한다. 평균 약 30~33cm이다.

분만기록 및 출생력 확인

산모력을 통해 신생아에게 영향을 미치는 문제를 파악하고 즉시 적절한 치료와 간호중재를 시행한다. 임신 및 분만기록 확인으로는 연령, 임신주수, 출산력(parity), 혈액형, 조기파수 유무, 임신 중 건강상태, 임신합병증, 약물복용 유무 등이 있다.

출생력은 체중, 기형 유무, 분만형태, 양수 색깔 및 태변착색(meconium staining) 유무, 아프가 점수 및 분만 시 소생술 시행 유무, 출생 시 외상(birth trauma), 경부 제대(nuchal cord) 유무, 산모의 마취제 및 진정제 투여 여부 등이 해당된다.

신생아 성숙도 사정 및 재태기간 추정

출생 시 재태기간에 의한 신생아 성숙도 사정은 사망률 예측과 신생아 관리에 지침이 된다. 신생아의 성숙도를 사정하는 방법으로는 뉴발라드 신생아 성숙도 사정표(New Ballard scale for newborn maturity rating)를 이용한다. 이는 신생아의 성숙도를 사정하여 재태기간을 결정하는데 가장 흔히 사용되는 방법 중의 하나로서, 6개 항목의 신경근육계 증상과 6개 항목의 신체성숙 증상을 사정한다(그림 5-7).

사정 범위는 22~44주이고, 정확도는 실제 연령의 ±2주 이내이다. 사정은 출생 직후부터 42시간까지 어느 때나 가능하나 신뢰도가 가장 높은 시기는 신생아가 충분히 안정되고 적응되는 생후 30시간과 42시간이다.

이 도구는 근신경계 성숙도와 관련한 자세, 손목 굴곡 정도, 팔꿈치 굴곡 정도, 대퇴 굴곡 정도, 스카프 징후, 발뒤꿈치－귀 닿기 문항의 6항목과 신체적 성숙도와 관련한 피부, 솜털, 발바닥주름, 유방, 눈과 귀, 남아 및 여아 생식기 문항의 6항목으로 구성되어 있다(표 5-4). 채점방법은 신생아에 대한 각 문항을 평가하여 각 항목에 －1~5점 사이의 점수를 매긴 뒤 총

신경근육계 성숙도

	−1	0	1	2	3	4	5
자세 (Posture)		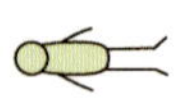	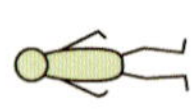	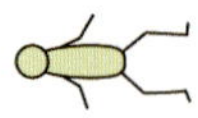	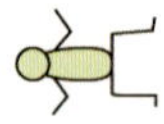	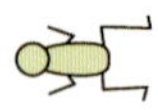	
손목 Square Window(wrist)	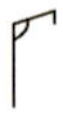 ＞90°	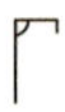 90°	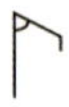 60°	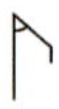 45°	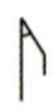 30°	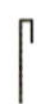 0°	
팔 반동 (Arm Recoil)		 180°	 140～180°	 110～140°	 90～110°	 ＜90°	
슬와각도 (Popliteal Angle)	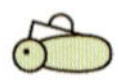 180°	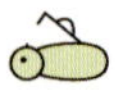 160°	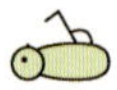 140°	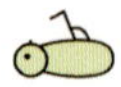 125°	 1000°	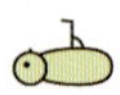 90°	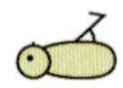 ＜90°
스카프 징후 (Scarf Sign)	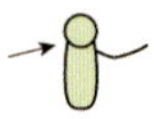	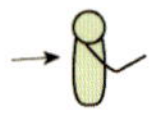	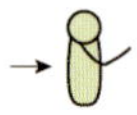	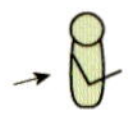	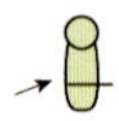	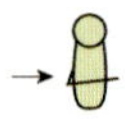	
발뒷꿈치에서 귀 (Heel to Ear)	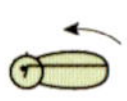	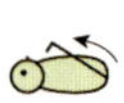	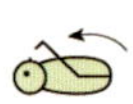	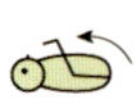	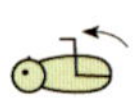	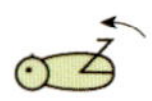	

신체 성숙도

	−1	0	1	2	3	4	5
피부	끈적끈적함 손상되기 쉬움 투명함	끈적끈적함 붉은 색 반투명	부드러움 분홍빛 정맥보임	표피가 벗겨짐 홍반 정맥이 약간 보임	갈라짐 부위가 창백함 정맥이 보이지 않음	벗겨지거나 깊게 갈라짐 혈관이 보이지 않음	축 처짐 피부가 갈라짐 주름짐
솜털	없음	드물게 산재함	많음	가늚	벗겨진 부분 있음	주로 벗겨져 있음	
발바닥	발뒤꿈치−발가락 40~50mm : −1 ＜40mm : −2	＞50mm에서 주름 없음	창백한 붉은 점	전방에만 측면으로 주름	전방 2/3 주름	발바닥 전체에 주름	
유방	감지할 수 없음	드물게 감지됨	유두가 편평함 유륜 없음	점 같은 유륜 1～2mm	돌출된 유두 유륜 3～4mm	와전한 유두 유륜 5～10mm	
눈 / 귀	눈꺼풀이 붙어 있음 느슨하게 : −1 단단하게 : −2	눈꺼풀이 열려 있음 이개 편평함 주름잡혀 있음	이개 : 약간 곡선 부드러움 서서희 반동	이개 : 곡선 부드럽지만 쉽게 반동	잘 형성됨 단단하며 즉시 반동	두꺼운 연골 단단함	
생식기 (남)	음남이 편평함 부드러웜	음낭이 비어 있음 주름이 없음	고환 : 음낭의 상층에 있음 드물게 주름	고환 : 하행성 몇 개의 주름	고환 : 음낭의 밑에 있음 주름이 많음	고환 : 처져 있음 주름이 깊음	
생식기 (여)	돌출된 음핵 편평한 음순	돌출된 음핵 작은 소음순	돌출된 음핵 비대한 소음순	소·대음순 동시에 돌출됨	대음순−큼 소음순−작음	대음순이 음핵과 소음순을 덮고 있음	

성숙도

점수	주
−10	20
−5	22
0	24
5	26
10	28
15	30
20	32
25	34
30	36
35	38
40	40
45	42
50	44

그림 5-7 신생아 성숙도 사정표

표 5-4 신경근육 성숙도 평가항목

자세 (posture)

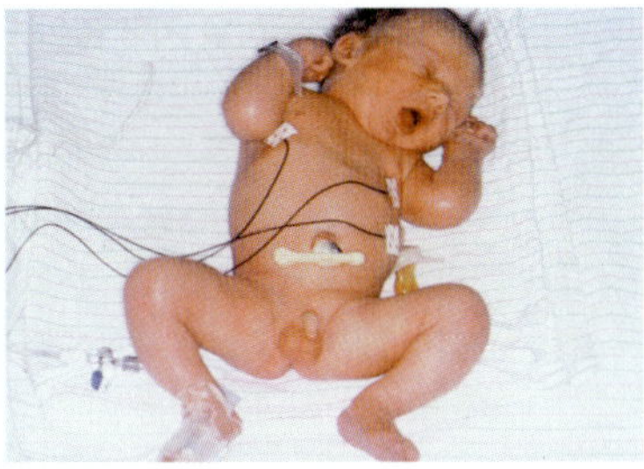

- 0점 : 팔과 다리 완전히 펴고 있음
- 1점 : 둔부와 무릎은 약간 굴곡시킴
- 2점 : 둔부와 무릎, 팔을 약간 굴곡시킴
- 3점 : 팔과 다리를 약 90도로 굴곡시킴
- 4점 : 팔과 다리를 약 90도 이상 강하게 굴곡

Sign	-1	0	1	2	3	4	5
자세							

손목 굴곡 (square window)

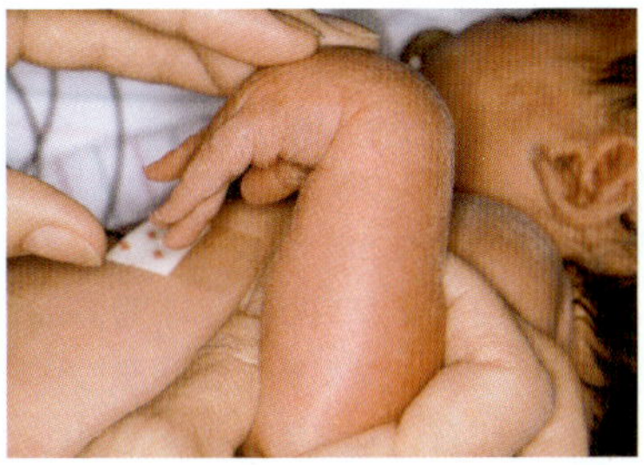

- -1점 : 90도 이상
- 0점 : 90도
- 1점 : 60도
- 2점 : 45도
- 3점 : 30도
- 4점 : 0도(손바닥이 전박에 닿음)

Sign	-1	0	1	2	3	4	5
손목 굴곡	>90°	90°	60°	45°	30°	0°	

팔 되돌아오기 반응 (arm recoil)

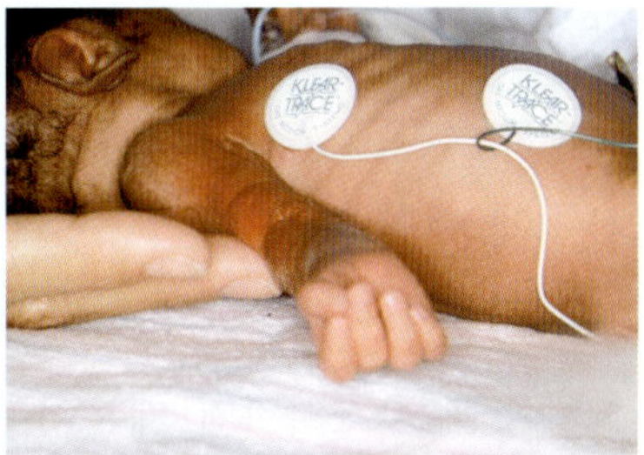

- 0점 : 양팔이 굴곡상태로 돌아가지 않음
- 1점 : 굴곡정도가 140~180도
- 2점 : 굴곡정도가 110~140도
- 3점 : 굴곡정도가 90~110도
- 4점 : 굴곡정도가 90도 미만

Sign	-1	0	1	2	3	4	5
팔 되돌아오기 반응		180°	140~180°	100~140°	90~110°	<90°	

슬와 각도 (popliteal angle)

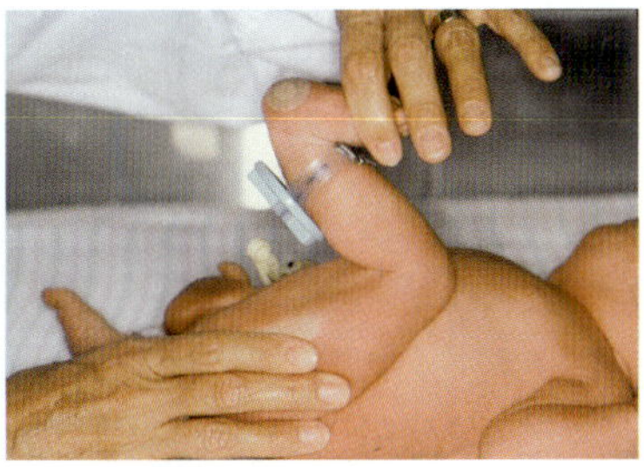

- -1점 : 180도
- 0점 : 160도
- 1점 : 140도
- 2점 : 120도
- 3점 : 100도
- 4점 : 90도
- 5점 : 90도 미만

Sign	-1	0	1	2	3	4	5
슬와 각도	180°	160°	140°	125°	100°	90°	<90°

표 5-4 신경근육 성숙도 평가항목 (계속)

스카프 징후 (scarf sign)

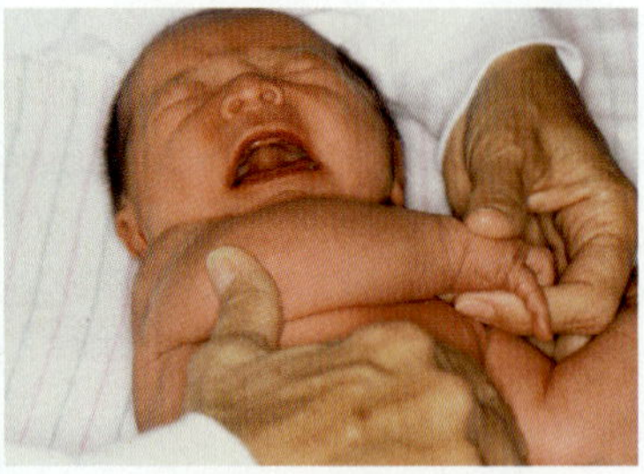

- −1점 : 팔이 아무 저항 없이 완전히 신전되어 팔꿈치가 신체 중앙선을 넘어 반대쪽 어깨에 닿거나 가까이 감
- 0점 : 팔꿈치가 중앙선을 넘어 반대쪽 겨드랑이에 닿음
- 1점 : 팔꿈치가 반대편 겨드랑이와 신체 중앙선 사이에 닿음
- 2점 : 팔꿈치가 신체 중앙선에 닿음
- 3점 : 팔꿈치가 신체 중앙선을 넘지 못하고 중앙선과 팔꿈치 쪽 옆구리 사이에 있음
- 4점 : 팔꿈치가 같은 쪽 옆구리에 닿음

Sign	−1	0	1	2	3	4	5
자세	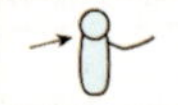	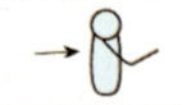	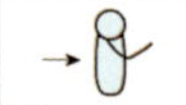	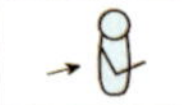	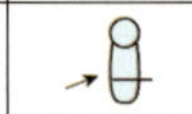	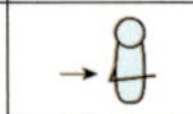	

발뒤꿈치 귀 닿기 (heel-to-ear maneuver)

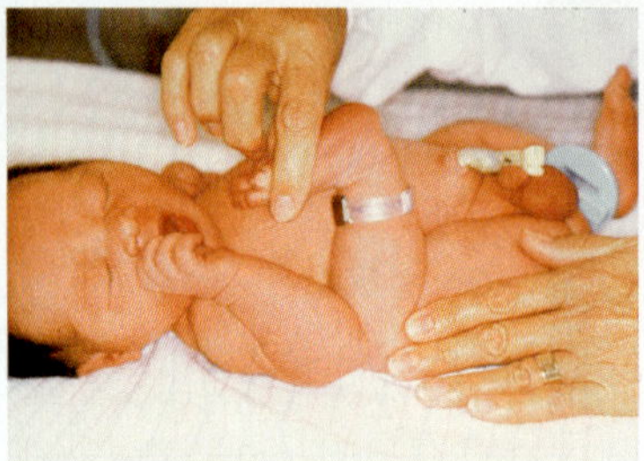

- −1점 : 발이 완전히 신전되고 신체와 평행을 이루어 같은 쪽 귀에 닿음
- 0점 : 대퇴부에 저항이 느껴지고 발이 귀에 닿지 않으며 슬와각도 약 190도
- 1점 : 대퇴부가 몸과 평행하고 슬와각도 약 145도
- 2점 : 대퇴부가 몸과 평행하고 슬와각도 약 120도
- 3점 : 대퇴부가 몸과 평행하고 슬와각도 약 90도
- 4점 : 대퇴부가 몸과 평행하고 슬와각도 약 45도

Sign	−1	0	1	2	3	4	5
자세	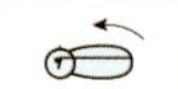	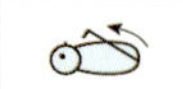	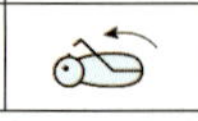		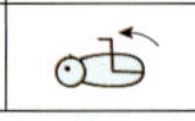	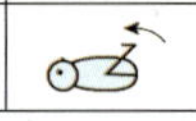	

점을 합하고, 우측 하단의 성숙도 채점표에 의거하여 재태기간을 추정한다. 재태기간 26주 이하의 신생아는 생후 24시간 이내에 평가해야 한다.

활력징후 측정

활력징후는 입원 시 측정되어야 하고 심박수, 호흡수, 액와 체온을 측정한다. 혈압은 건강한 정상 신생아에서는 측정하지 않는다.

신생아의 출생 초기 체온사정은 매우 중요하다. 이는 출생 직후 추위에 노출된 만삭아에서는 대사성 산증, 저산소증 및 저혈당증, 열 손실에 대한 보상으로 수분과 용질이 신장으로부터 배설되는 것이 증가한다. 이는 대사량과 산소소비를 증가시키기 때문이다.

활력징후는 기관에 따라 달라질 수 있지만 퇴원할 때 까지 정상 신생아는 최소 8시간마다 측정한다. 신생아의 피부색, 호흡, 근긴장도, 행동의 변화가 있을 때에는 더 자주 측정한다.

1. 체온

신생아가 태어나면 체온이 외부의 찬공기와 피부의 열 손실 기전에 의해 갑자기 떨어질 수 있다. 신생아가 입원하면 체온을 계속 감시해야 하며, 신생아의 상태가 안정될 때인 출생 후 2

시간 동안 적어도 30분마다 측정해야 하고, 그 이후에는 36.5~37.2℃로 안정될 때까지 적어도 8시간마다 한 번씩 측정해야 한다.

체온은 액와, 피부, 항문, 고막체온계를 이용하여 측정할 수 있다. 처음 측정한 체온과 다음에 잰 측정값이 1℃ 이상의 차이가 있거나, 체온이 불안정하거나 정상에서 벗어나면 감염이 있음을 암시한다.

큰 아동과 달리 신생아 체온은 체온조절기전이 미숙하여 외부환경의 온도변화에 영향을 받으므로, 너무 많이 몸을 덮어 주거나 방안 온도가 높을 때 또는 탈수된 경우 올라갈 수 있다. 신생아는 체온 상승에 대한 반응으로 안절부절 못하고, 머리와 얼굴에서 시작하여 흉부에 발한 현상이 나타난다.

피부체온은 중심체온보다 낮다. 고막체온계의 정확도에 관해서는 논란이 있으나 액와 체온과 통계적으로 유의한 차이가 발견되지 않았다. 고막체온계로 측정시 신생아의 외이의 크기를 고려하여 8mm 직경의 프루브를 사용하고 외이 안으로 깊이 삽입할 것을 권장한다.

신생아 간호에서 전자체온계의 장점은 손쉬운 적용과 판독, 그리고 유리 체온계의 파괴위험의 감소이다. 이제는 직장으로 체온계를 삽입하는 것은 점막 파열의 원인이 될 수 있기 때문에 항문체온을 재지 않고 있으나 밀폐항문을 확인하기 위해 항문체온을 측정한다.

항문체온 측정 시에는 증류수 또는 오일을 묻혀 2~3cm 넣은 후 측정한다. 그 후에는 액와로 약 10분간 측정하거나 귓속 혹은 피부 체온감지기를 통해서 측정할 수도 있다.

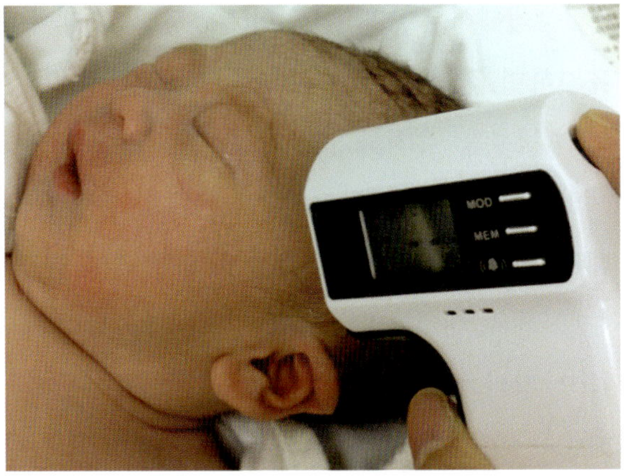

그림 5-8 디지털 체온계

대부분의 경우 액와 체온보다는 구강 체온이 1℃ 정도 높고 구강 체온보다는 항문 체온이 1℃ 정도 높다. 체온을 기록할 때는 측정방법도 기록해야 하며 매번 동일한 방법을 사용해야 한다.

최근에는 디지털 센서 체온계를 이용해 직접 피부에 닿지 않고 이마쪽에서 체온계를 닿지 않고 뗀 상태에서 버튼만 누르면 체온이 측정되는 체온계 사용하므로 감염의 기회가 줄고 시간이 절약되는 장점이 있다(그림 5-8).

2. 맥박

맥박은 불규칙하며 변하기 쉽기 때문에 맥박수(rate), 리듬(rhythm)의 규칙성을 관찰하기 위해 맥박과 호흡은 60초 동안 측정한다. 맥박수는 청진기로 심첨 맥박을 측정하며 쇄골 중앙부위의 4번째 늑간에서 들을 수 있다.

첫 울음 직후의 심장 박동수는 1분에 175~180회 까지 상승하나, 첫 1주내에 안정화된다. 정상범위는 120~180회/분이나 아기가 깨어있는 상태에서는 120~160회/분 정도의 맥박을 유지하며 잠자고 있는 상태에서는 70~80회/분의 맥박수를 유지하기도 한다.

말초맥박은 비정상적인 상태를 발견하기 위해 측정 할 수 있는데, 하복부 좌우 양쪽을 검지로 좌우 대퇴맥박을 동시에 측정하여 좌우가 같고 강하게 뛰는지 여부를 촉진한다. 서혜부 맥박이 없거나 약하면 대동맥 협착을 의심할 수 있다.

심잡음(murmur)은 혈류가 비정상적인 밸브나 협착 밸브를 통과할 때, 심방 중격이나 심실중격 결손이 있을 때, 혹은 정상적인 밸브라도 혈류가 증가 되어 있을 때 들린다.

신생아 심잡음의 90%가 일과성이며 생후 첫 2시간에 제2심음이 크게 들릴 수 있다. 부드러운 수축기 잡음은 동맥관이 아직 닫히지 않아 좌우단락이 남아 있거나 난원공의 불완전 폐쇄와 관련이 있다. 또한 심각한 심장 기형에서 심잡음이 들리지 않을 수도 있다.

- 정상적으로 1분간 심첨 맥박을 측정한다.
  - 빈맥(tachycardia) : 180회/분 이상
  - 서맥(bradycardia) : 100회/분 이하

3. 호흡

호흡은 울지 않을 때 횡격막과 복부근육의 움직임(한 곳을 응시하며)으로 관찰하여 잰다. 리듬이 불규칙 할 수 있으므로 1분간 측정한다.

초기에는 거친 나음(rales)과 그르렁거리는 액체 소리의 호흡음을 들을 수 있다. 이러한 호흡음은 폐가 완전히 깨끗해질 때 까지 계속될 수 있으며 끙끙거림(grunting)과 흉부 견축(retraction)은 첫 몇 시간 동안 있을 수 있다.

신생아의 호흡수와 리듬은 활동 정도, 의식상태, 울음 여부에 따라 변화가 많은데, 복식 호흡을 하며 정상범위는 40~60회/분이다. 생후 2시간 이내에는 분당 60~70회도 정상으로 간주하며 생후 1주일 동안은 깊이와 리듬이 얕고 불규칙하여 5~15초간 호흡을 멈추는 주기적 호흡(periodic breathing)이 특징이다.

주기적 호흡은 피부색이나 맥박의 변화 등은 나타나지 않고 병리적 의의는 없다. 일반적으로 60회/분 이상인 경우 빈호흡(tachypnea), 20초 이상 호흡이 없는 상태를 무호흡(apnea)이라 하며 이때 청색증이나 서맥이 동반될 수 있다.

- 정상범위 : 40~60회/분
- 빈호흡(tachypnea) : 60회/분 이상
- 무호흡(apnea) : 20초 이상 무호흡, 이 때 청색증이나 서맥이 동반되기도 함

4. 혈압

혈압은 심장 문제를 암시할 수 있는 유용한 기초 자료이다. 혈압은 재태기간과 출생시 체중에 영향을 받으며, 출생 직후에 가장 높고 3시간쯤 후에 가장 낮았다가 첫 주에는 증가하고 그 이후 첫 6주간은 매주 1mmHg~2mmHg/일씩 g/주씩 증가한다. 혈압은 전동 측정기를 사용하여 쉽고 정확하게 잴 수 있다.

상지와 하지의 혈압을 비교해야 하고, 차이가 10mmHg 이상이면 비정상으로 간주한다. 울 때는 약 20mmHg 까지 상승할 수 있다. 건강한

신생아에게 일반적인 혈압측정은 미래의 고혈압을 예측하는데 도움을 주지 않고 통상적으로 측정하지 않으나 호흡곤란이 있거나 미숙아, 또는 심장 질환이 의심되는 경우 정기적으로 측정한다.

- 상완 & 상박의 길이의 1/2～2/3를 덮는 적절한 크기의 커프를 선택한다.
- 부정확한 혈압측정의 원인은 혈압 커프(cuff)의 크기가 잘못된 경우이다.
  - 정상 신생아의 수축기 혈압 : 74 ± 22mmHg

신체사정

신생아의 신체사정은 신생아의 정상적인 특성을 확인하고, 비정상을 찾는 체계적 과정으로, 초기뿐만 아니라 지속적인 사정을 통해 간호를 계획, 수행, 평가하는 기준자료를 얻을 수 있기 때문에 신생아 간호의 필수이다. 간호사는 사정결과가 신생아의 출생 후 경과시간에 따라 큰 차이가 있을 수 있음을 알아야 한다.

신체사정의 전 과정은 5～10분 내에 이루어져야 하며 사정 장소는 따뜻하고 조용하며 아기를 관찰하기에 충분하고 아기가 눈을 떴을 때에도 방해하지 않을 정도의 은은한 조명에서 이루어져야 한다. 신체사정 시 부모도 같이 참여하도록 하여 신생아와 가까워질 수 있는 기회를 제공한다. 체계적으로 머리에서 발끝(head-to-toe)까지 사정하고 모든 결과를 기록한다.

신생아의 신체적, 신경학적 상태를 사정할 때 먼저 전반적인 모습을 사정한 후 부분적인 것으로 진행한다. 그러나 이러한 순서는 발달단계와 반응에 따라 달라질 수 있는데, 신생아가 조용히 있을 때 심장, 폐, 복부를 먼저 청진하고 눈, 귀의 사정과 같은 침습적 검진은 맨 마지막에 실시하며, 울 때 구강 내부를 사정한다.

1. 피부

피부는 출생 시에 회백색의 태아기름막(태지, vernix caseosa)으로 덮여 있다(그림 5-9). 태지는 기름샘과 상피세포의 분비물로 구성되어 있으며 왁스 성분과 유사하여 피부를 보호해 주는 역할을 하고 피부가 접히는 부분에 많다. 그 밖에 이마, 뺨, 어깨와 등 부위에서 가늘고 부드러운 솜털(lanugo)을 볼 수 있다.

신생아의 피부색깔은 혈관 운동 신경이 불안정하고 말초혈액 순환이 느려서 변화가 다양하다. 처음에는 붉은 색에서 분홍색으로 변한다. 생후 며칠간은 눈꺼풀, 다리, 손, 발등의 피하조직에서 부종이 나타날 수도 있다.

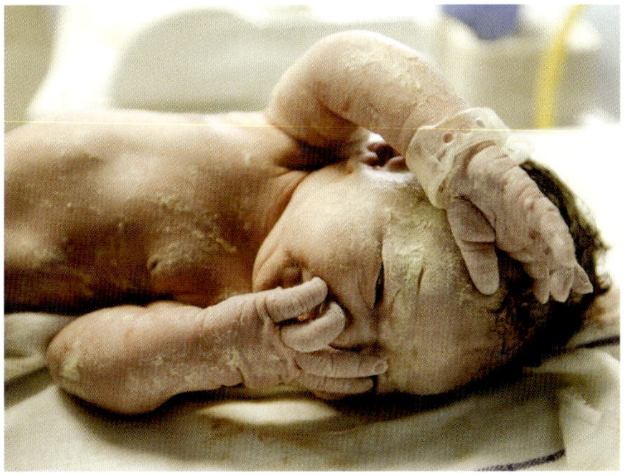

그림 5-9 태지(vernix caseosa)

찬 공기에 노출되면 전신 피부가 얼룩덜룩해지는 대리석양 피부(cutis marmorata)와, 손발이 찰 때에 나타나는 말단청색증(acrocyanosis)도 나타난다. 또한 옆으로 뉘었을 때 몸의 중앙선을 경계로 하여 눌린 쪽 반은 붉고 눌리지 않은 반쪽은 창백해지는 할리퀸(harlequin) 색조변화도 관찰된다. 패립종(milia)은 코, 얼굴, 이마와 상체에 나타나는 희고 작은 구진으로 피지선이 막혀서 생긴다.

한편, 한진(miliaria)은 땀샘이 폐쇄되어 피부 표면, 특히 얼굴에 나타나는 작은 소낭이다. 점상출혈(petechia)은 작고 미세하며 도드라지지 않고 둥근 자줏빛 붉은 점으로 피내 혹은 점막하 출혈로 인해 생긴다. 점상출혈이 보이는 부분에 위치하면 정상적이다.

몽고반점(mongolian spot)은 불규칙적으로 푸른색으로 착색된 것으로 동양인이나 흑인의 80%에서 주로 등의 요추부위나 대퇴부 후방, 하지와 등, 어깨 등에서 관찰된다. 피부낙설은 과숙아에서 더 심하다.

모세혈관 확장모반(telangiectatic nevi)은 모세혈관종으로 목덜미와 콧등에서 종종 발견되고, 성장하면서 소실된다.

중독성 홍반(erythema toxicum)은 신생아의 50%에서 관찰되는 원인불명의 양성 반점으로, 붉은 반점 중앙에 흰 소포낭을 특징으로 하며 수 일 이내에 자연 소실된다(그림 5-10).

1) 말단부 청색증 (Acrocyanosis)

말단 청색증은 미숙아나 만삭아 상관없이 흔하게 볼 수 있다. 그 현상은 신생아의 미성숙한 혈액순환과 덜 발달한 모세혈관 때문이다.

말단 청색증은 특히 생후 첫 5분 정도 초기에 사정될 수 있다. 출생 후 5분에는 자연스럽게 사라진다. 그러나 다른 선천적인 문제가 생기는 것을 예방하는 차원에서 병원 지침에 따라 산소를 제공하기도 한다. 손, 발, 입 주위에서 나타나며 정맥정체에 의한 것이므로 무해하다.

2) 중추성 청색증 (Cyanosis)

입술과 혀를 포함한 피부의 전체적인 청색증을 말한다. 낮은 산소 포화도가 원인이므로 즉각적인 산소공급과 산소 포화도 측정기(oximeter) 연결을 필요로 한다.

BOX 5-1 신생아 피부의 특징

- 피부가 얇고 모발이 적으며, 표피와 진피와 결합력이 느슨하다.
- 땀 및 피지의 분비가 적다.
- 외부 자극에 민감하다.
- 세균감염에 약하다.
- 접촉으로 인한 알레르기가 드물다.
- 미숙아나 손상된 피부, 음낭 등은 피부를 통한 흡수가 증가되어 있다.
- 미숙아의 경우 피부를 통한 수분의 손실이 성인에 비해 크게 증가되어 있다.
- 소아는 체표면적의 비율이 크다.

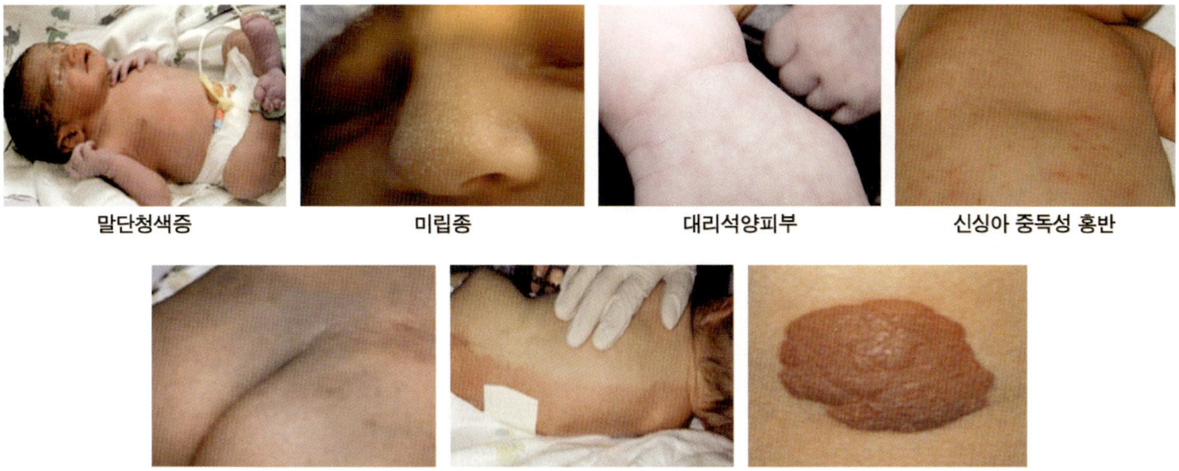

그림 5-10 신생아의 정상 피부색 변화

3) 점상출혈 (Petechiae)

몸의 여러 부분에 작은 점과 같은 출혈이 나타나는 것으로 혈소판 감소증(thrombocytopenia)이나 감염 등의 질환 시에 나타날 수 있다. 분만 시 정맥 내 압력상승으로 인한 모세혈관의 파열에 의한 것으로 산도를 통과하는 분만과정을 거치면서 또는 제대가 목을 감고 있었던 경우 이러한 피부 변화가 생기게 된다(그림 5-11). 몸의 상부나 얼굴에 잘 나타나며 24시간 내에 없어진다.

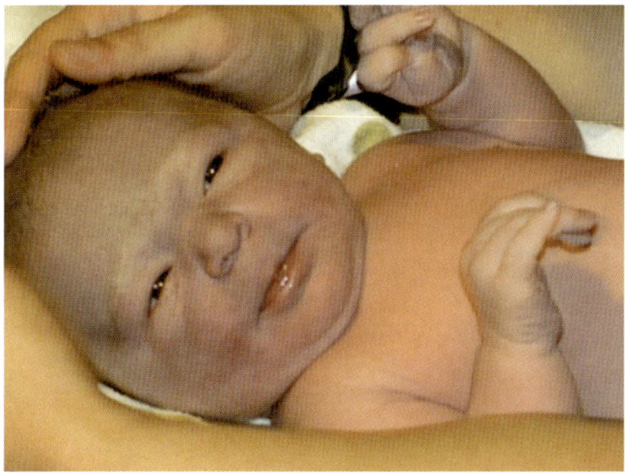

그림 5-11 점상출혈과 멍

4) 모세관 확장성 반점 (Telangiectatic nevi)

윗눈꺼플과 목뒤, 후두골 부위에 흔히 나타나며, 모세혈관의 이완으로 편평하고 국소적으로 붉은 색을 띄는데 생후 1년 이내에 소실된다.

5) 할리퀸 피부색 변화(Harlequin)

신생아의 몸체를 이마에서 치골결합까지 종으로 반 나누었을 때 몇 분 동안 몸의 반쪽이 붉고 한쪽은 창백해지는 현상으로 신생아의 몸을 반대쪽으로 돌려 눕히면 색깔이 반대로 나타난다. 이 변화는 혈관 조절작용을 하는 자율신경계의 부조화 때문에 나타나는 일시적인 현상이다.

6) 중독성 홍반 (Erythema toxicum)

신생아의 약 30~70%에서 발견되는 흔한 질환으로 대개 생후 수일 이내에 나타나 1주 정도 지속된다. 무증상의 홍반 구진 및 고름물집으로 손, 발바닥을 제외한 전신에 나타날 수 있다. 다수의 작은 붉은 발진으로 그 발진의 가운데에

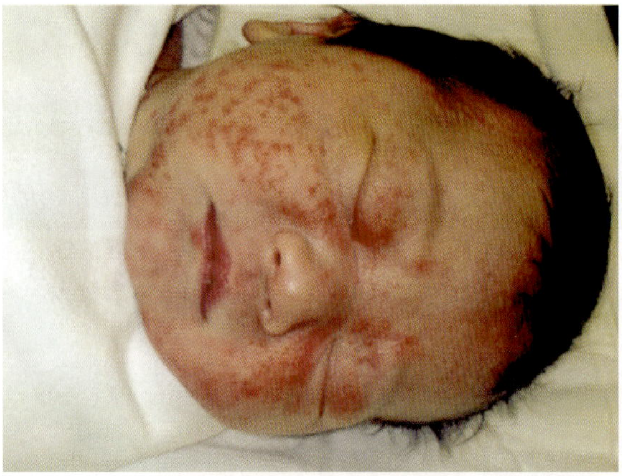

그림 5-12 중독성 홍반

노란 구진(papule)을 가지고 있다. 대개 출생 후 48시간 이후에 나타나지만 7~10일 후에 나타나는 경우도 있으며 저절로 없어진다(그림 5-12).

7) 미립종(Milia)

신생아의 약 40%에서 관찰되며, 이마, 뺨, 코 등에 주로 나타난다. 피지샘에 각질과 피질의 정체가 일어나 발생한다. 백색 내지 황색의 작은(1~2mm) 표재성 구진의 소견을 보인다. 대개는 생후 수주 이내에 자연 소실되므로 질병의 경과에 대하여 부모들을 잘 이해시킬 필요가 있다.

8) 연어반(Salmon patch)

불꽃 모반(nevus flammeus)의 일종으로 신생아의 약 30~50%에서 발견된다. 경계가 불확실한 연한 핑크빛의 반점으로 목 뒤나 눈꺼풀 등의 중앙 부위에 흔히 발생한다.

9) 기타

딸기양 혈관종(strawberry hemangiomas)은 진피층과 진피하층의 모세혈관이 이완되어 딸기송이처럼 피부표면에 솟아 있으며 출생 시부터 생후 2주까지 나타날 수 있다.

혈관종(hemangiomas)이 크거나 다발성인 경우, 계속해서 커지는 경우는 자세한 검사를 받아야한다. 몽고반점(mongolian spots)은 표피기저층에 나타나는 푸른색의 착색반점으로 골반, 등, 둔부에 흔히 발생된다. 이는 아시아, 남부유럽, 아프리카 인종에서 볼 수 있는데, 학령기가 되면 저절로 사라진다.

2. 머리

두개골에서는 천문(fontanel)과 봉합선(suture)을 만질 수 있다. 대천문(anterior fontanel)은 다이아몬드형으로 전두골과 두정골의 결합부위 지점에 가로 2~3cm, 세로 3~4cm 크기로 형성되어 있다. 소천문(posterior fontanel)은 후두골 쪽에 삼각형 모양으로 대천문보다 작은 형태이다. 대천문은 12~18개월에 닫히며, 소천문은 6~8주경에 닫힌다(그림 5-13).

신생아의 머리는 몸에 비해 상대적으로 크다. 질 분만을 겪은 경우, 좁은 산도를 통과하면서 두개골의 변형(molding)이 있을 수 있다. 두개골 변형은 첫 몇 시간 또는 며칠 내에 호전된다(표 5-5).

1) 대천문(Anterior fontanel)

아두 변형(molding)이 있을 때 작으나 사라지면 커진다. 소천문(posterior fontanel)은 대천문에 비해 훨씬 작고 거의 폐쇄되어 있다.

천문이 팽윤(bulging)되어 있는 증상은 신생

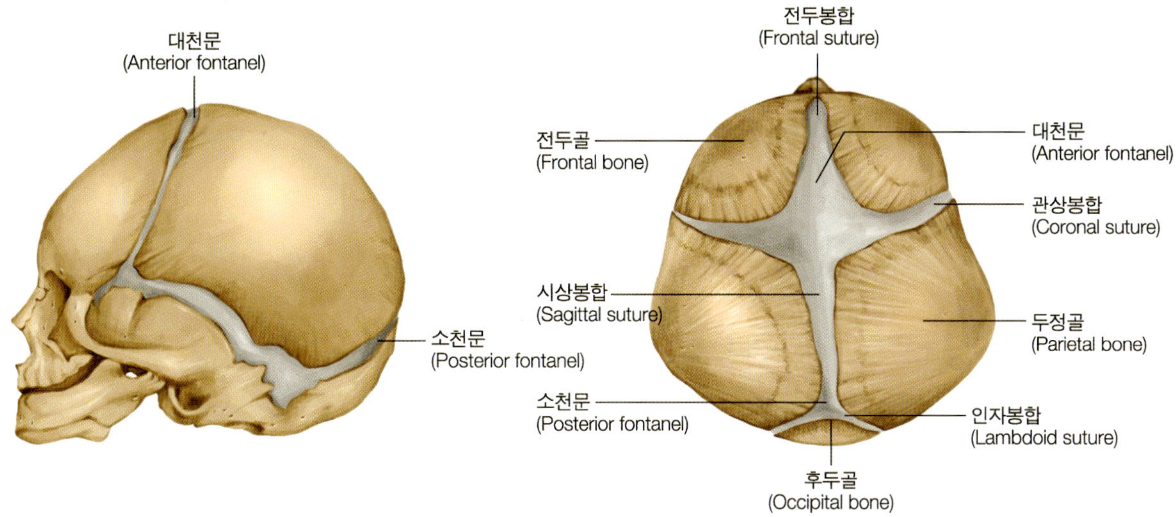

그림 5-13 대천문과 소천문

표 5-5 출생 시 손상의 영향

분류	내용
주형	질식분만 시 압력으로 인해 두개골이 겹쳐지는 것, 시간이 지나면 자연스럽게 머리 모양이 돌아옴
산류	압력으로 인한 두 개선진부 연조직의 부종, 봉합선을 넘어 분포함
두혈종	골막과 두개골 사이에 혈액이 고인상태, 몇 주이내 소실, 봉합선을 넘지않음

아가 뇌수종(hydrocephalus)이나 뇌막염(meningitis), 경막하 출혈(subdural hematoma) 및 뇌부종(cerebral edema)이 있다는 것이다.

2) 아두변형 (Molding)

산도 통과할 때 만출력에 의해 눌리기 때문에 머리 모양의 변형이 초래된다. 2~3일이면 정상적인 구형으로 회복된다.

3) 산류 (Caput succedaneum)

산도를 통과할 때 머리의 진출 부위의 부종으로 이는 정맥혈과 림프액 순환이 제한되면서 생긴 결과이다. 두피 연조직의 종창으로 한 부위에 국한되거나 봉합선을 넘어 광범위하게 확대될 수도 있다. 24시간 내에 나타나 대개 생후 3일 정도면 사라진다(그림 5-14).

4) 두혈종 (Cephalhematoma)

출생과정에서 이차적 두부외상 또는 혈관파열의 결과로 두개골과 골막사이에 혈액이 축적된 상태로 생후 24~48시간 후에 나타나며 봉합선을 넘어가지 않는다. 크기가 커지는 경우 X-ray 또는 CT scan 등의 검사가 필요할 수 있으며 황달의 위험도 높다. 두혈종은 2~3주가 지나면 사라진다. 이러한 신생아의 모습이 수주 혹은 수개월 이내에 정상적인 모습으로 회복될 것이라는 확신을 주고 부모에게 주고 안정하도록 한다.

3. 눈

생후 6주가 되어야 양안시(biocular vision)가

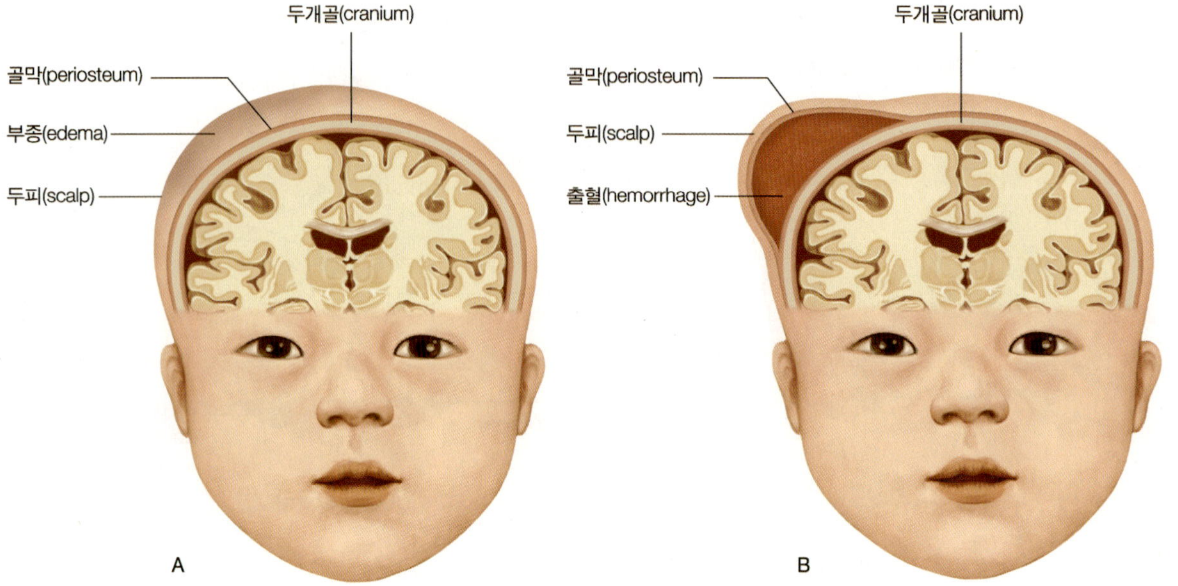

그림 5-14 산류(A)와 두혈종(B)

발달되며 임신 30주 정도에 동공대광반사가 나타난다. 안구의 크기는 8세 정도에 성인의 크기가 된다. 안구의 정렬은 1개월경에 안정되며 수개월 경에 중심오목 성숙이 완성되어 목표물을 정확히 주시한다. 7~9개월에 입체시가 발달하여 원근감을 느끼기 시작한다. 출생 시에는 원시상태이고 성장하면서 정시가 되고 급격한 성장이 일어나면서 근시가 되기도 한다.

주변 시력은 3세경에 측정할 수 있고, 시력은 그 이전에 측정할 수 있다. 되도록 눈의 건강문제를 조기에 사정하여야 하는데, 그 이유는 시력손상의 원인을 되도록 조기에 발견함으로써 영구적인 시력손상을 막을 수 있기 때문이다. 생후 4개월 까지는 정상적인 사시(disconjugate gaze) 소견이 있을 수 있다. 시력은 8~9세까지 발달된다.

신생아는 생후 2일간 눈꺼풀이 부어있는 경우가 많으며 적색반사(red reflex)와 분비물의 유무, 각막(corneal)의 혼탁성(opacity)을 확인하여 선천성 백내장이 있는지 여부를 관찰해야 한다. 망막(pupil)의 모양을 확인한다. 망막 결손(colobomas), 무 홍채증(absent iris), 결막 충혈(conjuntival hemorrhages)을 확인한다. 눈물샘은 출생 후 수일~수개월까지 눈물이 나오지 않을 수 있다. 각막반사는 출생 시부터 있으나 뇌나 눈 손상 시 나타나지 않는다.

신생아는 대부분 눈을 감고 있는 경향이며 양수의 영향으로 눈꺼풀은 출생 후 2일 동안 부종이 있어 홍채의 색을 확인하지 못 할 수도 있다. 눈의 외부 구조를 보기 위해서는 신생아를 앙와위로 안고 머리를 부드럽게 아래로 낮추면 보통 눈을 뜬다. 눈동자에 빛을 비추면 수축하고 안구진탕(nystagmus)이나 사시(strabismus)가 흔히 관찰된다.

4. 귀

귀의 크기, 모양, 위치, 기형 등을 관찰한다. 귀의 윗부분은 눈의 외안각 보다 약간 높은 위치에 있는 것이 정상이며 귀의 조직은 부드럽고 쉽게 접혀져야 한다. 깨어있는 상태에서 신생아는 일정한 소리를 들으면 눈을 깜박거리거나, 동작을 순간적으로 멈추거나 놀람 반사를 나타낸다. 귀 앞쪽의 작은 구멍(preauricular pits), 귀 앞의 부속 피부(skin tags)가 있는지 확인 한다. 신장 기형과 관련 있을 수 있다.

5. 코

신생아는 코로 숨을 쉬기 때문에 비강이 폐색 되어 있으면 호흡곤란을 초래할 수도 있다. 따라서 한쪽 코를 막고 아기가 숨을 쉬는지 확인하여 양쪽 비강의 개방성을 확인해야 한다. 비강의 분비물이 희고 묽은 점액은 흔하나 혈액성 분비물은 자세히 사정하여야 한다.

6. 구강과 목

토순과 구개파열(cleft lip, cleft palate) 여부, 목젖 모양을 확인한다. 신생치(natal teeth)의 유무를 확인하여 있으면 흡인예방을 위해 미리 적출한다. 커다란 혀(macroglossia), 선천성 갑상선 기능저하증(hypothyroidism)을 의심해 볼 수 있다. Tongue tie(tight frenulum), 구강 점막 낭종(epidermal inclusion cysts)이 있는지 확인한다.

- 진주종(Epstein's pearls) : 작은 구진 모양을 하고 있으며 경구개 한쪽 또는 양쪽에 위치한다. 생후 수주 내에 특별한 증상 없이 소실된다.
- 아구창(thrush) : 칸디다균(Candida albicans)에 의한 감염으로 주로 잇몸이나 구강 점막, 혀에 반점이 나타난다. 7일 동안 항진균제(Nystatin) 치료가 필요하다.

신생아의 목은 짧고 주름져 있으므로 목을 사정하기 위해서는 과도신전 시켜서 운동범위, 모양, 덩어리, 쇄골골절 등을 살펴본다.

7. 가슴

신생아는 전후경과 좌우경의 길이가 거의 비슷한 원통형이다. 유두의 좌우 대칭, 위치, 모양 등을 살펴본다.

가슴의 움직임이 양쪽이 대칭인지, 빈호흡(tachypnea), 비정상적인 견축(retraction)은 없는지 신음소리(grunting), 호흡수(respiratory rate), 호흡 노력(respiratory effort) 등을 관찰 한다. 늑골은 매우 유연하며 흡기 시 약간의 늑간 함몰이 있다. 양쪽 호흡음이 대칭적으로 들리는지 안 들리는 부위는 없는지 확인한다.

신생아의 유방은 1cm 이하의 크기이나, 산모의 에스트로겐(estrogen) 영향으로 3～4cm 정도까지 커질 수 있으며 7주일 내에 사라진다. 또한 젖과 같은 마유(witch's milk)가 분비될 수도 있다. 부유두(accessory nipples)가 있는지 여부도 확인한다.

8. 심장

심음과 리듬, 심음의 특징, 잡음의 유무를 관찰한다. 왼쪽 쇄골 중심선의 4번째 늑간에서 심장이 뛰는 것을 육안으로 확인할 수도 있으며 심첨박동의 청진을 통해서 심장의 위치를 확인할 수 있다. 심장 기형 시에도 심잡음은 없는 경우가 있으며 대부분의 심잡음은 수축기에 들을 수 있다.

9. 복부

신생아는 복부가 둥글고, 볼록하고 피부는 정맥이 보이고 부드럽다. 제대(umbilical cord)는 동맥 2개, 정맥 1개이며, 출생 시 푸르스름한 회색으로 젖어 있다. 1개의 제대 동맥은 선천적 이상(congenital anomaly), 자궁 내 성장 지체(intrauterine growth retardation)를 의심할 수 있다. 따라서 복부 초음파가 권고되고 있다. 생후 첫날부터 제대는 건조되고 줄어들기 시작하여 점차 검은색으로 변하게 되며, 출생 후 6~10일이면 탈락된다. 제대의 밑 부분은 깨끗하고 건조된 상태이어야 한다.

복부 사정 시 장음 청진 후 촉진하여 정상적으로 부드럽게 느껴져야 하며 단단할 때는 장폐색을 의심해야 한다.

10. 생식기

남아의 경우 검게 착색된 음낭 안에 고환이 있고 음경이 크고 회음으로부터 축 쳐져 있다. 고환(testes)의 크기는 1~2cm 정도로 음낭(scrotum) 내에서 만져진다.

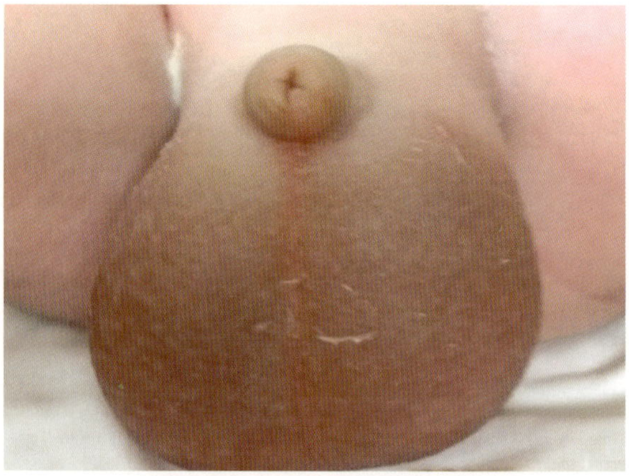

그림 5-15 음낭수종

재태기간 36주 이전의 음낭은 작고 주름도 적고 고환은 태아 8개월경에 음낭으로 내려가나 서혜관에서 촉진되는 경우가 많다. 잠복고환(undescended vs retractile) 유무 확인(대게 1년 내 고환은 하강하나 그러지 못한 경우 수술고려), 음낭수종(hydrocele)이 있는지 확인한다(대부분 1년 후에 사라진다)(그림 5-15).

음경의 요도(chordee)를 확인하여 요도하열(hypospadias)이 있는지 확인한다. 음경의 크기는 평균 3.5cm이다. 여아의 경우 모체 호르몬의 영향으로 생식기가 두드러져 보이고 분비물이 나올 때가 있다. 특히 가성월경(pseudomenstruation)은 기저귀에서 혈액이 관찰되는 현상으로 혈액성, 점액성 질 분비물을 보일 수 있는데 호르몬이 갑자기 감소하면서 생기고 보통 2~4주 후에 없어지며, 부모에게는 정상적인 현상으로 곧 사라질 것이라는 것을 안심시켜 주어야 한다.

여아의 생식기 모양은 재태 기간과 피하지방의 축적에 의해 좌우된다. 36주 이전의 신생아

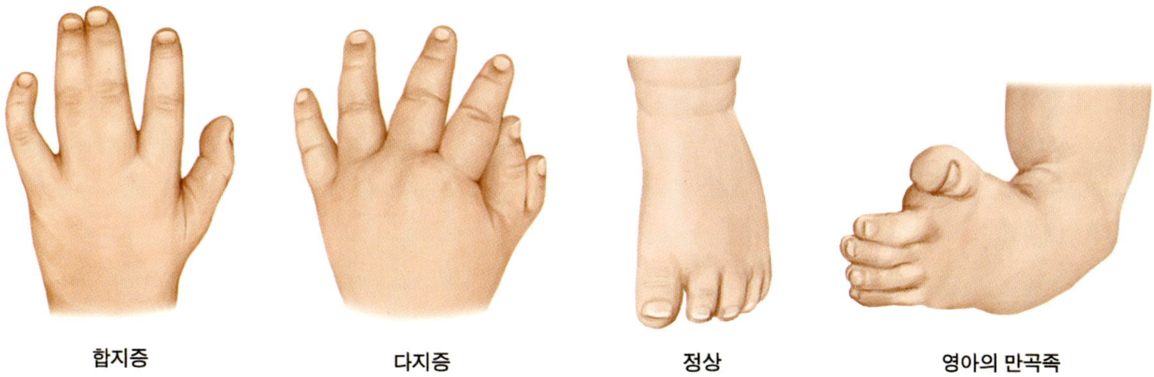

그림 5-16 손, 발의 정상·비정상 손견들

는 음핵이 두드러지게 돌출되어 있고 대음순은 작고 넓게 퍼져있다. 그러나 만삭아는 음핵과 소음순이 대음순에 의해 덮여있다. 태지가 음순 사이에서 관찰되며, 때로 처녀막 폴립이 질 아래쪽 입구에 튀어나와 있을 수도 있다.

11. 항문

항문의 위치와 개폐여부를 확인한다. 밀폐항문이 있는지 확인하는 방법으로는 태변을 보는지가 중요한 소견이다.

12. 등

아기를 엎어 놓은 상태에서 등에 돌출이나 만곡이 있는지 이분척추(spina bifida)를 의심할 털이 있거나 피부가 들어간 곳은 없는지 관찰한다.

- 꼬리 오목(coccygeal dimple) : 움푹 들어간 곳에 혈관종(hemangioma,), 지방종(lipoma) 또는 털이 나 있는 경우 비정상일 가능성이 높다. 다음의 경우 정상이다.
  - 직경이 5mm 이하
  - Anus에서 2.5cm 이내인 경우
  - Hair나 다른 stigmata가 없는 경우

13. 사지

1) 손가락, 발가락

손가락, 발가락 수가 10개씩 있는지 세어본다. 합지증(Syndactyly)은 손가락이나 발가락이 분리되지 않고 두 개나 그 이상이 서로 붙어 있는 것을 말한다. 제3, 4손가락 사이와 제2, 3발가락 간 합지증이 가장 흔하게 나타난다. 발생빈도는 출생아 2,000~3,000명당 1명꼴로 발생한다고 알려져 있다.

다지증(Polydactyly)이란 손가락이나 발가락이 비정상적으로 더 생겨서 6개 혹은 그 이상이 되는 기형을 말하며 손에서는 엄지손가락에 발에서는 새끼발가락에 생기는 경우가 흔하다. 만지증(Clinodactyly)은 새끼손가락(다섯째 손가락)의 기형과 관련이 있다. 다섯째 손가락이 약지(네 번째 손가락)를 향해 구부러져 있다(그림 5-16).

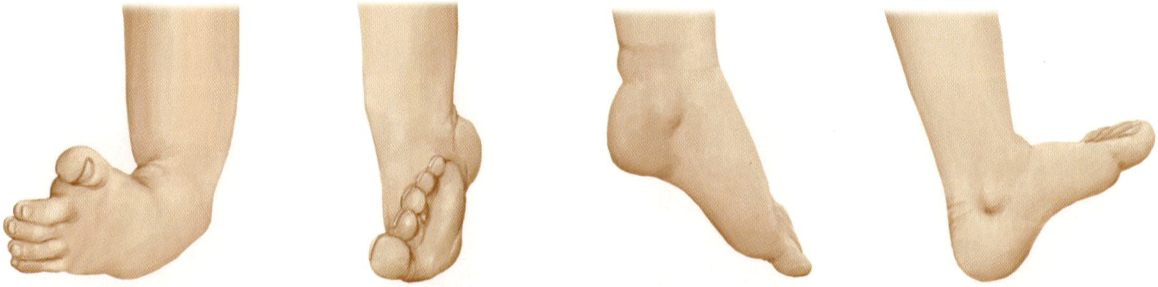

그림 5-17 만곡족 종류

2) 만곡족 (Clubfoot deformities)

검진자가 손으로 고쳐 보려 해도 교정되지 않는다. 자궁 내 자세로 인한 변형(intrauterine positional change)은 검진자가 손으로 되돌리면 회복 가능하다 (그림 5-17).

- 내반족(talipes varus)
- 외반족(talipes valgus)
- 첨족(talipes equinus)
- 종족(talipes calcaneus)

3) 고관절 검진

신생아는 정상적인 인대 이완으로 인해 고관절이 탈구될 수도 있고 시간이 지나면서 환원될 수도 있으나 불완전탈구상태나 완절탈구상태로 남을 수도 있다.

고관절이 탈구되면 관골구와 대퇴두부가 서로 발달하여 접촉하기도 한다. 대퇴상부가 관골구 앞에 위치해 있지 않다면 덜 둥글게 되며 관골구가 안쪽으로 구부러지게 된다.

정상소견

대퇴안쪽 피부 주름이 대칭적이며 양측 다리 길이가 같다.

비정상소견

대퇴 내측의 피부 주름이 비대칭성이거나 더 나타날 수 있다. 편평한 면에 아동을 눕히고 무릎을 세우면 무릎의 높이가 다르다 (그림 5-18).

아동을 눕히고 고관절을 90° 굴곡시킨 상태에서 외전시키면 대전자부를 내측으로 밀어 오릴 때 고관절이 정복되면서 '뚝(click) 하는 느낌'을 검진자 손에 느낄 수 있다.

걷는 연령이 되면 일측성일 경우 다리를 절게 되며, 양측성일 때는 오리걸음(wadding gait)을 걷게 된다. 탈구가 있는 쪽의 다리에 힘을 주고 서면 반대쪽의 골반이 하강한다.

14. 신경계

(1) 신경계 반사

근육의 강도 tone을 먼저 사정한다. 반사반응은 신경기능상태에 대한 중요한 자료가 된다. 생후 초기에 보이는 비정상적인 징후는 사라졌다가 수개월이나 수년 후에 나타날 수 있으므

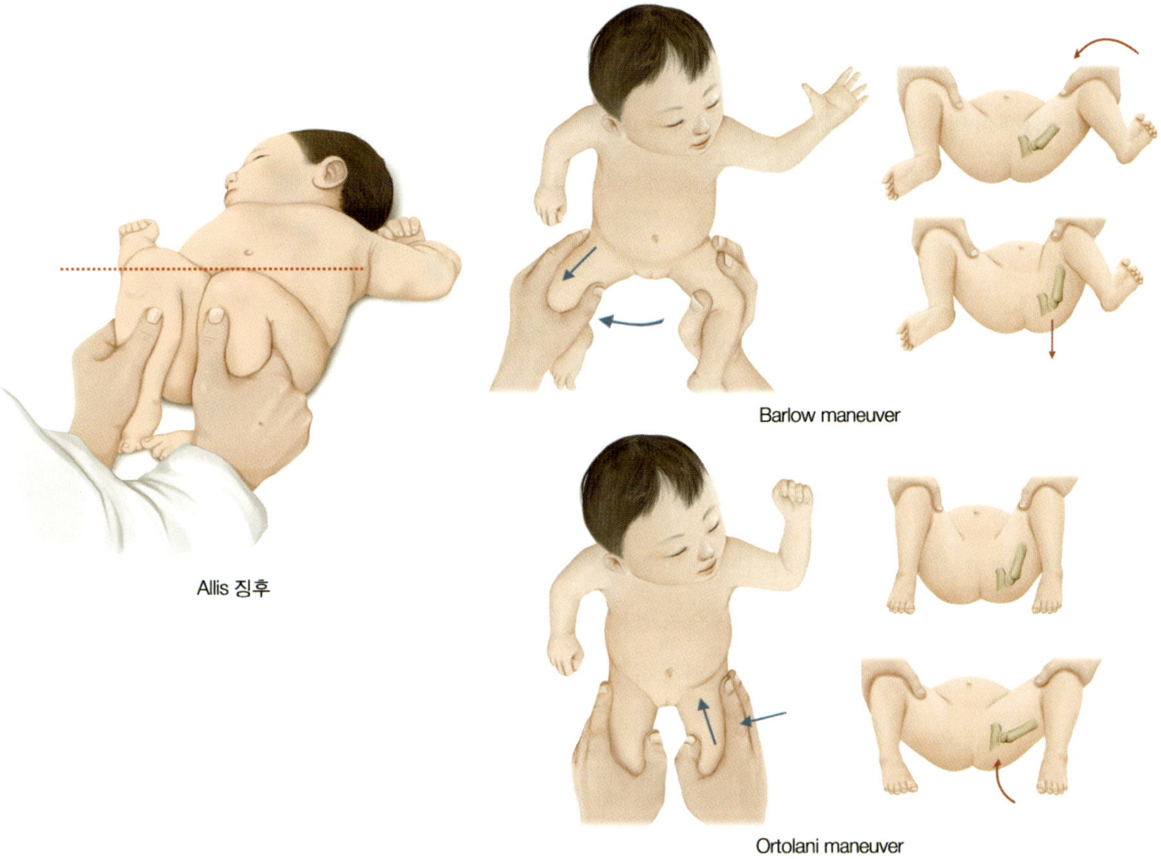

그림 5-18 고관절 탈구 사정법

로 반사기능에 대한 평가가 이루어 져야한다. 신경계의 빠른성숙은 신생아의 자세와 근육긴장도, 발육양상에 영향을 주며 원시적 반사반응을 변화하게 한다.

많은 신경학적 검사들이 반사나 자세, 근력, 머리조절, 움직임과 같은 신체기관을 평가하는 동안 이루어질 수 있다. 신생아에 대한 반사사정을 실시하고 반사의 결손이나 좌우비대칭, 반사의 지속이나 미약함이 있는지 평가한다.

15. 행동사정

신생아의 사정에서 또 다른 중요한 사정 영역은 행동 관찰이다. 신생아의 행동은 신생아가 환경적 자극을 통합하고 대처하는 능력을 알 수 있게 하며, 신생아의 독특한 특성과 환경과의 상호작용을 반영한다. 신생아 행동의 기본적인 영역은 수면(sleep), 각성(wakefulness), 활동(activity), 울음 상태이다.

1) 행동사정 척도

신생아 행동을 체계적으로 사정하는 방법 중 하나는 브레즐튼의 신생아 행동사정 척도(Brazelton Neonatal Behavioral Assessment Scale, BNBAS)이다. 이 검사는 환경에 대한 신생아의 행동반응을 사정하고, 신생아의 신경능력을 기록하는 도구이다.

이 척도는 9점 척도의 28개 행동 측정 항목을 통해 신생아의 행동 항목을 평가하고, 4점 척도의 18개 반사반응 측정 항목을 통해서 신생아의 신경학적 상태를 평가한다.

이 검사는 도구를 사용하며 검사자는 사전에 전문적인 훈련이 필요하다. 초기 사정 뿐 아니라 계속적인 신경계와 행동적 반응을 사정하는 방법일 뿐 아니라 조기 모아관계를 사정하는 방법으로 사용될 수 있으며, 양육자에게 역할 모델로부터 배울 수 있는 기회를 준다. 따라서 이 도구를 실무에서 사용할 때 부모는 능동적으로 참여해서 자기 아기의 행동을 관찰하고 이해하는 수단으로 사용된다. 부모로 하여금 아기의 독특성에 민감해지고 모아간의 상호작용을 향상시킴으로써 긍정적인 관계를 증진시킬 수 있다.

2) 수면과 활동양상

신생아는 거의 모든 시간 수면 상태에 있으며 사이사이에 잠깐 동안 깨어있다. 신생아는 보통 하루에 16~18시간의 수면을 이루며 낮과 밤의 주기가 바뀌기도 한다 (그림 5-19). 잠깐씩 깨어있는 이 시간은 신생아와 돌보는 사람과의 상호작용이 가능한 시간이다.

신생아가 영아의 단계로 성장함에 따라 깨어있는 시간은 점차 늘어나고, 더 많은 상호작용이 가능해진다. 신생아는 웃기, 울기, 얼굴 찡그림 등 표정을 다양하게 바꾸면서 환경과 자극에 반응할 수 있다.

신생아를 재울 때는 앙와위나 측위를 취하도록 권장한다. 그러나 두개안면 기형이나 위식도 역류증상이 있는 신생아의 경우에는 복위를 취해 준다. 여러 연구결과에 따르면 신생아에서 측위나 앙와위 수면이 영아돌연사증후군(Sudden Infant Death Syndrome, SIDS)의 발생률을 감소시키는 것으로 나타났다. 한편 베개, 두꺼운 이불이나 담요, 양가죽 같은 부드러운 잠자리에서 수면을 취하는 신생아에게는 발생률이 높다.

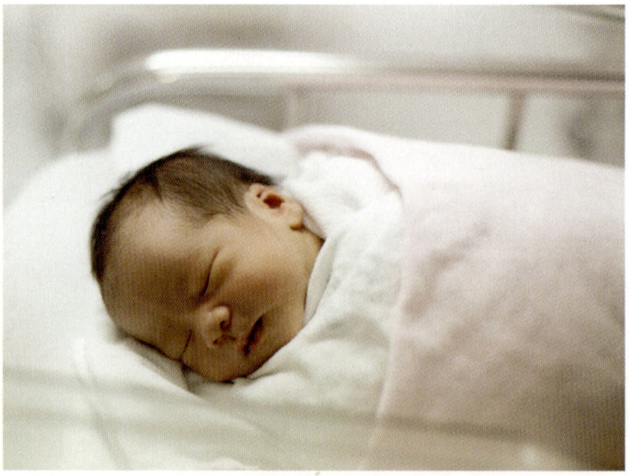

그림 5-19 신생아 수면

3) 울음

신생아는 강하고 활발한 울음으로 자궁 외 생활을 시작한다. 신생아의 울음은 의사소통의 한 방법으로서 배고픔, 분노, 통증(불편감), 관심을 얻고자 하는 시도로 해석될 수 있다. 울음 기간은 수면양상 만큼이나 신생아에 따라 다양하게 나타난다. 불편감을 나타낼때는 울음과 함께 주먹을 쥐며 울음의 지속시간은 영아의 수면시간 만큼이나 다양하여 하루에 5분 전도로 짧게 울거나 2시간 보다 더 많이 우는 아기도 있다.

초기 울음의 변화는 비정상을 나타낼 수 있

표 5-6 신생아 수면-각성 상태

구분	상태	발달지침
깊은 수면(quiet)	• 눈을 감음 • 규칙적인 호흡 • 가끔 나타나는 몸 실룩임(twitching) • 눈의 움직임 없음	• 자극에 깨지 않는다. • 갑자기 큰소리로 울다가 다시 잠든다. • 수유를 시도하지 않는다.
얕은 수면(active)	• 눈을 감음 • 불규칙적인 호흡 • 약간의 몸 씰룩임 • 빠른 눈 움직임 • 가끔 미소짓기	• 아기를 깨우지 않던 외부 자극으로 아기가 깰 수 있다. • 주기적인 신음소리나 울음을 보일 수 있다.
졸음(drowsy)	• 눈을 뜨기도함 • 불규칙적인 호흡 • 가끔 놀라거나 다양한 움직임	• 대부분의 자극에 아기가 깨나 다시 수면상태로 돌아갈 수 있다. • 아기를 안아준다. • 깨울때는 부드러운 자극을 제공한다. • 노리개 젖꼭지를 물려줄수 있다.
조용한 각성(quiet alert)	• 눈을 크게 뜨고 반짝임 • 활발한 움직임, 가까운 물체를 바라보며 환경에 반응 • 최소한의 신체 움직임 • 규칙적인 호흡 • 자극에 집중	• 노리개 젖쪽지로 아기의 요구를 만족시켜준다. • 안전한 침대나 놀이터에 장난감을 놓아준다. • 아기의 시야(20cm)에 물체를 둔다. • 달래준다.
활발한 각성(active alert)	• 울먹임 • 가벼운 움직임 • 눈을 뜸 • 불규칙적인 호흡	• 자극에 대한 민감성이 증가된 상태로 강한 내적, 외적 자극을 주지 않도록 한다.
울음(crying)	• 강한 울음 • 사지 몸부림 • 눈을 뜨거나 감음 • 얼굴을 찡그림 • 불규칙적인 호흡	• 각성상태에서 효과가 있었던 방법도 달래는 방법으로 소용이 없다. • 울음을 멈추도록 부드럽게 흔들어준다. • 피로, 배고픔, 불편감을 줄이도록 욕구를 해결해준다.

다. 호기동안의 약한 신음이나 끙끙거리는 소리는 보통 호흡곤란을 나타낸다. 전혀 울지 않거나 약하고 지속적인 울음은 긴장성 기흉이나 주산기가사와 같은 병리적 상태를 의미한다. 고음의 떨리는 울음은 뇌 내압 상승의 증상일 수 있다. 그러나 단지 울음 상태만으로는 신생아 건강상태를 사정하는 도구가 될 수 없다.

신생아 간호

1. 호흡유지

출생 후 신생아 관리의 일차적인 목표는 기도를 유지하는 것이다. 신생아실로 옮겨온 이후에도 기도유지는 가장 중요한 우선순위이다. 태내 환경에서 삼킨 분비물의 배출하기 위해 머

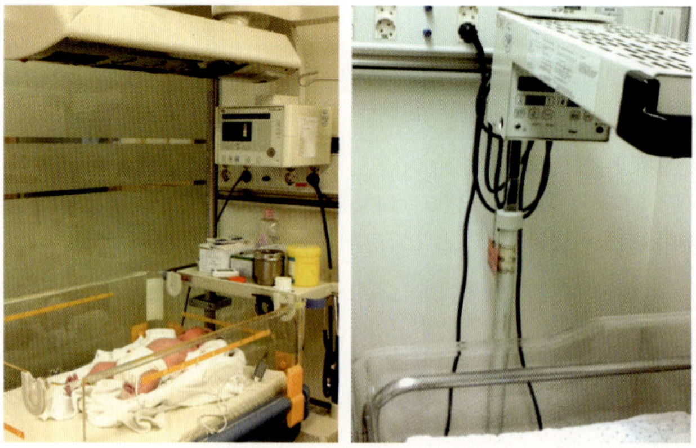

그림 5-20 방열기

리를 15~30도 정도 낮게, 똑바로 또는 옆으로 눕힌다. 구상 흡인기(bulb syringe)로 필요할 때마다 흡인한다. 양수나 점액이 기도내로 흡인되지 않도록 관찰하고 흡인해준다.

2. 체온유지

입원 시 신체 사정 및 관찰을 위해서는 환경을 조절해야 하는데 방열기(radiant warmer) 또는 보육기(incubator)를 이용하여 따뜻함을 제공해 줄 수 있고, 열 손실도 방지하여 정상 체온을 유지하게 한다. 최적의 체온유지는 산소 소비를 증가시키지 않고, glucose를 에너지원으로 유지 시키고, 갈색 지방(brown fat)을 사용하는 비떨림성 열생산(nonshivering thermogenesis)과정을 겪지 않게 된다. 만삭아의 정상 액와 체온은 36.5~37.5℃이고, 미숙아의 정상 액와 체온은 36.3~36.9℃이다. 저체온(hypothermia)과 고체온(hyperthermia)은 신생아가 정상 체온유지를 하지 못했을 때 일어나며 이는 심각한 대사 장애를 일으키기도 한다.

1) 체온 관찰

출생 후 방열기 아래에 눕힌 후 이행(transition) 기간에는 30분~1시간 마다 액와 체온을 측정한다 (그림 5-20).

2) 첫 목욕

첫 목욕은 체온이 정상으로 안정화 되면 할 수 있다.

3) 체온 모니터

아기가 안정 될 때까지 4시간마다 체온을 측정하고 퇴원할 때까지 8시간 마다 체온을 측정한다. 필요하다면 30분마다 체온을 모니터 한다. 환경 온도(보육기와 방열기) 또한 체온 측정과 함께 환경 온도 측정치로 함께 기록한다.

3. 눈 간호

모든 신생아는 분만 형태와 상관없이 생후 1시간 이내에 눈 간호를 받아야 한다. 임균(Neisseria gonorrhoeae)로 인한 신생아 안염 및 클라미

디아(Chlamydia trachomatis) 예방을 위해 0.5% 에리쓰로마이신(Erythromycin) 또는 1% 테트라사이클린(Tetracycline)이 함유된 안약을 양쪽 결막낭(conjunctival sac)에 투약한다.

4. 출혈예방

모든 신생아는 출생 후 한 시간 내에 비타민 K를 투약한다. 1.5kg 미만의 아기들은 0.5mg, 1.5kg 이상 되는 아기들은 1mg을 준다. 비타민 K가 특히 부족한 아기들은 산모가 임신 중 비타민 K 섭취가 부족할 경우, 간 기능이 떨어져 있는 아기, 장내 세균이 없는 경우이다.

장내 세균이 비타민 K를 만드는 기본적인 자원이 된다. 비타민 K는 prothrombin(factor II), proconvertin(factor VII), plasma thromboplastin component(factor IX), Stuart factor(factor X) 같은 비타민 K 의존성 응고인자의 간 내 합성을 촉진시킨다. 부족하게 되면, 신생아 용혈성 질환을 보이게 된다.

5. 신분확인

출생 직후부터 퇴원 시까지 신생아가 바뀌지 않도록 팔찌나 발찌를 채우는데 이름표에 기록된 어머니의 이름과 신생아의 출생일시, 성별, 체중, 분만형태 등의 내용이 출생기록지의 내용과 동일한지 확인한다. 이름표에 기록하는 신생아의 이름은 어머니 성명으로 ○○○아기로 기록하게 된다. 특히 동명이인이 있는경우나 다태아일 경우 확실하게 구분하여 표기하고 의료인과 부모에게도 알려 양측에서 확인할 수 있게 한다.

신생아 목욕, 검사 수유 등을 위해 자리를 이동했다가 다시 침대로 돌아오는 경우는 침대 이름표와 팔찌를 확인한다. 퇴원 시에도 신생아 팔찌와 산모팔찌의 이름이 동일한지 확인하고, 부모나 가족의 신분을 확인하고 서명을 받고 퇴원시킨다.

6. 목욕과 피부간호

목욕시간을 통해 신생아의 성장발달을 촉진하고 부모가 참여하여 육아법을 배우고 행동이나 각성 상태 등을 관찰하고 애착을 형성하는 좋은 기회를 제공한다. 출생 직후 이루어지는 목욕은 체온 저하와 피부 감염증을 높일 수 있기 때문에 신생아는 체온이 안정될 때까지 목욕을 하지 않는 게 좋다.

출생 직후 신생아의 피부 표면은 pH 5 정도의 약산성을 나타내어 살균효과가 있다. 따라서 피부의 산성막을 유지하기 위해 비누 등을 사용하지 않고 온수만을 사용해 목욕을 시키는 것이 권장된다. 목욕의 횟수는 첫 2~4주 동안에는 1주일에 2~3회 정도 시행한다. 자주 하는 것은 피부의 보호막을 씻어내므로 바람직하지 않다. 순서는 두미방향으로 진행한다.

목욕은 얼굴, 머리, 상체, 하체 순으로 닦는다(그림 5-21). 옷을 입힌 상태에서 먼저 머리를 감기고 열손실을 최소화하기 위해 빨리 말린 후 나머지 몸을 씻긴다. 특히 피부가 겹쳐진 부분에 관심을 가지고 씻기며 엉덩이와 항문 주위

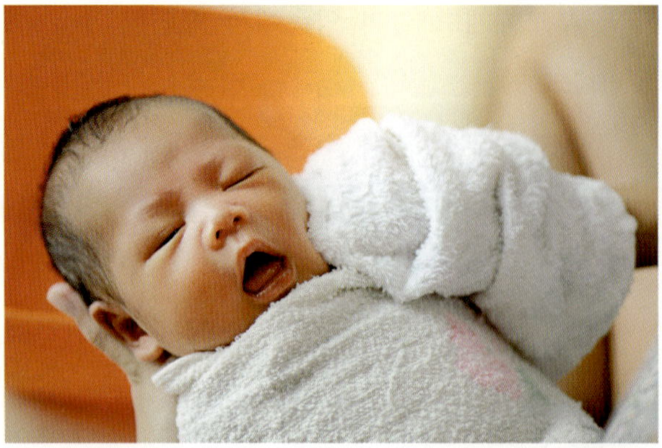

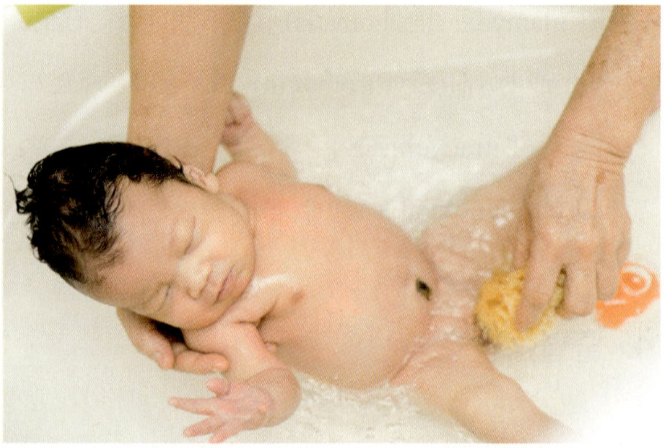

그림 5-21 신생아의 얼굴 닦기, 몸 씻기

는 철저히 씻기고 잘 건조시키도록 한다. 파우더 사용시 흡인의 위험이 높기 때문에 얼굴 가까이는 사용하지 않는다. 물의 온도는 38~41℃로 하며, 화상과 낙상을 주의한다.

7. 영양공급간호

1) 수유 시작

아기의 필요에 따라 수유를 시작한다. 수유 간격은 4시간을 넘지 않아야 한다(2.5kg 미만의 아기들은 3시간을 넘지 않도록 한다).

(1) 수유 전 신체 사정

장음이 정상적이고 복부가 부드러우며, 만져지는 종괴는 없는지 관찰한다. 빨기 반사(sucking reflex)가 정상인지 과도한 분비물은 없는지 본다. 위관 튜브를 넣어보아 식도 폐쇄가 없는지 확인한다. 항문과 비강 폐쇄가 없는지 확인한다. 호흡수가 60회를 넘지는 않는지 호흡 양상은 정상인지 확인한다.

수유종류의 선택은 부모가 스스로 결정한다. 일반적으로 모유, 조재우유, 혼합수유 세 가지 중에 선택하며 영양적, 경제적, 심리적 측면에서 차이가 있으므로 부모에게 충분한 정보를 제공하고 가장 적합한 방법을 선택할 수 있도록 돕는다.

2) 수유 종류

모유(breast milk)가 가장 적절한 영양이므로 생후 첫 6~12개월은 모유수유를 권장한다. 모유는 조제유보다 여러 가지 장점을 가지고 있다. 준비할 필요가 없고, 체온과 같은 온도를 항상 유지하며 소독할 필요도 없다. 또한 소화가 잘되고 모유지방은 흡수가 좋고, 모유는 락토알부민(lactoalbumin)이어서 생체 이용율에서 모유 단백이 더 우수하다. 또한 모유에는 조제유에 비해 필수지방산과 유당이 많이 함유되어 흡수가 잘 되고 장의 건강에 유익하다. 조제유의 무기질 함량은 모유보다 많아서 오히려 신장에 부담을 주는 반면, 모유의 무기질은 흡수율이 더 좋다. 그 밖에 모유에는 면역체가 많이 함유되어 있어 질병에 대한 저항성을 높여준다.

수유시간은 신생아가 원하는 때에 하는 것이 이상적이다. 이 방법은 미리 계획된 시간에 일정하게 수유(schedule feeding)하는 대신 신생아가 배고플 때 수유하는 방법(demand feeding)이다. 모유수유 신생아는 매 1.5～3시간마다 수유하는 반면에 조제유는 소화되는데 시간이 더 많이 소요되므로 보통 매 3～4시간마다 수유한다.

젖병 수유아는 처음에는 20～30ml으로 시작하여 점차 증량하게 된다. 1주가 지나면 한 번에 50～80ml씩 하루 6회 먹이고 생후 1개월까지 한번에 80～100ml을 5～6회 수유한다.

수유를 하는 동안은 부모와 신생아간의 상호작용을 하고, 서로 배우는 시간이기 때문에 애착 발달에 결정적으로 작용한다. 신생아를 침대에 혼자 남겨놓거나, 젖병 받침대를 두고 혼자 둔다면 신생아의 애착 과정은 지연될 수 있다. 보호자가 신생아를 안고 수유하면서 피부와 시선의 접촉을 하게 되면 더욱 밀착된 감정을 느낄 것이다.

(1) 모유수유의 금기

어머니가 HIV(Human immunodeficiency virus) 양성이거나 에이즈에 걸린 경우, 치료되지 않은 활성 결핵 또는 수두에 걸린 경우, 특정한 약물을 투여 받는 경우(항암제, 화학치료약물), 유방암 진단받은 경우, 코카인, 니코틴, 알코올 등의 약물 중독 시, 신생아가 갈락토스혈증인 경우에는 모유수유를 금기한다.

(2) 조제유 준비

조제분유에 사카자키균(Enterobacter sakazakii) 감염예방을 위해 70℃ 이상의 물로 조제한 후 식혀서 수유한다. 수유 시 조제유의 온도는 체온 정도의 온도가 적당하다. 젖병을 기울여 우유를 팔 내측에 떨어뜨려 보아 뜨겁지 않은지, 또 젖병에서 2초에 1방울 정도로 떨어지는지 확인한다. 아기가 먹다가 남은 조제유는 세균 성장에 좋은 배지가 되므로 버린다.

BOX 5-2 성공적인 모유수유를 위한 10단계(WHO/UNICEF 한국위원회)

산모의 신생아를 관리하는 모든 시설은
- 의료요원을 위한 모유수유 지침을 갖는다.
- 모유수유 지침을 실행하기 위하여 의료요원을 훈련시킨다.
- 모든 임산부에게 모유수유의 장점과 관리에 관한 정보를 제공한다.
- 출산 후 30분 이내에 산모가 수유를 시작할 수 있도록 도와준다.
- 아기와 떨어져 있어도 모유수유를 하는 방법과 수유를 유지할 수 있는 방법을 엄마에게 자세히 가르친다.
- 신생아에게 의학적으로 꼭 필요하지 않는 한 모유 이외의 음식을 주지 않는다.
- 모아동실을 실시한다. 하루 24시간 내의 수유모와 신생아를 같이 있게 한다.
- 아기가 원할 때마다 모유수유를 한다.
- 모유수유를 하는 아기에게 노리개 젖꼭지, 우유병 등 다른 것은 물리지 않는다.
- 모유수유 모임을 만들도록 격려하고 퇴원 후 모임에 참여하도록 산모를 보낸다.

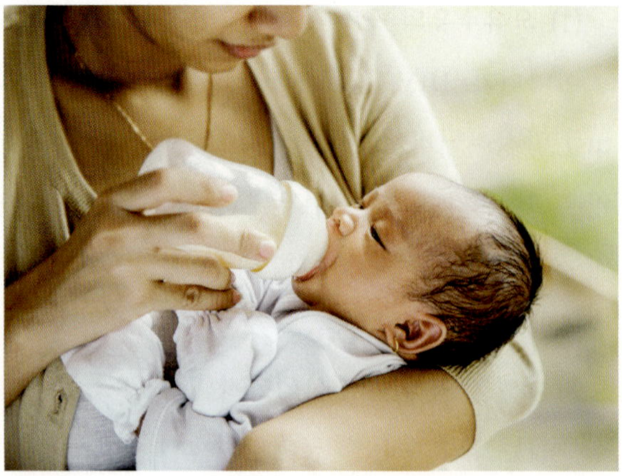

그림 5-22 젖병 수유

(3) 젖병 수유 방법

출생 직후 활력징후가 안정되고 2-4시간 정도 지나면 시작할 수 있다. 젖꼭지는 신생아의 혀 위에 물리고 젖꼭지 속에 공기가 들어가지 않게 하며 수유한다(그림 5-22). 수유하는 동안 모유수유 시와 같이 신생아에게 눈 맞춤을 하며 주의를 집중한다. 수유를 급하게 서두르지 않도록 편안하고 안정된 마음으로 수유한다. 수유 도중에 청색증이나 흡인의 증상이 나타나면 바로 수유를 중지한다. 아기상태가 정상으로 돌아오면 다시 수유한다. 수유가 끝난 후에는 꼭 트림을 시킨다.

8. 감염예방

1) 간염 예방접종 (Hepatitis vaccine, hepatitis B immunoglobulin)

산모가 HBsAg과 HBeAg 양성인 경우 치료받지 않을 경우 첫 12개월 내에 HBV 감염에 걸릴 확률은 90%이다. 산모가 HBsAg 양성인 경우 HBV 감염에 걸릴 확률은 20%이다. 치료를 받지 않으면 신생아는 보균자(carrier)가 될 가능성이 높고, 결국 간암(primary hepatocellular carcinoma)으로 진행될 수 있다.

(1) 엄마가 HBsAg 양성인 경우

Hepatitis B 백신과 추가로 면역 글로블린(HBIG) 0.5ml IM을 생후 12시간 이내에 예방접종한다. 투약은 각각 다른 부위에 주사한다. 이는 HBV 감염 및 만성 보균자로 갈 가능성을 예방하는데 85~95%의 효과가 있다. 2차 접종은 생후 1개월에 3차 접종은 생후 6개월에 Hepatitis B 백신 주사 한다.

(2) 엄마가 HBsAg 음성인 경우

모든 아기에게 Hepatitis B 백신을 접종하며, 이는 퇴원하기 전까지 주사한다. 2차 접종은 생후 1~2개월에, 3차 접종은 생후 6~18개월에 한다.

(3) 엄마의 HBsAg 상태를 모를 경우

HBsAg 양성인 경우와 같은 절차를 따른다. 추가 HBIG 접종은 12시간 내에 엄마의 검사 결과에 따라 접종한다.

(4) 출생체중 2kg 미만의 미숙아이면서 엄마가 HBsAg 음성인 경우

퇴원직전 체중이 2kg이 넘었다면 백신을 접종하고 퇴원한다. 그렇지 않다면 생후 2개월 정규 예방접종을 할 때 함께하는 것으로 미룰 수 있다. HBsAg 양성인 엄마에게서 태어난 모든 미숙아는 가능한 빨리 HBIG 및 백신 예방접종

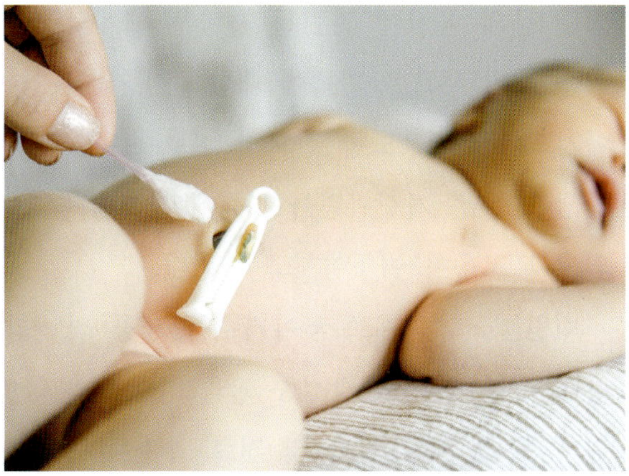

그림 5-23 재대 주변 소독

을 해야 한다.

9. 제대간호

제대 염증을 예방하고 제대기형과 관련된 선천성 기형을 발견할 수 있다. 각각의 병원마다 제대간호에 사용하는 제재에 차이가 있다. 알콜(alcohol)이 흔히 사용되어 진다(그림 5-23). 피부자극을 예방하기 위해 Triple dye나 alcohol을 함유한 제재가 복부피부에 닿지 않도록 한다.

최근 연구에서는 매 기저귀 교환 시 제대간호에 Isopropyl alcohol을 사용한 그룹과 특별한 처치 없이 자연적으로 마르게 둔 그룹간 비교 시, 두 그룹 모두 제대감염은 없었으며 제대탈락의 시기가 alcohol을 사용한 그룹에서 더 지연되는 것으로 밝혀져 제대간호 시 alcohol의 일반적 사용은 지지되지 않고 있다.

2) 방법

- 알코올로 배꼽이 떨어질 때까지 매일 배꼽 주위의 1 인치까지 닦아준다(근래에는 자연 건조를 더 권장하기도 한다).
- 기저귀 밖으로 제대를 위치시켜 건조를 용이하게 한다.
- Cord clamp는 복부피부에 자극이 되므로 가능하면 24시간 후에 제거한다.
- 제대 출혈, 배꼽 주위의 발적, 부종, 냄새 나는 분비물 등의 감염증상이 있는지 관찰한다.

10. 퇴원간호

1) 애착증진

신생아 시기는 심리적으로 미분화된 상태로 흥분상태이다. 동일한 환경에서도 개인차가 심하며 일차적으로 돌보아 주는 사람과의 신뢰관계를 통해 안정감을 형성하여 향후 성장발달에 영향을 미칠 수 있으므로 중요한 요소이다. 또한 신생아의 생리적 욕구에 의해 사회적 행동이 형성발달하게 된다.

출생 직후와 출생 후 짧은 시간 동안 모성 민감기가 존재한다. 이 시기에 부모가 자신의 신생아에게 애착을 느낄 수 있는 특별한 능력을 가진다. 모성은 애착과정 발달에 예측 가능한 발달양상을 보이는데 순차적인 행동 양상으로 신생아를 보면 손가락 끝으로 신생아의 사지를 만지며 관찰하고 차츰 손 전체로 몸통을 만지거나 감싼다. 마주보는 자세는 서로 수평선상에서 시각적인 접촉을 하는 정서적 유대감 형성에 매우 중요하다.

새로운 아기가 가족 구성원으로 들어가기 위해서 어린 형제자매가 있을 경우 섬세한 준비과정이 필요하다. 어린 형제자매의 경우 갑자기 생기게 된 동생으로 인해 그동안 자신에게 집중되었던 관심과 사랑을 뺏긴다는 생각에 질투심이 유발되어 신체적 증상 등으로 퇴행행동이 나타날 수 있으므로 임신 기간부터 신체적, 정신적 준비과정을 거쳐서 새로 태어나는 아기를 받아들일 준비를 충분히 하도록 한다.

2) 부모교육

주로 산전관리를 통해 병원에서 분만이 이루어지므로 임신과정에서도 수유법, 목욕법, 예방접종 등의 육아에 관련된 사항을 체계적인 계획을 세워 새로운 가족에 대한 준비가 잘 이루어지도록 한다. 또한 산모의 피로, 우울, 애착, 신생아 황달, 기질관련사항 등에 대해 가족중심의 부모교육이 이루어지도록 한다.

퇴원 시 교육으로는 아기수첩 제공 및 아기상태 정보 제공, 예방접종 교육, 수유교육 등이 있다. 또한 외래 검사 및 진료 날짜에 대한 설명이 포함된다.

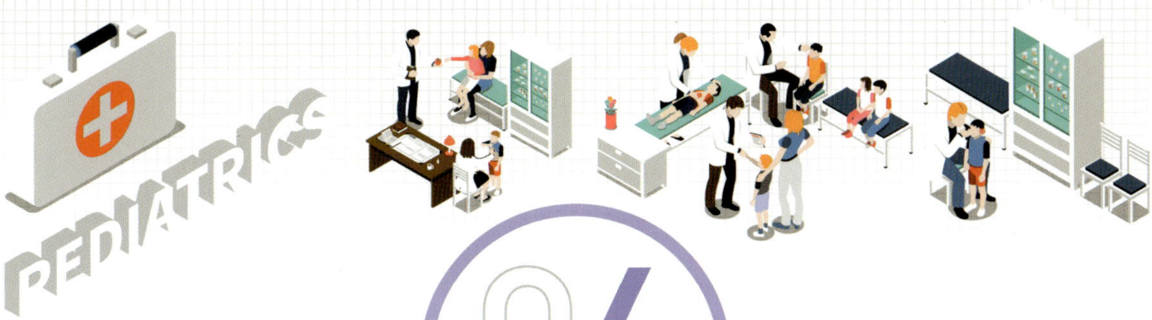

06 CHAPTER

고위험 신생아 간호

Pediatric Nursing

학·습·목·표

- 고위험 신생아의 생리적 기능과 특성을 설명한다.
- 고위험 신생아의 신체 각 기관을 사정한다.
- 고위험 신생아의 체온유지, 호흡유지, 영양유지, 피부, 특수 간호를 수행한다.
- 고위험 신생아의 특수간호를 수행한다.
- 신생아 집중치료실 환경관리를 수행한다.
- 고위험 신생아의 부모에게 부모역할 증진교육을 수행한다.
- 출생 시 손상 신생아에게 간호과정을 적용한다.
- 미숙아와 과숙아의 특성을 설명한다.
- 용혈성 질환 신생아에게 간호과정을 적용한다.
- 저혈당증 신생아에게 간호과정을 적용한다.
- 패혈증 신생아에게 간호과정을 적용한다.
- 호흡기계, 대사장애, 신경계, 근골격계, 소화기계 장애가 있는 고위험 신생아에게 간호과정을 적용한다.
- 고위험 산모의 신생아에게 간호과정을 적용한다.
- 유전질환을 설명한다.

PEDIATRIC NURSING

06 CHAPTER 고위험 신생아 간호

고위험 신생아의 특성

고위험 신생아란 산모의 과거력, 태아에 관한 산과력, 분만력, 출생 후 신생아에게 위험이 있는 경우를 말한다. 고위험 신생아는 대개 산모, 태아, 분만 과정 중의 위험 요인으로 예측이 가능하기도 하나 출생 직수 전혀 예기치 못하게 위중한 아기를 종종 접할 수 있기 때문에 모든 분만에는 소생술에 숙련된 의료진이 반드시 참여해야 한다.

재태연령의 평가와 체중에 따른 분류

고위험 신생아는 흔히 출생 시 체중이나 제태연령, 병태생리학적 문제에 따라 분류된다. 일반적으로 출생체중이 2,500g 이상인 경우 성숙한 신생아로 여기며, 출생체중이 3,000~4,000g일 때와 재태기간이 37주 이상일 때 주산기 사망률이 낮다. 신체기관의 미성숙, 질환, 대사 등과 같은 병태생리학적 문제는 신생아의 성숙도와 관련이 있다(표 6-1, 표 6-2).

표 6-1 신생아 분류

분류	구분	기준
재태연령에 따른 신생아 분류	미숙아(preterm infants)	• 재태연령 37주 미만
	만삭아(term infants)	• 재태연령 37~42주
	과숙아(postterm infnats)	• 재태연령 42주 이상
체중에 따른 분류	저체중 체중아(low birth weight, LBW infant)	• 출생 시 체중이 2,500g 미만
	극소저출생체중아 (very low birth weight, VLBW infant)	• 출생 시 체중이 1,500g 미만
	초극소저체중출생아 (extremely very low birth weight, EVLBW infant)	• 출생 시 체중이 1,000g 미만
제태연령-체중에 따른 분류	부당경량아 (small for gestational age, SGA)	• 출생 시 체중이 자궁내 성장곡선상 10백분위수(%) 미만 • 재태연령에 비해 체중이 작은 아동
	적정체중아 (appropriate for gestational age, AGA)	• 체중이 자궁내 성장곡선상 10~90백분위수(%) 사이 • 재태연령에 체중이 적절한 아동
	부당중량아 (large for gestational age, LGA)	• 출생 시 체중이 자궁내 성장곡선 상 90백분위수(%) 이상 • 재태연령에 비해 체중이 큰 아동

표 6-2 미숙아와 만삭아 비교

구분		검진
자세	미숙아	• '늘어진 자세'로 사지가 신전되어 있다. 몸통은 작고 머리는 몸통에 비해 크다.
	만삭아	• 피하지방이 더 많고 사지를 좀 더 구부린 자세로 있다.
귀	미숙아	• 귀 연골은 잘 발달되어 있지 않고 쉽게 접힌다. • 머리카락은 가늘고 깃털 같으며, 솜털이 등과 얼굴을 덮고 있다.
	만삭아	• 귀 연골은 잘 발달되어 있고 머리카락은 강하고 굵다.
발바닥	미숙아	• 더 부어 있고 얇은 주름만 볼 수 있다.
	만삭아	• 깊고 선명한 주름이 있다.
여아 생식기	미숙아	• 음핵은 돌출되어 있고, 대음순이 잘 발달되어 있지 않으며 갈라져 있다.
	만삭아	• 대음순은 잘 발달되어 있으며, 음핵은 돌출되어 있지 않다.
남아 생식기	미숙아	• 음낭은 잘 발달되어 있지 않고, 늘어져 있지 않다. • 주름이 적고 고환이 서혜관 안이나 복강 내에 있다.
	만삭아	• 음낭은 잘 발달되어 있고, 늘어져 있으며, 주름져 있다. • 고환은 음낭 안으로 잘 내려와 있다.
스카프 징후 (scarf sign)	미숙아	• 팔꿈치는 저항이 없거나 거의 저항 없이 쉽게 가슴을 가로지를 수 있다.
	만삭아	• 팔꿈치가 가슴 중심선을 넘어가려 가져가면 저항이 있다.

⊕ 미숙아(Preterm infant)

마지막 월경주기의 시작 날부터 임신 36주의 마지막 날(259일) 사이에 출생한 신생아 즉, 재태기간 37주 미만에 출생한 신생아를 말한다.

1. 조산을 일으키는 원인

태아측 원인은 태아 곤란증, 다태 임신, 태아 적아구증, 태아 수종, 자궁 내 발육 부전 등이 있으며, 태반/자궁 이상, 즉 태반 기능 부전, 전치 태반, 태반 조기 박리, 자궁 기형, 자궁 손상, 자궁 경관무력증과 조기 양막 파열, 융모 양막염, 양수 과다증, 양수 과소증이 있다. 또한 산모측의 원인으로 너무 어리거나(16세 미만), 나이가 많은 산모(35세 이상), 임신 중독증, 과거 미숙아 분만력, 약물 남용, 감염증 등을 들수 있다.

2. 미숙아의 특성

체온 유지가 어려우며 호흡계의 미성숙으로 호흡곤란 증후군, 무호흡, 공기 누출 증후군, 폐출혈, 만성 폐질환 등이 생길 수 있고, 신경계 미숙으로 저산소성 허혈성 뇌병증, 두 개내 출혈, 미숙아 망막증, 난청의 위험이 있으며, 심혈관계는 저혈압, 저혈량증, 미숙아 동맥관 개존증, 울혈성 심부전, 쇼크 등의 위험이 있다.

또한 혈액계의 미성숙으로 빈혈, 파종혈관내 응고(DIC), 영양실조, 총정맥영양 관련 담즙 정체중, 수유진행의 곤란(feeding intolerance), 괴사성 장염, 저혈당증, 고혈당증, 저칼슘혈증, 황달, 미숙아의 대사성 골질환, 수액 및 전해질 불균형, 급성 세뇨관괴사, 급성 신부정, 패혈증 등의 위험이 있다.

과숙아(Postterm infant)

1. 과숙아의 정의

출생 시 체중에 관계없이 재태기간 42주 이상으로 출생한 신생아를 말하며, 전체 임신의 약 3.5~15%를 차지한다. 과숙아의 원인은 아직 알려져 있지 않으며, 어느 한 쪽 부모가 크거나 다산모, 당뇨병 산모일 경우에 발생 빈도가 높다.

2. 과숙아의 원인

대부분 잘 알려져 있지 않으나 무뇌증, trisomy 16 또는 18 등 염색체 질환과의 연관도 있다고 알려져 있다.

3. 과숙아의 특성

신장이나 두위는 정상적이나 임신 42주가 넘어서면 태반 영양 공급만으로는 부족하여 영양 장애가 생겨 오히려 체중 감소가 일어난다. 피부는 건조하고 갈라져있으며, 껍질이 벗겨지고 흐물흐물하여 주름이 잡힌다.

피하조직이 감소되어 있고, 인상이 또렷하며 눈을 크게 뜨고 각성상태이다. 태변 착색되어 있는 경우도 많고 출생 시 주산기 곤란증을 겪기도 하여 주산기 사망률이 증가한다. 출생 후에는 선천성 기형은 없는지, 태변 흡인이나 지속성 폐동맥 고혈압은 없는지 적혈구 증가증 등이 없는지 잘 관찰해야 한다.

신생아 집중치료실에서의 간호

고위험 신생아의 상태를 정확하게 지속적으로 사정하기 위해서 간호사의 관찰과 측정 뿐 아니라 특수한 감시 장치가 필요하다. 모니터는 정보 시스템이 장치되어 있어서 활력징후가 미리 정해놓은 상한선보다 높거나 하한선보다 낮으면 경보가 울리게 되어 있다.

여러 가지 신체기능을 동시에 감시하면서, 한 가지 기능이라도 정상 범위에서 벗어나면 경고음이 울려서 즉각적인 관리가 필요함을 알려주는 기구가 가장 좋다. 또한 사정한 정보를 저장하고, 정해진 시간동안 상태 변화를 그래프로 보여 주는 것이 필요하다. 그러나 주기적으로 활력징후를 직접 측정하여 모니터 결과와 비교해야하며 모니터의 전극이나 연결관이 제자리에 있는지 확인해야 한다.

모니터는 피부에 부착된 장치나 전도자(electrode)를 통해 심박동과 심전도 양상, 중심 체온과 말초 체온, 호흡수, 혈압, 혈중 산소와 이산화탄소 수치, 산소 포화도, 보육기의 온도와 습도, 인공호흡기의 조절점 등을 규칙적으로 보여준다. 모니터를 통해 관찰한 사정 내용을 신생아집중치료실 기록지에 기록해야 한다.

1. 체온조절

신생아의 온도환경에 대한 간호관리를 위한 표준적 접근법을 제공하는 것이다. 신생아 온도는 24～26℃로 유지되어야 한다.

1) 보육기 온도와 습도

보육기 내의 온도는 표 6-3을 참고한다. 보육기 내의 온도는 체온을 측정할 때 마다 측정하고, 보육기와 연결된 probe를 신생아 피부에 부착한다. 신생아의 체온은 36～37도를 유지하도록 한다. 중성온도 환경의 범주보다 높게 되면 호흡에 문제가 생기므로 호흡상태를 잘 관찰한다. 습도는 30～60%가 적당하다.

2) 보육기 관리

- 보육기는 항상 전원이 꽂혀 있어야 한다.
- 손을 넣는 문은 신생아가 사용할 때 외에는 항상 닫혀 있어야 한다.
- 과열되었다고 전원을 끄지 않는다. 특히 계속 지켜 볼 수 있는 경우가 아니라면 보육기를 식히기 위해 문을 열어서는 안된다.

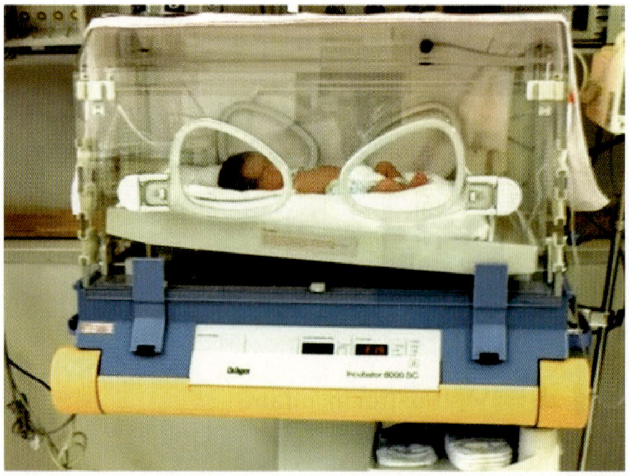

그림 6-1 보육기

- 보육기는 신생아가 바뀔 때마다 완전히 분해하여 철저히 씻어야만 한다.
- Servo probe는 재사용 된다. 온도 probe는 신생아의 부드러운 피부, 보통 복부에 붙인다.
- 습도를 조절하는 멸균증류수 통은 매일 소독하고 증류수도 새 걸로 바꿔줘야 한다.

3) 방열기

방열기를 사용하는 신생아는 항상 피부에 온도 감지기(probe)를 부착한다. 온도 감지기는 아기가 바뀔 때마다 알콜로 세척하고, 환자용 온도 감지기라고 표시된 연결 홈에 연결해야 한다. 기저귀와 아기의 자세를 고려하여 온도 감지기의 위치를 정한다.

표 6-3 저출생 체중아를 위한 보육기 온도

체중(gm) \ 나이(일)	0	10	15	20
<1,500	34.3 ± 0.4	33.5 ± 0.5	33.3 ± 0.7	32.9 ± 0.8
1,501～2,500	33.4 ± 0.6	32.1 ± 0.9	32.0 ± 0.9	31.7 ± 1.1
>2,500	33.0 ± 1.0	30.2 ± 1.5	–	–

2. 호흡지지

고위험 신생아 간호에서 가장 우선적으로 중재되어야 할 부분은 호흡의 확립과 유지이다. 호흡문제가 있는 경우 저산소증 예방과 교정을 하고 이차적인 문제를 예방하거나 최소화하는 것이 가장 중요하다.

계면활성제 투여가 필요한 경우에는 가능한 빨리 첫 번째 용량을 투약한다. 계면활성제 투여 후에도 호전되지 않는다면 고빈도요법을 이용한 초기 인공호흡기 간호가 필요하다. 과산소화로 인한 만성폐질환과 미숙아망막증의 발생을 예방하기 위해 산소포화도는 85~93% 정도를 유지하며, 고빈도진동환기요법(high frequency oscillatory ventilation, HFOV)치료가 필요하다.

환아를 자주 만지고 자극하는 것은 에너지 소모를 증가시키다. 환아를 자주 만지지 않도록 한번에 간호를 몰아서 하는 등 조직적으로 간호를 한다. 환아의 자세는 복위나 측위를 취해 산소화를 증가시켜준다.

1) 산소 포화도 측정기 (Pulse oximetry)

혈액 내 산소 포화도(SaO_2)는 산소와 결합된 헤모글로빈의 농도를 %로 나타낸 것이다(그림 6-2). 각 환아의 기본 PaO_2(동맥 내 산소 농도) 수치를 알아보아 실제 산소 농도를 확인해야 한다.

(1) 지속적으로 모니터링이 필요한 환아

- 불안정한 급성 질환기의 환아
- 산소를 투여 받고 있는 환아
- 무호흡과 서맥의 빈도수가 증가하는 경우

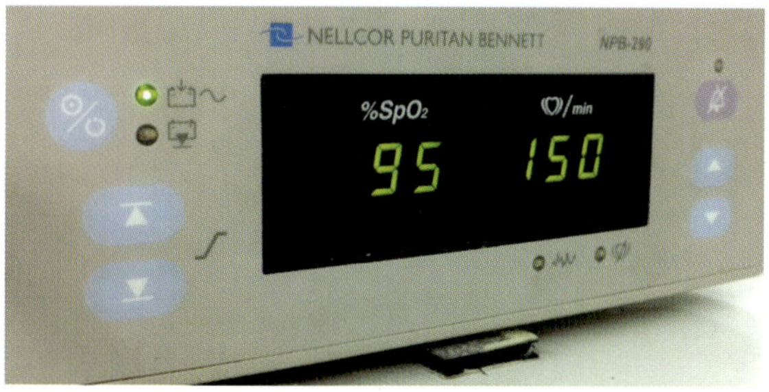

그림 6-2 산소포화도 측정기

- 자극에 민감하여 최소한의 자극 시에도 동맥혈 사정이 필요한 환아

(2) 일시적으로 모니터링이 필요한 환아
(부득이 지속적 모니터링이 안된다면)

- 만성적으로 산소 의존도를 가진 환아 중 자극을 주거나 처치 시에 또는 산소 투여 농도에 변화가 있을 때 적응여부를 평가하고자 할 때
- 몸무게가 1,600g 이상이거나 호흡상태가 안정되었을 때
- 일시적인 치료적 처치 시에(예, 교환수혈)

2) 엑스레이 검사 (Chest x-ray)

호흡곤란 증세가 있거나 심장 질환이 의심되는 경우 정면(AP(anteroposterior) view) 그리고 측면(lateral view)을 찍어 볼 수 있다

3. 경장영양

1) 위관 튜브 삽입 (Passage of orogastric tube) 목적

위관은 중력에 의한 방법으로 수유하기 위해 삽입된다(절대 우유를 밀어 넣지 않는다). 위관은 그 밖에 복부 감압을 위한 목적으로 양압환

기를 하는 동안 위에 공기가 차는 것을 방지하기 위해서도 삽입 된다. Nasal Prong CPAP을 하고 있을 때도 같은 목적으로 삽입될 수 있다.

(1) 필요 도구

- 5, 6, 8 Fr gavage tube
- 모유나 우유를 담을 수 있는 용기나 주사기
- 주사기나 양을 잴 수 있는 도구
- 반창고
- 청진기
- 지속적 수유의 경우 : syringe pump, 60cc 주사기, extension tube

2) 일반적 지침

경장영양을 하기 전 신생아의 복부 팽만감이나 복부 돌출(bowel loop)을 사정한다. 복부 둘레를 측정하고 매 근무 조마다 기록한다. 복부 둘레는 제대 위를 가로질러 측정한다. 제대관을 가지고 있는 신생아는 제대 바로 위쪽으로 복부둘레를 측정한다.

의미 있는 변화가 있거나 혹은 복부가 팽만 되었거나 복부가 돌출되어 보이거나 잠혈검사(guaiac)에서 양성이 나오거나 혹은 위 잔유량이 많이 측정되면(먹은 양의 20% 이상) 의사나 전문간호사에게 알린다. 적절한 크기의 비위관을 선택 한다(체중 : ≤1500gm → #6, 체중 : 1500gm~3kg → #8).

코끝에서 귀 볼까지 재고 귀 볼에서 검상돌기와 제대의 중간 위치까지의 길이를 측정 한다. 테이프나 펜으로 삽입길이를 표시한다. 신생아들은 비강 호흡을 하기 때문에 인공호흡기를 하지 않는 신생아에서 구강 호흡능력을 사정하지 않고 비강을 막아서는 안된다.

위관을 표시된 길이만큼 구강이나 비강을 통해 신생아가 삼키도록 하여 부드럽게 삽입 한다. 공기를 1~2cc 정도 집어넣고 청진기로 위에서 나는 소리를 듣는다. 1~2cc의 공기를 빼내어 위 내용물을 확인한다. 만일 호흡 장애의 징후가 발생하면 위관을 제거한다.

위관이 더 들어갔거나 빠지고 있는지를 보기 위해 매 근무조마다 위관의 위치를 확인한다. 위관이 부적절한 위치에 삽입되었을 때 신생아가 보이는 여러 가지 증상이 있으면(무호흡과 서맥, 저산소포화도(desaturation), 담즙(bile) 섞인 흡인물, 구강내의 formula) 더 자주 튜브 위치 확인을 해야 한다. 위관의 확실한 위치 확인을 하기 위해서는 X-Ray 촬영을 한다.

측정된 양의 우유를 주사기에 따른다(그림 6-3). 우유를 중력에 의해 서서히 들어갈 수 있도록 하거나 처방이 있으면 syringe pump를 이용해 주입한다. 그리고 신생아가 호흡기 장애를

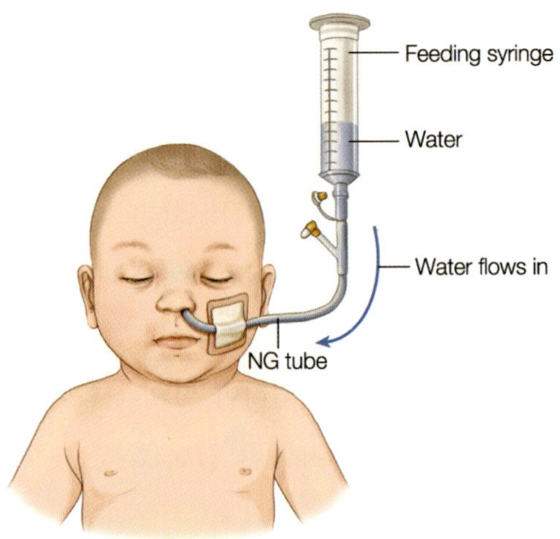

그림 6-3 위관영양

보이는지 혹은 복부팽만감을 보이는지 관찰한다. 만일 이런 증상이 나타나면 수유를 중단한다. 젖병수유와 위관 영양이 함께 처방되면, 젖병 수유를 할 수 있다. 경장영양을 하는 동안 신생아에게 인공젖꼭지를 제공한다.

지속적인 경장영양을 하는 경우 우유는 매 12시간마다 교환하고, 모유는 매 4시간 마다 교환한다. 매 수유하기 전에 위 잔유량을 확인하고, 지속적인 수유를 하는 경우에는 매 4시간마다 위 잔유량을 확인한다. 모든 수유와 튜브 교환 그리고 확인한 위 잔유량에 대해서 기록한다.

경장영양이 이루어지고 난 후 지속적으로 삽입되어 있는 튜브는 필요한 경우 멸균 증류수 0.5~1cc로 씻어 내릴 수 있다. 이때 사용된 증류수 양도 기록한다. 튜브의 위치를 확신할 수 없다면 재 삽입해야 하고 폴리우레탄 재질로 지속적으로 삽입되어 있는 튜브는 제조회사의 사용법에 따라 혹은 매 4주마다 교환한다. 간호기록에 수유 시간, 수유량과 수유 형태, 튜브 교환, 그리고 튜브가 비강 또는 구강에서 삽입되었는지에 대한 위치를 기록한다.

4. 발달간호

의학기술의 진보로 미숙아들의 생존율은 향상되었으나 퇴원 후 추적 관찰연구에서 미숙아로 태어난 아기들의 비정상적 신경발달의 위험이 높고 이는 NICU의 환경과 밀접한 관계가 있는 것으로 알려져 오고 있다.

NICU에서 발달간호의 궁극적인 목적은 생리적 안정성을 저해하는 환경적 스트레스를 감소시키고 각각의 신경발달의 조직화를 촉진하고 에너지를 보존하며 환아와 부모간의 상호 작용을 증진시킴으로써 정상적인 성장발달을 도모하기 위함이다.

1) 빛 (Light)

NICU에서 권유되는 조도는 50~60fc(1fc=10.76Lux)이지만, NICU에서 흔히 사용되어지는 광선치료 시 300~400fc, 직접적으로 햇빛을 쏘였을 때 1000fc 이상이 된다고 한다.

시력은 감각 중에서 가장 늦게 발달되는 것으로 출생 시 가장 미성숙하다. 밝은 빛으로 생리적 변화와 망막 손상 가능성이 있고 깊은 수면을 감소시켜 성장을 저해하는 등의 부정적인 효과가 있으므로 다음의 방법 등을 통해 조도를 낮추도록 노력해야 한다.

- NICU의 조명을 어둡게 한다(특히 밤에).
- 보육기, bassinet 등에 커버를 덮는다.
- 밝은 빛을 필요로 하는 시술 시 아가의 눈을 가려준다.
- 가능하면 환아별 조명을 설치한다.
- 가능하면 밝은 빛을 내는 곳으로부터 아기침상을 멀리 둔다.
- 빛을 밝게할 때는 서서히 증가시킨다.
- 과도한 자극을 막기 위해 모든 시각적 자극을 모니터한다.

2) 소리 (Sound)

자궁안에서 태아는 40~60dB의 소음에 노출되어 있으며 현재 NICU의 소음치도 58dB 이하가 권유되고 있다(미국 소아과학회). 그러나

NICU에서 전화벨이 울릴 때 65dB, 심폐 모니터 알람소리가 70dB, 보육기 알람소리가 80dB, 보육기 위에 젖병을 놓을 때 나는 소리가 108dB이나 된다고 한다.

이런 소음들이 미숙아들에게 스트레스를 유발하여 생리적 변화와 뇌출혈이나 다른 신경학적 후유증, 청력손상 발생률을 증가시키는 것으로 밝혀져 오고 있으므로 다음과 같은 방법을 통해 소음을 줄이도록 노력해야 한다.

- 각종 모니터의 알람을 줄이고 알람에 신속히 반응한다.
- 가능한 한 침상 가에서 큰 소리로 얘기하는 것을 피한다.
- 침상 가에서 물건을 움직일 때는 조용히 움직인다.
- 소음이 나는 기구는 수리하여 사용한다.
- 소음이 나는 곳으로부터 보육기를 멀리 한다.
- 전화기나 인터폰의 소리를 줄인다.
- 보육기 위에 물건을 놓지 않는다.
- 보육기 문을 여닫을 때도 조용히 열고 닫는다.
- 출생 후 가능하면 빨리 아기를 보육기에 넣고 이중벽 보육기를 사용하며 커버를 씌운다.
- 호흡기 라인에 물이 차서 소리가 나지 않도록 주의한다.

3) 자세 (Positioning)

부적절한 자세의 지속 시 장기적으로 장두(dolicocephaly, 길쭉하고 측면이 납작해진 머리 모양)와 목 젖힘, 어깨 상승, 후궁반장 등으로 인한 대근육 운동(예, 뒤집기, 기기, 앉기, 서기와 걷기 등) 손상 가능성이 증가되므로 발달 지지 자세를 제공하여 좀 더 정상적인 운동발달을 도모하고 비정상적인 움직임을 최소화해야 한다.

- 가능하면 복위나 측위를 취해준다.
- 사지의 굴곡을 유지하도록 지속적으로 바운더리(boundaries)를 제공한다.
- 머리 눌림(head molding)을 피하기 위해 자주 자세를 바꿔주고 말랑말랑한 쿠션(gel products)를 사용한다.
- 과신전(hyperextension)을 예방하기 위해 목은 neutral position을 취하도록 한다.
- 골반 외전(hip abduction)을 예방하기 위해 가능한 한 작은 기저귀를 사용한다.
- 안고 있을 때도 사지의 굴곡과 손이 입 가까이(hand to mouth) 가도록 유지한다.
- 복위시, 무릎은 굴곡 시켜서 엉덩이 아래에 두어 엉덩이와 발의 외 회전(external rotation)을 예방한다.
- 다음과 같은 기구들이 아기에게 안정감을 증진시키고, 에너지 보존을 촉진하고 스트레스를 감소시켜서 발달간호에 도움이 된다.
  - Bendy bumper : 아기에게 안정감, 굴곡, 발의 지지나 편안한 자세를 취하는데 도움을 준다.
  - Snuggle-ups : 굴곡자세를 도와주고 안정감을 증진시키며 자가 안정를 보조해준다. 천으로 만들어져 발 지지대(foot roll)가 있고 끈을 교차시켜 굴곡된 자세를 취하도록 한다 (그림 6-4).

4) 핸들링 (Handling)

핸들링시 아기에게 생리적 변화를 가져오게

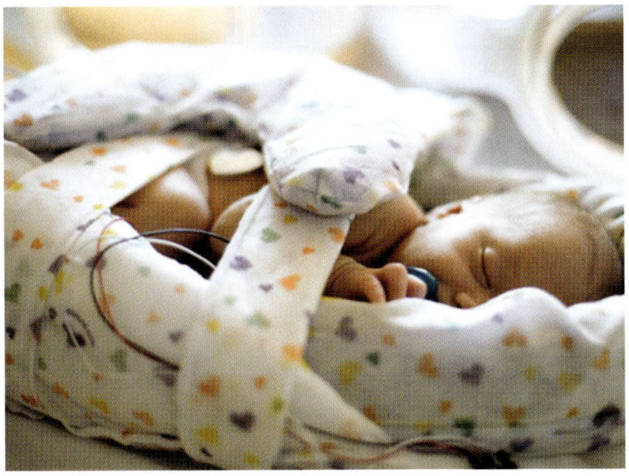

그림 6-4 초극소 미숙아의 Positioning을 위한 도구

되고 지나치게 많아지면 과도한 자극이 되어 비조합(disorganization)을 유발하게 되고 성장 발달에 중요한 수면을 방해하게 된다.

- 아기를 만질 때는 서서히 부드럽게 한다.
- 아기를 만지기 전에 모든 필요한 물품들을 모아 놓아야 하며 가능한 한 처치들을 몰아서 시행한다.
- 시술 시나 후에도 아기를 잘 감싸주고 적절한 사이즈의 공갈 젖꼭지(pacifier)를 제공하여 안위(calming)를 도모한다.
- 목욕시킬 때나 체중을 잴 때에도 적절한 지지를 제공한다.
- 수면시간을 보호해준다(예, quiet time).

5. 고위험 신생아실 입퇴원 간호

1) NICU (신생아 집중치료실)의 입원 지침

병원의 특성과 비치하고 있는 장비와 의료진에 따라 입원방침을 갖추고 있고, 고위험 신생아를 위해 간호할 스텝도 준비되어 있어야 한다. 상주하는 신생아과 의사/산과 의사는 입원 가능여부에 관한 문의를 받게 된다. 소아외과 파트의 수용력은 병원에 따라 제한을 둘 수도 있을 것이다.

2) 과도기 신생아의 입원/관찰

(1) 과도기

이상적으로, 신생아는 신생아실에서 안정된 후에 엄마 방으로 옮겨지고 신생아실 간호사는 주기적으로 산과 병동으로 이 신생아를 사정하기 위해 순회한다. 좀 더 정밀한 관찰이 요구되는 과도기의 신생아는 신생아실에서 지속적인 모니터링을 하며 신생아실 담당의에게 알리고 아기를 NICU로 입원시키는 결정은 분만 방법과 분만 시 특이 사항, 임상적 상태 등을 고려하여 NICU 의료진들간의 상호결정에 의해서 이루어져야 한다.

(2) 확인 과정

모든 신생아는 네 개의 팔찌에 의해 확인된다. 분만직후, 팔찌의 삽입카드는 다음의 정보로 채워질 것이다.

- 산모의 이름
- 산모 등록 번호
- 신생아의 성별
- 출생일과 시간
- 출생 시 체중

팔찌는 2명의 간호사가 정확하게 확인해야 한다. 신생아의 팔목에 하나의 팔찌를 채우고 나머지 하나는 발목에 채운다. 또 하나의 팔찌는 산모에게, 나머지 하나는 보호자에게 착용될 것이다. 산모 외의 또 다른 보호자는 산모가 결

BOX 6-1 신생아 집중 치료실 입원 적응증

- 미숙아 또는 저출생 체중아(출생 시 체중이 2,500gm 이하)
- 청색증으로 인해 FiO_2 0.4 이상의 산소투여가 필요한 경우
- 지속적인 호흡곤란 증상이 있는 경우(moaning, retraction, tachypnea 등)
- 무호흡
- 심한 주산기 가사가 있는 경우
  - 1분 apgar score가 3점 미만 또는 5분 apgar score가 5점 미만
  - 집중적인 소생술이 필요했던 경우
  - 태변이 흡인된 경우
- 당뇨병이 있는 산모의 신생아 중
  - 재태연령이 36주 미만의 조산아
  - 심장/중추신경계 및 골격계의 기형이 있는 경우
  - 지속적인 호흡곤란을 보이는 경우
  - 저혈당이 지속되는 경우
  - 주산기 가사 또는 분만손상이 있는 경우
  - 임신 중 당뇨조절이 잘 안된 경우
- 산전 초음파상 이상소견을 보였던 경우(예, 뇌실확장(ventriculomegaly), 장 폐쇄(bowel obstruction), 선천성 심질환, 태아 수종(hydrops fetalis), 뇌수막류(myelomeningocele) 등이 의심되었던 경우)
- 경련을 보이는 경우
- 적극적인 평가와 수술 등의 처치가 필요할 것으로 예상되는 경우
  - 주의 깊은 모니터링과 항생제 치료가 요구되는 패혈증을 가진 증상을 보이는 경우
  - 적극적인 광선치료나 교환수혈이 필요한 황달 등

정하며 팔찌는 간호사가 직접 보호자의 팔목에 착용한다. 신생아가 엄마 방에서 신생아실로 옮겨질 경우, 간호사는 신생아의 팔찌가 올바르게 착용되었는지, 그리고 정보가 분만기록지와 일치하는지의 여부를 확인해야 한다.

(3) 퇴원 지침

① 퇴원을 고려할 수 있는 상태

- 월경후 주령 35~36주 이상에 도달한 상태
- 체중이 1800~2000gm 이상이며 15~30gm/d 이상 꾸준한 체중 증가가 있는 경우
- 젖병 수유가 가능할 때
- 상온에서 일반적인 옷과 이불로 싼 상태에서 정상체온이 유지되는 경우
- 무호흡 치료 약물중단 후 5~7일간 무호흡 또는 서맥이 없는 경우
- 경구약이나 흡입제제 이외의 주사제 투여가 필요하지 않은 경우
- 가정에서 신생아를 돌볼 수 있는 준비가 되어 있는 경우
- 신생아 중환자실에 입원해야 하는 적응증이 해결된 경우

② 퇴원을 위한 준비

- 퇴원이 예상되는 경우 최소 1주일 전 부모와 퇴원에 대한 논의를 시작한다.
- 가능하면 퇴원 전에 수일간 부모에게 아기 돌보기에 대해 교육한다.

- 필요한 경우 특별한 기구/모니터링의 사용법과 약물 투여법을 교육한다.
- 필요한 경우 응급처치에 대한 교육을 한다.
- 향후 외래 추적관리 계획에 대해 설명한다.

③ 퇴원 시 확인해야 하는 선별검사

- 청각기능 검사
- 미숙아 망막증 검사
- 뇌 초음파 검사
- 선천성 대사이상 검사
- 예방접종 등

④ 퇴원 절차

- 의사/신생아 임상 전문간호사가 퇴원 처방과 퇴원 요약을 완성한다.
- 보호자에게 퇴원을 알린다.
- 담당간호사는 차트를 분리하여 모든 기록지를 순서대로 정리한다.
- 담당 간호사는 신생아를 집에서 간호할 수 있도록 부모나 아기를 돌볼 사람에게 상세한 설명을 주고 설명의 이해를 확인하기 위해 구두대답을 얻고 퇴원 설명 기록에 서명을 받는다. 만약 신생아가 약물 또는 특수 장비와 함께 집으로 갈 경우에는, 약물 복용 또는 가정에서의 장비 사용에 대해 상세한 정보를 부모에게 주어야 한다. 신생아를 데려갈 부모나 가족을 주민등록증 또는 운전면허증 등의 신분증으로 확인 후 입퇴원 기록지에 서명하게 한 후 아기를 퇴원시킨다.
- 아기수첩에 두위, 신장, 퇴원 시 몸무게, 예방접종유무 등에 대해 빠짐없이 기록하여 부모에게 주어 외래 첫 방문 시 가져오게 한다. 외래 진료일, 선천성 대사이상 검사 일이나 안과 검진일 등을 확인한다.
- 아기가 퇴원한 후, 퇴원교육내용과 퇴원 요약은 적절히 작성되어야 하며 퇴원 기록은 다음을 포함해야 한다.
  - 누구에게 퇴원시켰는지
  - 주어진 설명 내용, 어떻게 설명을 이해시켰는지
  - 퇴원 설명 용지에 부모 사인
  - 팔찌 확인하기
  - 신생아를 퇴원시킨 간호사의 사인
- 필요 시, 퇴원일과 시간, 퇴원 시 몸무게, 특이사항 등을 병동의 퇴원기록 장부에 기록 한다.

(4) 고위험 신생아의 외래 추적 관찰

① 목적

- 발달장애의 조기 발견
- 합병증의 발견 및 치료
- 의료진의 feedback
- 보호자 counseling

② 대상(NICU에서 퇴원한 환아 중)

- 출생 시 재태 연령 32주 미만이었던 환아
- 연령에 비해 3% 이하의 성장지연을 보이는 환아
- 중증도 이상의 주산기 가사가 있었던 환아
- 추적관리가 필요한 질환이 발견된 경우 : 선천성 심기형, 위식도 역류, BPD가 있는 환아 등
- 성장발달 장애의 위험이 있는 경우
  - 특히 출생체중 750gm 미만이었던 경우
  - 뇌실주변 출혈이나 경색, 연화증이 있는 경우

- 경련성 질환을 보이는 경우
- 자궁 내 발육지연
- 기타의 위험인자 : TORCH 감염, 신생아기의 중증 감염, 저혈당증, 산모의 약물 복용 등

③ 외래방문 시기

- 첫 외래는 가정으로의 적절한 전이를 평가하기 위해 퇴원 후 7일 이내에 계획한다. 이후에는 환자 상태에 따라 결정하며, 특별한 문제가 없는 경우 3~6개월 정도가 적절하다.
- 교정연령으로 4개월 때 방문하는 추적관리는 성장 따라잡기의 평가와 심각한 신경학적 후유증 유무를 평가하는데 중요하다.
- 교정연령 8개월경은 뇌성마비의 유무와 신경학적 발달을 평가하는데 적절하며 첫 발달검사를 시행하기에도 적절하다.
- 3세경부터는 인지능력에 대한 평가가 중요하며 4세 이후부터는 아주 미세한 발달 장애도 검사할 수 있다.

신생아 황달

신생아 황달은 혈중 빌리루빈 농도가 높아 피부 및 눈의 흰자위가 노랗게 보이는 상태를 말한다. 신생아의 성숙도 및 황달의 원인에 따라 황달의 출현 시기와 최고 빌리루빈 농도 및 빌리루빈 상승 속도가 다르다. 고포합빌리루빈 혈증은 간세포에서 만들어진 포합빌리루빈(Conjugated Bilirubin, CB)이 십이지장으로 배설되지 못하여 CB가 2.0mg/dL 이상 또는 전체 빌리루빈의 15% 이상인 경우를 말한다.

1. 황달의 종류

1) 생리적 황달(Physiologic jaundice)

혈청 불포합 빌리루빈은 만삭아의 경우 생후 3일경에 12mg/dL까지, 미숙아의 경우 생후 5일경에 14mg/dL까지 올라간다.

2) 병리적 황달(Pathologic jaundice)

생후 24시간 이내 생긴 황달, 혈청 빌리루빈 상승속도가 24시간에 5mg/dL 이상, 혈청 빌리루빈이 만삭아에서 12mg/dL 이상, 미숙아의 경우 14mg/dL 이상일 경우, 황달 지속시간이 10~14일 이상 시, 다른 질병에 의한 징후로 생각될 때이다.

(1) 핵황달

핵황달은 간접 빌리루빈 상승이 심하여 알부민과 분리된 유리 빌리루빈이 혈액과 뇌사이 장벽을 넘어 뇌세포 내로 확산되어 뇌에 침착되고 이에 따라 신경학적 증상을 일으키는 질환이다.

(2) ABO 부적합으로 인한 신생아 용혈성 빈혈

혈액형이 A형 또는 B형인 사람은 자연적으로 생성된 anti-B, anti-A 항체를 가지고 있는데 이들은 분자량이 큰 IgM으로 형성되어 있어 태반을 통과하지 못하나 혈액형이 O형인 사람은 동종 항체인 anti-A, anti-B 중 많은 부분이 IgG로 형성되어 있어 태반을 쉽게 통과할 수 있다.

BOX 6-2 신생아 집중 치료실 입원 적응증

- 교환수혈은 신생아기의 심한 고 빌리루빈 혈증, 또는 외인성 약물이나 독소 제거를 위해 실시 할 수 있다. 이는 형성된 항체 제거, 빈혈 교정, 황달 치료의 효과를 얻을 수가 있다. 무균적 제대관, 대퇴 동맥 등 큰 혈관을 이용하여 혈액의 1배 또는 2배 양의 혈액을 1~2시간에 걸쳐 주입하고 빼내는 시술로 신생아 혈액의 85%를 대치하게 된다.
- 혈액의 종류는 농축 적혈구+신선 냉동 혈장(FFP) 또는 전혈을 이용한다.
- 교환수혈의 부작용 : 혈액 성분과 관련된 부작용(이식편대숙주반응, 적합하지 않은 수혈로 인한 용혈), 고칼륨혈증, 고혈당, 저혈당, 저칼슘혈증, 혈소판 감소증, 감염, 색전증, 혈액 소실, 괴사성 장염, 신증 고혈압, 혈전, 저체온증, 두개내 출혈 등

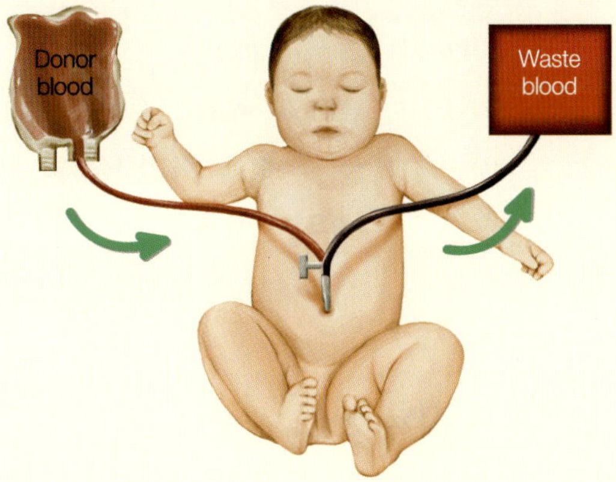

따라서 산모의 혈액형이 O형이고 태아가 A형 또는 B형일 때 첫 분만에서 발생빈도가 높게 나타난다.

(3) RH 부적합으로 인한 신생아 용혈성 빈혈

산모가 Rh 음성이고 아기가 Rh 양성일 경우 발생하는 것으로 첫 임신일 때는 태아의 Rh 양성 적혈구가 모체 수혈에 유입되면서 감작과정을 거쳐 모체에서 anti-Rh항체가 형성된다. 그 후 두 번째 임신 시 모체 내에 이미 형성되어 있던 항 Rh 항체가 태반을 넘어 태아 순환으로 들어가면서 태아의 적혈구를 공격하여 빈혈을 일으키게 된다.

Rh 동종 면역의 예방으로 RhoGAM(Rho-immune globulin)은 산모가 분만이나 유산한지 72시간 이내에 투여하여야 하며 투여된 anti-Rh 항체는 모체 순환으로 유입된 태아 적혈구가 면역반응을 일으키기 전에 이들을 파괴한다. 효과적으로 예방하기 위해서는 첫 분만 후에 투여한 다음, 이후 분만에서도 반복 투여해야 한다.

용혈성 질환은 24시간 이내에 황달이 출현하고 망상 적혈구가 증가한다. 광선요법이 필요하나 심한 경우 또는 빈혈이 심한 경우 교환수혈을 할 수가 있다 (Box 6-2).

3) 모유황달 (Breast milk jaundice)

(1) 조기 발병형 (Breast feeding jaundice)

모유 섭취 부족으로 생후 3~4일경 생긴다. 이는 탈수나 칼로리 부족으로 발생하므로 모유수유를 가능한 빨리, 많이 시작한다.

(2) 지연 발병형 (Breast milk jaundice)

모유수유 중인 신생아에서 생후 4일경 혈청 빌리루빈이 감소하지 않고 오히려 증가하여 14일경 까지 증가한다. 모유수유를 지속하면 약 2주간 이 상태가 계속되다가 4~12주 경에 정상화된다. 이 경우 1~2일간 수유를 중단하고 분유를 먹이면 급격히 감소한다.

표 6-4 생리적 황달과 병리적황달

	생리적황달	병리적황달
혈청빌리루빈수치	5mg/dl 이상	12mg/dl 이상
황달증상발현시기	생후 2~4일경	24시간 이내
예후	5~6일경 증상이 자연소실됨	뇌저 신경절에 빌리루빈이 축적되면서 핵황달이 발생
치료	필요하지 않음	교환수혈, 광선치료

2. 황달의 치료

1) 광선요법

(1) 목적

고빌리루빈혈증인 신생아의 빌리루빈 수치를 감소시킨다.

(2) Spot light 광선치료에 필요한 물품

- Phototherapy light (그림 6-5)
- 눈가리개
- Phototherapy light meter

(3) Fiberoptic 광선치료에 필요한 물품

- Phototherapy system/Illuminator(450nm : blue light, 5μw/cm^2/nm 이상)
- Fiberoptic pad
- 일회용 커버
- 눈가리개(필요 시)

(4) 일반적인 절차

광선치료의 시작과 중단을 위해서는 의사나 전문간호사의 처방이 필요하다. 혈장 빌리루빈 검사를 하고 그 다음에 지시에 따라 총 혈장 빌리루빈 수치 검사를 한다. 빌리루빈 수치가 떨어지기 시작하면 광선치료를 중단한다.

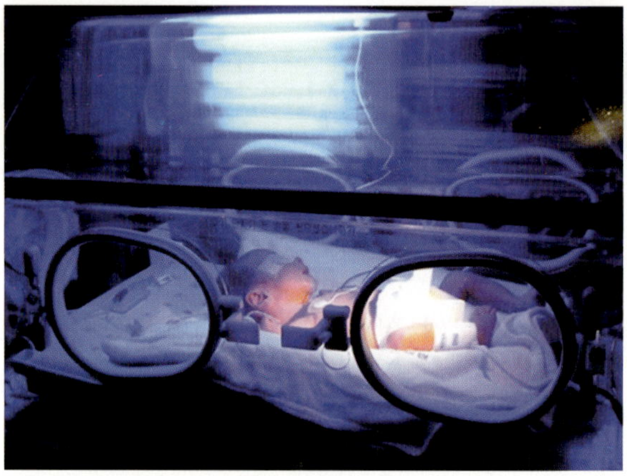

그림 6-5 광선치료(phototherapy)

신생아가 광선치료를 받는 동안, 간호사는 광선치료로 인해 발생 가능한 부작용을 최소화시키거나 예방하기 위해서 시행한 중재와 관찰사항에 대한 기록을 해야 한다. 관찰사항으로는 체온감시(저체온, 고체온), 불감성 수분소실로 인한 탈수가 있는지 섭취/배설 확인, 묽은 변, 으로 인한 피부발진이 있는지, 수유곤란이 있는지 확인한다.

(5) 광선 요법

신생아의 생식기 부위를 가린다. 체온은 3~4시간마다 측정한다. 광선치료를 켜기 전에 아기의 눈은 안대로 완전히 가린다. 눈꺼풀은 각막의 손상을 방지하기 위해 감긴 채로 안대를 착용한다. 보호자와 애착을 증진시키기 수유 시에는 아기의 안대를 제거하며 이때 아기의 눈도 관찰한다. 최대로 피부를 노출시키기 위하여 아기의 자세는 2~4시간마다 바꿔준다. 아기가 크다면, 최대 피부노출을 위해서 2개의 광선 치료기를 사용할 수도 있다.

저혈당증

신생아 저혈당증(Hypoglycemia in a newborn)은 저장 글리코겐이 결핍되어 생긴다. 또한 어머니가 당뇨병을 앓은 경우 아이의 혈액 속 당분을 분해시키는 인슐린 분비가 증가되어 혈당이 떨어진다. 증상은 창백, 호흡불안정, 약하거나 날카로운 울음소리, 쳐져 보임, 토함, 경련이 발생할 수 있다. 생후 1일 이후 만삭아의 혈장 혈당이 45mg/dl 미만, 미숙아는 25mg/dl 미만인 경우를 말한다. 치료는 출생 후 1시간 이내에 혈당 측정을 하고 조기수유를 한다. 저혈당인 경우에는 포도당 정맥주사를 투여한다.

선천성 기형아

이분척추 (Spina bifida)

척수나 수막의 탈출 없이 척추의 추골궁(vertebral arch) 융합의 결손만 있는 경우를 말한다(그림 6-6). 대부분의 환자에서 임상 증상이 없고 신경학적 이상 소견도 보이지 않는다. 그러나 신생아시기에 비정상적인 체모가 있거나 혈관종, 부 피부(skin tag), 색소 침착(pigmented macule), 선천 피부 무형성증(aplasia cutis congenita), 피부 오목(cutaneous dimples), 피하 종괴 등의 소견이 함께 발견되기도 한다.

영아기에는 대소변을 늦게 가리거나 늦게 걷고, 다리 비대칭, 발의 기형, 요통, 하지 통증, 재발성 뇌수막염 등이 보일 수 있고, 임상적으

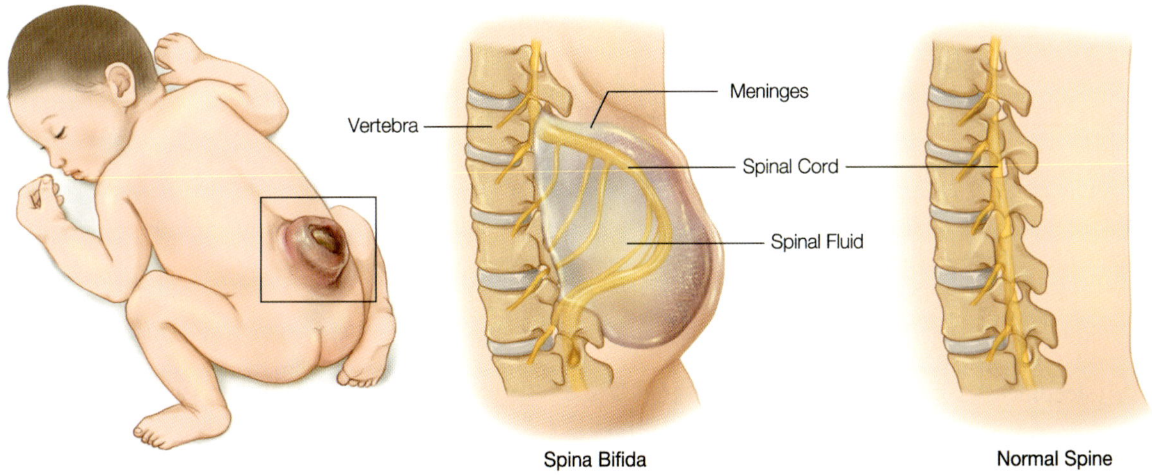

그림 6-6 이분척추

로 추적 관찰 하다가 신경학적 이상 악화가 보이면 수술적 치료를 해준다.

뇌수종 (Hydrocephalus)

뇌수종은 뇌척수액이 과량으로 저류되어 뇌실계의 확대와 두개내압 상승이 있는 상태를 말한다.

뇌척수액은 주로 맥락총에서 생성되는데, 뇌척수액의 순환은 뇌실계통과 정맥통로의 압력차에 의해 이루어지고, 대부분의 뇌척수액은 측뇌실에서 생성되어 몬로공(foramen of Monro)을 통하여 제 3뇌실로 이동하고 뇌수도관을 지나서 제 4뇌실로 온다. 이후 루시카공(foramen of Luschka)과 마장디공(foramen of Magendie)을 통과하여 뇌간주위 지주막하강으로 유입되고 이어서 뇌막기조의 수조들을 통해서 나온 후 대뇌피질의 지주막하강을 순환하고 압력차에 의해 지주막 융모를 통하여 시상정맥을 통해 정맥내로 흡수되게 된다.

뇌척수액은 뇌와 척수에 영양 공급을 하며, 신생아 시기에는 주로 선천 뇌수증(감염, 출혈, 종괴로 인한 aqueduct obstruction, 키아리 기형(Chiari malfomations), 두개골 조기 융합(craniosynostosis) 등), 출혈 후 뇌수증(posthemorrhagic hydrocephalus)이 대표적이다.

임상 증상으로는 눈이 아래를 보고 있는 모습(sunset eye), 보챔(irritability), 경련(seizures), 기면(sleepiness), 증가된 두위, 구토 증세를 보일 수 있다.

치료는 지속적인 요추천자(10～15ml/kg)를 통해 주위의 뇌손상 없이 뇌척수액의 생성속도와 흡수 속도의 균형을 회복시킬 수 있는 시간을 주고, 혈전을 제거함으로써 뇌실확장을 예방한다.

대천문이 팽창되거나 무호흡 등 뇌압상승 증상이 보이면서 두위가 일주일에 2cm 이상 상승하는 경우 뇌초음파, CT, MRI로 뇌실 확장을 확인하고 뇌척수액 배액(ventricular drain/reservoir)관 삽입 수술을 하거나 2kg 이상인 아기의 경우 뇌실복강단락술(ventriculoperitoneal shunt, VP shunt) 수술을 할 수 있다. 약물치료로는 Acetazolamide, lasix가 쓰일 수 있으나 안정성 및 유효성이 입증 되지는 않았다.

발달성 고관절 이형성증 (Developmental dysplasia of the hip)

대퇴 골두가 골반의 관골구에 적절하게 위치하지 않은 상태로써 선천적으로 발생하지만 어떤 경우에는 출생 후에 발생하기도 한다. 여러 원인에 의해 발생할 수 있으며 가족력, 대퇴골두를 관골구내에 위치시키는 인대의 느슨함, 첫째아이, 자궁 내에서의 둔위 자세 등 유전적 요인과 분만 전·후 아동의 체위, 내분비가 관련요인이다.

임상 증상은 대퇴 내측의 피부주름이 비대칭적이거나 더 깊게 나거나, Barlow test, Ortolani test, Allis test (그림 6-7) 등을 해볼 수 있다. 모든 고관절 탈구가 신생아기에만 이상소견이 있는 것이 아니므로 영아기에도 주의 깊게 관찰해야 한다. 진단은 신생아기에는 초음파가 효과적 검사이고 4개월 이후에는 방사선 촬영 검사도 유

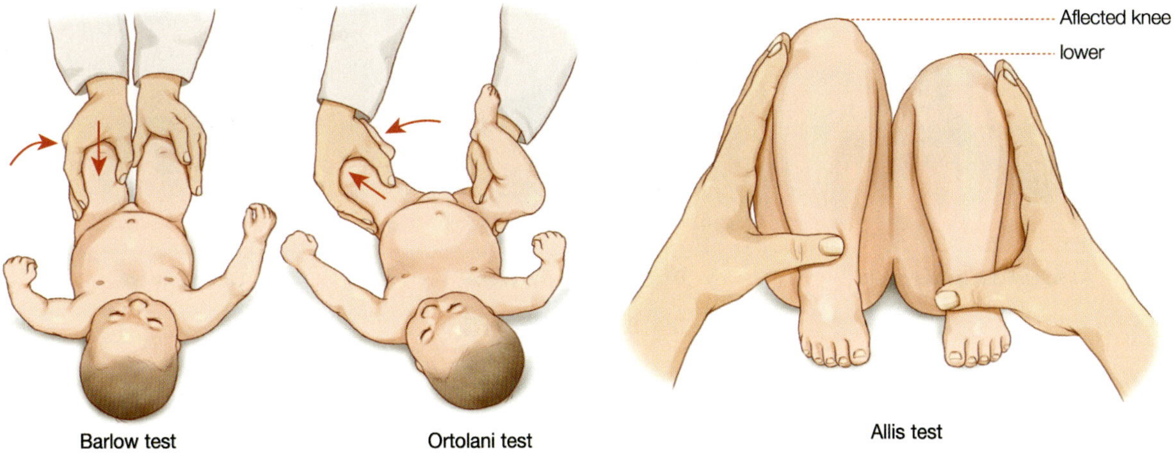

그림 6-7 선천성 고관절 탈구 검사

용하다. 치료는 조기진단과 조기 치료의 시작이 중요하다.

만곡족 (Club foot)

발이 정상적인 모양이나 위치에서 벗어나 뒤틀려 있는 일반적인 기형이다(그림 6-8). 유전적 소인과 다양한 원인적 요인으로 나타나며 발생 빈도는 1/1,000~2,000명이며, 남아에서 2배 정도 호발하고, 내반첨족이 가장 빈번하게 발생하며, 환아의 50%가 양측성 이환을 보이고 뇌성 마비, 이분척추와 관련된다.

임상증상은 발의 족배굴곡과 내전을 특징이며 출생 시에 뚜렷이 확인되며 방사선 촬영에 의해서 기형의 범위를 결정한다.

출생 후 되도록 빨리 치료 또는 수술을 실시한다. 치료의 목표는 긴장된 인대와 건을 늘여주어 발이 최대한 해부학적 자세를 유지할 수 있도록 돕는 것이다. 3~6주간 스트레칭과 석고붕대를 적용하여 진전이 없을 경우 생후 8개월경 수술과 석고붕대를 고려한다. 근골격계가 완전히 성장할 때까지 장기적으로 치료를 지속한다. 보조기, 교정신발, 석고붕대가 필요하기도 하다.

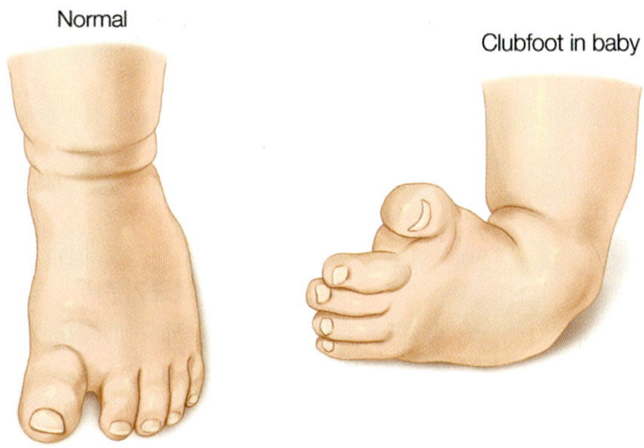

그림 6-8 만곡족

토순/구개열 (Cleft lip/Palate)

태생기 1st 아가미궁(branchial arch)의 발생 장애로 생긴 기형이다. 태아의 위턱뼈(maxillary bone)과 비돌기(nasal process)는 재태 기간 5~8주에 입천장돌기(palatal process)는 재태기간 9~

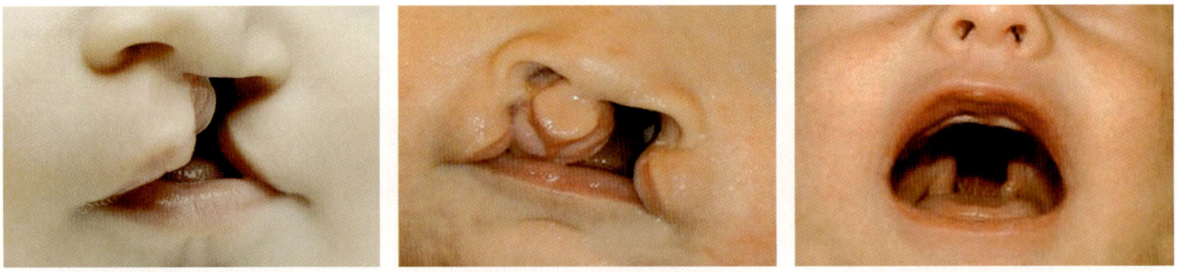

Unilateral cleft lip and palate　Bilateral cleft lip and palate　Cleft palate only

그림 6-9 토순/구개열

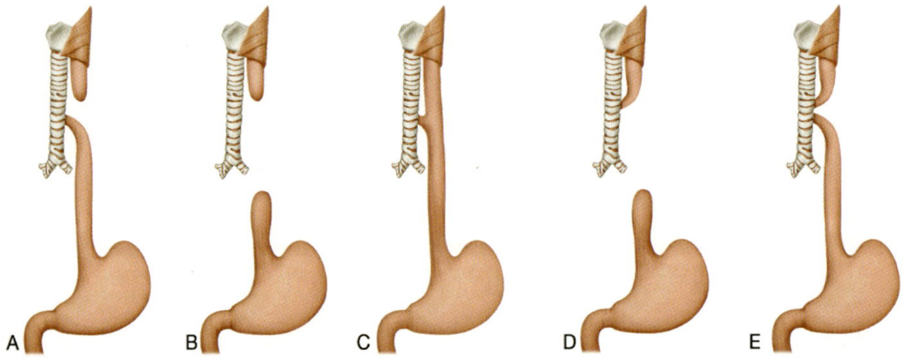

그림 6-10 식도폐색과 식도기관루. A, 원위부에 기관식도누공이 동반된 식도 폐쇄. B, 식도 폐쇄만 있는 형태. C, 식도 폐쇄없이 기관식도 누공이 있는 형태. D, 근위부에 기관식도 누공이 동반된 식도 폐쇄. E, 근위부와 원위부에 기관식도누공이 동반된 식도 폐쇄

12주에 생기는데 이 시기에 비타민 부족이나 바이러스 감염에 의해 토순이나 구개파열이 생길 수 있으며 수술을 통해 교정할 수 있다(그림 6-9).

식도 폐쇄 및 기관-식도 누공 (Esophageal atresia and/or teacheo-esophageal fistula, TEF)

태아의 후두, 기관, 폐조직은 재태기간 4~8주에 완성되어야 하는데 이 시기의 발달장애로 인하여 기관-식도 누공이 생길 수 있다. 가장 많은 빈도를 차지하는 형태는 그림 6-10의 5가지 형태의 기관-식도 누공이며 발생률은 1 : 5000이고 남녀의 발생률이 동일하다. 수술을 통해 교정한다.

밀폐 항문 (Imperforate anus)

5,000명당 1명의 빈도로 발생하며, 50% 이상이 동반 기형이 발견된다. 고위형(high type)과 저위형(low type)으로 분류한다.

재태기간 7~8주경 항문 직장막 및 비뇨직장막에 의한 폐색이 완전하지 않아서 발생하며 저위형의 경우 남아는 회음부(perineum)에 median raphe를 따라 태변이 관찰 되며 여아의 경우 항문에서 전정부(vestibule) 사이에서 태변이 관찰 된다.

고위형 나마의 경우는 요도를 통한 태변 배출을 관찰하는 것이 중요하며 여아는 항문-질 누공(rectovaginal fistula) 또는 cloaca anomaly 가 있는 경우 고위형에 해당한다. 동반 기형 확인을 위해 비위관 삽입, 방사선 검사, 심초음파 검사, 복부 초음파 등을 시행한다. 저위형의 경우 헤가 확장술(Hegar dilatation) 만으로 치교가 가능한 경우도 있고, 일차 교정술(anoplasty)을 실시한다. 고위형의 경우 즉시 결장루술(colostomy)을 시행하며 1세경 교정술(Pena operation)을 실시한다. 저위형의 경우 예후가 좋으나 고위형의 경우 변실금이 초래되므로 배변 훈련이 필요하며 두가지 형태 모두 변비가 잘 동반된다.

선천성 유문 협착증 (Congenital pyloric stenosis)

선천성 유문협착증은 유문의 환조직이 생후 몇 주 이내에 두꺼워져 폐쇄를 초래하는 것으로 첫 번째 아기에게 자주 나타나며, 1,000명 신생아당 1~3명, 남아의 발생률이 여아보다 5배나 높으며 백인에게 잘생기고 만삭아의 발생률이 높으며 가족적 성향을 보이나 정확한 원인은 밝혀져 있지 않다.

임상 증상은 담즙이 섞이지 않은 토사성 구토를 보이고 생후 2~3주에 증상이 나타나며, 미숙아도 비슷한 시기에 나타난다. 우유를 먹어도 곧 배가 고파하며 보채다가 무력감과 탈수, 영양실조를 보인다. 우측상복부에 올리브 모양의 덩어리가 확인된다. 진단 검사는 신체검진, 복부 초음파 검사, 바륨 위 식도 조영술 검사가 있으며 치료적 수술은 유문근층 절개술(Pyloromyotomy)를 시행하여야 한다.

선천성 거대결장 (Congenital aganglionic megacolon, CMC, hirschsprung disease)

선천성 거대결장은 기계적 장폐쇄를 초래하는 선천성 장애를 말하며 신생아기 장폐색의 약 1/4을 차지하며 신생아 시기에 진단되는 경우 약 15%이다. 일차적 결함으로는 한 개 혹은 두 개 이상의 결장분절의 장근(mesenteric) 혹은 점막하(submucosal) 자율신경 부교감신경절(ganglion cell)의 부재로 인하여 생기며 장의 연동운동이 없어지게 되면 장정체가 생기게 된다. 주로는 S자 결장에 국한 되나 약 10%에서는 전장에 걸쳐 발생하기도 한다. 이로 인해 항문괄약근의 이완 실패로 장팽대와 허혈이 생길 수 있으며 장염이 발병하여 심한 경우에는 사망할 수도 있다.

임상증상은 증상, 연령, 침범 범위, 합병증 여부에 따라 다를 수 있으며 신생아는 출생 후 24~48시간 내에 태변배출이 어렵고 수유거부와 구토, 복부팽만 등의 증상을 보일 수 있다.

영아는 불충분한 체중 증가, 변비, 복부팽만, 설사와 구토, 혈변, 발열, 무기력, 식욕부진을 보인다. 또한 아동기에는 만성적 변비, 리본모양의 변, 나쁜 냄새 변, 복부팽만, 식욕부진과 성장지연을 보일 수 있다.

진단은 임상적 증상, 직장검사, 직장 조직검사로 확진할 수 있다. 항문 직장 압력 측정법(rectal manometry), 직장 내 풍선 삽입, 내부 항문 괄약근의 이완과 외부괄약근의 수축반응 검사로 진단이 가능하다. 직장 생검을 통해 장의 일부에 신경절 세포가 없음을 확인하여 확진한다. 치료는 보통 2차에 걸쳐 단계적으로 시행되는데 1차적으로 확장된 장의 휴식을 도모하고 정상화되도록 일시적 대장루술(colostomy)을 시행한다.

이후 생후 6개월에서 1년 사이 신경절 세포가 없는 부위를 잘라내고 정상적인 부분을 연결해 주는 문합술(colectomy with ileorectal anastomosis)을 통해 폐쇄부분의 절제와 연동운동의 회복, 외부 항문괄약근 기능보존을 하게 된다.

선천성 거대결장아의 부모에게는 장루(인공항문)에 대한 준비가 필요하다. 부모에게 적절한 교육을 시행하여 가정에서도 장루를 잘 관리할 수 있도록 도와주어야 하며 심리적 안정에 대한 지지가 필요하다. 특히 장루 주변의 피부간호에는 감염의 증상과 징후에 대한 세심한 관찰과 관리가 요구된다.

⊕ 담도 폐쇄 (Biliary atresia)

담도폐쇄증은 담관의 선천성 폐색이나 결손을 말하며 원인은 잘 알려져 있지 않으나 출생 전후 바이러스 감염, 담즙흐름의 기능적 장애에 의해 생길 수 있다. 초기에는 황달을 보이며 회백색 변, 간비대와 복부팽만, 이후에 비장 종대가 나타난다. 지방대사 부전으로 체중증가 불량, 성장장애가 생길 수 있고 소양증, 자극에 대한 과민반응, 불편감을 보인다.

치료는 외과적 교정으로 간문맥－장문합술(hepatic portoenterostomy, kasai op)을 실시한다. 담도폐쇄증 아기에게는 고칼로리 조제유를 섭취시키고 저염식이를 하여야 하며 지용성 비타민, 이뇨제를 제공하도록 한다. 또한 소양증 감소를 위한 간호를 수행하고 출혈예방을 위해 Ca과 Vit. K를 투여하도록 한다.

⊕ 복벽 손상, 복벽 개열 (Gstroschisis)

복벽 개열은 10,000명당 1명의 빈도로 발생하며 동반 기형은 많지 않다. 장 회전이나 장폐쇄(10%) 동반 될 수 있다. 감염, 젊은 나이 모성, 흡연, 약물 남용 등이 관련 요인으로 알려져 있다. 원인은 불명이나 재태기간 중의 제대 장간막 동맥(omphalomesenteric artery)의 차단과 관련이 있을 것으로 생각되고 있다.

증상은 제대의 우측에 위치한 2～4cm 크기의 결손부로 장이 빠져나오나 간이나 비장은 복강내에 위치한다.

치료는 일차적 교정술이 90% 이상 가능하지만 수술 전 공기 중에 노출된 장이 건조해져서 손상되는 것을 막기 위해 젖은 거즈(따뜻한 생리 식염수를 적신 거즈)로 덮고 랩 또는 비닐을 덮어두어야 한다. 비위관을 삽입하여 감압한다.

수술 후에도 장기간 장폐색증(ileus)이 지속될 수 있고 노출 되었던 장이 얼마나 많이 나와 있었는지에 따라 수술 후 합병증이 달라진다. 너무 장이 많이 나와 있는 경우 한 번에 모두 복원하게 되며 하대정맥의 순환을 막아 쇼크로 사망하게 된다. 이럴 때는 Dacron-reinfored silastic silo patch를 이용하여 장을 단계적으로 복원한다.

제류 (Omphalocele)

제류는 6,000~10,000명당 1명의 빈도로 발생한다. 단독으로 발생하기도 하지만 약 40~60%에서 염색체 이상과 관련이 있다. 재태 10주경 중장이 복강 내로 돌아갈 시기에 복벽의 융합이 일어나지 않아 발생한다 (그림 1-20).

주로 산전 초음파로 발견되며 동반기형 확인을 위해 심장 초음파, 염색체 검사가 필요하다. 제류 또한 노출된 장을 젖은 거즈로 덮어준 후 랩을 씌우고 비위관을 삽입하여 감압한다. 체온 유지를 주의하면서 충분한 수액을 준다. 광범위 항생제를 투여한다.

복벽의 손실의 크기가 작은 경우 일차 폐쇄를 하고, 큰 경우 Dacron-reinfored silastic silo patch를 이용하여 단계적 복원한다. 마찬가지로 수술 후 하대정맥의 순환 장애로 인한(compartment syndrome), 신부전, 저혈압, 간허혈, 장허혈 등의 발생에 주의해야 한다.

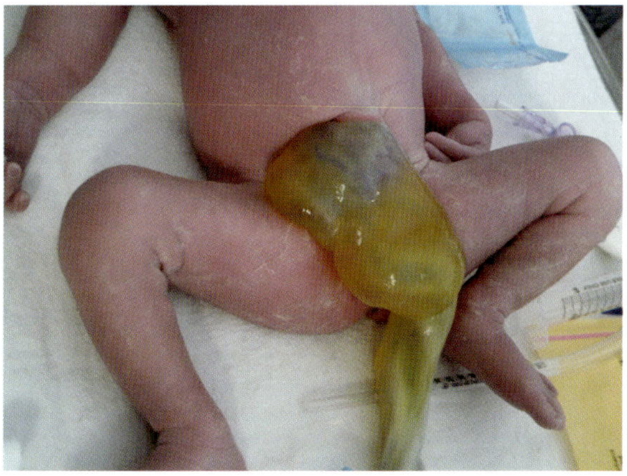

그림 6-11 제류(Omphalocele)

탈장

제대 탈장 (Umbilical hernia)

제대 탈장은 신생아시기에 흔한 상태이며, 배꼽아래의 근막의 결함(fascial defect)으로 인하여 생기며, 미숙아, 흑인, 선천성 갑상선기능 저하증에서 흔히 관찰 된다. 아기가 울거나 기침을 하는 경우에 탈장이 생기지만 쉽게 들어간다. 제대 탈장은 장막 또는 소장으로 구성되어 있으며, 크기는 대부분 1cm 이하이다.

대부분은 수술이 필요치 않으나 3~4세 이후에도 지속되는 경우, 장폐색 등의 증상이 있는 경우, 1~2세 후에 크기가 커지는 경우에는 외과적 수술이 필요하고, 대부분 1세 이전에 자연히 막히므로 걱정하지 않도록 보호자를 교육해야 한다. 또한 크기가 증가하는지 잘 관찰 하도록 한다.

서혜부 탈장 (Inguinal hernia)

서혜부에 아기가 울 때나 힘 줄 때 튀어나오는 장을 보거나 만져서 알 수 있다. 일반적으로 응급 상황은 아니나 감돈 탈장이 일어날 수 있으므로 교정술을 받아야 한다.

미숙아에서 1,500g 미만은 5%, 1,000g 미만은 30% 까지 발견되는 흔한 질환이다. 정복이 잘되고 기타 증상이 없다면 퇴원 직전 수술로 교정하는 것이 좋다.

수술 전 까지 아기가 아파하거나 튀어나온 장을 손으로 밀어 넣었을 때 복원이 안 될 경우 오히려 서혜부의 장을 살짝 당기면 자연적으로 복원될 수 있다. 장의 위치 변화가 없으면 응급 외과 수술을 해야 한다.

선천성 횡격막 탈장 (Congenital diaphragmatic hernia)

횡격막 탈장은 2000~10,000명 생존 신생아 당 한명의 빈도로 발생한다. 2/3가 남아이고 90%이상이 좌측에 발생한다. 재태 10주 경 좌측의 Bochdalek 공의 폐쇄가 되기 이전에 복강 내로 장이 복귀 하여 발생한다(그림 6-12). 폐형성 부전(lung hypoplasia), 폐소 동맥근의 비대, 계면 활성제의 부족 등이 동반된다.

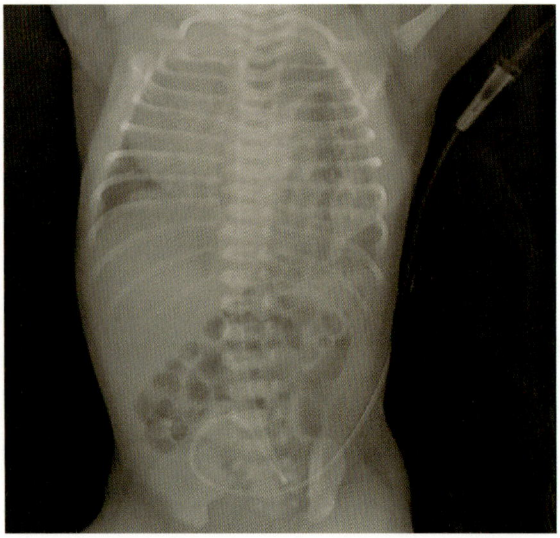

그림 6-12 선천성 횡격막 탈장 방사선 소견

홀쭉한 복부(scaphoid abdomen), 흉부의 장음이 들리며 흉부 방사선 사진으로도 명확하다. 약 40%에서 심기형, 식도 폐쇄, 염색체 이상, 수신 증 등 동반기형이 발견된다. 분만 즉시 기도 삽관을 하여 인공호흡기 치료를 하며, 위식도로 공기 흡입이 되지 않도록 하고 비위관을 삽입하여 지속적인 흡인을 한다. 기흉의 위험이 높으므로 높은 압력의 호흡은 지양하며, 지속성 폐동맥 고혈압이 오는 경우 일산화질소 흡입치료, 적절한 산소화가 어려운 경우 체외 순환막 산소화 요법(Extracorporeal membrane oxygenation, ECMO)을 실시한다.

수술은 논란이 있으나 최근에는 상태가 안정된 후 수술하는 지연수술의 성적이 더 좋다고 보고된다. 수술 후 발육부진, 식도 팽대 및 기능부전, 위식도 역류, 장염전이나 유착과 관련된 폐색, 흉벽의 이상, 재발 등의 위험이 있다.

요로기형

음낭수종 (Hydrocele)

음낭에 장액이 정상이상으로 축적된 것으로 선천적 혹은 외상이나 부고환염 등의 후천적 원인으로 올 수 있다. 천자는 불필요하며 탈장이 동반되기도 한다.

광선(transilluminator)을 비추어 보았을 때 반투명한 액낭이 투과된다. 음낭이 점차 커지지 않는 한 보통 6~9개월 경 점차 자연 소실된다. 복강과 연결된 음낭수종의 경우 탈장이 올 수도 있으므로 수술로 교정을 해준다.

잠복고환 (Undescended testis, cryptochism)

고환은 태생기에 신장아래 복강 내에서 발생되어 태생기 마지막 2개월 동안(임신 8개월) 음낭 내로 하강하는데, 한쪽 혹은 양쪽 고환이 음낭 내로 하강되지 않은 상태를 말한다. 대부분 1년 내 하강하기도 하며 수술적 고정술을 해준다.

요도기형

요도 상열(epispadias)은 요도가 음경 위쪽에 개구 되어있는 것이며, 요도하열(hypospadia)은 요도가 음경의 수직표편 아래에 개구가 된 형태로 요도상열보다 더 흔하다. 치료는 외과적 수술로 교정해야한다.

감염 질환

신생아 패혈증 (Neonatal sepsis)

임상적으로 아파 보이면서 혈액균 배양이 양성인 경우를 말하며, 건강한 신생아에서 관찰되는 일과성 세균혈증(transient bacteremia)과는 구별되어야 한다.

위험 요인으로는 18시간 이상의 조기 양막파열, 산모의 발열, 산모의 백혈구 증가증, 융모양막염, 미숙아, 선청성 기형, 증가된 입원기간, 침습적 시술, 카테터 장기 사용, 기관내 삽관, 빈번한 항생제 사용, 피부나 점막 손상 등이다.

- 조기 발병 : 출생 후 72시간 이내(또는 7일 이내) 발생하는 것으로 S.aureus, S epidermidis, Group B streptococcus, *E.coli*가 주요 원인균이다.
- 후기 발병 : 출생 후 3~4일 이후(또는 7일 이후) 발생하는 것으로 S epidermidis 등 CNS(coagulase negative staphylococci)가 가장 흔하며 S. aureus, Candida albicans, Pseudomonas aeruginosa, Group B streptococcus, *E.coli*, *Klebsiella* 등이 원인균이다.

임상증상은 다양한데 발열, 체온 불안정, 부종, 어딘지 모르게 이상하다(not doing well), 복부 팽만, 구토, 무호흡, 호흡곤란, 빈호흡, 소변감소, 창백, 피부 얼룩(mottling), 빈맥, 저혈압, 서맥, 과민성, 기면 등이다. 항생제 치료가 필수적이며 최소 7~10일 치료를 하고 원인이 되는 인자를 제거하여야 한다.

신생아 괴사성장염 (Necrotizing enterocolitis, NEC)

장관의 점막 및 점막하층의 괴사를 나타내는 질환으로 신생아, 특히 미숙아에게 많다.

1. 원인 및 병태생리

정확한 원인은 알 수 없으나 장의 허혈, 경구영양, 세균 증식의 세 가지 요인이 상호작용함으로써 발생하는 것으로 보고 있다. 괴사성 장염과 관련된 요인은 출생 시 쇼크 혹은 심한 저산소증이 가장 크며, 그 밖에 패혈증, 저체온, 질식, 저혈압, 무호흡, 호흡부전 증후군 등이 관련되어있다.

분만 전후에 생길 수 있는 이런 요인으로 순환 결핍이 오게 되면 장 점막이 손상되어 장점막을 보호하는 분비물이나 윤활성 점액이 생산되지 않아 세균이 장 점막으로 유입된다. 따라서 장벽이 붓거나 파괴되어 IgM을 생산할 수 없게 되고, 외독소가 장벽을 통과해서 배출되므로 장내 방어 체계는 더욱 악화된다. 이때 흔히 발견되는 세균은 *E.coli*, Klebsiella, rotavirus 이다.

괴사성 장염과 고농도의 수유가 서로 상관관계는 있으나 그 이유로 순환이 결핍된 장에 우유가 스트레스를 주기 때문인지, 박테리아 증식의 배지가 되기 때문인지는 명확하지 않다.

2. 임상증상

임상증상은 다양하나 복부 팽만, 혈변, 무호흡증, 서맥, 복부 통증, 위저류, 아파보임, 쇼크, 담즙성 구토, 산증, 설사 등이다. 방사선 소견으로는 장 마비(ileus), 고정된 장음영(fixed bowel loop), 낭성 장기종(pneumatosis intestinalis), 문맥 또는 간정맥 공기음영(portal vein or hepatic vein gas), 기복증(pneumoperitoneum), 공기음영의 부재(gasless abdomen)가 있을 수 있다.

3. 간호진단

괴사성 장염은 임상증상, 임상 검사 및 방사선 검사 결과로 진단을 내린다. 방사선 검사에서 장이 소시지 모양으로 팽창되어 있고, 장 내경이 확장되어 있으며 장벽이 두꺼워져 있고, 공기가 채워져, 거품을 볼 수 있다. 임상 검사에서 빈혈, 백혈구 수 증가 혹은 감소, 대사산증, 전해질 불균형 등이 나타날 수 있다.

심한 경우에는 범발성 혈액 응고 장애나 혈소판 감소 등이 나타날수 있다. 패혈증이 조기 증상은 아니지만 혈액 배양을 통해 원인균을 확인할 수 있다.

4. 치료 및 간호

진단이 되거나 괴사성 장염이 의심되는 신생아는 금식시키고 비위관 감압을 유지하며 산-염기 및 전해질 균형에 주의하면서 정맥영양을 제공한다. 혈액, 대변 및 척수액 배양 검사 시행 후 항생제로 치료를 시작한다.

장천공을 확인하기 위해 복부 X-선 검사, 적혈구 용적률, 혈소판 등을 자주 관찰한다. 적절한 격리와 치료로 질병이 전파되지 않도록 한다. 장천공이 우려되는 경우 괴사된 장의 절제가 필요하다.

위장관 파열과 같은 부작용이 생겼을 때 수술을 하게 되는데, 범위가 넓으면 회장루술(ileostomy)이나 결장루 형성술(colostomy)을 한다.

수술 후 단장(short-bowel) 증후군, 폐색을 동반한 장 유착, 지방흡수 불량, 장 기능 저하로 인한 성장 장애등이 발생할 수 있다.원인은 장의 허혈성 변화, 감염(virus, bacteria, sepsis), 장관 영양 불량 등으로 보고 있다.

호흡기계 질환

미숙아 무호흡 (Apnea of prematurity)

호흡이 20초 이상 정지 하거나 20초 미만이더라도 청색증이나 서맥을 동반하는 것을 말한다. 임상 증상의 하나로 미숙아에서 흔하다. 이와 비교 대상으로 주기성 호흡(periodic breathing)은 20초 이상의 규칙적인 호흡 후에 10초 미만의 호흡정지가 오는 양상이 연속적으로 3번 이상 발생하는 경우를 말하며 정상적인 호흡 양상이다.

1. 원인 및 병태생리

무호흡은 원인에 따라 3가지로 분류할 수 있다.

- 중추성 무호흡(central apnea) : 뇌간의 중추성 호흡 구동 조절이 미숙한 것으로 흡기 노력이 없고 공기의 흐름도 없다.
- 폐쇄성 무호흡(obstructive apnea) : 상기도 폐색으로 인한 폐포 환기의 중단으로 흡기 노력은 있으나 공기 흐름이 없다.
- 혼합형 무호흡(mixed apnea) : 중추성과 폐쇄성 무호흡의 혼합형으로 전체 무호흡의 50~70%로 가장 흔하다.

2. 임상증상

무호흡이 10~20초 혹은 그 이상 계속되면서 청색증과 창백증 등의 피부색의 변화, 서맥이 동반된다. 미숙아 무호흡증은 재태기간이 32주 이하된 미숙아의 1/3, 30주 이하인 미숙아의 대부분에서 나타나는 증상이다. 호흡이 불규칙하여 빠른 호흡을 하다가 느린 호흡을 하고 호흡이 중지되기도 한다.

3. 치료 및 간호

무호흡이 발견되면 영아의 가슴과 등을 문지르거나 체위변경 등 부드러운 촉각자극으로 우선 호흡을 자극한다. 촉각자극으로 호흡이 돌아오지 않으면 비강과 구강, 인두를 흡인하고 100% 산소를 주입한다. 무호흡 상태가 지속되면 턱을 올려 기도를 확보한 후 마스크와 산소 백으로 산소를 주입하고 흉곽이 확장되는지 확인한다. 무호흡이 계속되거나 반복되면 인공호흡기를 사용하거나 비강으로 지속적 기도양압(nasal CPAP)을 제공한다.

무호흡의 빈도를 감소시키는데 적혈구 수혈이나 erythropoietin 투여가 도움이 되며, 중추신경계에서 호흡을 자극하기 위해 methylxanthine계(theophylline, aminophylline)약물과 doxapram, Caffeine 등을 투여한다. 환경온도를 중성 온도 범위 내에서 낮은 쪽으로 유지한다.

태변흡입증후군 (Meconium aspiration syndrome, MAS)

태변은 첫 장내 배설물로 상피세포, 태아의 털, 점액, 담즙 등으로 구성되어 있다. 태변으로 착색된 양수는 태아 곤란증을 의심할 수 있다. 만삭아 및 과숙아가 자궁 내 혹은 출생 후 첫 호흡 시에 태변을 흡인한 것으로 심각한 호흡부전을 일으킬 수 있다.

1. 원인 및 병태생리

태변은 태아질식이나 자궁내 스트레스로 인해 자궁강내에 배출될 수 있다. 전체 출생의 약 10% 정도에서 양수가 태변으로 착색된다. 이 중 5%에서 태변흡인 증후군이 발생하고 이로 인해 5~10% 정도가 사망한다. 주로 만삭아, 과숙아에 많으며, 특히 재태 기간 42주 이상의 과숙아에서는 거의 50% 정도 발생하고 분만이 지연될 때 호발된다.

태반조기박리, 제대 이상, 모체의 저혈압, 태반순환장애, 임신성 고혈압, 빈혈과 같은 산과적 합병증으로 태아 저산소증이 발생하면 장에 허혈 현상이 일어나 장의 연동운동이 증가하고 항문조임근이 이완되어 태변이 양수 내로 배출된다.

임신의 8~29%에서 태변으로 착색된 양수가 나타나는데, 태아는 태내에서 혹은 분만 직후 첫 호흡 시에 태변으로 착색된 양수가 기도로 들어가게 된다. 미숙아는 태아 저산소증이 있어도 장운동 항진이나 항문이완이 없으므로 태변흡인 증후군의 발생율이 낮다.

폐로 태변이 유입되면 공기가 배출되지 않아 폐기종, 폐종격동의 파열 혹은 기흉이 발생한다. 흡인된 태변은 계면활성제를 파괴하여 폐의 표면장력이 증가되고 폐확장을 방해한다. 계면활성제는 폐포의 Ⅱ형 세포내에서 합성되는데, 합성 과정에서 산소를 필요로하기 때문에 이 물질이 계속 보충되려면 정상 환기가 이루어져야 한다.

2. 임상증상

태아는 저산소증으로 인해 출생 전부터 태동이 감소하고, 태아 심음이 약해지거나 느려지고 불규칙해진다. 출생 시 태변이 피부, 손톱, 제대 등에 착색되어 있다. 출생 시 호흡곤란 증상으로 창백, 청색증, 무호흡, 서맥, 낮은 아프가 점수(출생 1분과 5분에 6점 이하), 빠른호흡, 심한 흉골견축, 비익호흡, 호기 시 신음소리 등과 같은 증상이 나타난다.

공기 흐름이 감소되어 과도팽창된 원통형 흉곽(overdistended barrel chest), 나음(rales)과 수포음(rhonchus) 등이 나타난다. 대사산증, 호흡성 산증이 되며 저산소증이 심해지면 동맥관 개존증과 같은 태생기 순환이 지속되면서 지속성 폐고혈압(persistent pulmonary hypertension of the newborn, PPHN)이 나타날 수 있다.

3. 치료 및 간호

태아의 머리가 만출되고 어깨와 폐가 아직 산도에 있을 때 구강인두와 비인두를 흡인한다. 신생아가 활발히 움직이고 양수에 진한 태변이 있을 때는 기관 흡인을 한다. 심박동수가 분당 100회 이하이고 호흡곤란이 있을 때도 기관 흡인을 한다. 호흡곤란이 심하면 심폐소생술과 기계적 환기를 실시한다.

낮은 호기말 양압호흡(PEEP)이 공기의 유출을 방지하기 위해 사용할 수 있으나, 폐쇄된 종말 기관지의 충분한 호기성 팽창을 유발하기 위해 혹은 무기폐가 된 폐포가 환기되도록 하기 위해 높은 압력이 필요할 수 있다.

고식적인 기계적 환기 치료에 반응하지 않는 신생아는 고빈도 인공환기법(high frequency ventilation)이나 NO가스 치료 혹은 체외막 산소화(extracorporeal membrane oxygenation, ECMO) 치료를 한다.

제대동맥관(umbilical arterial line)을 삽입하여 혈압을 지속적으로 측정하고 산도와 혈액가스 검사를 위한 혈액을 채취한다. 폐혈류와 체혈류의 유지 및 혈압을 유지하기 위해 dopamine이나 dobutamine을 주입할 수 있다.

폐고혈압이 쉽게 올 수 있기 때문에 약간 과산소화시키고 중탄산나트륨(sodium bicarbonate)을 투여하여 알칼리화 시키는 것이 도움이 된다. 흉부의 타진, 진동, 체위배액 등을 포함한 물리치료로 태변의 배출을 시도하고 이차적인 폐렴을 방지하기 위해 예방적으로 항생제를 투여한다. 흡인된 태변은 계면활성제를 파괴하므로 계면활성제를 보충한다. 이러한 치료는 산소화를 증진시키고 과팽창된 폐포로부터 공기의 누출을 감소시키는 가장 효과적인 치료방법이다.

신생아호흡곤란증후군

(Respiratory distress syndrome, hyaline membrane disease, RDS, HMD)

신생아 호흡곤란 증후군은 주로 미숙아에서 폐의 발달 미숙으로 인한 폐표면 활성제(surfactant)의 부족에 의해 발생되며, 전반적인 폐포의 무기폐와 폐 부종, 세포손상 등을 특징으로 한다. 발생 빈도는 재태기간이 짧을수록 증가하는데, 30주 이하인 경우 65%, 32~36주에서는 15~20%, 37주 이상의 미숙아에서는 5% 정도이다.

미숙아 외에 RDS를 증가시키는 요인은 미숙아, 당뇨병 산모에서 출생한 신생아, 선천성 횡격막 탈장, 주산기 가사, 힘든 소생술 과정, 제왕절개술로 태어난 아기, 남아 등이다. RDS를 감소시키는 요인은 산전 스테로이드 사용, 임신성 또는 만성 고혈압, 조기 양막 파수, 자궁 내 성장 지연아이다.

1. 원인 및 병태생리

자궁 외 환경에 정상적으로 폐가 적응하기 위해서는 계면활성제가 충분해야 한다. 계면활성제는 폐포의 안쪽 표면을 덮고 있는 지단백으로 폐포의 표면장력을 감소시켜서 폐포의 허탈을 방지하는 물질이다. 이것은 재태기간 24주경에 II형의 폐포 세포(type II alveolar cell)에서 분비된다. 정상적이고 성숙한 신생아의 폐에서는 지속적으로 합성되어 폐 순응도(compliance)를 높여 호흡을 용이하게 해준다. 이런 계면활성제의 양, 성분, 기능, 생산 및 분비의 부족으로 인해 호흡곤란증후군이 발생한다.

호흡곤란증후군은 계면활성제 합성 부전으로 호기 시 폐의 수축과 무기폐가 발생한다. 무기폐는 환기의 저하, 즉 가스교환 부족으로 저산소증과 산증을 유발하고, 산증은 다시 폐혈관 수축과 말초혈관 수축을 일으켜 폐 혈류가 감소되면 계면활성제 합성이 저해된다. 이런 병리적 상태로 인해 신생아는 매 호흡 시마다 허탈된 폐포를 재확장시키기 위해 많은 에너지를 소모하게 되고, 그 결과 호흡은 점점 어려워진다. 또, 폐 혈류가 감소하게 되면 폐포 상피의 괴사가 초래되고, 폐포 모세혈관 내피의 손상으로 혈액성분이 폐포 내로 유출된다. 그 결과 폐포 내피는 fibrin이 침착되어 유리질막(hyaline membrane)으로 덮이게 되고 이러한 폐포는 팽창도가 감소하여 호흡곤란이 더 악화된다.

2. 임상증상

1) 저산소증

가스교환 부족의 결과 저산소증이 생기고, 저산소증의 결과 폐혈관이 수축하고 폐혈류 저항이 증가하여 폐혈류가 감소한다. 폐혈류 저항이 증가되면 태아 순환이 그대로 유지되고 이것은 다시 폐혈류를 저하시키고 저산소증을 증가시킨다. 또 심박출량의 저하로 중요 기관의 관류가 저하된다.

2) 호흡성 산증

가스교환이 부족한 결과로 이산화탄소분압(PCO_2)이 증가되고 산도(pH)가 감소하는 호흡성 산증을 일으킨다. 이산화탄소분압이 지속적으로 증가하는 경우 예후는 좋지 않다.

3) 대사산증

세포 내 산소가 결핍되면 혐기성 당 분해가 일어나서 젖산이 증가한다. 젖산이 증가하면 산증이 되어 산도가 떨어지고, 산-염기 균형을 유지하기 위한 완충제가 감소되며, 그 결과 염기(bicarbonate)가 소실된다.

4) 호흡기 증상

빠른맥, 빠른호흡, 활동저하가 두드러지게 나타난다. 늑골하 함몰 등의 흉부견축(chest retraction), 비익확장(flaring nose), 호기성 그렁거림(grunting), 시소(seesaw)호흡 등과 같은 호흡곤란 징후가 나타나며 상태가 악화되면 무호흡, 서맥, 청색증을 동반한다.

3. 간호진단

진단은 빠른호흡, 호기성 그렁거림, 흉부함몰 등의 임상증상과 흉부방사선 소견, 동맥혈 가스분석 검사 소견으로 내리게 된다. 흉부방사선 검사에서 후두기관지에 공기가 차 있는 부분을 나타내는 양측성의 확산된 과립상의 음영(diffuse granular pattern over both lung field)을 보이며, 무기폐를 나타내는 불투명한 우유빛 유리 형상의 폐(white-out lung) 소견을 보인다(그림 6-13).

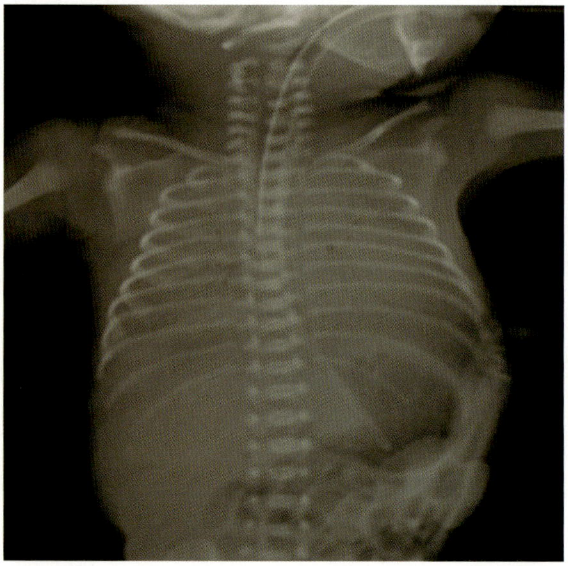

그림 6-13 신생아 호흡곤란 증후군의 X-ray 소견

증상이 회복됨에 따라 방사선 소견이 호전되는데, 일반적으로 생후 4~7일 경부터 좋아지기 시작한다. 초음파 심장조영술(echocardiography)은 폐혈관 측로를 확인할 수 있는 방법으로 진단에 도움이 된다.

4. 예방

적절한 산전 관리로 호흡곤란 증후군의 발생을 예방하는 것이 가장 좋다. 즉 임신성 고혈압, 당뇨병, 흡연이나 약물 복용, 빈혈이나 영양 결핍, 이상 출혈 증상이 있는 임부는 적절한 산전 관리로 미숙아 분만을 예방하는 것이다.

태아의 폐 발달을 촉진하기 위해 glucocorticoids를 임부에게 투여한다. 임상연구에서 산전의 steroid와 교감신경 흥분제(β-adrenergic agonist : ritodrine) 치료는 미숙아 사망률과 호흡곤란증후군의 발병율을 감소시키는 효과가 있는 것으로 나타났다.

5. 치료 및 간호

치료는 대사 요구량을 줄이도록 체온 유지를 하며 보조 환기 요법을 필요로 한다. 약물 요법으로는 인공 계면 활성제(surfactant)를 기도 내로 투여하면, 무기폐 예방, 감염 예방, 폐손상 예방, 폐 부종 예방, 산소화 개선, 인공 호흡기 설정 완화, 기흉 감소, 사망 감소의 효과를 가져온다.

1) 적절한 산소화와 환기 유지

폐조직의 손상을 최소화시키기 위해 산소를 투여한다. 매우 작은 미숙아나 중등도의 증상을 가진 신생아에게 산소를 투여할 때 미숙아 망막증이 초래될 수 있으므로 경피 산소 측정기(pulse oximetry, transcutaneous oxygen and carbon dioxide monitoring)를 통해 지속적으로 PaO_2 농도를 확인해야 한다. 또 환기를 유지하기 위해 기계적 환기장치인 인공호흡기(ventilator)를 이용할 수 있다. 자발적인 호흡이 가능한 신생아에게는 기관내 삽관장치 대신 비강을 통한 지속적 기도 양압장치(continuous positive airway pressure, nasal CPAP)를 적용한다(그림 6-14).

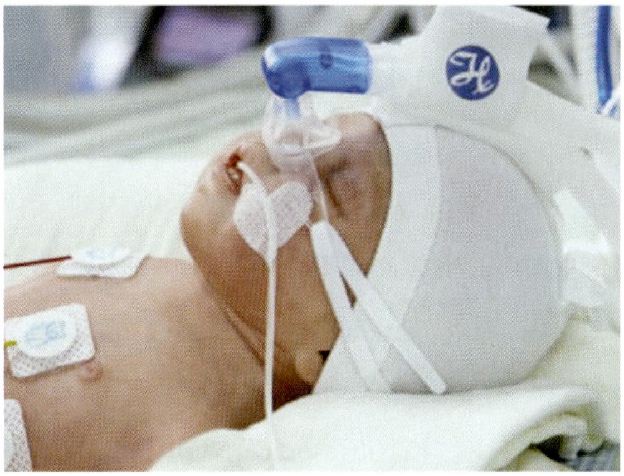

그림 6-14 지속적 양압장치

최근 신생아 중환자실에서 사용하는 인공호흡기는 고빈도 인공환기 장치(high-frequency ventilation, HFV)이다(그림 6-15). 이것은 종래의 인공호흡기가 일회 환기량(tidal volume)을 증가시켜 높은 압력으로 인해 미숙한 폐에 기흉을 유발시키고, 장기간 사용시 기관지-폐 이형성증과 같은 합병증을 초래하는 문제점을 줄이기 위한 장치이다.

고빈도 인공환기장치는 호흡주기마다 팽창과 수축을 반복하는 종래의 인공환기 장치와는 달리 폐의 사강(dead space)보다 적은 환기량으로 분당 150회 이상의 호흡수로 과호흡을 유발시키는 방법이다.

고빈도 인공환기 장치는 호흡의 전체 주기 동안 폐용적을 비교적 안정되고 일정하게 유지하여 폐가 불필요하게 팽창되지 않도록 하여 폐 손상을 감소시키고 효과적으로 환기를 유지시켜 준다. Nitric oxide(NO) 가스 흡입 치료도 사용된다. NO가스 흡입치료는 급격한 폐 손상 시에 조직의 산소화를 증진시켜 주며, 전신혈압을 감소시키지 않고 폐혈관 저항을 감소시켜주기 때문에 폐고혈압이 나타나거나 예상되는 경우 적용할 수 있는 방법이다. 또한 NO가스 흡입은 환기가 이루어지는 혈관을 선택적으로 확장시켜 주어 환기-관류 비를 호전시킨다.

2) 계면활성제 투여 (surfactant replacement therapy)

인공계면활성제는 산소화를 증진시키고 호흡보조 장치의 필요성을 감소시켜 주기 때문에 미숙아의 호흡곤란증후군의 심각성을 감소시키는 치료 방법이다. 인공 계면활성제는 기관내관(endotracheal tube)을 통해 투여하며, 신생아의 증상정도에 따라 분만실에서 투여하기도 한다.

3) 산-염기 불균형 교정

산도를 자주 측정하고 산증일 때에는 중탄산나트륨(sodium bicarbonate)으로 산증을 교정한다.

신생아 일과성 빈호흡 (Transient tachypnea of newborn, TTN)

신생아 호흡기 질환 중 비교적 흔하고 경한 질환으로서 일시적인 빠른 호흡을 주증상으로 하는 질환으로 신생아는 분당 80~120회 정도로 빠르게 호흡한다. 주로 만삭아나 만삭에 거의 가까운 후기 조산아에게 나타난다.

1. 원인 및 병태생리

신생아 일과성 빈호흡은 출생 시 폐포 내에 있던 폐액의 제거와 흡수가 정상보다 늦어져 발생한다. 제왕절개술로 출생한 아기, 경산부의 아기, 분만 시 마취로 인한 과다 진정, 둔위분만, 저출생 체중아, 주산기 가사, 당뇨병 산모의 아기에서 나타날 수 있다. 국내에서는 호흡곤란 증후군보다 흔하며 주로 만삭이 가까운 신생아(near term)에서 발병되나, 미숙아에서도 나타난다.

2. 임상증상

출생 초기에 빈호흡, 경한 흉부함몰, 심음 호흡, 경한 청색증 등 호흡곤란 증상이 나타나지만 저농도 산소 치료로 수일 내 호전된다. 출생 시 Apgar 점수는 양호하나 출생 후 4~5시간 내에 빠른호흡(60회/분 이상), 시끄러운 호흡, 흉골 견축, 비익호흡 및 경도의 청색증을 보이나 유리질막증보다 증상은 경미하다.

정상 혈액 가스 소견을 유지하기 위해 산소 요구량을 FiO_2 0.4 이상으로는 필요하지 않은 양성 질환이다. 보존적 요법으로도 대부분 48~72시간 내에 흉부 방사선 소견의 호전을 보이고 임상적으로도 호전된다.

3. 치료 및 간호

신생아 일과성 빠른호흡은 산소와 지지적인 간호를 통해 쉽게 조절되는 질환이다. 산소 요법으로 SaO_2가 90~95%가 되도록 산소를 hood나 비강 캐뉼라로 FiO_2 0.4 정도의 산소 농도에서 산소분압이 유지되며, 심각한 경우에는 지속성 양압호흡(CPAP)을 실시한다. 산소치료로 동맥의 산소화가 바로 정상화되나 호흡이 지나치게 빠를 때는 구강수유를 금한다. 신생아의 일과성 빈호흡은 예후가 좋고 사망률은 낮다.

기관지폐 이형성증 (Chronic lung diease, broncho-pulmonary dysplasia, CLD, BPD)

기관지폐 이형성증은 미숙아 만성폐질환(chronic lung disease of prematurity)이라고도 한다. 이는 호흡곤란증후군의 치료를 위해 산소치료와 기계적 환기를 제공받는 초극소 저출생 체중아나 극소 저출생 체중아에서 흔히 발생한다.

만성 폐질환으로 태변흡인 증후군, 지속적 폐고혈압, 폐렴, 선천성심질환(특히 동맥관개존증) 신생아에서 많이 발생하며, 산전 감염이나, 출생 후의 기계적 환기 요법으로 인한 기도 및 폐포의 손상, 활성 산소, 동맥관 개존증 및 감염 등에 의한 염증성 매개물질이 폐포와 폐혈관의 발달 장애를 초래함으로 생긴다고 알려져 있다.

1. 원인 및 병태생리

기관지-폐 이형성증은 기계적 환기 치료 시 고농도의 산소와 양압에 의해 기도 점막과 폐포가 손상을 입은 것(barotrauma)으로 생각하고 있다. 또 출생 후 며칠 사이 과도한 수액 투여, 동맥관 개존에 의한 폐부종이나 공기 누출, 무기폐, 폐감염, 비타민 A 부족 같은 영양장애, 유전적요인 등도 일부 원인이 된다. 기관지-폐 이형성증의 과정은 계속적인 폐 조직 손상과 회복을 거듭하면서 폐와 신체의 성장지연을 가져온다.

기관지 점막의 손상, 폐간질의 부종과 폐포 상피의 부종으로 폐포 상피가 편평 세포로 증식되고 비대되면서 폐포 벽이 두꺼워지고 섬유화가 일어난다. 고농도의 산소 공급으로 섬모 활동이 마비되어 폐 점액을 배출할 수 있는 능력이 떨어져 호흡기 폐색이나 무기폐가 초래된다.

2. 임상증상

지속적인 호흡장애 증상으로 저산소증, 과탄산증, 호기의 증가, 빈호흡, 빈맥, 흉부함몰, 비익확장, 신음 및 천식음, 흉곽팽창 등이 나타난다. 체중 증가가 잘 되지 않아 성장이 일반 미숙아에 비해 느리다.

3. 임상검사

진단은 방사선 결과를 근거로 하며 흉부 X-ray상 폐의 부종과 무기폐, 폐섬유화 혹은 폐기종이 전폐에서 관찰 되는 등 다양하다(그림 6-15).

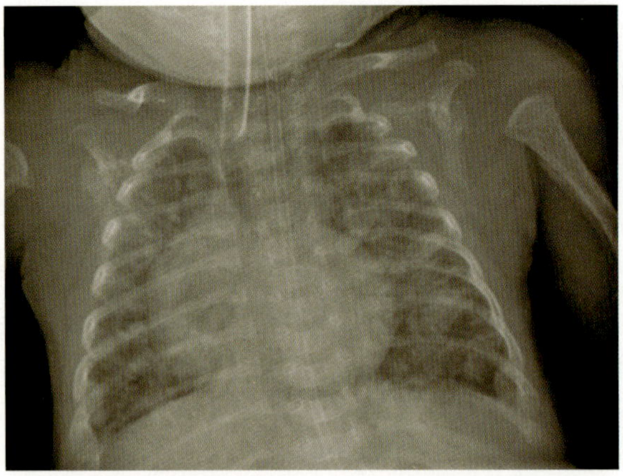

그림 6-15 기관지 폐 이형성증의 X-ray 소견

그 외 28일 이상의 인공호흡기 사용, 호흡부전 증상, 출생 후 1주일 이내에 3일 이상 인공호흡기를 사용한 과거력이 진단에 도움이 된다.

4. 치료 및 간호

기관폐이형성증은 호흡곤란 증후군으로 기계적 환기 장치를 오래 사용한 미숙아에게 많이 나타나므로 미숙아 출생을 예방하는 한편 호흡곤란 증후군을 예방하거나 조기에 치료하는 것이 도움이 된다.

1) 산소투여 및 보조환기 제공

호흡만으로 적절한 동맥혈 산소분압이 유지되지 않고 수유시나 운동 시에 저산소증이 나타나며 적절한 체중증가가 되지 않을 때 산소나 보조적 환기 및 고빈도 인공 환기법을 적용한다. 이 때 산소투여 용량은 말초 맥박 산소측정기에서 SpO_2가 90~95% 유지되는 것을 기준으로 한다.

처방된 산소 농도가 잘 유지되는지 관찰해야 하는데, 특히 울 때 혈액채취, 정맥주사, 요추천자, 흡인(suctioning), 흉부물리치료(chest physiotherapy), 수유 할 때와 같은 스트레스 상황에서 산소포화도가 떨어질 수 있다. 인공호흡기 사용 시 적절한 환기를 유지하면서 산소 압력에 의한 손상을 예방하기 위해 산소농도와 압력을 최소화하여 적용한다.

가능한 빨리 호흡기 이탈을 유도하여 압력이나 산소 독성에 의한 기도 손상을 줄이는 것이 좋으며, 수액 공급은 최소한으로 하며 영양 공급을 충분히 이루어지도록 120~150Kcal/kg/day가 공급 되도록 한다. 약물 요법으로는 이뇨제, 기관지 확장제, 전신스테로이드 치료, 일산화질소 흡입 등이 고려된다.

심혈관계질환

동맥관개존증

(Patent ductus arteriosus, PDA)

동맥관이라 함은 대동맥과 폐동맥 사이를 연결하는 혈관으로 태아기에 존재하며 출생 후 12~24시간 내에 기능적으로 폐쇄되고, 2~3주 내에는 완전 폐쇄되는 혈관이다. 이렇게 자연 폐쇄되어야 할 동맥관이 폐쇄가 되지 않아 일어나는 비청색증성 심질환이다.

주로는 미숙아 PDA로 발달 미숙으로 인해 발생하며 성숙해 감에 따라 자연 폐쇄될 수도 있지만 2차적인 후유증을 남길 수 있으므로 닫혀주어야 한다.

PDA를 통한 혈류의 좌우단락(left to right shunt)으로 폐혈류 증가가 일어나 울혈성 심부전 증상이 보이며 상해 대동맥으로 가는 혈류 증가로 두개 내 출혈 증가, 하행 대동맥으로 가는 혈류 감소로 대사성 산증, 소변량 감소, 신부전, 괴사성 장염 등이 생길 수 있다.

임상 증상으로는 호흡 상태 악화(산소 요구 증가, 빈호흡, 무호흡 등), 심박수 증가, 증가된 맥박, 맥압(pulse pressure)증가, 흉골 좌상연에서 들리는 수축기 심잡음이 청진된다.

치료는 수분제한, 이뇨제, 호흡기 치료, 혈압 강하제를 보존적으로 사용하고 주로는 프로스타 글란딘(prostaglandin) 생성 억제제인 인도메타신(indomethacin), 이부프로펜(ibuprofen)을 이용하여 치료하고 이러한 약물 치료에도 지속적으로 PDA가 남아있는 경우 수술적 결찰술을 고려한다.

신생아 지속성 폐동맥 고혈압 (Persistent pulmonary hypertension of the newborn, PPHN)

태아-신생아 이행 과정에서 폐혈관 저항이 감소되지 않고 지속적으로 상승되어 있는 상태로 폐동맥압이 체동맥압과 같거나 더 높아 난원공과 동맥관을 통해 다량의 우-좌 단락이 일어나서 특징적인 저산소증을 보이는 질환으로 사망률이 매우 높다.

원인으로는 폐 미성숙, 폐 발달 이상, 이행(transition)의 부적응으로 후기 조산아, 만삭아, 과숙아에서 24시간 이내 악화되는 심한 청색증이 있는 경우 의심해 볼 수 있다.

치료의 원칙은 저산소증과 산혈증과 같은 임상적으로 악화되는 상황이 생기지 않도록 해야 하며 절대 안정시키고, 충분한 산소화를 유지하며 치료의 시도와 중단은 반드시 서서히 이루어져야 한다.

약물 치료로는 보조적 치료 외에 일산화질소 흡입요법이 있다. 일산화질소는 선택적으로 폐혈관을 확장시켜 산소화를 향상시킨다. 고용량 NO 투여 시 메트 헤모글로빈 혈증(methemoglobinemia)을 발생시킬 수 있으므로 주기적으로 메트 헤모글로빈 농도를 측정해야 한다.

미숙아 망막증 (Retinopathy of prematurity)

미숙아 망막증은 망막혈관이 완전히 발달되기 전 출생한 미숙아에게 나타난다.

손상 기전은 1차적으로 망막혈관 발달 과정 중 고산소증, 저산소증 또는 저혈압 등에 의해 망막의 혈과 수축, 혈류 감소 등을 일으킨다. 결과적으로 혈관성장을 멈추게 한다. 2차 손상시기에는 혈관 재형성(neovascularization)이 일어난다. 이는 허혈성 손상을 입은 무혈관 망막에서 분비되는 혈관생성 자극 물질로 인한 것으로 생각된다. 광범위하고 심한 망막 외 섬유혈관성 증식은 망막박리와 망막기능의 이상을 초래한다.

출생 시 재태기간과 출생체중이 적을수록, 산소에 대한 노출 기간이 길수록 발병빈도가 증가한다. 출생 시 체중 1500g 미만 또는 재태기간 28주 미만의 아기들은 월경 후 주령 31주 또는 생후 4주 경에 안저 검사를 시작한다. 미숙아 망막증이 있는 아기는 다른 안과적 질환 예를 들면, 사시, 약시, 백내장 등이 생길 위험이 높으므로 퇴원 후에도 성인이 될 때 까지 추적 관찰을 해야 한다.

고위험 산모의 신생아 간호

1. 당뇨병 산모의 아기
(Infant of diabetes mellitus)

당뇨병이 있는 임부가 인슐린 요법을 적절히 실시하지 못한 경우, 이러한 어머니에게 태어난 신생아는 정상 모체에서 태어난 신생아에 비해 태아 및 신생아 사망률이 높다.

산모의 임신 중 혈당 조절 상태에 따라 태아의 기형 정도가 결정되는데, 임신 초기에 혈당 조절이 적절히 되지 않으면 기형 발생률이 증가한다. 임신 기간 동안 태아는 모체의 고혈당에 지속적으로 노출된 상태이므로, 태아의 췌장세포가 인슐린을 분비할 수 있는 시기부터 태아의 혈당 농도를 낮추기 위하여 많은 양의 인슐린을 분비하게 된다. 이에 따라 태아 췌장 세포의 과다성장이 일어난다. 고혈당 상태는 태아의 인슐린 생산을 증가시키고, 태아의 과성장과 지방 축적을 야기하여 거대아로 만든다. 이런 상태에서 신생아가 태어나면 신생아는 인슐린 과다 상태에 처하게 되고, 따라서 저혈당의 위험이 높아진다. 저혈당은 생후 30분에서 4시간 내에 나타나며, 갑작스러운 혈당 저하는 심각한 신경손상이나 사망에 이르는 원인이 될 수 있다.

당뇨병 산모에서 출생한 신생아는 특징적인 외모와 신체적 특성을 나타낸다. 재태기간에 비해 체중이 무겁고 몸집이 크며, 얼굴이 통통하다. 태지가 전체적으로 많으며, 적혈구 과다증이 있다.

치료의 가장 중요한 점은 혈당을 주의 깊게 관찰 하고, 호흡곤란 증후군과 같은 합병증 증상을 관찰 하는 것이다. 또한 선천성 기형과 심혈관계 문제의 증상들을 조기에 파악하고, 적절한 체온을 유지하며, 거대아로 태어나는 경우 상완신경총의 손상이나 마비, 쇄골 골절, 횡격막 마비 등과 같은 분만 손상이 있을 수 있고, 그 밖에 적혈구 증다증, 저칼슘혈증, 수유곤란, 고빌리루빈혈증과 같은 질환에 노출 될 수 있다.

2. 약물남용

1) 알코올

습관적으로 알콜을 복용하는 모체에서 태어난 신생아는 태아알콜증후군(fetal alcohol syndorme, FAS)을 유발할 수 있다. 엄마가 섭취한 알콜은 쉽게 태반을 통과하면서 태반의 호르몬 기능을 방해하며 태아의 발달에 직접적으로 영향을 준다.

태아알콜증후군은 중추신경계통의 미성숙으로 인해 지적발달이 원만히 이루어지지 못해 정신지체가 나타난다. 또한 성장장애를 보이며 얼굴, 팔다리, 심장 등의 기형이 나타나며 작은 머리, 안면기형 등을 볼 수 있다.

2) 담배

임산부가 습관적으로 담배를 피우면 태반을 통해 태아에게 산소와 영양소의 공급을 감소시키며 혈중 니코틴 농도의 증가로 인해 혈압의 상승을 일으킬 수 있다. 호흡기 감염에 취약하며 후에 지적장애 또는 행동장애를 보이기도 한다. 임신 중 흡연량이 많을수록 태내 아기의 성장지연과 신경학적 문제를 경험할 가능성이 높아지며, 수면 중 갑자기 사망하는 영아돌연사증후군(sudden infant death sysndrome, SIDS)의 위험도도 증가한다.

3) 마약류

모체가 헤로인, 마리화나, 몰핀, 코데인에 중독되면 조산 및 저체중 출산의 위험이 증가한다. 신생아는 대부분 마약중독 상태로 잠재적으로는 치명적인 금단증상을 경험한다. 태아가 헤로인에 노출되면 경련, 수면장애, 운동기능 장애, 주의력결핍 등이 출생 시부터 나타나며 마리화나는 언어와 기억발달의 장애를 유발한다.

BOX 6-3 신생아 금단증상(NAS)

- 불안정(instability), 근 긴장도 증가
- 진전, 날카로운 울음소리
- 심한 손가락 빨기
- 활동과다, 찰과상(무릎, 발가락 마찰)
- 수유곤란, 수면장애
- 발한, 체온 불안정
- 빈호흡, 잦은 재채기, 하품
- 구토, 설사, 경련

선천성 대사장애 (Inborn errors of metabolism, IEMs)

선천성 대사장애는 효소와 같이 세포의 대사에 필수적인 물질의 결핍에 의해 발생하는 많은 유전적인 질환을 포함한다. 효소부족으로 정상적인 대사 과정이 방해를 받으면 대사 안 된 물질이 체내에 축적되거나 최종산물이 생기지 않는다. 혹은 다른 대사 과정이 일어날 수 있다. 그 결과 질병이 생기는데, 대부분의 선천성 대사장애는 비정상적인 단백질, 당 또는 지방의 대사과정에서 발생한다.

선천성 대사장애를 위한 선별검사는 주마다 다양하나 모두 페닐케톤뇨증(PKU), 갈락토스혈증, 선천성 갑상선기능저하를 포함한다. 선별검사의 목적은 신체적·인지적 장애를 예방하기 위하여 조기감별과 치료를 할 아동을 선별하기 위함이다.

이 선별검사는 신생아가 24시간 동안 단백질을 섭취하게 한 후 채혈하는 것이 가장 정확하다. 가장 큰 문제는 많은 신생아가 퇴원 후 페닐케톤뇨증을 위한 재선별검사를 하지 않거나 늦게 검사하는 것이다. 특별히 관심을 가져야 할 것은 가정에서 태어난 신생아도 선별검사를 해야 한다는 것이다.

선천성 대사 이상 검사

선천성 대사 이상 질환은 태어날 때부터 어떤 종류의 효소가 없어서 우유나 음식의 대사산물이 신체에 유독작용을 일으켜 대뇌, 간장,

안구 등의 장기에 돌이킬 수 없는 손상을 가져다준다.

선천성 대사이상 질환은 신생아 시기에는 아무런 증상이 나타나지 않기 때문에 알 수 없으며, 생후 6개월부터 여러 증상이 생긴다. 이때부터 치료를 하더라도 그 동안 손상 받은 뇌세포가 치유되지 않아서 뇌기능은 좋아지지 않는다. 그러나 생후 7일 이내에 검사를 받아 조기 발견하여 치료하면 충분히 예방할 수 있다.

1. 검사종류

- 갑상선 기능저하증(Hypothyroidism)
- 페닐 케톤뇨증(Phenylketonuria, PKU)
- 갈락토오즈 혈증(Galactosemia)
- 부신 생식기 증후군(adrenogenital syndrome)

2. 검사 절차와 치료

정부에서는 모든 신생아를 대상으로 선천성 대사이상 검사 가운데 페닐케톤뇨증과 갑상선 기능 저하증 검사에 대해 보건소, 병의원 등을 통해 무료로 실시하고 있다.

검사방법은 생후 48시간 이후 7일 이내에 신생아에게 젖을 충분히 섭취시키고 2시간 이후에 발뒤꿈치에서 채혈하여 1차 검사를 실시하며 검사 결과 이상이 발견되면 다시 재검, 정밀검사를 실시하고 있다(그림 6-16).

정밀검사결과 확인된 선천성 대사이상자에 대하여는 질환의 종류에 따라 필요한 호르몬제나 특수조제분유를 먹이면 정상아로 성장할 수 있다. 정부에서는 저소득층 신생아 중 페닐케톤뇨증 환아에게는 특수조제 분유를, 갑상선 기능저하증 환아에게는 치료비를 지급하고 있다. 뇨증 환아에게는 특수조제 분유를 갑상선 기능저하증 환아에게는 치료비를 지급하고 있다.

3) Tandem mass spectrometry (MS/MS) (43종)

최근에는 같은 혈액양으로 43종을 알아볼 수 있는 MS/MS 검사를 시행하고 있다(그림 6-17).

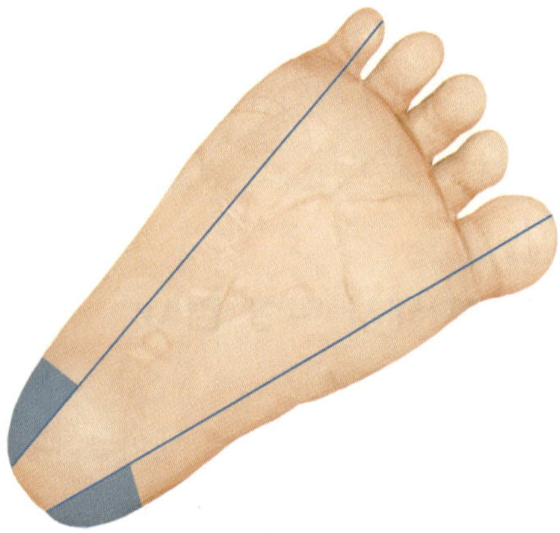

그림 6-16 발뒤꿈치 채혈을 하는 부위

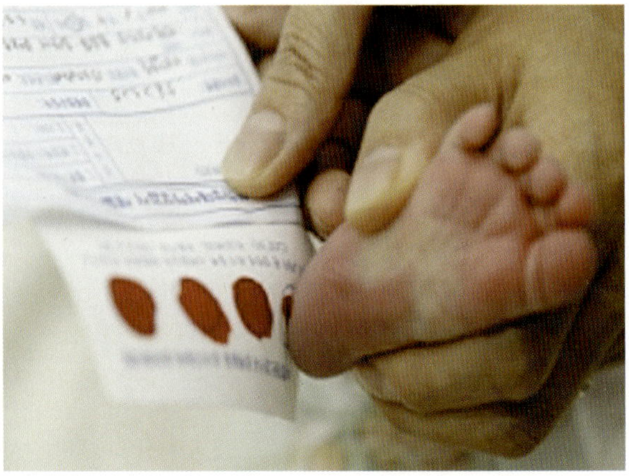

그림 6-17 선천성 대사이상검사

선천성 갑상선기능저하증 (Congenital hypothyroidism, CH)

태아기부터 갑상선의 형성 부전이나 갑상선 호르몬의 합성 장애 등과 같은 다양한 원인에 의해 갑상선 기능이 저하되는 상태를 말한다. 조기에 발견하고, 치료하지 않으면 갑상선 호르몬이 부족하여 심각한 지능 저하 및 성장 발달 지연 등을 일으킨다.

1. 원인 및 병태생리

일반적인 병리학적 원인은 갑상선의 발육부전이며, 대부분은 원인이 알려지지 않았다. 일시적 선천성 갑상선기능저하증은 모체에게 항갑상선 약제나 천식 진해제를 투여했을 때 갑상선 호르몬의 분비가 억제되어 나타난다. 영구적 선천성 갑상선기능저하증은 갑상선 발달장애나 갑상선 호르몬 합성에 필요한 효소 결핍 혹은 드물게 뇌하수체 기능장애가 원인이다. 많은 미숙아에서 시상하부와 뇌하수체의 미성숙으로 인해 출생 시 갑상선기능저하증이 나타날 수 있는데 일과성이고 치료가 필요 없다.

갑상선호르몬 결핍 증상은 어떤 경우에는 심하고, 조기에 나타나나 어떤 경우에는 수개월 혹은 수년 후에 나타나기도 한다.

2. 임상증상

산전 모체로부터 받은 갑상선호르몬의 영향으로 신생아기에는 대체로 명백하지 않다. 그러나 수유저하, 기면, 황달 장기화, 호흡곤란, 청색증, 변비, 커다란 천문, 목쉰 울음소리, 서맥과 같은 애매한 증상이 출생 직후에 나타날 수 있다. 또한 40주 이후에 출생하거나 출생체중이 4kg이 넘을 수도 있다.

치료하지 않은 선천성 갑상선기능저하증의 전형적인 특징은 생후 약 6주 후에 나타난다. 전형적인 얼굴(낮은 콧날, 좁은 이마, 푸석한 안검, 큰 혀 (그림 6-18), 건조하고 부서지기 쉬운 머리카락, 차게 느껴지는 두껍고 건조하고 얼룩덜룩한 피부, 넓게 두드러진 봉합선, 복부팽만, 서

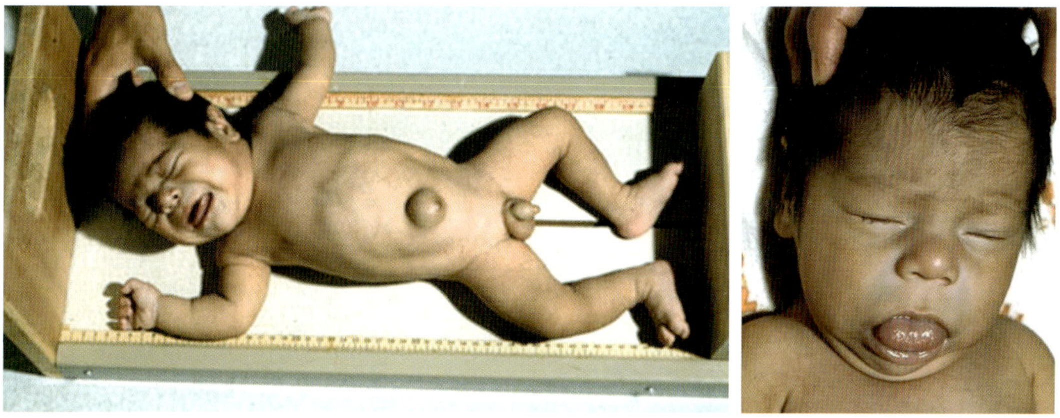

그림 6-18 선천성 갑상선기능저하증

혜부 탈장, 반사저하, 서맥, 저체온, 맥압이 낮은 저혈압, 빈혈, 골연령은 출생 시부터 크게 지연되어 있다.

가장 심각한 증상은 신경계 발달 지연으로 심한 정신지체를 유발한다. 인지장애의 정도는 갑상선기능저하의 정도와 치료 전경과 시간에 달려있다(Box 6-4).

BOX 6-4 선천성 갑상선 기능 저하증의 임상 증상

- **신생아**
  - 넓은 대천문
  - 제대탈장
  - 변비
  - 지속되는 황달
  - 창백하고 낮은 체온
  - 두꺼운 혀와 열린 입, 호흡곤란
  - 근긴장 저하, 이완된 반사, 활동저하
  - 수유곤란
  - 잘 울지 않는 기면상태 또는 멍한 표정
  - 얼룩덜룩하고 두껍고 차고 건조한 피부
  - 눈꺼풀, 손등, 생식기 및 사지의 부종
- **영아기 이후**
  - 성장발달 지연(작은 키, 짧은 사지와 목, 두터운 손과 짧은 손가락)
  - 골 발육의 지연으로 대천문의 폐쇄시기가 늦어지고 크게 열려 있음
- **나이가 들면**
  - 지능저하
  - 신경학적 증상(행동 및 언어장애)

3. 임상검사

진단이 늦어 정신적 발달에 심각한 영향을 미치지 않도록 하기 위하여 조기 진단이 필요하다. 신생아 선별검사는(출생 후 2~5일 사이가 적당) 혈액을 여과지에 묻혀 Thyroxine(T_4)을 검사하고, T_4가 낮으면 갑상선자극호르몬(TSH)을 검사한다(표 6-5). 검사는 신생아가 모유나 분유를 시작한 이후에 검사한다. 생후 2~6일 사이에 발꿈치의 혈액을 이용하여 검사한다. T_4치가 낮게 나타나는 경우(<6mg/dL)와 갑상선자극호르몬이 높게 나타나는 경우(>60U/mL)에는 선천성 갑상선기능저하증에 해당하므로 원인에 대한 검사가 필요하다.

부가적으로 혈중 T_4, T_3, resin 흡수, free T_4, 갑상선결합글로불린(thyroid bound iodine, TBG)을 검사한다. 갑상선기능검사(갑상선 스캔과 흡수검사)는 요오드 방사선 동위원소(I)를 먹고 24시간 이내에 갑상선에 요오드가 얼마나 흡수되는가를 측정하는 것이다.

신생아에서는 갑상선기능검사 수치가 큰 아동에 비해 높으므로 검사하는 시기가 중요하다. 미숙아인 경우 갑상선기능검사 수치가 만삭아

표 6-5 갑상선 기능 검사 정상 수치

나이	TSH(mIU/L)	T_4(μg/dL)	T_3(ng/dL)	free T_4(ng/dL)	TBG(mg/dL)	Tg(ng/mL)
제대혈	1~20	6.6~15.0	14~86	1.2~2.2	0.8~5.2	15~101
1~7일	1~39	11~22	36~316	2.2~5.3	0.8~5.2	1~110
14주	0.5~6.5	8.2~17	105~345	0.9~2.3	0.6~5.0	11~92
1~12개월	0.5~6.5	5.9~16	105~245	0.8~2.1	1.6~2.6	12~113
1~5세	0.6~6.3	7.3~15	105~269	0.8~2.0	1.4~2.8	5~72
5세이후	0.5~6.3	4.2~13	70~241	0.8~2.5	1.2~2.8	2~40

BOX 6-5 선천성 갑상선 기능 저하증의 진단 검사

- 신생아 선별검사
  - 발뒤꿈치에서 채혈
  - 생후 5~7일에 시행하는 것이 가장 좋지만 생후 48시간 이후 시행하는 수가 많다
  - 검사결과 양성이면 확진 위해 이차 검사 시행
- T_4 수치(정상=6.5~1.3/dL)검사 저하
- TSH(정상 5U/ml) 미만 검사 증가
- 갑상선 스캔(갑상선 부재 또는 위치 이상 유무 확인)
- X-ray 검사(골연령 평가)

에 비해 낮게 나타나므로 T_4와 갑상선자극호르몬 재검사는 30주(교정연령) 이전에 태어난 신생아는 30주 이후에, 만삭아라도 병이 있었다면 회복된 후에 재검사한다. 산전검사에는 일차적(갑상선)과 이차적(뇌하수체) 갑상선기능저하증을 시행한다 (Box 6-5).

4. 치료 및 간호

치료를 출생 직후에 시작하면 정상적인 육체 성장과 지능발달이 가능하다. 조기 진단 후 가능한 빨리 평생 동안 갑상선호르몬을 계속 투여해야 한다. 가장 증상이 심한 경우는 지능 발달에 문제가 생기는 것으로 이는 주로 투약 불이행으로 나타난다. 가장 좋은 약은 합성 levothyroxine sodium(synthroid 또는 levothroid)이다. 적절히 치료되고 있는지 평가하기 위해 규칙적인 갑상선호르몬(T_4) 검사가 중요하며, 뼈연령 검사도 적절한 성장을 하는지 알기 위해 중요하다.

조기 발견과 치료 시작의 지연은 정신지체의 다양한 정도의 결과를 가져올 것이다. IQ 저하는 치료 시기와 직접적인 관련이 있다. 치료가 0~3개월에 시작하였다면 평균 IQ는 89이다(범위 : 64~107). 만약 3~6개월에 시작하였다면 IQ는 71에 도달할 것이다(범위 : 36~96). 6개월 이후에 치료를 시작하면 평균 IQ는 54(범위 : 25~80)에 도달할 것이다.

가장 중요한 간호는 질병의 조기 발견이다. 신생아를 간호하는 간호사는 선별검사를 통해 호르몬의 결핍 여부를 확인 하여야 한다. 특히 조산아나 조기 퇴원아 또는 집에서 출생한 아기에 대해 더 주의한다. 비록 선별검사가 정확하다고 해도 병을 발견 못하는 경우가 있으므로 이런 환자의 초기 증상을 잘 알고 있어야 한다.

초기 영아기를 지나도록 진단이 늦은 경우 영구적인 정신발달지연의 가능성이 매우 크기 때문에 그 부모는 지능저하 아동을 키우는 부모와 같은 양육지도를 받아야 한다. 부모는 아동의 진단이 늦은 데 대한 그들의 느낌에 대해 토론할 시간을 가져야 한다. 치료가 지능발달을 회복시킬 수는 없지만 더 이상의 손상을 막을 수는 있다.

부모가 '조용하고 착한 아이(quiet and good)'라고 하는 영아에게 신체적인 초기 증상이 나타난다면 갑상선기능저하증이 아닌지 검사한다. 불행하게도 어떤 부모는 진단 전에는 아동이 활동성이 없는 것이 문제라는 사실을 모르고 있었고, 이로 인해 치료가 지연되었다는 생각 때문에 죄책감에 빠지는 경우가 있다.

일단 진단이 되면 선천성 갑상선기능저하증에 대해 부모에게 설명하고, 평생 치료가 필요함을 알린다. 약을 잘 복용하는 것이 아동의 정상적인 성장과 발달에 필수적임을 강조한다. 약은 아무런 맛이 없으므로 갈아서 음식에 섞어 먹일 수 있다. 투약을 한 번 놓쳤다면 다음날

BOX 6-6 선천성 갑상선 기능 저하증의 부모교육

- 가장 중요한 간호는 질병의 조기 발견이다.
- '조용하고 착한 아이(quiet and good)' 영아에게 신체적인 초기 증상이 나타난다면 검사한다.
- 평생 치료의 필요성을 알린다.
- 약을 잘 복용하는 것이 아동의 정상적인 성장과 발달에 필수적임을 강조한다.
- 약은 아무런 맛이 없으므로 갈아서 음식에 섞여 먹인다.
- 투약을 한 번 놓쳤다면 다음날 두 배의 용량을 복용한다.
- 금기사항이 없는 한 모유수유가 가능하다.
- 맥박 증가, 호흡곤란, 보챔, 불면, 발열, 땀 증가, 체중감소 등 과량복용의 문제점도 알려준다.
- 맥박 측정법과 맥박이 얼마 이상이면 의사에게 알려야 하는지도 교육한다.
- 잘 치료되지 않는 경우에는 피로감, 졸림, 섭취 부진, 변비가 나타난다.

두 배의 용량을 주어야 한다.

갑상선기능저하증 아동에게 엄마가 금기사항이 없는 한 모유수유가 가능하다. 부모에게 맥박 증가, 호흡곤란, 보챔, 불면, 발열, 땀 증가, 체중감소 등 과량복용의 문제점도 알려주어야 하고, 이상적으로는 맥박 측정법과 맥박이 얼마 이상이면 의사에게 알려야 하는지도 교육한다. 잘 치료되지 않는 경우에는 피로감, 졸림, 섭취 부진, 변비가 나타날 수 있다(Box 6-6).

페닐케톤뇨증 (Phenylketonuria, PKU)

페닐케톤뇨증(PKU)은 선천성 대사 장애로 적절한 혈액검사(예, 신생아 대사이상선별검사)만 이루어진다면 출생 직후 바로 진단할 수 있는 질환입니다.

1. 원인 및 병태생리

페닐케톤뇨증은 상염색체 열성 유전성 질환으로 필수아미노산인 페닐알라닌(phenylalanine)을 대사시키는 효소가 선천적으로 부족해서 발생한다. 전형적인 페닐케톤뇨증은 고페닐알라닌혈증(hyperphenylalaninemia)의 한 형태이다.

페닐케톤뇨증은 간에서 페닐알라닌을 타이로신으로(tyrosine)으로 전환시켜주는 페닐알라닌 수화효소(phenylalanine hydroxylase)가 선천적으로 없어서 발생한다. 그 결과 페닐알라닌이 혈액에 축적되고, 그 대사물인 페닐산이 소변으로 배설된다. 페닐케톤 중의 하나인 페닐파이루빅산(phenylpyruvic acid)이 소변에서 특징적인 쥐오줌 냄새가 나도록 하며, 페닐케톤뇨증(phenylketonuria)이란 이름이 붙도록 만든 것이다.

페닐케톤뇨증에서는 tyrosine(페닐알라닌의 대사물인 아미노산)이 만들어지지 않는다. 또한 멜라닌색소 형성과 에피네프린 및 갑상샘호르몬 생성에 필요하다. 멜라닌 생산 감소는 페닐케톤뇨증을 가진 모든 형태의 환자에서 유사하게 나타나는데, 지능장애, 금발머리, 푸른 눈, 흰 피부를 보이며, 피부에 습진이 잘 발생한다. 유전적으로 피부색이 짙은 아동은 붉은 머리카락을 보인다.

페닐알라닌이 축적되면 도파민이나 트립토판

BOX 6-7 페닐케톤뇨증의 임상증상

- **특징적인 증상**
  지능장애, 금발머리, 푸른 눈, 흰 피부, 피부 습진, 유전적으로 피부색이 짙은 아동은 붉은 머리카락, 뇌와 중추신경계의 정상적인 발달을 저해, 정신지연
- **그 외의 증상**
  - 성장장애, 잦은 구토, 보챔, 행동과다, 예측불능의 행동, 변덕스러운 행동 등
  - 큰 아동의 경우 흔히 이상하거나 정신분열병적 행동, 즉 공포 반응, 비명, 머리 흔들기, 팔 물어뜯기, 지남력 상실, 강한 자극에 대한 반응 실패, 긴장병 환자와 같은 자세 등
  - 심하게 지체된 아동은 경련이 나타난다.

(tryptophan)과 같은 신경전달물질이 감소되어 뇌와 중추신경계의 정상적인 발달을 저해하고, 신경수초화 손상, 뇌회백질과 백질의 낭성 퇴화 현상, 뇌피질의 층상 구조화 장애가 발생한다. 대사산물이 소변에서 발견되기 전부터 정신지연이 일어나고, 페닐알라닌 섭취량이 적어지지 않으면 지속적으로 진행된다.

2. 임상증상

페닐케톤뇨증의 임상증상은 성장장애, 잦은 구토, 보챔, 행동과다, 예측불능의 행동, 변덕스러운 행동 등이며, 큰 아동의 경우 흔히 이상하거나 정신분열병적 행동, 즉 공포 반응, 비명, 머리 흔들기, 팔 물어뜯기, 지남력 상실, 강한 자극에 대한 반응 실패, 긴장병 환자와 같은 자세 등이 나타난다. 심하게 지체된 아동은 경련을 보이고, 치료 받지 못한 환아의 약 80%가 비정상 뇌파검사결과를 보인다(Box 6-7).

3. 임상검사

검사는 신생아가 모유나 분유를 시작한 이후에 검사한다. 생후 2~6일 사이에 발꿈치의 혈액을 이용하여 검사한다. 검사는 혈중 페닐알라닌의 축적과 소변에서의 대사산물을 확인하는 것이다.

4. 치료 및 간호

페닐케톤뇨증은 적당한 혈장 페닐알라닌 농도를 유지하기 위해 특수분유와 저페닐알라닌 식이요법을 한다. 페닐알라닌은 조직 성장에 필요한 필수아미노산이므로 완전히 섭취를 제한해도 안되며 안전한 범위 내에 유지해야 한다(신생아에서 12세까지 2~6mg/dL, 청소년기까지 2~10mg/dL, 성인은 2~15mg/dL).

뇌손상은 보통 11~15mg/dL 이상일 때 발생하고, 2mg/dL 이하일 때는 단백질을 소모하기 때문에 성장장애가 온다. 따라서 미국에서는 어린이에서는 2~10mg/dL, 성인이 돼서는 2~12 mg/dL을 유지하도록 추천하고 있다.

혈액 내 10mg/dL 이상의 페닐알라닌을 가진 페닐케톤뇨증 신생아는 7~10일 이내에 가능한 빨리 대사조절을 위한 치료를 시작해야 한다. 페닐알라닌의 하루 필요량은 각 개인에 따라

달라지며 식욕과 성장, 발달 및 혈중 페닐알라닌과 타이로신 농도에 따라 수시로 변경할 필요가 있다.

모든 천연단백이 페닐알라닌을 포함하고 있기에 식이는 페닐알라닌을 포함하지 않은 특수분유를 먹여야 한다(신생아를 위해서는 Phenex-1, 아동과 어른을 위한 Phenex-2 등). 페닐케톤뇨증 조제유는 최적의 성장과 발달을 위해 필요한 적절한 단백질, 비타민, 미네랄과 칼로리가 필수적이다.

타이로신이 아미노산에서 필수적이기에 페닐케톤뇨증 조제유에 적절한 양이 들어 있으나 부가적으로 필요한 경우도 있다. 모유는 저 페닐알라닌 식품이므로, 검사치를 모니터링하면서 부분 혹은 전적인 모유수유를 허용한다.

저페닐알라닌 식이요법은 가능한 한 빨리 시작하고 성인기에도 유지한다. 식이요법의 효과를 확인하기 위하여 혈중 페닐알라닌과 티로신 수준을 자주 측정해야 한다. 또한 인지적·신경학적·행동적·신경정신학적 검사도 시행한다.

6세까지는 페닐알라닌이 소량으로 들어 있는 식품과 페닐알라닌 제거 분유를 섭취하는 저페닐알라닌 식이요법으로 혈중 phenylalanine을 8mg/dL 전후로 유지하고, 그 이후에는 식사제한을 조금 낮추어도 좋다. 그러나 식이요법을 중지하는 것은 아니고, 사춘기까지 혈중 농도를 8~10mg/dL로 유지하는 것이 바람직하다.

임신부가 페닐케톤뇨증으로 혈중 페닐알라닌 농도가 높으면 정상적인 태아 발달에 영향을 미친다. 임신이 계속된 경우에는 저출생 체중, 소두증, 심장기형, 정신지연 등이 자주 나타난다. 기형을 예방하기 위해서는 임신 전부터 저페닐알라닌 식품을 섭취하여 전 임신기간 중 혈청 페닐알라닌치를 10mg/dL 이하로 유지할 필요가 있다. 그러나 적절한 식이요법을 한 뒤에도 많은 환자가 지적 장애를 보인다.

언어 습득이 늦고, 과잉 행동, 불안, 집중력 부족 등의 행동장애가 나타난다. 저페닐알라닌 식이를 하면 정상보다 칼슘이나 인, 마그네슘을 많이 섭취해도 골밀도가 상당히 낮다.

간호의 중요 부분이 가족에게 식이제한을 교육하는 것이 포함된다. 간단해 보여도 사실 엄격한 음식제한은 특히 큰 아동이나 청소년에게는 매우 어려운 일이다. 적절한 페닐알라닌의 양을 처방하기 위해 저페닐알라닌 음식(예, 채소, 과일, 주스, 시리얼, 빵, 녹말)의 양을 잘 측정해야 한다. 육류나 우유제품과 같은 대부분의 고단백 음식은 소량으로 제한하거나 완전히 제거한다.

아스파탐(aspartame)과 같은 단맛 첨가제도 체내에서 페닐알라닌으로 전환되므로 피해야 한다. 부모는 질병의 이해와 음식 제한에 대한 실질적인 도움이 필요하다. 음식 계획은 교환식단표에 의한다. 아기가 충분히 클 때까지, 즉 학령전기 초까지 영양사가 매일의 식단과 음식준비에 관여해야 한다(Box 6-8).

BOX 6-8 페닐케톤뇨증의 간호

- 식이요법으로 식이에서 페닐아라닌을 제한하는 것이다.
- 저페닐알라닌 음식(예, 채소, 과일, 쥬스, 시리얼, 빵, 녹말)을 제공한다.
- 고단백 음식(육류나 우유제품)은 소량으로 제한하거나 완전히 제거한다.
- 아스파탐(aspartame)과 같은 단맛 첨가제도 체내에서 페닐알라닌으로 전환되므로 피해야 한다.

갈락토스혈증 (Galactosemia)

갈락토스혈증은 모유와 일반우유에 포함되어 있는 당분인 갈락토스를 포도당으로 전환시키는 능력이 손상되어 나타나는 매우 드문 유전성 탄수화물 대사 질환입니다.

1. 원인 및 병태생리

갈락토스혈증은 선천적 탄수화물 대사장애로 상염색체 열성으로 유전되는 질환이다. 갈락토스 분해효소인 간효소(Galactose-1-phosphate uridy-transferase)의 결핍으로 인해 갈락토스가 글루코즈로 전화되지 못하므로 갈락토스(galactose)와 갈락토스-1-인산염(glactose-1-phosphate)이 체내에 축적된다.

2. 임상증상

갈락토스 대사에 문제가 생기면 혈중에 축적된 독성에 의해에 따라 여러 증상이 나타난다. 간기능 이상으로 간경화, 간비대가 생겨 생후 2주까지는 황달이 생기고, 이어서 문맥 고혈압으로 비장이 커진다. 백내장이 생후 1~2개월에 나타나고, 기면과 근긴장도 저하, 정신 운동 발육 지연 등의 증상을 보이는 뇌 손상이 곧 명확해 진다. 이외에 생후 즉시 성장 부진, 구토, 간비종대, 황달, 설사 등이 나타난다.

갈락토스혈증이 나타나는 아동도 처음에는 정상으로 출생하지만 유당이 풍부한 우유를 먹인 후 수일이 지나면 구토와 체중감소가 나타난다. 감염에 약하여 *E.coli*에 의한 패혈증이 되기 쉽다. 치료하지 않으면 출생 후 1개월 내에 사망하는 일이 흔하다 (Box 6-9, 그림 6-19).

BOX 6-9 갈락토스혈증의 임상증상

- 간경화, 간비대 : 황달
- 문맥 고혈압 : 비장 비대
- 백내장
- 뇌손상 : 기면과 근긴장도 저하, 정신 운동 발달 지연
- 성장 부진, 구토, 간비종대, 황달, 설사
- 유당이 풍부한 우유를 먹인 후 수일이 경과 시 : 구토, 체중감소
- 감염 : 패혈증(*E.coli*)
- 치료하지 않으면 출생 후 1개월 내에 사망

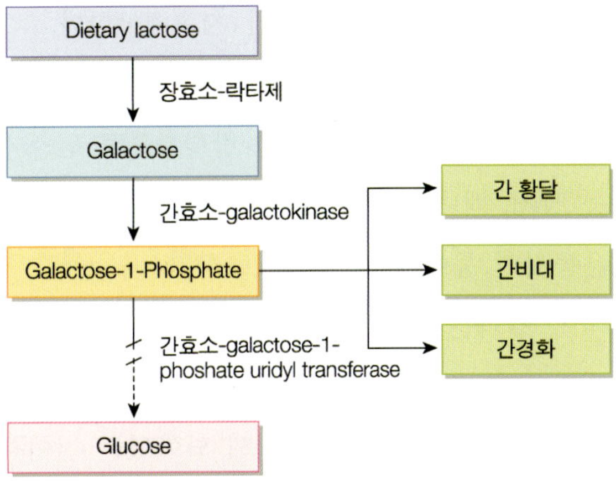

그림 6-19 갈락토즈혈증 대사장애와 그 결과

3. 임상검사

진단은 병력과 신체검진, 혈액검사(갈락토스, AST, ALT가 비정상적으로 높음)

4. 치료 및 간호

치료는 식이요법이다. 이 질환이 의심되면 모유를 포함해서 유당이 들어있는 우유와 기타

유당이 들어있는 음식을 제거하는 것이다. 유당이 들어있지 않은 상품화 된 분유로는 베이비웰 소이가 있다. 이는 식물성 분리 대두 단백질을 사용하였다.

먹일 수 있는 음식이 많아서 식이요법이 비교적 쉽다는 점을 빼고는 페닐케톤뇨증에서와 같다. 크림, 요구르트, 치즈, 버터 등 유제품에 유당이 함유되었는지 식품 라벨을 검토해 봐야 한다. 식이제한은 평생 동안 지속해야한다.

예후는 출생 후부터 생후 2개월 이내에 치료를 시작한 아동에서 장기간 합병증으로 난소기능 장애, 백내장, 언어장애, 인지장애, 성장지연, 운동지연 등이 나타났다.

이 결과는 갈락토스를 제거하는 것만으로는 예후를 향상시키지 못한다는 것을 보여준다. 이들의 예후를 향상시키기 위해 남아있는 전이효소의 기능을 강화시키거나 사라진 대사물을 회복시키는 방법, 유전자 치료와 같은 새로운 치료법이 필요할 것이다.

⑥ 부신 생식기 증후군 (adrenogenital syndrome)

출생 전 부신에서 비정상적으로 많은 양의 안드로겐이 분비되어 여아의 생식기가 안드로겐화(남성화)되는 증상을 말한다.

1. 원인 및 병태생리

염색체 이상이 원인이 되어 부신피질의 기능에 필요한 효소의 결핍으로 인해 생기는 병이다. 보통 21-hydroxylase효소의 부족으로 코티졸 합성이 차단되고, 코티졸이 부족하면 뇌하수체 전엽에서 ACTH의 생성이 증가된다. ACTH의 과다분비가 지속될 경우 부신의 비대, 과형성, 안드로겐의 과잉생성되어 남성화가 초래된다.

2. 임상증상

출생 후 수일 내에 젖을 잘 먹지 못하고 토하며 심하게 보챈다. 축 처지는 탈수증과 함께 심해지면 저혈압이 오면서 사망에 이를 수 있다. 남아는 신체적변화가 없으나, 여아에게서 과도한 안드로겐이 외부생식기를 남성화시켜, 음핵비대, 음순의 융합, 음순의 주름진 모습을 초래한다. 모호한 생식기와 가성반음양을 보인다.

3. 임상검사

선천성대사이상선별검사를 통해 알 수 있다. 형제중 환아가 있는 경우는 임신 15-18주 사이에 양수천자를 통해 17-OHP를 검사해 태생기에 나타날 성기이상을 가능한 예방하는 것이 좋다.

4. 치료 및 간호

치료는 효소결핍으로 형성되지 못하는 코티졸(cortisol)을 투여하여 ACTH분비를 감소시켜, 부신에서 분비되는 안드로겐 생성을 억제시킨다. 여아의 경우 치료가 안정된 후 외부생식기에 대한 수술을 1세 전후에 한다.

신경계장애

뇌실내 출혈
(Intraventricular Hemorrhage, IVH)

뇌실내 출혈(intraventricular hemorrhage)은 특징적으로 34주 미만의 미숙아에서 발생하는 질환으로 뇌실막하 종자 바탕질(subependymal germinal matrix)에서 출혈이 시작되며(germinal matrix hemorrhge, GMH), 뇌실내(intraventricular hemorrhage, IVH) 그리고 심한 경우 뇌 실질까지 출혈이 진행될 수 있다. 뇌 경색, 뇌수종이 후유증으로 남아 신경학적 장애를 남길 수 있다.

1. 위험요소

초극소 저출생 체중아, 산모의 진통, 주산기 가사, 소생술, 기흉, 인공환기, 경련, 고혈압 등

2. 임상 증상

증상은 수 분에서 수 시간 내로 급격하게 나타나며, 혼수, 호흡곤란, 무호흡, 발작, 제뇌 자세(decerebrated position), 동공고정, 이완성 사지 마비, 대천문의 급격한 팽창, 대사성 산증 및 적혈구 수 용적률의 감소 등이나, 증상이 미미한 경우도 있으므로 세심한 관찰이 필요하다. 또한 50~68%에서는 무증상이기도 하다.

표 6-6 신생아 뇌출혈의 분류

분류법	단계	설명
Papile의 분류법	Ⅰ	GMH without IVH
	Ⅱ	IVH without ventricular dilatation
	Ⅲ	IVH with ventricular dilatation
	Ⅳ	IVH with parenchymal hemorrhage

3. 뇌초음파 진단

34주 미만의 미숙아들은 출생 3일, 7일에 검사를 하면 90% 이상 진단할 수 있으며 표 6-6의 진단 기준을 이용하여 단계를 나눈다.

4. 예방 및 치료법

1) 예방

산전 스테로이드 사용, 중증 IVH 예방에 indomethacin, 고농도 수액은 천천히 주입, 혈압의 변화 억제, 자극 최소화, 안정제 투여 등이 이용되고 있다.

2) 치료

두위를 관찰 하면서 더 이상의 출혈이 되지 않도록 예방법을 쓰며 뇌실 확장이 지속적으로 이루어지는 경우 척수 천자, 아세트아졸라마이드(Acetazolamide) 투여를 해볼 수 있으며, 뇌실 크기가 빠르게 증가할 경우는 뇌실 내 천자(ventricular drainage), 뇌실 복강 단락수술(ventriculoperitoneal shunt, VP shunt)를 해야 한다.

PEDIATRIC NURSING

PEDIATRIC NURSING

부록

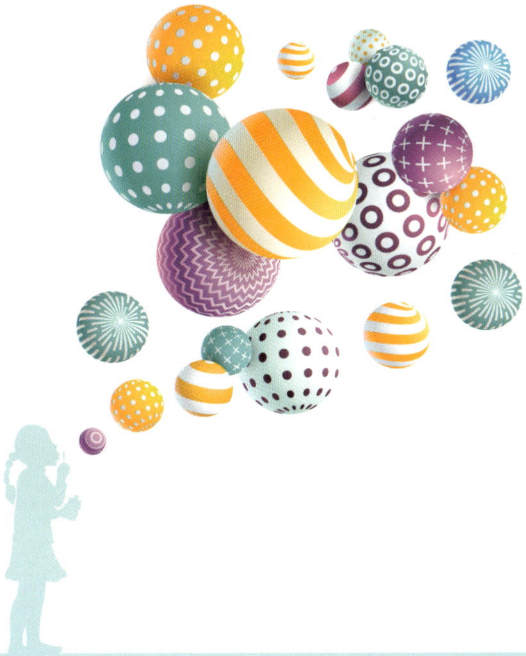

PEDIATRIC NURSING

I 사례를 통한 간호과정 적용

간호과정의 단계

▌대상자의 현재 건강상태는 어떠한가!(사정 및 진단 단계에 해당)

사실들을 수집해야하며, 기여하는 요인이 무엇인지 파악해야 함.

▌대상자의 기대되는 건강상태는 무엇인가!(계획 : 결과에 해당)

정확하게 얼마만한 기간 내에 어떻게 대상자이 상태가 변화되길 희망하는지를 기록

예) 4월 20일까지는 적어도 부드럽고 고형의 변을 볼 것이다.

▌대상자를 어떻게 도움을 줄 수 있을까!(계획 : 중재, 수행에 해당)

기대되는 결과를 성취하기 위해서 어떻게 도움을 줄 것인지

예) 김○○씨가 고섬유질 식품을 이용한 식단을 작성하도록 돕는다.

▌이 방법이 효과가 있었는가!(평가단계에 해당)

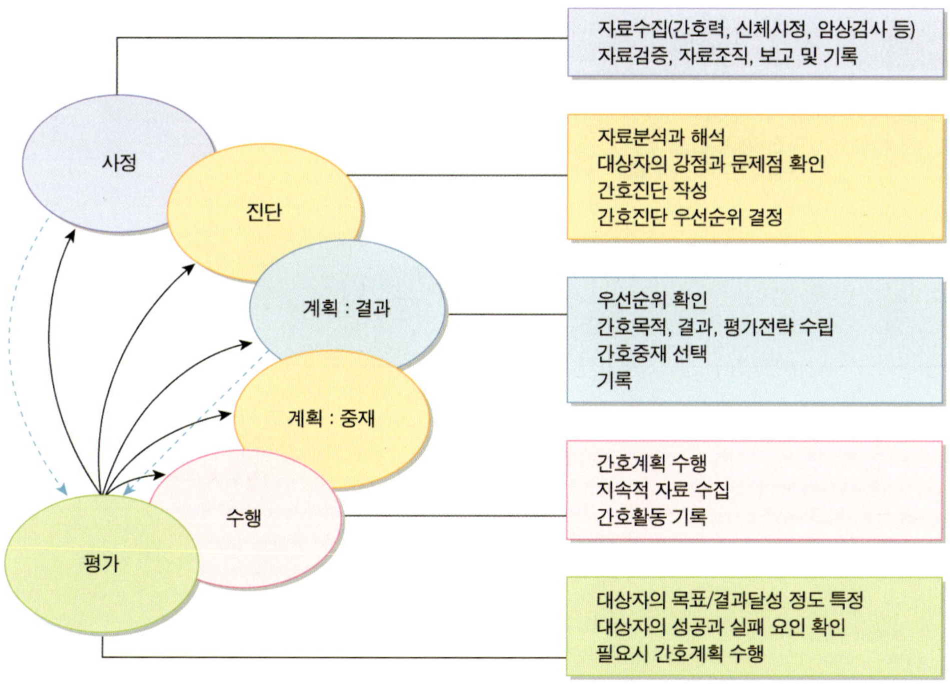

사정단계

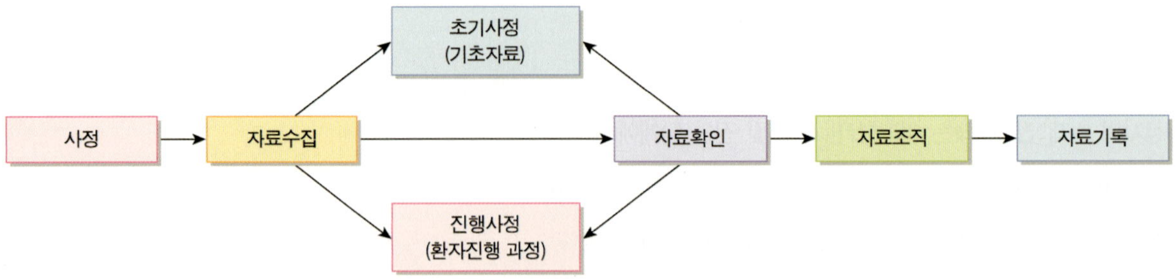
초기사정
(기초자료)
사정
자료수집
자료확인
자료조직
자료기록
진행사정
(환자진행 과정)

간호사정 과정

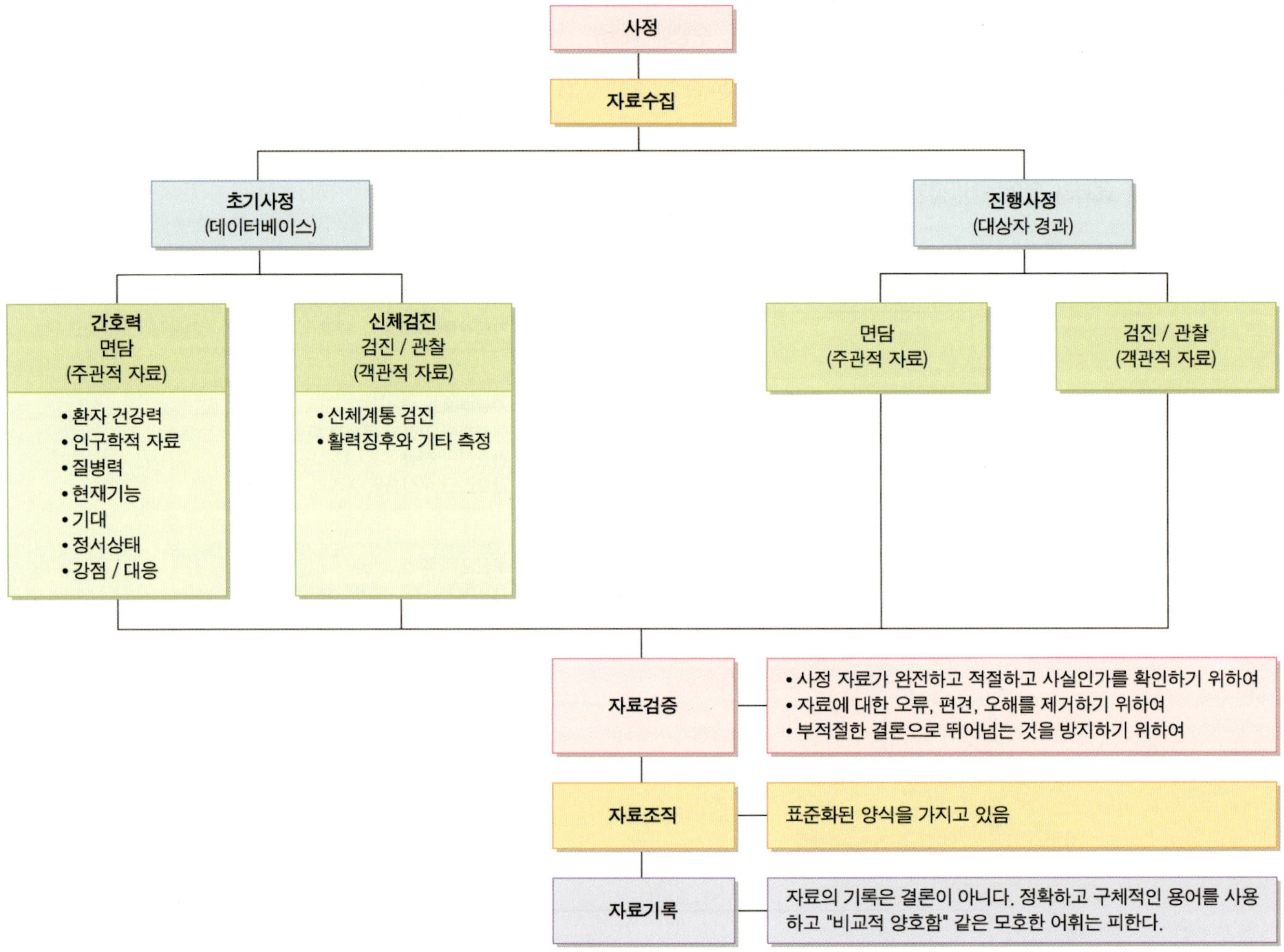
사정
자료수집
초기사정
(데이터베이스)
진행사정
(대상자 경과)
간호력
면담
(주관적 자료)
• 환자 건강력
• 인구학적 자료
• 질병력
• 현재기능
• 기대
• 정서상태
• 강점 / 대응
신체검진
검진 / 관찰
(객관적 자료)
• 신체계통 검진
• 활력징후와 기타 측정
면담
(주관적 자료)
검진 / 관찰
(객관적 자료)
자료검증
• 사정 자료가 완전하고 적절하고 사실인가를 확인하기 위하여
• 자료에 대한 오류, 편견, 오해를 제거하기 위하여
• 부적절한 결론으로 뛰어넘는 것을 방지하기 위하여
자료조직
표준화된 양식을 가지고 있음
자료기록
자료의 기록은 결론이 아니다. 정확하고 구체적인 용어를 사용하고 "비교적 양호함" 같은 모호한 어휘는 피한다.

▌자료수집

대상자, 가족 또는 지역사회의 건강상태에 대한 정보를 수집하는 과정

▌자료의 유형

- 주관적 자료(subjective data) : 숨겨진 자료(covert data) or 증상(symptoms)

  예) 동통, 어지러움, 오심, 슬픔, 불안감 등이며, 대상자 자신과 건강에 대한 사고, 신념, 믿음, 감정, 느낌, 인지 등을 포함

- 객관적 자료(objective data) : 공개된 자료(overt data) or 징후(signs)

  예) 관찰과 측정에 의해 얻어지는 자료로 혈압 상승, 체중 증가, 축축한 피부 등

사정

- 자료 수집하기
- 단서 확인 및 추론하기
- 자료검증하기
- 관련자료 클러스터링하기
- 양상확인하기 / 첫 판단 분석하기
- 자료보고 및 기록하기

↓

임상추론

- 분석하기
- 합성하기
- 성찰하기
- 결론 내리기

↓

간호진단(문제 확인)

- 가능한 진단이나 문제 나열하기
- 유사한 진단이나 문제 제외하기
- 실제적, 잠재적인 간호문제나 진단을 말하고 그 문제의 원인이나 유발인자 밝혀내기
- 관리해야 할 위험요인 가려내기
- 건강증진에 도움이 될 만한 강점이나 자원이 있는지 확인하기

진단단계

세 부분 진술로 진단내릴 수 있다. 증상과 징후를 진단진술의 한 부분으로 포함시키며 문제(problem), 원인(etiology), 증상과 징후(sign&symptom)의 첫 글자를 따서 PES 양식이라고도 한다.

P	E	S
진단명 ↓ 고체온	기여요인(~와 관련된) ↓ 탈수	증상과 징후(~로 나타나는) ↓ 체온상승, 빈호흡, 빈맥, 피부발적

PES 양식이나 우리나라의 어순이 영어와 반대이므로 증상, 원인, 문제의 순(SEP)으로 기록된다. 특성과 관련요인은 '~로 입증되는', '~로 나타나는', '~로 확인되는'으로 연결하고, 원인과 진단명은 '~와 관련된'으로 연결.

→ 체온상승, 빈호흡, 빈맥, 피부발적으로 나타나는 탈수와 관련된 고체온

S	연결구	E	연결구	P
징후와 증상 ↓ 체온상승, 빈호흡, 빈맥, 피부발적	~로 입증되는 ~로 나타나는 ~로 확인되는	기여요인 위험요인 다른 진단명 특성 ↓ 탈수	~와 관련된	진단명 ↓ 고체온

[샘플]

▌자료의 검증과 조직(의미 있는 자료도출)

주관적 자료(S)	객관적 자료(O)
• "통증을 참기 어려워요" • "바늘로 찌르는 것 같아요" • "가슴이 답답해요" • "뒷목이 아파요" • "예리하게 찌르는 것 같아요" • "통증을 참기 어려워요" • "진통제는 들어가고 있나요" • "가슴 쪽이 아파요" • "어지러워요" • "토할 것 같아요" • "목 쪽에서 등 쪽까지 아파요" • "언제쯤 수술 들어가나요" • "시끄러워서 쉴 수가 없어요" • "몸이 부어서 불편해요" • "엉덩이가 축축하고 간지러워요" • "큰 통을 언제까지 무겁게 달고 있어야 하나요" • "계속 피가 나오나요" • "관리법을 알아야 하나요" • "무서워서 만지기 싫어요"	• ECG상 ST분절상승 관찰됨 • 호흡시 흉통이 있음(NRS : 6점) • 체중증가(80kg → 81.2kg) • V/S CHECK OP전 : q 1hr(140/90, 120, 20, 36.0) OP후 : Tachycardia(112회/min) • 산소포화도가 떨어짐(95%) • 전신부종이 있음(양발에 압박스타킹 착용 중) • 말단 청색증이 있음 • 흉부통증을 호소함 • 팔, 목, 등 쪽으로 방사통이 있음 • 2시간 간격으로 체위변경 • I/O측정 26일 : 1150, 1690 27일 : 4394, 3180 28일 : 640, 1905 • SACRUM 부위 6×6크기로 1단계 redness 관찰됨 • IV PCA 박스터 유지 중 • EKG 모니터링 중 • 흉부밀봉배액관이 꼬여 있다. • 흉부밀봉배액관이 엉덩이에 깔려 눌려 있다.

자료묶음(단서묶음)	NANDA의 영역체계(문제)	특성 및 관련요인	문제	간호진단 명명
• 주관적 자료(S) "가슴이 답답해요" "가슴 쪽이 아파요" "어지러워요" "토할 것 같아요" "목 쪽에서 등 쪽까지 아파요" "몸이 부어서 불편해요" • 객관적 자료(O) – ECG상 ST분절상승 관찰됨 – 체중증가(80kg → 81.2kg) – 산소포화도가 떨어짐(95%) – 전신부종이 있음(양발에 압박스타킹 착용 중) – I/O측정 26일 : 1150, 1690 27일 : 4394, 3180 28일 : 640, 1905 – SACRUM 부위 6×6크기로 1단계 redness 관찰됨	• 영역4 : 활동/휴식 • 범주4 : 심혈관/폐 반응 • 정의 : 건강을 손상시키는 말초혈액순환 감소 위험, 심조직관류감소 위험성	• 특성 혈압, 심박동수, 변화, 사지부종, 이상감각, 변화된 피부 특성 • 관련요인 생물학적, 신체적, 심리적 손상요인, 악화요인의 지식부족, 고혈압	조직관 류저하 (신장, 뇌, 심폐, 위장관, 말초)	심박출량 감소와 관련한 조직관류 저하(수술 전)
• 주관적 자료(S) "통증을 참기 어려워요" "바늘로 찌르는 것 같아요" "가슴이 답답해요" "뒷목이 아파요" "예리하게 찌르는 것 같아요" "통증을 참기 어려워요" "진통제는 들어가고 있나요" "가슴 쪽이 아파요" • 객관적 자료(O) – ECG상 ST분절상승 관찰됨 – 호흡시 흉통이 있음(NRS : 6점) – V/S CHECK OP전 : q 1hr(140/90, 120, 20, 36.0) OP후 : Tachycardia(112회/min) – 흉부통증을 호소함 – 팔, 목, 등 쪽으로 방사통이 있음	• 영역12 : 안위 • 범주1 : 신체적 안위 • 정의 : 실제적 혹은 잠재적 조직 손상으로 인해 경험하는 감각적 또는 정서적 불편감이 갑자기 또는 서서히, 경증에서 중증 강도로 지속되거나 예측되는 통증이 6개월 미만 동안 지속되는 상태	• 특성 언어적, 신호적 호소, 통증을 피하려는 자세, 자율신경 반응(발한, 혈압/호흡/맥박 변화, 동공산대), 행동적 표현(안절부절, 신음, 울음, 불안정, 불면증, 한숨) • 관련요인 신체적, 생리적, 화학적, 심리적 요인	급성통증	심근산소 수요공급불균형과 관련한 통증
• 주관적 자료(S) "언제까지 무겁게 달고 있어야 하나요" "계속 피가 나오나요" "관리법을 알아야 하나요" "무서워서 만지기 싫어요" • 객관적 자료(O) – 흉부밀봉배액관이 꼬여 있다. – 흉부밀봉배액관이 엉덩이에 깔려 눌려 있다.	• 영역1 : 건강증진 • 범주2 : 건강관리 • 정의 : 특정주제와 관련된 인지적 정보가 부재 또는 결핍된 상태	• 특성 지시대로 이행하지 못함, 교육과 틀리게 수행함, 부적절한 행동 또는 과장된 행동(적대감) • 관련요인 노출부족, 기억 못함, 정보오해, 인지적 제한, 학습흥미결여, 정보자원에 익숙치 못함	지식부족	흉부밀봉배액과 관련한 지식부족(수술 후)

간호진단

간호진단〈수술 전〉		심박출량 감소와 관련한 조직관류저하			
사정	기대되는 결과	간호계획	간호중재	이론적 근거	평가
주관적 자료(S) : • "통증을 참기 어려워요" • "바늘로 찌르는 것 같아요" • "가슴이 답답해요" • "목이 아파요"	단기목표 : 수분균형을 유지한다.	v/s을 측정한다.	V/S을 매시간 측정하고 호흡양상을 사정하였다.(q 1hr)	혈류량이 감소되면 산소공급이 줄어 빈호흡과 빈맥이 오며 피부가 창백해지고 차가워진다.	단기목표 : 수분균형이 유지되었다.
		ABGA결과를 확인한다.	ABGA결과 : paco2 46.1mmhg pao2 111.7mmhg을 확인하였다.	감소된 관류는 paco2를 증가시키고 대사성 산독증을 유발한다. ABGA정상치(paco2 35~45mmhg, pao2 80~100mmhg)	
		처방된 산소를 준다.	처방된 산소를 nasal prong 2L/min 공급 중이다.	산소공급은 손상된 심장의 산소화를 도와 조직관류를 증가시킨다.	
		수분섭취와 배설량을 측정한다.	5/26 : intake 1150, output 1690 5/27 : intake 4394, output 3180 을 확인하였다.	수분섭취량과 배설량의 차이가 있어 수분축적이 의심되는 상황이다.	
객관적 자료(O) : • 호흡시, 흉통 있음 • 맥박수가 증가함 (120회/min) • 산소포화도가 떨어짐 (95%) • 혈압이 상승됨 : (140/90mmhg) • 전신부종이 있음	장기 목표 : 안정된 맥박과 혈압을 유지한다.	체중을 측정한다.	5/26 : 80kg, 5/27 : 81.2kg로 체중증가를 확인하였다.	수분축적으로 인한 갑작스럽게 체중이 증가한다.	장기목표 : 안정된 맥박과 혈압을 유지하였다.
		처방된 이뇨제를 투약한다.	처방된 lasix 40mg 1t #1투약하였다.	이뇨제는 나트륨과 수분정체를 감소시킨다.	
		부종을 확인한다.	전신부종을 확인하였고, 발쪽에 부종이 더 심함을 확인하였다.	혈관 내 수분증가는 심박출량 감소, 정수압 증가로 나타나며 감소된 교질삼투압은 조직 부종을 나타낸다.	
		조용한 환경을 유지한다.	절대 침상안정 중이다.	조용한 환경은 심리적 안정을 준다.	

간호진단〈수술 후〉		심근산소 수요공급불균형과 관련한 통증			
사정	기대되는 결과	간호계획	간호중재	이론적 근거	평가
주관적 자료(S) : • "통증을 참기 어려워요" • "진통제는 들어가고 있나요" • "가슴쪽이 아파요" • "목쪽에서 등쪽까지 아파요"	단기목표 : 흉부통증 nrs(3)점 이하를 유지한다.	통증에 대한 대처방법을 교육한다.	흉부 통증이 생기면 즉시 콜벨을 누르도록 교육하였다.	급성통증 발생시, 빠르게 대처하게 하기 위함이다.	단기목표 : 흉부통증 nrs(3)점 이하이다.
		통증양상을 사정한다.	통증이 시작되면 통증의 위치, 방사부위, 지속시간, 영향을 주는 요인 등을 사정하고 기록하였다. nrs(6)점, 1회/10min, 위치(chest), 악화요인(움직임, 자세 바꿀 때)	흉부불편감이 어떻게 해소되었는지 통증을 정확하게 진단할 수 있다.	
		혈압, 심박수, 리듬, 호흡수를 사정한다.	EKGmonitering 중이며, oximetry 유지 중이다.(빈맥 : 120회/min, spo2 : 95%)	빈맥과 산소포화도를 지속적으로 관찰하기 위함이다.	
객관적 자료(O) : • 흉부통증을 호소함 nrs(6)점 • 팔, 목, 등 쪽으로 방사통이 있음 • 맥박수가 증가함 (120회/min) • 혈압이 상승됨 : (140/90mmhg)	장기 목표 : 흉부통증을 경험하지 않으며, 편안하게 생활한다.	산소를 투여한다.	처방된 산소를 nasal prong 4L/min 공급 중이다.	산소공급은 손상된 심장의 산소화를 도와 조직관류를 증가시킨다.	장기목표 : 흉부통증을 경험하지 않았으며, 편안하다고 말했다.
		처방된 약을 투약한다.	처방된 nitrolingual 50μg/min을 iv로 투여하였다.	심혈관계 수술 중과 수술 후 심근허혈을 치료해준다.	
		통증관리를 교육한다.	통증을 유발하는 요인들을 환자가 밝히도록 교육하고 그에 따라 생활 형태를 바꿀 수 있도록 교육한다.	통증을 증가시키는 생리적, 정신적 요인을 제거하거나 감소하게 한다.	
		ABR 중이다.	편안한 환경을 조성해 주었다.	불안과 스트레스도 통증을 증가시키므로 조용한 환경을 조성한다.	

Ⅱ 성장발달 사정척도

성장곡선 키 및 체중 – 남아(0~36개월)

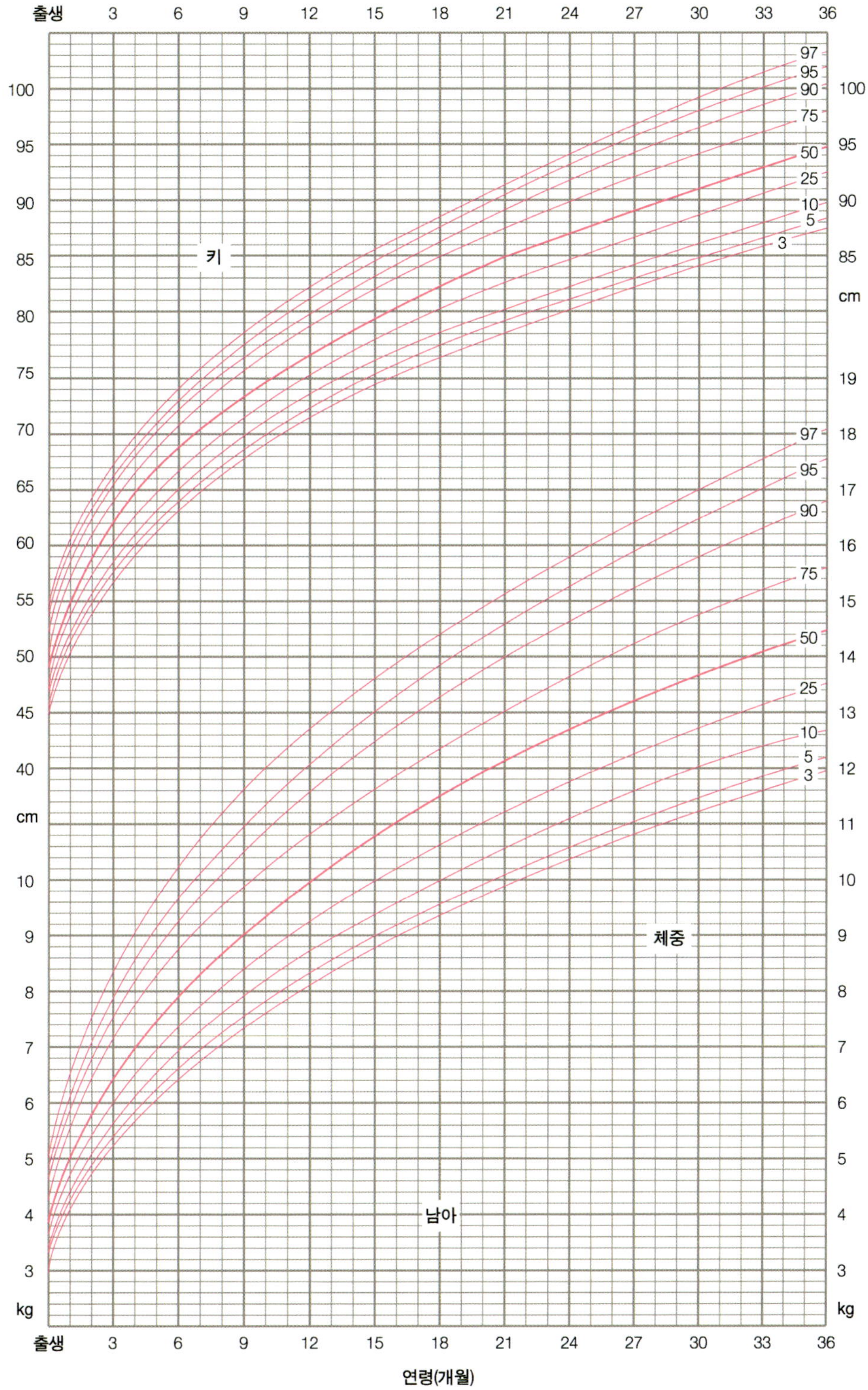

성장곡선 키 및 체중 – 여아(0~36개월)

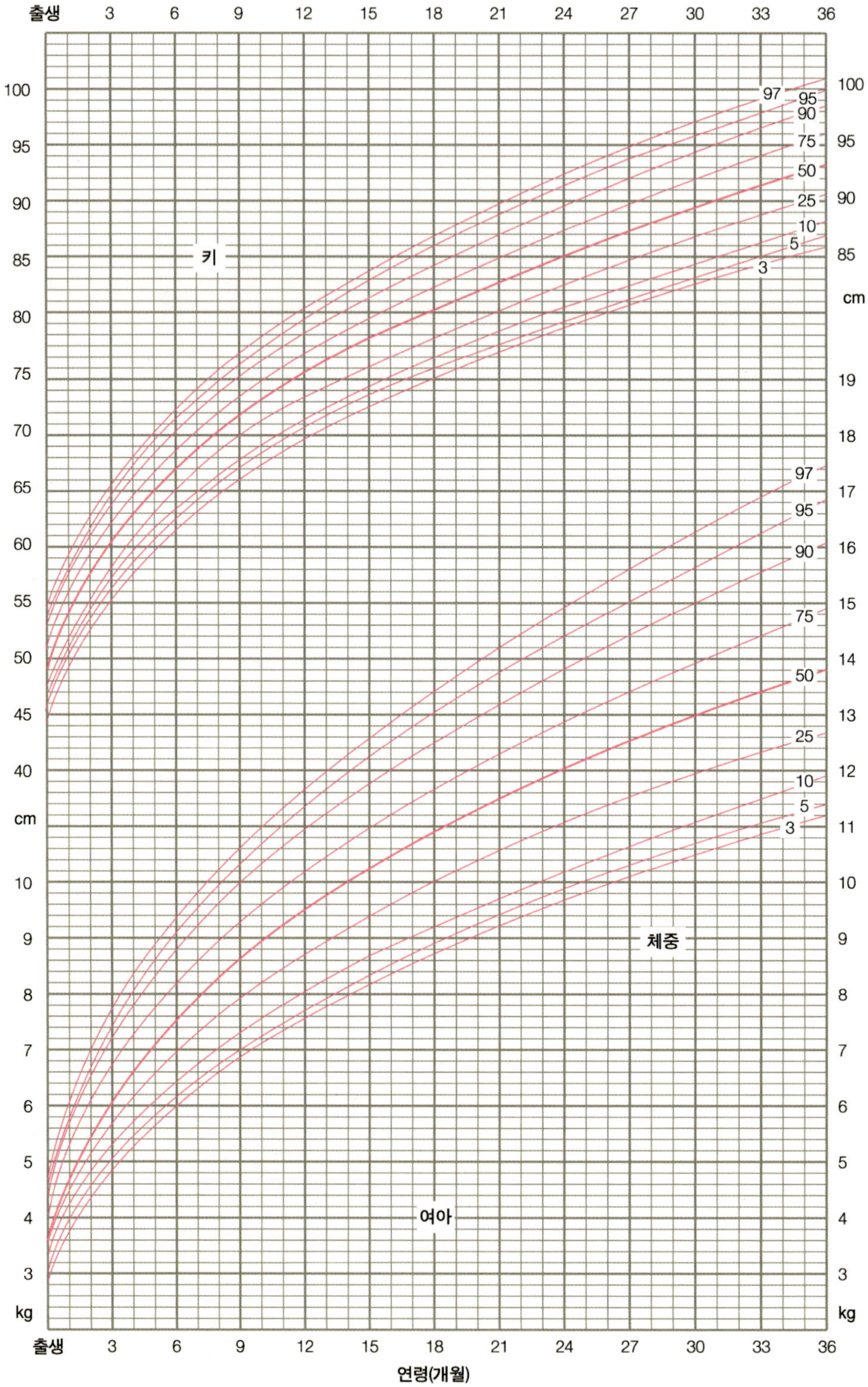

성장곡선 머리둘레 – 남아(0~36개월)

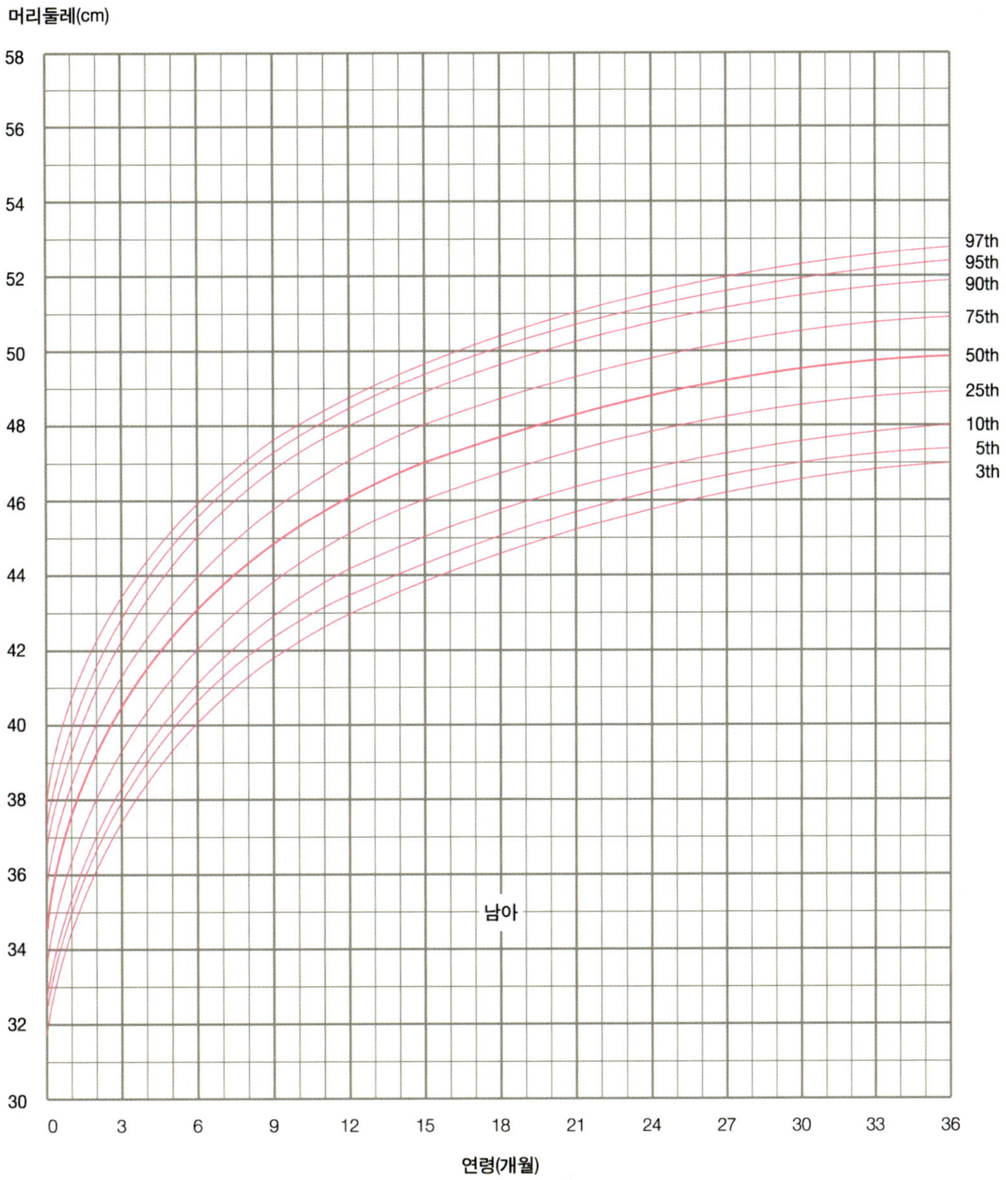

성장곡선 머리둘레 – 여아(0~36개월)

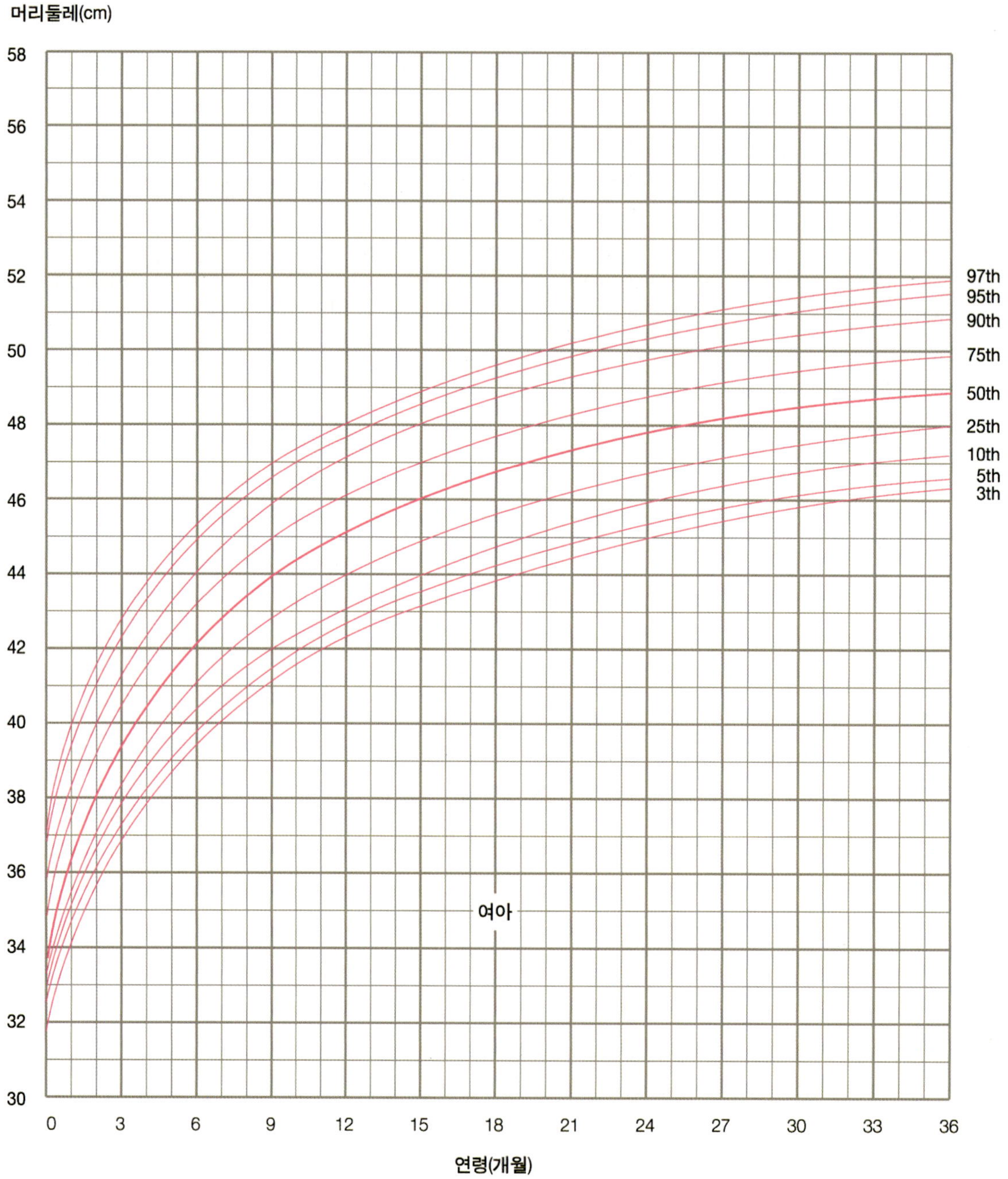

성장측정치(한국 아동 발육 표준치-체중, 키, 체질량지수, 머리둘레)

남아				연령	여아			
체중(kg)	키(cm)	체질량지수 (kg/m^2)	머리둘레 (cm)		체중(kg)	키(cm)	체질량지수 (kg/m^2)	머리둘레 (cm)
3.41	50.12		34.70	출생시	3.29	49.35		340.05
5.68	57.70		38.30	1~2개월	5.37	56.65		37.52
6.45	60.90		39.85	2~3개월	6.08	59.76		39.02
7.04	63.47		41.05	3~4개월	6.64	62.28		40.18
7.54	65.65		42.02	4~5개월	7.10	64.42		41.12
7.97	67.56		42.83	5~6개월	7.51	66.31		41.90
8.36	69.27		43.51	6~7개월	7.88	68.01		42.57
8.71	70.83		44.11	7~8개월	8.21	69.56		43.15
9.04	72.26		44.63	8~9개월	8.52	70.99		43.66
9.34	73.60		45.09	9~10개월	8.81	72.33		44.12
9.63	74.85		45.51	10~11개월	9.09	73.58		44.53
9.90	76.03		45.88	11~12개월	9.35	74.76		44.89
10.41	78.22		46.53	12~15개월	9.84	76.96		45.54
11.10	81.15		47.32	15~18개월	10.51	79.91		46.32
11.74	83.77		47.94	18~21개월	11.13	82.55		46.95
12.33	86.15		48.45	21~24개월	11.70	84.97		47.46
13.14	89.38	16.71	49.06	2~2.5세	12.50	88.21	16.34	48.08
14.04	93.13	16.29	49.66	2.5~3세	13.42	91.93	16.01	48.71
14.92	96.70	15.97	50.10	3~3.5세	14.32	95.56	15.76	49.18
15.91	100.30	15.75	50.43	3.5~4세	15.28	99.20	15.59	49.54
16.97	103.80	15.63	50.68	4~4.5세	16.30	102.73	15.48	49.82
18.07	107.20	15.59	50.86	4.5~5세	17.35	106.14	15.43	50.04
19.22	110.47	15.63	51.00	5~5.5세	18.44	109.40	15.44	50.21
20.39	113.62	15.72	51.10	5.5~6세	19.57	112.51	15.50	50.34
21.60	116.64	15.87	51.17	6~6.5세	20.73	115.47	15.61	50.44
22.85	119.54	16.06	51.21	6.5~7세	21.95	118.31	15.75	50.51
24.84	123.71	16.41		7~8세	23.92	122.39	16.04	
27.81	129.05	16.97		8~9세	26.93	127.76	16.51	
31.32	134.21	17.58		9~10세	30.52	133.49	17.06	
35.50	139.43	18.22		10~11세	34.69	139.90	17.65	
40.30	145.26	18.86		11~12세	39.24	146.71	18.27	
45.48	151.81	19.45		12~13세	43.79	152.37	18.88	
50.66	159.03	20.00		13~14세	47.84	156.60	19.45	
55.42	165.48	20.49		14~15세	50.93	158.52	19.97	
59.40	169.69	20.90		15~16세	52.82	159.42	20.42	
62.41	171.81	21.26		16~17세	53.64	159.98	20.77	
64.46	172.80	21.55		17~18세	53.87	160.42	21.01	
65.76	173.35	21.81		18~19세	54.12	160.74	21.13	

아동의 정상 활력징후

맥박과 심박수		
연령	횟수/분	
	각성상태	수면상태
신생아	100～180	80～160
1주～3개월	100～220	80～200
3개월～2세	80～150	70～120
2세～10세	70～110	60～90
10세～성년	55～90	50～90

호흡수		체온	
연령	횟수/분	연령	체온(℃)
신생아	35	3개월	37.5
1～11개월	30	6개월	37.5
2세	25	1세	37.7
4세	23	3세	37.2
6세	21	5세	37.0
8세	20	7세	37.8
10세	19	9세	37.7
12세	19	11세	37.7
14세	18	13세	37.6
16세	17		
18세	16～18		

혈압				
연령	수축기		이완기	
	남아	여아	남아	여아
출생시	73	65	55	55
1개월	86	84	52	52
1세	90	91	56	54
2세	91	90	56	56
4세	93	92	56	56
6세	96	96	57	57
8세	99	99	60	59
10세	102	102	62	62
12세	107	107	64	64
14세	112	110	64	67
16세	117	112	67	67
18세	121	112	70	66

소아의 정상 행동 발달표

연령	운동(motor behavior)	적응(adaptive behavior)	언어(language)	사회적 행동(social behavior)
신생아	• 팔다리를 구부리고 있다. • Moro 반사, 파악반사가 활발하다.	• 얼굴이나 불빛을 응시한다.	• 목소리에 반응을 보인다.	• 사람의 얼굴을 선호한다.
1개월	• 엎어 놓으면 턱을 들고, 머리를 좌우로 돌린다. • 긴장 목반사의 자세로 누워 있는다.	• 사람을 쳐다본다. • 움직이는 물체를 따라 본다.	• 미소 짓기 시작한다.	• 목소리에 반응하여 몸을 움찔거린다.
2개월	• 엎어 배를 받쳐 들어 올리면 머리를 몸과 수평이 되도록 든다. • 긴장 목반사의 자세로 누워 있는다.	• 움직이는 물체를 180° 까지 따라본다.	• 다른 사람의 목소리를 듣고, 자신의 목소리를 낸다.	• 주위의 자극에 반응하여 미소 짓는다(social smile).
3개월	• 엎어 놓으면 팔을 뻗어서 머리와 가슴을 든다. • 엎어 배를 받쳐 들어 올리면 머리를 몸 위치보다 위로 든다. • 머리를 약간 가눈다.	• 물체를 보면 접근하지만 잡지는 못한다. • 장난감을 보면 손을 흔든다.	• 음악 소리에 귀 기울인다. • "아~" 소리를 낸다.	• 사회적 반응 시간이 길어진다.
4개월	• 엎어 놓으면 머리와 가슴을 들어 머리를 수직으로 든다. • 다리를 펴고 있는다. • 머리를 가운데로 하고 대칭 자세로 누워 있는다. • 바로 누운 자세에서 붙잡아 일으켜 앉히면 머리를 가눈다.	• 물체에 손을 뻗어잡고, 입으로 가져간다. • 작은 물체를 보기는 하나 잡으려 하지는 않는다.	• 크게 소리 내어 웃는다.	• 먹을 것을 보면 좋아한다.
7개월	• 뒤집는다. • 앉혀 놓으면 혼자 앉아 있는다. • 배밀이 또는 네 발로 긴다. • 세우면 다리를 뻗어 몸을 지탱한다.	• 다른 손으로 물건을 옮겨 쥔다. • 작은 물체를 보면 갈고리 모양으로 손에 움켜쥔다.	• 여러 음절의 모음 소리를 낸다. • 의미 없이 재잘거린다(babbling).	• 엄마를 더 좋아한다. • 거울을 좋아한다. • 상대방의 감정 변화에 반응한다.
10개월	• 혼자 일어나 앉는다. • 기어 다닌다. • 붙잡고 일어선다. • 가구 등을 붙잡고 걷는다.	• 엄지손가락과 집게손가락을 사용한다. • 손수건 밑에 장난감을 감추면 찾아낸다.	• 반복되는 자음 발음을 한다. (마마, 빠빠). • 이름을 부르면 반응을 한다.	"까꿍", "짝짜꿍", "바이바이" 놀이를 한다.
12개월	• 혼자 일어나서 몇 발자국 걷는다. • 손잡고 걷는다(48주).	• 알약 크기의 작은 물건을 엄지와 집게손가락만으로 집어 든다. • 손에 쥐고 있던 물건을 달라고 하면 손을 펴서 놔 준다.	"마마", "빠빠" 말고 다른 말을 몇 개 정도 말한다.	• 간단한 공놀이를 한다. • 옷을 입힐 때 자세를 맞춘다.
15개월	• 혼자 걷는다. • 층계를 기어 올라간다.	• 종이에 그리는 시늉을 한다. • 입방체를 2개 쌓아올린다.	• 친숙한 물건의 이름을 말한다 (예, 공). • 뜻을 알 수 없는 말을 지껄인다 (jargon). • 간단한 것으로 한 가지를 지시하면 맞게 수행한다.	• 원하는 것을 손가락으로 가리키며 달라고 한다. • 부모를 껴안는다.

(계속)

연령	운동(motor behavior)	적응(adaptive behavior)	언어(language)	사회적 행동(social behavior)
18개월	• 한 손 잡고 층계를 올라간다. • 서툴게 뛴다.	• 입방체 3~4개 쌓아올린다. • 휘갈기는 것을 흉내 내어 그린다. • 병을 거꾸로 하여 작은 물체를 꺼낸다.	• 신체 부위를 1개 이상 알고 말한다. • 10개 정도의 단어를 말한다.	• 혼자 먹는다. • 소변을 보고 알려준다. • 문제가 있으면 도움을 청한다. • 부모에게 입을 오므려 뽀뽀한다.
2년	• 잘 뛴다. • 층계를 오르내린다.	• 입방체 6~7개 쌓아올린다. • 직선을 흉내 내어 그린다.	• 간단한 문장을 말한다. (2~3 words together). • 그림 이야기책을 읽어 주면 귀 기울여 듣는다.	• 숟가락질을 잘한다. • 옷을 벗을 때 도와준다.
3년	• 세발자전거를 탄다. • 한 발로 잠깐 서 있는다.	• 입방체 3개로 다리 모형을 만든다. • 원을 보고 그린다.	• 이름, 성별, 나이를 말한다. • 물건 수를 셋까지 맞게 센다.	• 옷을 입는 때 도와준다(단추를 풀고, 신발을 신는다). • 손을 씻는다.
4년	• 한 발로 뛴다. • 가위질하여 그림을 오려 낸다.	• 십자형과 사각형을 보고 그린다. • 머리 외에 몸의 2~4 부분을 그린다.	• 줄거리가 있는 말을 한다. • 반대말을 안다. • 전치사를 안다.	• 혼자 용변을 해결한다. • 양치질, 세수를 한다. • 다른 아이들과 협조적으로 논다.
5년	• 한 발씩 번갈아 들고 뛴다. • 줄넘기를 한다.	• 삼각형을 보고 그린다. • 둘 중 더 무거운 것을 가려낸다.	• 열까지 센다. • 4가지 색깔을 알고 말한다. • 단어의 의미를 묻는다.	• 혼자 옷을 입고 벗는다. • 소꿉놀이를 한다. • 다른 아이들과 경쟁적 놀이를 한다.

영유아 발달 검사

한국 영유아 발달선별검사 (36~41개월용)

■ 다음 사항을 기재해 주십시오. 빈 칸에 작성하시고 해당 사항에 ☑표시 하십시오.

아이 이름		(남, 여)	설문 응답자	□ 어머니 □ 아버지 □ 할머니 □ 할아버지 □ 기타 ( )
생년월일	년 월 일 (조산아인 경우 출산 예정일 : 년 월 일)			
부모정보 (선택사항)	어머니	나이 : 만 ( ) 세	학력 : □ 대학원 이상 □ 대졸 □ 대학중퇴 □ 고졸 □ 중졸 이하	
	아버지	나이 : 만 ( ) 세	학력 : □ 대학원 이상 □ 대졸 □ 대학중퇴 □ 고졸 □ 중졸 이하	
아이가 신체나 기타 발달상의 문제가 있나요?			□ 아니오 □ 예 (있다면 구체적 병명은?)	

** 이 질문지는 만 36~41개월 유아를 위한 질문지입니다. 아이의 월령에 해당하는 질문지가 아닌 경우, 질문지를 교체해 주세요.

■ 각 질문 항목에 대하여 다음 네 가지 중 하나에 표기해 주십시오.
만약 아이가 질문 내용을 할 수 있는지 모르는 경우 직접 시켜보고 답해 주십시오.

잘 할 수 있다 ③	할 수 있는 편이다 ②	하지 못하는 편이다 ①	전혀 할 수 없다 ⓪

대근육운동

1	아무것도 붙잡지 않고 한발씩 번갈아 내딛으며 계단을 올라간다.	③ ② ① ⓪
2	큰 공을 던져주면 양팔과 가슴을 이용해 받는다. 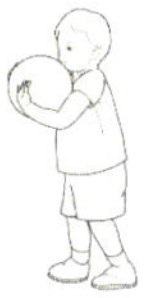	③ ② ① ⓪
3	세발자전거의 페달을 밟아서 앞으로 나갈 수 있다.	③ ② ① ⓪
4	선을 따라 똑바로 앞으로 걷는다.	③ ② ① ⓪
5	제자리에서 두발을 모아 멀리뛰기를 한다. 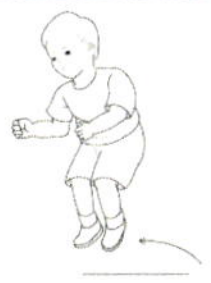	③ ② ① ⓪
6	아무 것도 붙잡지 않고 한발로 3초 이상 서 있는다. 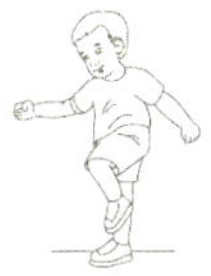	③ ② ① ⓪
7	보조바퀴가 있는 두발 자전거를 탈 수 있다.	③ ② ① ⓪
8	한발로 2~3 발자국 뛴다.	③ ② ① ⓪

잘 할 수 있다 ③	할 수 있는 편이다 ②	하지 못하는 편이다 ①	전혀 할 수 없다 ⓪

소근육운동

번호	문항	평가
1	자신의 옷이나 인형 옷의 단추를 푼다.	③ ② ① ⓪
2	원이 그려진 것을 보여주면 원을 그린다(그리는 과정의 시범을 보지 않고도 그려야 한다).	③ ② ① ⓪
3	종이를 두 번 연달아 접는다(접은 선은 정확하지 않아도 된다).	③ ② ① ⓪
4	그려진 점선을 따라 선을 그린다.	③ ② ① ⓪
5	사각형이 그려진 것을 보여주면 사각형을 그린다(그리는 과정의 시범을 보지 않고도 그려야 한다. 또한 각이 교차되도록 그리는 것은 괜찮지만, 둥글거나 좁은 각으로 그리는 것은 해당되지 않는다).	③ ② ① ⓪
6	가위로 직선을 따라 똑바로 오린다.	③ ② ① ⓪
7	뚜껑을 돌려서 연다.	③ ② ① ⓪
8	십자(+)가 그려진 것을 보여주면 십자(+)를 그린다(그리는 과정의 시범을 보지 않고도 그려야 한다). 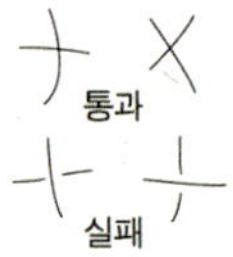	③ ② ① ⓪

인지

번호	문항	평가
1	연관성이 없는 두 가지 지시사항을 시키면 2가지를 순서대로 기억하여 수행한다. 예) "휴지 버리고 책 가지고 와."	③ ② ① ⓪
2	자신의 성별을 안다.	③ ② ① ⓪
3	"셋"이라는 개념을 이해한다. 예) 사탕 여러 개를 책상 위에 놓고 "세 개 주세요"라고 하면 세 개를 줄 수 있다.	③ ② ① ⓪
4	과일, 탈 것, 가구가 그려진 그림카드를 섞어 놓았을 때, 아이가 같은 종류끼리 분류한다.	③ ② ① ⓪
5	"가장 많은, 가장 적은"의 개념을 모두 이해한다.	③ ② ① ⓪
6	다른 사람이 한 말을 전달한다.	③ ② ① ⓪
7	뚜껑을 돌려서 연다.	③ ② ① ⓪
8	사람(예, 엄마, 아빠)을 그리라고 하면 신체의 3부분 이상을 그린다. 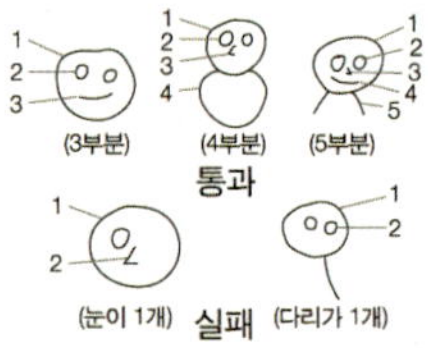	③ ② ① ⓪

언어

번호	문항	평가
1	"이름이 뭐에요?"하고 물으면, 성과 이름을 모두 말한다.	③ ② ① ⓪
2	다른 의미를 가진 네 단어 이상을 연결하여 문장을 말한다. 예) "장난감 사러 가게에 가요."	③ ② ① ⓪
3	"~했어요"와 같이 과거형으로 말한다.	③ ② ① ⓪
4	간단한 대화를 주고받는다.	③ ② ① ⓪
5	완전한 문장으로 이야기한다. 예) "멍멍이는 까까를 먹었어."	③ ② ① ⓪
6	"-은, -는, -이, -가"와 같은 조사를 적절히 사용하여 문장을 완성한다. 예) "고양이는 야옹하고 울어요." "친구가 좋아요."	③ ② ① ⓪
7	같은 분류에 속한 것을 적어도 세 가지 이상 말한다. 예) 동물을 말하도록 시키면 "강아지, 고양이, 코끼리"와 같이 말한다.	③ ② ① ⓪
8	"~할 거예요.", "~하고 싶어요."와 같이 미래에 일어날 일을 상황에 맞게 표현한다.	③ ② ① ⓪

▣ 각 질문 항목에 대하여 다음 네 가지 중 하나에 표기해 주십시오.
만약 아이가 질문 내용을 할 수 있는지 모르는 경우 직접 시켜보고 답해 주십시오.

잘 할 수 있다 ③	할 수 있는 편이다 ②	하지 못하는 편이다 ①	전혀 할 수 없다 ⓪

사회성

1	어른이 이끄는 집단 놀이에서 규칙을 따른다.	③ ② ① ⓪	5	다른 사람에게 간단한 놀이의 규칙을 설명한다.	③ ② ① ⓪
2	자기 차례를 기다린다. 예) 놀이터, 미끄럼틀	③ ② ① ⓪	6	다른 아이들과 있을 때, 차례를 지키고 놀잇감을 나누면서 논다.	③ ② ① ⓪
3	놀이 중에 도움이 필요한 친구를 도와주고 달래준다.	③ ② ① ⓪	7	다른 아이들의 행동에 대해 이야기한다. 예) "민수가 나 때렸어."	③ ② ① ⓪
4	혼자서 혹은 또래와 함께 인형놀이(상상놀이)를 한다.	③ ② ① ⓪	8	소꿉놀이, 가게놀이, 학교놀이, 병원놀이 등 여럿이 함께 어울려 하는 놀이를 한다.	③ ② ① ⓪

자조

1	양말을 혼자서 신는다.	③ ② ① ⓪	5	옷의 앞과 뒤를 구분하여 입는다.	③ ② ① ⓪
2	도와주지 않아도 혼자서 밥을 먹는다.	③ ② ① ⓪	6	혼자서 티셔츠를 입는다.	③ ② ① ⓪
3	단추를 풀러주면 셔츠나 내의를 벗는다.	③ ② ① ⓪	7	외투의 큰 단추를 낀다.	③ ② ① ⓪
4	장화를 혼자서 신는다.	③ ② ① ⓪	8	혼자서 손을 깨끗이 씻고 수건으로 닦는다.	③ ② ① ⓪

추가 질문

예 [1]	아니오 [0]

1	의미있는 단어를 말하지 못한다.	[1]	[0]	5	어른들의 관심을 끄는 행동을 하지 않는다. 예) 멀리 있는 사물을 가리키기, 물건을 가져다 보여주기, 같이 놀자고 건네주기, 소리내어 부르기, 손가락으로 가리키기 등	[1]	[0]
2	두 단어를 결합하는 말을 하지 못한다.	[1]	[0]				
3	아이가 보호자와 이야기를 하거나 놀 때 눈을 맞추지 않는다.	[1]	[0]	6	또래 아이들에게 관심이 없다, 또래와 함께 있어도 아이들을 지켜보거나, 행동을 따라 하거나, 함께 놀려고 시도하지 않는다.	[1]	[0]
4	청력이 정상임에도 불구하고 이름을 불러도 쳐다보지 않는다.	[1]	[0]				

결과표 (36~41개월용)

아이 이름		(남, 여)	작성일	년 월 일
생년월일	년 월 일 (조산아인 경우 출산 예정일 : 년 월 일)			
설문 응답자		□ 어머니 □ 아버지 □ 할머니 □ 할아버지 □ 기타 ( )		

결과 요약

영역 \ 분류	1	2	3	4	5	6	7	8	총점	절단점		
										가	나	다
대근육운동										11	15	22
소근육운동										10	15	22
인 지										10	16	22
언 어										10	18	23
사 회 성										10	15	23
자 조										8	15	22

추가 질문

1=예 0=아니오

문 항	1(L)	2(L)	3(S)	4(S)	5(S)	6(S)
결 과	1 0	1 0	1 0	1 0	1 0	1 0

평가 결과

점수화

1. 점수화를 위한 채점 단계는 다음과 같이 4단계로 구성됩니다
   (잘 할 수 있다 = 3점, 할 수 있는 편이다 = 2점, 하지 못하는 편이다 = 1점, 전혀 할 수 없다 = 0점)
2. 각 영역별로 문항별 점수를 합하여 총점을 기록합니다.
3. 총점에 대한 평가는 각 영역별로 제시된 절단점에 근거하여 다음과 같이 네 가지로 평가합니다.
   ① 심층평가 권고 ② 추적검사 요망 ③ 또래 수준 ④ 빠른 수준

작성일자 : ________________

작 성 자 : ______________ 서명

한국형 Denver Ⅱ 검사지(앞면)

검사자 :
검사일 :

I D :
이 름 :
출생일 :

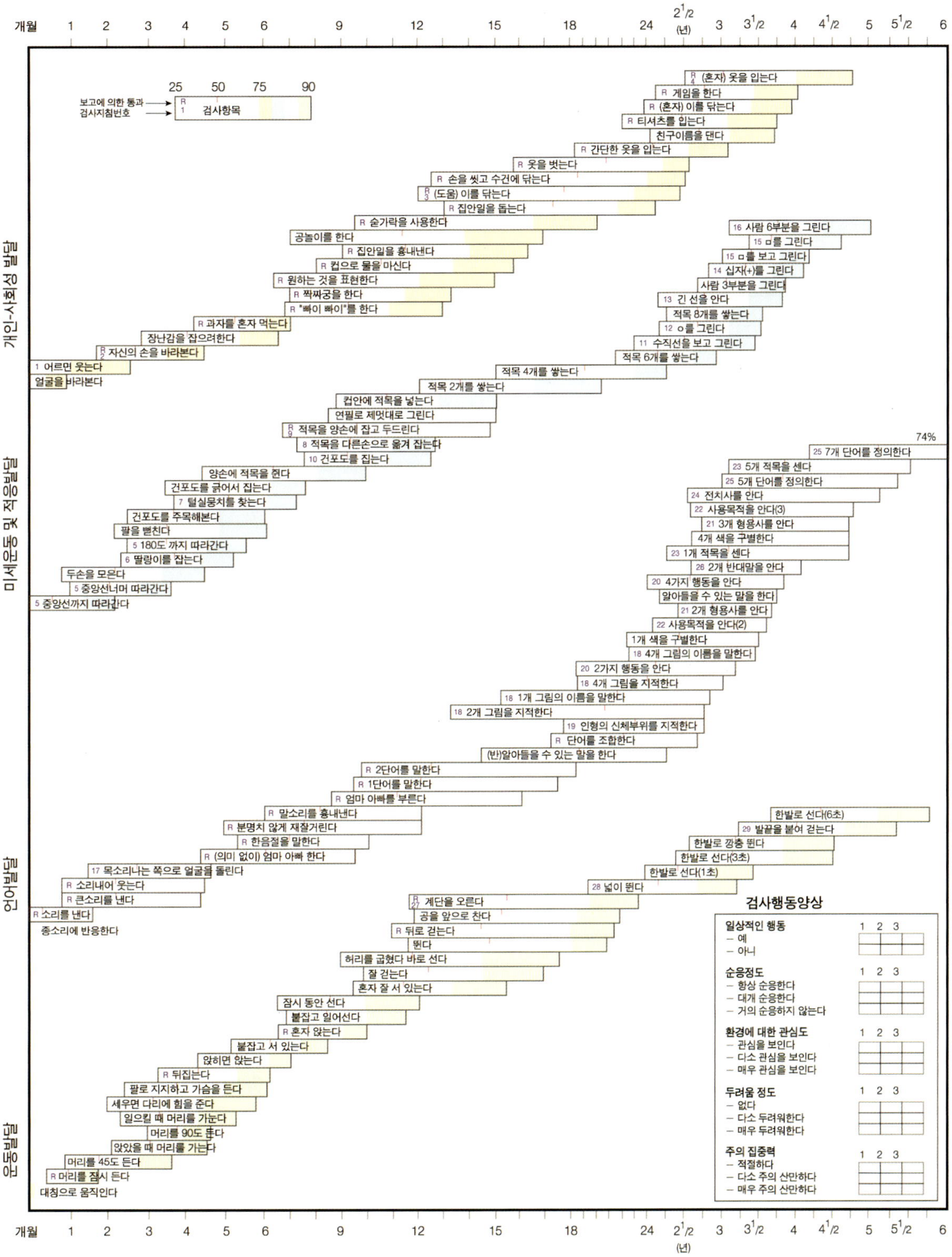

한국형 Denver Ⅱ 검사지(뒷면)

검사지침

1. 웃고, 이야기하고, 손을 흔들어서 웃게 한다. 만지지 않을 것
2. 아기는 몇 초간 손을 응시해야 한다.
3. 부모는 칫솔질하는 것을 도와주고 치약을 묻혀 주어도 된다.
4. 구두끈, 운동화 끈이나 옷 뒤의 단추는 낄 수 없어도 된다.
5. 아기의 얼굴에서 15cm 거리에 털실뭉치를 보여 주면서 한쪽 끝에서 서서히 중앙으로 해서 반대편 끝까지 원을 그리면서 움직인다.
6. 딸랑이를 손가락 끝이나 손등에 대었을 때 잡으면 통과
7. 아기가 털실뭉치가 없어진 곳을 계속 보거나 어디로 갔는지 찾으면 통과. 털실뭉치는 아기가 보는 데서 빨리 떨어뜨려야 한다. 검사자는 손을 움직이지 말고 털실뭉치만 떨어뜨린다.
8. 아기는 적목을 손에서 손으로 옮길 수 있어야 한다.
9. 아기 양손에 적목을 하나씩 주고 두드리도록 한다.
10. 엄지와 또 다른 어떤 손가락으로라도 건포도를 집으면 통과
11. 선은 검사자가 그린 것과 30도 이내로 차이가 나도 된다.

12. 완전히 원을 그리면 통과. 계속된 둥근 모양만 그리면 실패
13. 어느 것이 더 긴가? 거꾸로 놓고서 다시 묻는다. 3번 물어서 다 맞거나 6번 중 5번 맞으면 통과
14. 선이 어디에서라도 교차되면 통과
15. 그림을 보여주면서 그리게 하고 못 그리면 그리는 것을 보여준다.

※12, 14, 15번을 할 때 모양 이름은 말하지 말고 12, 14번은 그리는 것을 보여주지 않는다.

16. 계산할 때 쌍으로 된 것(팔, 다리 등)은 한 부분으로 계산한다.
17. 아기의 뒤쪽에 15~30cm 떨어진 곳에서 아기의 이름을 속삭인다. 다른쪽 귀에도 반복한다.
18. 그림을 가리키고 아기에게 이름을 말하게 한다(소리 흉내만 내면 안된다).

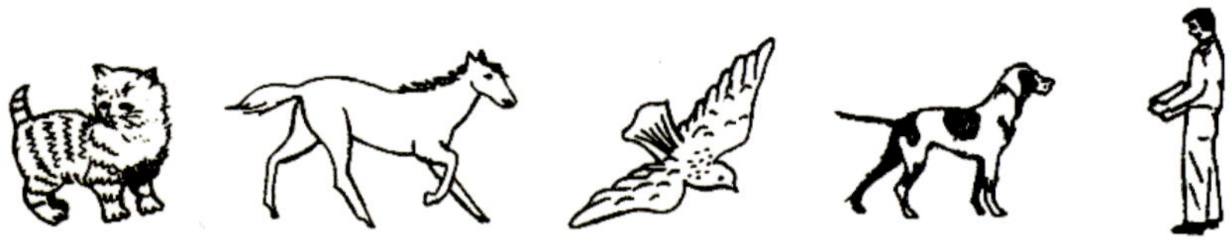

19. 인형을 가지고 코, 눈, 입, 손발, 배꼽, 머리를 지적하도록 한다. 6개 이상 맞히면 통과다.
20. 그림을 이용해 묻는다. "어느 것이 날아가지? 야옹하지? 말하지? 짖지? 따가닥 따가닥 달리지?" 5개 중 2개 또는 4개를 맞히면 통과이다.
21. "추울 때는 어떻게 하지? 피곤하면 어떻게 하지? 배고프면 어떻게 하지?" 2개 또는 3개를 맞히면 통과이다.
22. "컵으로 무엇을 하지? 의자는 무엇에 쓰이지? 연필로 무엇을 하지?"라고 묻는다. 행동용어가 답에 포함되어야 한다.
23. 아이가 맞는 갯수의 적목을 옮겨 놓고 몇 개의 적목이 있는지 말하면 통과이다.
24. "책상 밑에 놓아라. 책상 위에 놓아라. 내 앞에 놓아라. 내 뒤에 놓아라." 4가지 수행하면 통과이다.
25. 공, 연못, 책상, 집, 바나나, 커튼, 문, 천장이 무엇인지 묻는다. 만일 용도, 형태, 무엇으로 만들어졌는지 일반적 특성을 이야기하면 통과(예 : 바나나는 과일, 꼭 노란색은 아님)
26. "말은 크다. 그러면 쥐는? 물은 뜨겁다. 그러면 얼음은? 태양이 낮 동안에 빛난다면 달은?"하고 물어서 3개 중 2개 맞히면 통과
27. 벽이나 난간을 사용하여 올라가되 사람을 잡고 올라가는 것은 안됨
28. 검사지(21.5cm 폭)를 놓고 넓이 뛰게 한다.
29. 똑바로 걷게 한다. 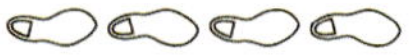 → 앞발 뒤꿈치와 뒷발의 엄지발이 2.5cm 거리 내에 되도록 걷는다. 검사자가 실제 걸어 보이고 아이는 네 발자국 이상 걸어야 하며 3번 시도해서 2번 하면 통과
30. 2세에서 정상 아동의 반 정도는 비협조적이다.

한국형 Denver Ⅱ 검사지

Denver Ⅱ 점수의 해석

- 우수(advanced) : 연령선에 대해 완전히 오른쪽에 있는 항목을 통과(검사 대상아보다 나이 많은 아동들의 25% 미만이 통과)
- 양호(OK) : 연령선이 25%와 75% 사이를 지나는 항목을 통과
- 요관찰(caution) : 연령선이 75%~90% 사이를 지나는 항목을 실패 또는 거절
- 지연(delay) : 연령선에 대해 완전히 왼쪽에 있는 항목을 실패(거절 포함)

검사의 해석

- 정상(normal) : 지연은 없고 요관찰 1개 이하
- 의심(suspect) : 1개 이상의 지연이 있거나 2개 이상의 요관찰
- 검사불가(untestable) : 연령선에 대해 완전히 왼쪽에 있는 항목 1개 이상에 거절을 보이거나, 75~90% 사이를 지나는 항목 1개 이상에서 거절을 보인 경우

의심과 검사불가의 결과를 보인 대상자에 대한 권유

- 1~2주 후 재검
- 재검사 역시 의심이나 검사불가인 경우에는 다음에 기초하여 임상적 판단을 내린다.
  - ▹ 요관찰과 지연 항목의 수
  - ▹ 과거의 발달 정도
  - ▹ 임상 검사와 과거력
  - ▹ 의뢰할 자원의 이용가능성

Denver 검사의 막대표

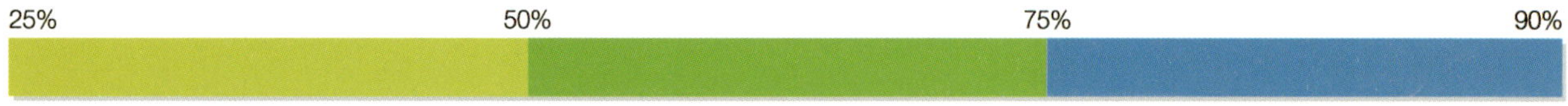

Denver developmental screening test(DDST)

영역

- 개인성－사회성(Personal-social) : 다른 사람과의 어울림과 다른 사람의 요구에 대한 관심을 평가
- 미세한 운동－적응(Fine motor-adaptive) : 눈과 손의 조정능력, 미세한 물체를 다루는 능력, 문제 해결하는 능력을 평가
- 언어(Language) : 청력 및 언어의 이해와 표현 능력을 평가
- 전체운동(Gross motor) : 앉기, 걷기, 뛰기 등의 대근육 운동을 평가

소요시간 : 15～20분

대상연령 : 0～6세

검사목적

- 문제점이 있을 가능성이 있는 증상이 없는 아동들을 가려내기 위하여
- 직감적인 의혹을 객관적인 방법으로 확인하기 위하여
- 주산기에 문제가 있었던 아동들처럼 발달장애의 위험성이 높은 아동들을 감시하기 위하여

DDST의 개념상 주의사항

- DDST는 지능검사가 아니라 선별검사이다.
- 현재나 장래의 적응능력이나 지적능력을 예측하는 것은 아니다.
- 진단적 검사가 아니다.
- 표준화된 방법으로 실시하여야 한다.
- 검사자의 훈련이 필요하다.
- 병력청취와 진찰을 동시에 실행해야 한다.

검사 시 유의사항

- 부모나 아동과의 관계형성이 중요하다.
- 부모에게 다음 사실을 잘 설명해준다.
  - ▹이 검사는 발달수준을 평가하는 선별검사이다.
  - ▹아동이 검사항목 전부를 수행할 수 있는 것은 아니다.
- 아동을 편안하게 해준다.

III 정상임상검사치

혈액검사

검사	종목	재료	정상치 (종전 단위)	Factor SI 단위
Acetaminophen	S, P(H, E)	치료 농도 : 10~30μg/mL 중독 농도 : >200μg/mL	×6.62	66~200μmol/L >1,300
Activated partial thromoplastin time(aPTT)	P	미숙아(28~31주) : 80~168초 미숙아(30~36주) : 28~80초 신생아 : 31~54초 1~5년 : 24~36초 11~18년 : 26~37초	×1	80~168초 28~80초 31~54초 24~36초 26~37초
Alanine aminotransferase* (ALT, SGPT)	S	0~5일 : 6~50U/L 1~19년 : 5~45U/L	×1	6~50U/L 5~45U/L
Albumin	P	미숙아 1일 : 1.8~3.0g/dL 신생아 <6일 : 2.5~3.4g/dL <5년 : 3.9~5.0g/dL 5~19년 : 4.0~5.3g/dL	×10	18~30g/L 25~34g/L 39~50g/L 40~53g/L
Ammonia	W	<30일 : 21~95μmol/L 1~12개월 : 18~74μmol/L 1~14년 : 17~68μmol/L >14년 : 19~71μmol/L	×1	21~95μmol/L 18~74μmol/L 17~68μmol/L 19~71μmol/L
Amylase	S, P	1~30일 : 0~6U/L 31~182일 : 1~17U/L 183~365일 : 6~44U/L 1~3년 : 8~79U/L 4~9년 : 16~91U/L 10~18년 : 19~76U/L 0~7일 : 30~100U/L	×1	0~6U/L 1~17U/L 6~44U/L 8~79U/L 16~91U/L 19~76U/L 30~100U/L
Anion gap [Na−(Cl+HCO_3)]	P(H)	7~16mEq/L	×1	7~16mEq/L
Anti-streptolysin-O(ASO)titer	S	2~5년 : <120~160Todd unit 6~9년 : <240Todd unit 10~12년 : <320Todd unit		<160Todd unit <240Todd unit <320Todd unit
α_1-antitrypsin	S	0~5일 : 92~282mg/dL 1~3년 : 94~156mg/dL 4~13년 : 102~157mg/dL 14~19년 : 97~203mg/dL	×0.01	0.92~2.82g/L 0.94~1.56g/L 1.02~1.57g/L 0.97~2.03g/L

*재료(검체)의 약어
S: 혈청, P: 혈장, W: 전혈, U: 소변, (C): citrate, (E): EDTA, (H): heparin, (NaC): sodium citrate, (O): oxalate
※ 기기에 따라 참고치 범위가 달라짐

(계속)

검사	종목	재료	정상치 (종전 단위)	Factor SI 단위
Aspartate aminotransferase*	S	0~7일 : 30~100U/L 1~3년 : 20~60U/L 7~19년 : 15~40U/L	×1	30~100U/L 20~60U/L 15~40U/L
Base excess	W(H)	신생아 : (−10)~(−2)mmol/L 영아 : (−7)~(−1)mmol/L 소아 : (−4)~(+2)mmol/L 그 이후 : (−3)~(+3)mmol/L		(−10)~(−2)mmol/L (−7)~(−1)mmol/L (−4)~(+2)mmol/L (−3)~(+3)mmol/L
Bicarbonate	S, P	동맥혈 : 21~28mmol/L 정맥혈 : 22~29mmol/L		21~28mmol/L 22~29mmol/L
Bilirubin Total	S	미숙아 / 신생아 제대혈 : <2.0 / <2.0mg/dL 0~1일 : <8.0 / <6.0mg/dL 1~2일 : <12.0 / <8.0mg/dL 2~5일 : <16.0 / <12.0mg/dL >5일 : <20.0 / <10.0mg/dL	×17.10	미숙아 / 신생아 <34 / <34μmol/L <137 / <103μmol/L <205 / <137μmol/L <274 / <205μmol/L <340 / <171μmol/L
Conjugated	S	0~0.2mg/dL	×17.10	0~3.4μmol/L
Calcium, ionized	S, P(H) W(H)	제대혈 : 5.0~6.0mg/dL 0~1개월 : 3.9~6.0mg/dL 1~6개월 : 3.7~5.9mg/dL 1~19년 : 4.9~5.5mg/dL 1~3년 : 8~79U/dL	×0.25	1.25~1.5mmol/L 1.0~1.5mmol/L 0.95~1.5mmol/L 1.22~1.37mmol/L
Calcium, total	S	제대혈 : 9.0~11.5mg/dL 신생아 3~24시간 : 9.0~10.6mg/dL 24~48시간 : 7.0~12.0mg/dL 4~7일 : 9.0~10.9mg/dL 소아 : 8.8~10.8mg/dL 그 이후 : 8.4~10.2mg/dL	×0.25	2.25~2.88mmol/L 2.3~2.65mmol/L 1.75~3.0mmol/L 2.25~2.73mmol/L 2.2~2.70mmol/L 2.1~2.55mmol/L
Carbon dioxide Partial pressure(PCO_2)	W(H)	신생아 : 27~40mmHg 영아 : 27~41mmHg 그 이후 남 : 35~48mmHg 여 : 32~45mmHg	×0.1333	3.6~5.3kPa 3.6~5.5kPa 4.7~6.4kPa 4.3~6.0kPa
Total(tCO_2)	S, P(H)	제대혈 : 14~22mmol/L 미숙아 : 14~27mmol/L 신생아 : 13~22mmol/L 영아 : 20~28mmol/L 소아 : 20~28mmol/L 그 이후 : 23~30mmol/L	×1	14~22mmol/L 14~27mmol/L 13~22mmol/L 20~28mmol/L 20~28mmol/L 23~30mmol/L

(계속)

검사	종목	재료	정상치 (종전 단위)	Factor SI 단위
Carbon monoxide(CO) (carboxyhemoglobin)	W(E)	비흡연자 : 0~2% 흡연자 : 2~10% 중독 : 20~60% 사망 : >60%		
Ceruloplasmin	S	0~5일 : 5~26mg/dL 1~19년 : 20~46mg/dL	×10	50~260mg/L 200~460mg/L
Chloride	S, P(H)	제대혈 : 96~104mmol/L 신생아 : 97~110mmol/L 그 이후 : 98~106mmol/L	×1	96~104mmol/L 97~110mmol/L 98~106mmol/L
Cholesterol, total	S	1~3년 : 45~182mg/dL 4~6년 : 109~189mg/dL	×0.0259	1.15~4.70mmol/L 2.80~4.80mmol/L
	S	남자 Percentiles 5 / 75 / 95 6~9년 : 126 / 172 / 191mg/dL 10~14년 : 130 / 179 / 204mg/dL 15~19년 : 114 / 167 / 198mg/dL	×0.0259	Percentiles 5 / 75 / 95 3.26 / 4.45 / 4.94mmol/L 3.36 / 4.63 / 5.28mmol/L 2.95 / 4.32 / 5.12mmol/L
		여자 Percentiles 5 / 75 / 95 6~9년 : 122 / 173 / 209mg/dL 10~14년 : 124 / 174 / 217mg/dL 15~19년 : 125 / 175 / 212mg/dL		Percentiles 5 / 75 / 95 3.16 / 4.47 / 5.41mmol/L 3.21 / 4.50 / 5.61mmol/L 3.23 / 4.53 / 5.48mmol/L
Complement components Total hemolytic	P(E)	75~160U/mL	×1	75~160U/L
C3	S	제대혈 : 57~116mg/dL 1~3개월 : 53~131mg/dL 3개월~1년 : 62~180mg/dL 1~10년 : 77~195mg/dL 성인 : 83~177mg/dL	×10	570~1,160mg/L 530~1,310mg/L 620~1,800mg/L 770~1,950mg/L 830~1,770mg/L
C4	S	제대혈 : 7~23mg/dL 1~3개월 : 7~27mg/dL 3개월~10년 : 7~40mg/dL 성인 : 15~45mg/dL	×10	70~230mg/L 70~270mg/L 70~400mg/L 150~450mg/L
Copper	S	0~5일 : 9~46μg/dL 1~9년 : 80~150μg/dL 10~14년 : 80~121μg/dL 15~19년 : 64~160μg/dL	×0.157	1.4~7.2μmol/L 12.6~23.6μmol/L 12.6~19.0μmol/L 11.3~25.2μmol/L
Cortisol	S, P(H)	신생아 : 1~24μg/dL 성인 : 오전 8시 : 5~23μg/dL 오후 4시 : 3~15μg/dL 오후 8시 : ≤ 오전 8시의 50%	×27.59	28~662nmol/L 138~635nmol/L 82~413nmol/L ≤오전 8시의 50%

(계속)

검사	종목	재료	정상치 (종전 단위)	Factor SI 단위
C-peptide of insulin	S	소아(공복, 오전 8시) 0.4~2.2ng/mL	×1	0.4~2.2μg/L
C-reactive protein(CRP)	S	제대혈 : <0.13mg/dL 2~12세 : <0.18mg/dL	×10,000	<1,300μg/L <1,800μg/L
Creatine kinase	S	제대혈 : 70~380U/L 5~6시간 : 214~1,175U/L 24~33시간 : 130~1,200U/L 72~100시간 : 87~725U/L 성인 : 5~130U/L	×1	70~380U/L 214~1,175U/L 130~1,200U/L 87~725U/L 5~130U/L
Creatine kinase isoenzyme	S	CKMB CKBB 제대혈 : 0.3~3.1 0.3~10.5% 5~8시간 : 1.7~7.9 3.6~13.4% 24~33시간 : 1.8~5.0 2.3~8.6% 72~100시간 : 1.4~5.4 5.1~13.3% 성인 : 0~2 0%		
Creatinine Jaffe, kinetic 또는 enzymatic	S, P	제대혈 : 0.6~1.2mg/dL 신생아 : 0.3~1.0mg/dL 영아 : 0.2~0.4mg/dL 소아 : 0.3~0.7mg/dL 청소년 : 0.5~1.0mg/dL 성인 남 : 0.6~1.2mg/dL 여 : 0.5~1.1mg/dL	×88.4	53~106μmol/L 27~88μmol/L 18~35μmol/L 27~62μmol/L 44~88μmol/L 53~106μmol/L 44~97μmol/L
Creatinine clearance (endogenous)	S, P와 U	신생아 : 40~65mL/분/1.73m² <40년 남 : 97~137mL/분/1.73m² 여 : 88~128mL/분/1.73m²		
Erythrocyte indices (RBC indices)	W(E)	혈액질환		
Erythrocyte sedimentation rate (ESR)	W(E)	소아 : 0~10mm/시간 성인 남 : 0~15mm/시간 여 : 0~20mm/시간	×1	0~10mm/시간 0~15mm/시간 0~20mm/시간
Estradiol	S	남자 Tanner 연령(년) 1 <9.8 : 0.5~1.1ng/dL 2 9.8~14.5 : 0.5~1.6ng/dL 3 10.7~15.4 : 0.5~2.5ng/dL 4 11.8~16.2 : 1.0~3.6ng/dL 5 12.8~17.3 : 1.0~3.6ng/dL 성인 : 0.8~3.5ng/dL	×36.71	 18~40pmol/L 18~59pmol/L 18~92pmol/L 37~132pmol/L 37~132pmol/L 29~128pmol/L

(계속)

검사	종목	재료	정상치 (종전 단위)	Factor SI 단위
Estradiol	S	여자 Tanner 연령(년) 1 <9.2 : 0.5~2.0ng/dL 2 9.2~13.7 : 1.0~2.4ng/dL 3 10.7~14.4 : 0.7~6.0ng/dL 4 10.7~15.6 : 2.1~8.5ng/dL 5 11.8~18.6 : 3.4~17ng/dL 성인 : Follicular : 3~10ng/dL Luteal : 7~30ng/dL	×36.71	 18~73pmol/L 37~88pmol/L 26~220pmol/L 77~312pmol/L 125~624pmol/L 110~367pmol/L 257~1,100pmol/L
Ferritin	S	신생아 : 25~250ng/mL 1개월 : 200~600ng/mL 2~5개월 : 50~200ng/mL 6개월~15년 : 7~140ng/mL 성인 남 : 15~200ng/mL 여 : 12~150ng/mL	×1	25~200μg/L 200~600μg/L 50~200μg/L 7~140μg/L 15~200μg/L 12~150μg/L
α-Fetoprotein(AFP)	S	남자 0~1개월 : 0.6~16387ng/mL 1~12개월 : 0.6~28.3ng/mL 1~3년 : 0.6~7.9ng/mL 7~18년 : 0.6~3.9ng/mL 여자 0~1개월 : 0.6~18964ng/mL 1~12개월 : 0.6~77.0ng/mL 1~3년 : 0.6~11.1ng/mL 7~18년 : 0.6~4.2ng/mL	×1	남자 0.6~16387μg/L 0.6~28.3μg/L 0.6~7.9μg/L 0.6~3.9μg/L 여자 0.6~18964μg/L 0.6~77.0μg/L 0.6~11.1μg/L 0.6~4.2μg/L
Fibrin degradation products (D-dimer)	P(C)	성인 : 68~494μg/L 평균 : 207μg/L	×1	68~494μg/L 207μg/L
Fibrinogen	(NaC)	신생아 : 125~300mg/dL 성인 : 200~400mg/dL	×0.04	1.25~3.00g/L 2.00~4.00g/L
Follicle simulating hormone (FSH)	S	남자 Tanner 연령(년) 1 <9.8 : 0.26~3.0mIU/mL 2 9.8~14.5 : 1.8~3.2mIU/mL 3 10.7~15.4 : 1.2~5.8mIU/mL 4 11.8~16.2 : 2.0~9.2mIU/mL 5 12.8~17.3 : 2.6~11.0mIU/mL 성인 : 2.0~9.2mIU/mL	×1	 0.26~3.0U/L 1.8~3.2U/L 1.2~5.8U/L 2.0~9.2U/L 2.6~11.0U/L 2.0~9.2U/L

(계속)

검사	종목	재료	정상치 (종전 단위)	Factor SI 단위
Follicle simulating hormone (FSH)	S	여자 Tanner 연령(년) 1 <9.2 : 1.0~4.2mIU/mL 2 9.2~13.7 : 1.0~10.8mIU/mL 3 10.0~14.4 : 1.5~12.8mIU/mL 4 10.7~15.6 : 1.5~11.7mIU/mL 5 11.8~18.6 : 1.0~9.2mIU/mL 성인 : Follicular : 1.8~11.2mIU/mL Midcycle : 6~35mIU/mL Luteal : 1.8~11.2mIU/mL	×1	 1.0~4.2U/L 1.0~10.8U/L 1.5~12.8U/L 1.0~11.7U/L 1.0~9.2U/L 1.8~11.2U/L 6~35U/L 1.8~11.2U/L
Glucose	S	미숙아 : 20~60mg/dL 제대혈 : 45~96mg/dL 신생아 1일 : 40~60mg/dL 1일 이후 : 50~90mg/dL 소아 : 60~100mg/dL 성인 : 70~105mg/dL	×0.0555	2.5~5.3mmol/L 2.2~3.3mmol/L 2.8~5.0mmol/L 3.3~5.5mmol/L 3.9~5.8mmol/L
Glucose, 식후 2시간	S	<120mg/dL	×0.0555	<6.7mmol/L
Glucose tolerance test(GTT), oral 소아용량 : 1.75g/kg(이상적 체중) (최대량 75g)	S	정상 당뇨병 공복 : 70~105 ≥126mg/dL 60분 : 120~170 ≥200mg/dL 90분 : 100~140 ≥200mg/dL 120분 : 70~120 ≥200mg/dL	×0.0555	정상 당뇨병 3.9~5.8 70mmol/L 6.7~9.4 ≥11mmol/L 5.6~7.8 ≥11mmol/L 3.9~6.7 ≥11mmol/L
γ-Glutamyl transpeptidase (GGT, GGTP)	S	제대혈 : 37~193U/L 0~1개월 : 13~147U/L 1~2개월 : 12~123U/L 2~4개월 : 8~90U/L 4개월~10년 : 5~32U/L 10~15년 : 5~24U/L	×1	37~193U/L 13~147U/L 12~123U/L 8~90U/L 5~32U/L 5~24U/L
Glycohemoglobin (Hemoglobin A1c)	W(H)	총 Hb의 % 1~5년 : 2.1~7.7% 5~16년 : 3.0~6.2%	×0.01	총 Hb의 분율 0.021~0.077 0.030~0.062
GOT → AST GPT → ALT				
Haptoglobin	S	0~1개월 : <5.8~196mg/dL 1개월~19년 : 22~164mg/dL	×0.01	<0.058~1.96g/L 0.22~1.64g/L
Hemoglobin(Hb)	W(E)	혈액질환		
Immunoglobulin A(IgA)	S	제대혈 : 1.4~3.6mg/dL 1~3개월 : 1.3~53mg/dL 4~6개월 : 4.4~84mg/dL	×10	14~36mg/L 13~530mg/L 44~840mg/L

(계속)

검사	종목	재료	정상치 (종전 단위)	Factor SI 단위
Immunoglobulin A(IgA)	S	7개월~1년 : 11~106mg/dL 2~5년 : 14~159mg/dL 6~10년 : 33~236mg/dL 성인 : 70~312mg/dL	×10	110~1,060mg/L 140~1,590mg/L 330~2,360mg/L 700~3,120mg/L
Immunoglobulin D(IgD)	S	신생아 : 없음 그 이후 : 0~8mg/dL	×10	없음 0~80mg/L
Immunoglobulin E(IgE)	S	남 : 0~230IU/mL 여 : 0~170IU/mL	×1	0~230kIU/L 0~170kIU/L
Immunoglobulin G(IgG)	S	제대혈 : 636~1,606mg/dL 1개월 : 251~906mg/dL 2~4개월 : 176~601mg/dL 5~12개월 : 172~1,069mg/dL 1~5년 : 345~1,236mg/dL 6~10년 : 608~1,572mg/dL 성인 : 639~1,349mg/dL	×0.01	6.36~16.06g/L 2.51~9.06g/L 1.76~6.01g/L 1.72~10.69g/L 3.45~12.36g/L 6.08~15.72g/L 6.39~13.49g/L
Immunoglobulin M(IgM)	S	제대혈 : 6.3~25mg/dL 1~4개월 : 17~105mg/dL 5~9개월 : 33~126mg/dL 10~1년 : 41~173mg/dL 2~8년 : 43~207mg/dL 9~10년 : 52~242mg/dL 성인 : 56~352mg/dL	×10	63~250mg/L 170~1,050mg/L 330~1,260mg/L 410~1,730mg/L 430~2,070mg/L 520~2,420mg/L 560~3,520mg/L
Insulin(12시간 공복)	S	신생아 : 3~20IU/mL 이후 : 7~24IU/mL	×1	3~20mU/L 7~24mU/L
Insulin with oral glucose tolerance test	S	0분 : 7~24IU/mL 30분 : 25~231IU/mL 60분 : 18~276IU/mL 120분 : 16~166IU/mL 180분 : 4~38IU/mL	×1	7~24mU/L 25~231mU/L
Iron	S	신생아 : 100~250μg/dL 영아 : 40~100μg/dL 소아 : 50~120μg/dL 그 이후 남 : 50~160μg/dL 여 : 40~150μg/dL	×0.179	18~45μmol/L 7~18μmol/L 9~22μmol/L 9~29μmol/L 7~27μmol/L
Iron-binding capacity, total(TIBC)	S	영아 : 100~400μg/dL 그 이후 : 250~400μg/dL		17.90~71.60μmol/L 44.75~71.60μmol/L
Lactate dehydrogenase(LD)	S	<1년 : 170~580U/L 1~9년 : 150~500U/L 10~19년 : 120~330U/L		170~580U/L 150~500U/L 120~330U/L

(계속)

검사	종목	재료	정상치 (종전 단위)	Factor SI 단위
Isoenzymes	S	전체활성에 대한 % 1~6년 7~19년 LD1 : 20~38 20~35 LD2 : 27~38 31~38 LD3 : 16~26 19~28 LD4 : 5~16 7~13 LD5 : 3~13 5~12		
LDL-Cholesterol	S, P(E)	남자 여자 제대혈 : 10~50 10~50mg/dL 1~9년 : 60~140 60~150mg/dL 10~19년 : 50~170 50~170mg/dL 성인 권장 범위 : <130mg/dL	×0.0259	남자 여자 0.26~1.30 0.26~1.30mmol/L 1.55~3.63 1.55~3.89mmol/L 1.30~4.40 1.30~4.40mmol/L 1.68~4.53mmol/L
Leukocyte(WBC)	W(E)	혈액질환		
Leukocyte differential count	W(E)	혈액질환		
Lipase	P, S	1~30일 : 6~55mg/dL 6~12개월 : 4~23mg/dL 1~3년 : 4~31mg/dL 10~18년 : 4~29mg/dL	×1	6~55mg/dL 4~23mg/dL 4~31mg/dL 4~29mg/dL
Lutenizing hormone(LH)	S	남자 Tanner 연령(년) 1 <9.8 : 0.02~0.3mIU/mL 2 9.8~14.5 : 0.2~4.9mIU/mL 3 10.7~15.4 : 0.2~5.0mIU/mL 4~5 11.8~17.3 : 0.4~7.0mIU/mL 성인 : 1.5~9mIU/mL	×1	 0.02~0.3U/L 0.2~4.9U/L 0.2~5.0U/L 0.4~7.0U/L 1.5~9U/L
		여자 Tanner 연령(년) 1 <9.2 : 0.02~0.18mIU/mL 2 9.2~13.7 : 0.02~4.7mIU/mL 3 10.0~14.4 : 0.1~12.0mIU/mL 4~5 10.7~15.6 : 0.4~11.7mIU/mL 성인 : Follicular : 29mIU/mL Midcycle : 18~49mIU/mL Luteal : 2~11mIU/mL		 0.02~0.18U/L 0.02~4.7U/L 0.1~12.0U/L 0.4~11.7U/L 29U/L 18~49U/L 2~11U/L
Lymphocyte subsets CD3 lymphocytes CD4 lymphocytes CD8 lymphocytes	W(E)	Media %(5th~95th centiles) 2~3개월 4~8개월 12~23개월 24~59개월 72(60~87) 71(57~84) 66(53~81) 72(62~80) 52(41~64) 49(36~61) 43(31~54) 42(35~51) 25(16~35) 24(16~34) 25(16~38) 30(22~38)		

(계속)

검사	종목	재료	정상치 (종전 단위)	Factor SI 단위
Magnesium	P(H)	0～6일 : 1.2～2.6mg/dL 7일～2년 : 1.6～2.6mg/dL 2～14년 : 1.5～2.3mg/dL	×0.411	0.48～1.05mmol/L 0.65～1.05mmol/L 0.60～0.95mmol/L
Mean corpuscular volume(MCV)	W(E)	혈액질환		
Methemoglobin(MetHb)	W (E·H·C)	0.06～0.24g/dL 혹은 총 Hb의 0.78±0.37%	×155 ×0.01	9.3～37.2μmol/L 0.0078±0.0037(mass fraction)
Osmolality	S	소아, 성인 275～295mOsm/kg H_2O		 275～295mmol/kg
Oxygen, partial pressure(Po2)	W(H) (동맥혈)	출생시 : 8～24mmHg 5～10분 : 33～75mmHg 30분 : 31～85mmHg >1시간 : 55～80mmHg 1일 : 54～95mmHg 그 이후 : 83～108mmHg	×0.133	1.1～3.2kPa 4.4～10.0kPa 4.1～11.3kPa 7.3～10.6kPa 7.2～12.6kPa 11～14.4kPa
Oxygen saturation	W(H) (동맥혈)	신생아 : 85～90% 그 이후 : 95～99%	×0.01	0.85～0.90saturated fraction 0.95～0.99saturated fraction
Parathyroid hormone(PTH) Intact(IRMA)	S	제대혈 : ≤3.0pg/mL 2년～성인 : 9～65pg/mL	×0.1053	≤0.32pmol/L 0.95～6.8pmol/L(H+ 이온농도)
pH	W(H) (동맥혈)	미숙아(48시간) : 7.35～7.50 만삭아 : 7.11～7.36 5～10분 : 7.09～7.30 30분 : 7.21～7.38 >1시간 : 7.26～7.49 1일 : 7.29～7.45 그 이후 : 7.35～7.45		31～44nmol/L 43～77nmol/L 50～81nmol/L 41～61nmol/L 32～54nmol/L 35～51nmol/L 35～44nmol/L
Phenylalanine	S	미숙아 : 2.0～7.5mg/dL 신생아 : 1.2～3.4mg/dL 이후 : 0.8～1.8mg/dL	×60.54	120～450μmol/L 70～120μmol/L 50～110μmol/L
Phosphatase, acid Prostatic(RIA) Roy Brower and Hayden 37℃	S	<3.0ng/mL 0.11～0.60U/L	×1	<3.0μg/L 0.11～0.60U/L
Phosphatase, alkaline	S	남 / 여 1～7일 : 77～265 / 65～270U/L 8～30일 : 91～375 / 65～365U/L 1～3개월 : 60～360 / 80～425U/L 7～12개월 : 60～300 / 60～330U/L 1～3년 : 129～291 / 129～291U/L 4～9년 : 134～386 / 134～386U/L 10～15년 : 116～486 / 93～386U/L 16～19년 : 58～237 / 45～116U/L		남 / 여 77～265 / 65～270U/L 91～375 / 65～365U/L 60～360 / 80～425U/L 60～300 / 60～330U/L 129～291 / 129～291U/L 134～386 / 134～386U/L 116～486 / 93～386U/L 58～237 / 45～116U/L

(계속)

검사	종목	재료	정상치 (종전 단위)	Factor SI 단위
Phosphatase, alkaline	S	남 여 12～13년 : 200～495 105～420U/L 14～15년 : 130～525 70～230U/L 16～19년 : 65～260 50～130U/L		남 여 200～495 150～420U/L 130～525 70～230U/L 65～260 50～130U/L
Phosphorus, inorganic	S P(H)	0～5일 : 4.8～8.2mg/dL 1～3년 : 3.8～6.5mg/dL 4～11년 : 3.7～5.6mg/dL 12～15년 : 2.9～5.4mg/dL 16～19년 : 2.7～4.7mg/dL	×0.3229	1.55～2.65mmol/L 1.25～2.10mmol/L 1.20～1.80mmol/L 0.95～1.75mmol/L 0.95～1.50mmol/L
Potassium	S	<2개월 : 3.0～7.0mmol/L 2～12개월 : 3.5～6.0mmol/L >12개월 : 3.5～5.0mmol/L	×1	3.0～7.0mmol/L 3.5～6.0mmol/L 3.5～5.0mmol/L
Prolactin	P	남 여 0～1개월 : 3.7～81.2 0.3～95.0ng/mL 1～12개월 : 0.3～28.9 0.2～29.9ng/mL 1～3년 : 2.3～13.2 1.0～17.1ng/mL 4～6년 : 0.8～16.9 1.6～13.1ng/mL 7～9년 : 1.9～11.6 0.3～12.9ng/mL 10～12년 : 0.9～12.9 1.9～9.6ng/mL 13～15년 : 1.6～16.6 0.3～14.4ng/mL 16～18년 : 2.7～15.2 2.1～18.4ng/mL	×1	남 여 3.7～81.2 0.3～95.0μg/L 0.3～28.9 0.2～29.9μg/L 2.3～13.2 1.0～17.1μg/L 0.8～16.9 1.6～13.1μg/L 1.9～11.6 0.3～12.9μg/L 0.9～12.9 1.9～9.6μg/L 1.6～16.6 0.3～14.4μg/L 2.7～15.2 2.1～18.4μg/L
Protein, total	S	미숙아 : 4.3～7.6g/dL 신생아 : 4.6～7.4g/dL 1～7년 : 6.1～7.9g/dL 8～12년 : 6.4～8.1g/dL 13～19년 : 6.6～8.2g/dL	×10	43～76g/L 46～74g/L 61～79g/L 64～81g/L 66～82g/L
Prothrombin time	P	미숙아(28～31주) : 14～17초 미숙아(30～36주) : 10～16초 신생아 : 10～16초 1～18년 : 10～12초		14～17초 10～16초 10～16초 10～12초
International normalizedratio (INR) : Coumarin 투여 환자에서 사용됨		임상적 문제 목표 INR Deep vein thrombosis : 2.0～3.0 Prosthetic heart valve : 2.5～3.0		
Renin(renin activity, plasma)	P(E)	0～3년 : <16.6ng/mL/시간 3～6년 : <6.7ng/mL/시간 6～9년 : <4.4ng/mL/시간 9～12년 : <5.9ng/mL/시간 12～15년 : <4.2ng/mL/시간 15～18년 : <4.3ng/mL/시간	×1	<16.6μg/L/시간 <6.7μg/L/시간 <4.4μg/L/시간 <5.9μg/L/시간 <4.2μg/L/시간 <4.3μg/L/시간

(계속)

검사	종목	재료	정상치 (종전 단위)	Factor SI 단위
Reticulocyte count	W (E·H·O)	혈액질환		
Sodium	S	신생아 : 134~146mmol/L 영아 : 139~146mmol/L 소아 : 138~145mmol/L 그 이후 : 136~146mmol/L	×1	134~146mmol/L 139~146mmol/L 138~145mmol/L 136~146mmol/L
Testosterone	S	남자 Tanner 연령(년) 1 <9.8 : <3~10ng/mL 2 9.8~14.5 : 18~250ng/mL 3 10.7~15.4 : 100~320ng/mL 4 11.8~16.2 : 220~620ng/mL 5 12.8~17.4 : 350~970ng/mL 성인 : 350~1,030ng/mL	×0.03467	 <0.1~0.35nmol/L 0.62~5.20nmol/L 3.47~11.10nmol/L 7.63~21.50nmol/L 12.14~33.63nmol/L 12.14~35.71nmol/L
		여자 Tanner 연령(년) 1 <9.2 : <3~10ng/mL 2 9.2~13.7 : 7~28ng/mL 3 10.0~14.4 : 15~35ng/mL 4 10.7~15.6 : 13~32ng/mL 5 11.8~18.6 : 20~38ng/mL 성인 : 10~55ng/mL		 <0.1~0.35nmol/L 0.24~0.97nmol/L 0.52~1.21nmol/L 0.45~1.11nmol/L 0.69~1.32nmol/L 0.35~1.91nmol/L
Thyroglobulin	S	제대혈 : 14.7~101.1ng/mL 35개월 전 : 10.6~92.0ng/mL 3~11세 : 5.6~41.9ng/mL 12~17세 : 2.7~21.9ng/mL	×0.1	14.7~101.1μg/L 10.6~92.0μg/L 5.6~41.9μg/L 2.7~21.9μg/L
Thyroid antibodies Microsomal Ab	S	Nondetectable(hemagglutination) 또는 <1 : 10		
Thyroglobulin Ab (Tanned RBC agglutination test)		소아 : ≤1 : 4 그후 : ≤1 : 10		
Thyroid stimulating hormone(TSH)	S	미숙아(28~36주) 생후 1주간 : 0.7~27.0mIU/L 만삭아 0~4일 : 1.9~28.9mIU/L 2~20주 : 1.7~9.1mIU/L 5개월~20년 : 0.7~6.4mIU/L	×1	 0.7~27.0mIU/L 1.0~28.9mIU/L 1.7~9.1mIU/L 0.7~6.4mIU/L
Thyroxine, Total	S	만삭아 1~3일 : 8.2~19.9μg/dL 1주 : 6.0~15.9μg/dL 1~12개월 : 6.1~14.9μg/dL 사춘기 전 1~3년 : 6.8~13.5μg/dL 3~10년 : 5.5~12.8μg/dL	×12.9	 106~256nmol/L 77~205nmol/L 79~192nmol/L 88~174nmol/L 71~165nmol/L

(계속)

검사	종목	재료	정상치 (종전 단위)	Factor SI 단위
Thyroxine, Total	S	사춘기 이후 : 4.2~13.0μg/dL	×12.9	54~167nmol/L
Thyroxine, Free	S	신생아(3일) : 2.0~4.9ng/dL 영아 : 0.9~2.6ng/dL 사춘기 전 : 0.8~2.2ng/dL 사춘기 이후 : 0.8~2.3ng/dL	×12.9	26~63pmol/L 12~33pmol/L 10~28pmol/L 10~30pmol/L
Transferrin	S	1~3년 : 218~347mg/dL 4~9년 : 208~378mg/dL 10~19년 : 224~444mg/dL	×0.01	2.18~3.47g/L 2.08~3.78g/L 2.24~4.44g/L
Triglycerides	S 12시간 이상 공복	남자 제대혈 : 10~98mg/dL 0~5년 : 30~86mg/dL 6~11년 : 31~108mg/dL 12~15년 : 36~138mg/dL 16~19년 : 40~163mg/dL 20~29년 : 44~185mg/dL 성인 권장치 : 40~160mg/dL	×0.01	 0.10~0.98g/L 0.30~0.86g/L 0.31~1.08g/L 0.36~1.38g/L 0.40~1.63g/L 0.44~1.85g/L 0.40~1.60g/L
		여자 제대혈 : 10~98mg/dL 0~5년 : 32~99mg/dL 6~11년 : 35~114mg/dL 12~15년 : 41~138mg/dL 16~19년 : 40~128mg/dL 20~29년 : 40~128mg/dL 성인 권장치 : 35~135mg/dL		 0.10~0.98g/L 0.32~0.99g/L 0.35~1.14g/L 0.41~1.38g/L 0.40~1.28g/L 0.40~1.28g/L 0.35~1.35g/L
Triiodothyronine, total	S	제대혈 : 30~70ng/dL 신생아 : 75~260ng/dL 1~5년 : 100~260ng/dL 5~10년 : 90~240ng/dL 10~15년 : 80~260ng/dL 이후 : 115~190ng/dL	×0.0154	0.46~1.08nmol 1.16~4.00nmol 1.54~4.00nmol 1.39~3.70nmol 1.23~3.23nmol 1.77~2.93nmol
Urea nitrogen	S,P	제대혈 : 20~40ng/dL 미숙아(1주) : 3~25ng/dL 신생아 : 3~12ng/dL 영아·소아 : 5~18ng/dL 그 이후 : 7~18ng/dL	×0.357	7.5~14.3mmol urea/L 1.1~9mmol urea/L 1.1~4.3mmol urea/L 1.8~6.4mmol urea/L 2.5~6.4mmol urea/L
Uric acid	S	1~5년 : 1.7~5.8mg/dL 6~11년 : 2.2~6.6mg/dL 12~19년 남 : 3.0~7.7mg/dL 여 : 2.7~5.7mg/dL	×59.48	100~350μmol/L 130~390μmol/L 180~460μmol/L 160~340μmol/L

소변검사

종목	정상소견
Acetaminophen	음성
Albumin	음성(dip stick) 간혹 trace로 나오는 것은 의미가 없다. $<4mg/m^3$/일 또는 <0.2mg/mg creatinine
β_2-microglobulin	<0.3μg/mg creatinine
Bilirubin	음성
Calcium, total	<4mg/kg/일 연령 <6개월 : ≤0.86mg/mg creatinine 7~18개월 : ≤0.60mg/mg creatinine 19~36개월 : ≤0.42mg/mg creatinine 3세 이상 : ≤0.22mg/mg creatinine
Casts	없다(소수의 hyaline cast가 나오는 것은 의미가 없는 경우가 많다.)
Chloride	영아 : 2~10mmol/일 소아 : 15~40mmol/일 이후 : 110~250mmol/일(chloride 섭취량에 따라 매우 다름)
Copper	5~18세 : 0.36~7.56mg/mol creatinine
Creatinine	미숙아 : 8.1~15.0mg/kg/일 만삭아 : 10.4~19.7mg/kg/일 1.5~7세 : 10~15mg/kg/일 7~15세 : 5.2~41mg/kg/일
Glucose	음성(<0.5g/일)
Ketone bodies, qualitative	음성
Magnesium	1~6개월 (모유) 0.04~1.55mmol/L (분유) 0.04~1.40mmol/L
Microalbumin	<30mg/일/$1.73m^2$ <0.03mg/mg creatinine
Osmolality	0~1,400mOsm/kg H_2O(수분 섭취량에 의존) 12시간 수분 섭취 제한 후, 정상 범위는 >850mOsm/kg H_2O 24시간 소변 : 300~900mOsm/kg H_2O
Oxalate	6개월 미만 : <360mM/M creatinine 6개월~2세 : <174mM/M creatinine 2~5세 : <101mM/M creatinine 5~9세 : <82mM/M creatinine 9~12세 : <69mM/M creatinine 12~14세 : <56mM/M creatinine 14~16세 : <40mM/M creatinine

(계속)

종목	정상소견
pH	신생아 : 5~7 그 이후 : 4.5~8(평균 6)
Protein	<4mg/m^2/hour 2세 미만 : <0.5mg/mg creatinine 2세 이상 : <0.2mg/mg creatinine
Red blood cells	~4/HPF(원심 침전)
Specific gravity	성인 : 1.002~1.030 12시간 수분 섭취 제한 후 > 1.025
Uric acid/GFR	<0.56mg/dL
Vanilyimandelic acid(VMA)	0~1년 : <18.8mg/g Cr 2~4년 : <11mg/g Cr 5~19년 : <8mg/g Cr
White blood cells	남 : 0~3/HPF 여, 소아 : 0~5/HPF

HPF : high power field(250×)

척수액 검사

종목	정상소견
Color	무색투명
Glucose	혈당치의 2/3 이상
Pressure	신생아 : <10cm H_2O 소아 : <18cm H_2O
Protein	신생아 : 40~80mg/dL 영아 : 10~25mg/dL 소아 : 15~45mg/dL
White blood cell count	미숙아 : 0~10/μL 0~1년 : 0~10//μL 1~3년 : 0~8/μL 이후 : 0~5/μL

대변검사

종목	정상소견
α_1-antitrypsin	1세 미만 모유<4.4mg/g solid 분유<2.9mg/g solid 6개월~44년 (우유, 평상식)<1.7mg/g solid
Occult blood	음성
pH	7.0~7.5

소아의 심전도 정상치

종목			0~7일	1주~1개월	1~6개월	6개월~1년	1~5년	5~10년	10~15년	>15년
심박 수(횟수/분)			90~160 (125)	100~175 (140)	110~180 (145)	100~180 (130)	70~160 (110)	65~140 (100)	60~130 (90)	60~100 (80)
PR(초), 유도 Ⅲ			0.08~0.15 (0.10)				0.08~0.15 (0.12)		0.09~0.18 (0.14)	0.10~0.20 (0.16)
QRS 시간(초)			0.03~0.07 (0.05)				0.04~0.08 (0.06)		0.04~0.09 (0.07)	0.06~0.09 (0.08)
최대 QTc(초)			최대 0.45			최대 0.44				최대 0.43
QRS 축(°)			70~180 (120)	45~160 (100)	10~120 (80)	5~110(60)				
QRS	V_1	Q(mm)	0	0	0	0	0	0	0	0
		R(mm)	5~20(15)	3~22(10)	3~20(10)	2~20(9)	2~18(8)	1~15(5)	1~12(5)	1~6(2)
		S(mm)	0~22(7)	0~16(5)	0~15(5)	1~20(6)	1~20(10)	3~21(12)	3~22(11)	3~13(8)
	V_5	Q(mm)	0~1(0.5)	0~3(0.5)	0~3(0.5)	0~3(0.5)	0~5(1)	0~5(1)	0~3(0.5)	0~2(0.5)
		R(mm)	2~20(10)	3~25(12)	5~30(17)	10~30(20)	10~35(22)	13~38(25)	10~35(20)	7~21(13)
		S(mm)	2~19(10)	2~16(8)	1~16(8)	1~14(6)	1~13(5)	1~11(4)	1~10(3)	0~5(2)
	V_6	Q(mm)	0~2(0.5)	0~2(0.5)	0~2(0.5)	0~3(0.5)	0~4(1)	0~4(1)	0~3(1)	0~2(0.5)
		R(mm)	1~12(5)	1~7(7)	3~20(12)	5~22(12)	2~6(4)	8~25(15)	8~24(15)	5~18(10)
		S(mm)	0~9(3)	0~9(3)	0~9(3)	0~7(3)	0~6(2)	0~4(1)	0~4(1)	0~2(1)
TV_1(mm)			0~4일 : −3~+4(0) 4~7일 : −4~+2(−1)	−6~−1 (−3)				−6~+2 (−2)	−4~+3 (−1)	−2~+2 (+1)

통계치 : 2~98%(평균), $QTc=\frac{QT}{\sqrt{RR}}$

IV 가족 APGAR 질문지(The Family APGAR Questionnaire)

	거의 그렇다	때때로 그렇다	거의 그렇지 않다
나는 나에게 어떤 어려움이 있을 때 나의 가족으로부터 받은 도움에 대해 만족한다.			
나는 나의 가족이 나와 함께 공통 관심사를 논의하고 문제해결을 하는 방식에 대해 만족한다.			
나의 가족은 내가 새로운 활동을 하고 생활양식의 변화를 가지려는 나의 소망을 수용해 줄 것임을 나는 안다.			
나는 나의 가족이 애정을 표현하고 분노, 슬픔, 사랑과 같은 나의 감정에 대해 반응하는 것에 만족한다.			
나는 나의 가족과 내가 함께 시간을 보내는 것에 대해 만족한다.			

측정되는 기능

▮ 적응(Adaptation)

자원들을 어떻게 배분할 것인가 또는 가족원이 가족자원을 필요로 할 때 주어진 도움에 대한 만족도

▮ 협력(Partnership)

결정들이 어떻게 분담되는지 또는 가족의사소통과 문제해결에 있어서 상호성에 대한 구성원이 만족도

▮ 성장(Growth)

양육은 어떻게 부담할 것인가 또는 역할에 변화를 주고 신체적 정서적 성장이나 성숙을 달상하는데 가족 내에서 가능한 자유에 대한 구성원들의 만족도

▮ 애정(Affection)

정서적 경험들을 어떻게 나누는가 또는 가족내에 존재하는 친밀성과 감정적 교류에 대한 구성원들의 만족도

▮ 융화(Resolve)

시간과 공간 및 재산이 공유되어 지는 정도와 그에 따른 가족구성원들의 만족도

❑ 점수화

- 대상자는 3가지 중에 하나를 선택하여 표시하고 다음과 같이 점수를 준다.
- 거의 그렇다는 2점, 때때로 그렇다는 1점, 거의 그렇지 않다는 0점으로 하여 5가지 질문 중 각각에 대해 점수를 준 후 총계를 낸다.
- 총점이 7~10점이면 가족기능이 높은 것을 암시하며, 4~6명은 가족의 기능장애가 중간정도인 것을, 0~3점은 극단적인 가족의 기능장애를 암시한다.
- 가족구성원에 대한 면담시 면담자는 위의 도구에서 가족이라는 단어 대신에 배우자, 부모, 자녀, 다른 중요한 사람을 넣어 면담을 할 수도 있다.

[자료] *Adapted from Smilkstein, G.[1984, Fall], The physician and family function assesment, Family systems medicine, 263~279

V 신생아 심폐소생술의 단계

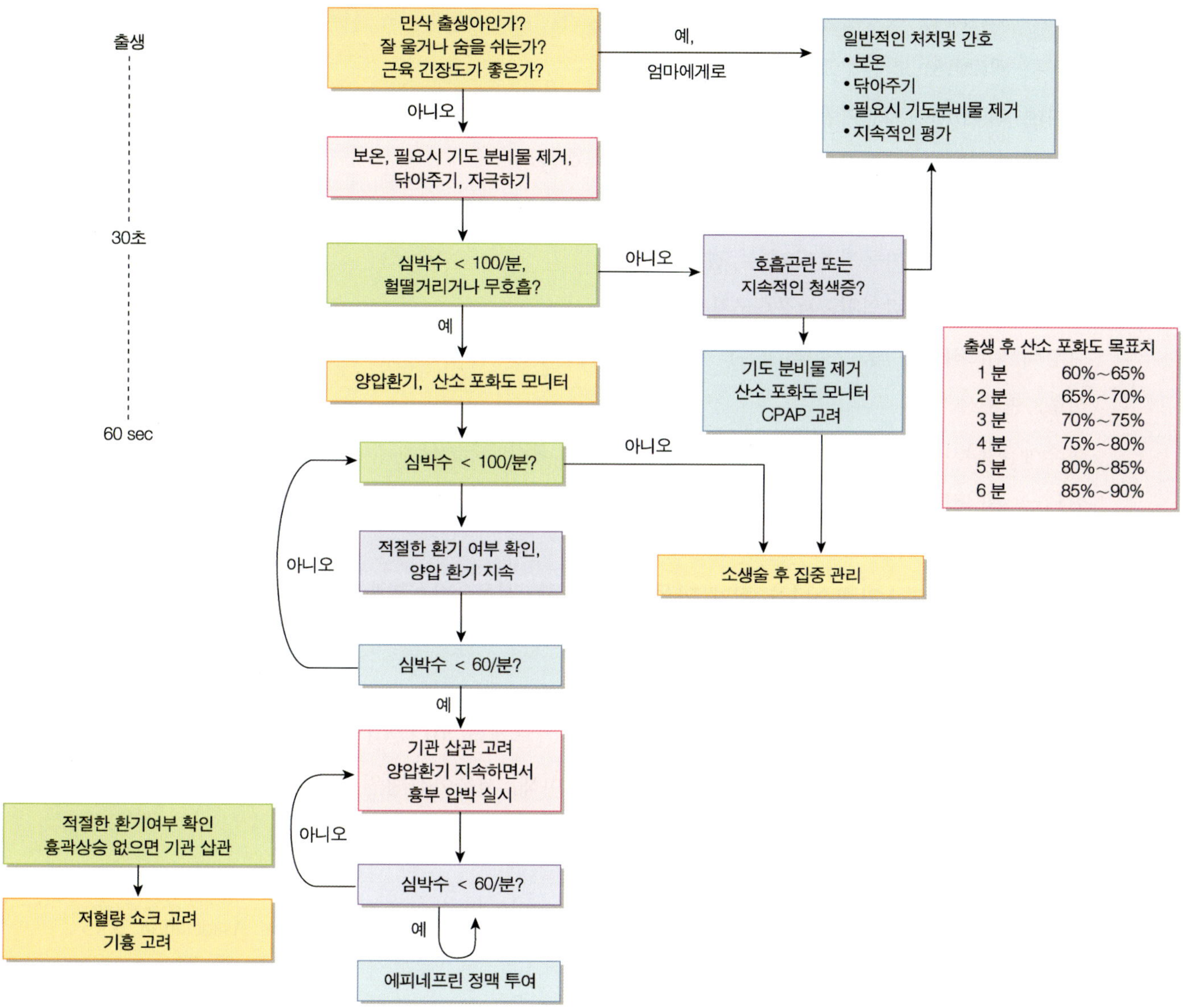

- 교육부. 감염병으로부터 안전한 학교를 만들기 위한 「학생 감염병예방 종합대책」
- 권인수 외(2013). 아동간호핵심술기. 경기: 수문사
- 권인수 외(2017). 성장발달과 건강. 수문사. 서울
- 김금순 외(2013). 기본간호실습. 경기: 수문사
- 김미예 외(2010). 최신아동건강간호학 각론. 경기: 수문사
- 김미예 외(2011). 아동간호학의 기초. 서울: 군자출판사
- 김미예 외(2011). 아동의 건강문제와 간호. 서울: 군자출판사
- 김미예 외(2014). 아동간호학개론. 경기: 수문사
- 김숙향 외(2011). 감염학. 서울: 군자출판사
- 김영혜 외(2014). 아동간호학(총론). WONG'S Essentials of Pediatric Nursing NINTH EDITION. 서울: 현문사
- 김조자 외(2014). 비판적 사고를 적용한 간호과정. 경기: 수문사
- 김희순 외(2012). 아동청소년발달과 건강증진. 경기: 수문사
- 대한심폐소생협회(2015). 심폐소생술 가이드라인
- 박충선 외(2015). 소아청소년을 위한 아동건강간호학. 서울: 퍼시픽북스
- 박충선 외(2015). 인간성장과 발달. 서울: 퍼시픽북스
- 방경숙 외(2014). 아동간호학. 서울: 정담미디어
- 보건복지부(2013). 감염병의 예방 및 관리에 관한 기본계획(2013-2017)
- 서울아산병원 암교육센터. (2011). 백혈병에 대한 이해. 서울아산병원 암센터
- 안효섭(2012). 홍창의 소아과학(제10판). 서울: 미래엔
- 이강이 외(2013). 건강사정. 서울: 현문사
- 이재옥 외 (2012). 소아뇌종양에서 항암화학요법의 역할. Journal of Korean Medical Association, 55(5), 420-429
- 임도훈(2012). 소아뇌종양의 치료 원칙. Journal of Korean Medical Association, 55(5), 418-419
- 임영탁, 서원석(2017). 윌름스 종양의 치료. 한국백혈병어린이재단
- 정연 외(2015). 인간발달과 건강증진－생애주기에 따른 여행. 서울: 현문사
- 정옥분(2017). 발달심리학. 학지사. 서울
- 지제근 엮음(2014). 의학용어 큰사전. 아카데미아
- 질병관리본부(2012). 해외유입 감염병 발생 현황 분석(2009-2012). 주간건강과 질병, 제6권 제28호
- 질병관리본부(2015). 백일해 통합관리지침
- 질병관리본부(2016). 학생 감염병 감시 정보

Further reading

- 질병관리본부(2017). 감염병 관리사업지침
- 한국 중앙 암등록 본부(2015). 국가암 록사업 연례보고서(2012년 암등록통계). 서울: 보건복지부
- 한국백혈병소아암협회(2013). 소아암환아와 가족을 위한 안내서
- Ballard, J. L., Khoury, J. C., Wedig, K. L., Wang, L., Eilers-Walsman, B. L., & Lipp, R. (1991). New Ballard Score, expanded to include extremely premature infants. The Journal of pediatrics, 119(3), 417-423
- Baltimore RS, Gewitz M, Baddour LM, Beerman LB, Jackson MA, Lockhart PB, Pahl E, Schutze GE, Shulman ST, Willoughby R Jr; American Heart Association Rheumatic Fever, Endocarditis, and Kawasaki Disease Committee of the Council on Cardiovascular Disease in the Young and the Council on Cardiovascular and Stroke Nursing.Infective Endocarditis in Childhood: 2015 Update: A Scientific Statement From the American Heart Association. Circulation. 2015;132(15):1487-515
- Evans, Marilyn Lang, and Beverly Desmond Hansen. Guide to pediatric nursing: a clinical reference. Appleton-Century-Crofts, 1980.
- Friedman, M. M., Bowden, V. R., & Jones, E.G.(2003). *Family nursing: Research, theory and practice*(5th ed). Upper Saddle River, NJ: Prentice Hall.
- Friedman, M.(2003), *Family nursing; Theory, research and practice*(pp.593-594). Upper Saddle River, NJ: prentice Hall.
- From Mccance KL, Huether SE: Pathophysiology: the biological basis for disease in adults and children, de 7, St Louis, 2014, Elsevier.
- Gewitz MH, Baltimore RS, Tani LY, Sable CA, Shulman ST, Carapetis J, Remenyi B, Taubert KA, Bolger AF, Beerman L, Mayosi BM, Beaton A, Pandian NG, Kaplan EL; American Heart Association Committee on Rheumatic Fever, Endocarditis, and Kawasaki Disease of the Council on Cardiovascular Disease in the Young. Revision of the Jones Criteria for the diagnosis of acute rheumatic fever in the era of Doppler echocardiography: a scientific statement from the American Heart Association. Circulation. 2015;131(20):1806-18
- Gewitz MH, et al. Revision of the Jones Criteria for the Diagnosis of Acute Rheumatic Fever in the Era of Doppler Echocardiography. A Scientific Statement From the American Heart Association. Circulation 2015:131 (20):1806-18
- Gordon, Marjory. *Manual of nursing diagnosis*. Jones & Bartlett Publishers, 2014
- Haworth SG, Bull C. Physiology of congenital heart disease. Arch Dis Child. 1993; 68(5): 707–711.
- Herdman, T.H. & Kamitsuru, S. NANDA International *Nursing. Diagnoses: Definitions & Classification, 2015–2017*. Oxford: Wiley Blackwell. 2014

Further reading

- Hockenberry, M. J., Wilson, D. (2011). Wong's
- Hockenberry, Marilyn J., and David Wilson. *Wong's nursing care of infants and children*. Elsevier Health Sciences, 2014
- Hockenberry, Marilyn J., David Wilson, and Donna L. Wong. *Wong's Essentials of Pediatric Nursing9: Wong's Essentials of Pediatric Nursing*. Elsevier Health Sciences, 2012
- Hsu DT, Pearson GD. Heart failure in children: Part I: history, etiology, and pathophysiology. Circ Heart Fail. 2009;2:63-70
- Hsu DT, Pearson GD. Heart Failure in Children. Part II: Diagnosis, Treatment, and Future Directions. Circ Heart Fail. 2009;2:490-498
- Jones criteria, updated 1992 & confirmed in 2002
- KOSIS 국가통계포럼 2018
- Maharaj R, Raffaele I, Wendon J. Rapid response systems: a systematic review and meta-analysis. Crit Care. 2015; 19: 254
- Marlow, Dorothy R., et al. Textbook of pediatric nursing. Saunders, 1988.
- NANDA International, Inc. NURSING DIAGNOSES: DEFINITIONS & CLASSIFICATION. 2015-2017. Tenth Edition. Edited by. T. Heather Herdman, PhD, RN, FNI
- Nursing care of infants and children(9th ed.). Mosby
- Nursing diagnoses in children with congenital heart disease: cross mapping. Acta paul. enferm. vol.28 no.6 São Paulo Nov./Dec. 2015
- Nursing: Caring for Children and Their Families(3rd ed.). NY: Delmar
- Potts, L. N. & Mandleco, L. B. (2012) Pediatric
- Rudolph AM. The Changes in the Circulation After Birth: Their Importance in Congenital. Circulation. 1970;41:343-359
- Silva VG, et al. Nursing diagnosis in children with congenital heart disease: cross mapping. Acta Paul Enferm 2015;28:524-30
- The Fourth Report on the Diagnosis, Evaluation, and Treatment of High Blood Pressure in Children and Adolescents. U.S. DEPARTMENT OF HEALTH AND HUMAN SERVICES, National Institutes of Health, National Heart, Lung, and Blood Institute. NIH Publication No. 05-5267, 2005
- Thiene G1, Frescura C. Anatomical and pathophysiological classification of congenital heart disease. Cardiovasc Pathol. 2010;19(5):259-74
- Training Course on Child Growth Assessment

- Valéria Gonçalves Silva1, Juliana de Melo Vellozo Pereira1, Lyvia da Silva Figueiredo1, Tereza Cristina Felippe Guimarães1, Ana Carla Dantas Cavalcanti1
- Whaley, Lucille F., and Donna L. Wong. Essentials of Pediatric Nursing: by Lucille F. Whaley and Donna L. Wong. CV Mosby, 1985.
- WHO Child Growth Standards : http://www.who.int/childgrowth/training/jobaid_weighing_measuring.pdf
- Wong, D. L., et al. "Whaley & Whong's Nursing care of infants and children. St. Louis: Mosby." Inc. Van Nostrad Reihhold Company 1999.
- Wong, Donna L., et al. Wong and Whaley's clinical manual of pediatric nursing. Mosby Inc, 1999.
- Wong's. Nursing Care of Infants and Children
- Young Ran Tak, Marylin McCubbin. family stress,Perceived social support and coping following diagnosis of child's congenital heart disease. Journal of Advanced Nursing, 39(2),190-198. 2002
- Yun SW, Congenital heart disease in the newborn requiring early intervention. Korean J Pediatr 2011;54(5):183-191

논문

- 김복희(2010). 간호사의 아동 통증관리지식과 수행 실태. 연세대학교 석사학위논문
- 이재현(2005). 임상실무지침의 타당도 조사. 계명대학교 대학원간호학과
- 임미란(2005). 치유환경으로서 소아전문병원의 리노베이션계획. 홍익대학교 건축도시대학원

사이트

- 간호학대사전. http://terms.naver.com/list.nhn?cid=55558&categoryId=55558. 대한간호학회
- 네이버 건강백과 서울대학교병원 의학정보. http://terms.naver.com/
- 다음백과. http://100.daum.net/book/626/list
- 두산백과. http://terms.naver.com/list.nhn?cid=40942&categoryId=40942
- 법정감염병발생현황. http://www.index.go.kr/potal/main/EachDtlPageDetail.do?idx_cd=1442
- 보건복지부 국가건강정보포털. http://health.mw.go.kr/Main.do
- 위키백과. https://ko.wikipedia.org
- 질병관리본부. http://www.cdc.go.kr
- American Cancer Society. http://www.cancer.org/
- http://www.amc.seoul.kr/asan/main.do

ㄱ

ㄴ

I·N·D·E·X

I
V·O·L·U·M·E

PEDIATRIC NURSING
아동건강간호학

발 행 2018년 8월 15일

저 자 박충선 · 김미희 · 김은영 · 김은주 · 박수아 · 서지영 · 이지민 · 주현실 · 최혜미
구정아 · 길명숙 · 김선영 · 김영순 · 도은수 · 박동영 · 박정혜 · 변미경 · 신화진
안미향 · 오수용 · 유미옥 · 이수진 · 이윤정 · 이자영 · 임수진 · 정성원 · 조숙희
조인영 · 지영주

발행인 이 웅 현

발행처 **퍼시픽북스**
서울특별시 중구 충무로 29 아시아미디어타워 501호
TEL. 02-2272-7766(代) / FAX. 02-2272-7166
E-mail : papu77@daum.net

ISBN 978-89-6130-200-5
set ISBN 978-89-6130-154-1

정가 **30,000원**